Die göttliche Ordnung in den Veränderungen des menschlichen Geschlechts aus der Geburt, dem Tode und der Fortpflanzung desselben

erwiesen

von

Johann Peter Süßmilch,

gewesenen Königl. Preuß. Oberconsistorialrath, Probst in Cölln, und Mitglied der Königl. Academie der Wissenschaften.

Zweyter Theil.

Vierte verbesserte Ausgabe, genau durchgesehen und näher berichtiget

von

Christian Jacob Baumann,

Prediger zu Lebus.

Neue unveränderte Auflage.

Berlin, 1798.

Im Verlag der Buchhandlung der Realschule.

CIC. *in Quaest. Tuscul. l. 1.*

Non temere et fortuito sati et creati sumus, et profecto est quaedam vis, quae generi consulit humano.

Vorbericht
zur vierten Ausgabe

Bey diesem zweyten Theil finde vorjetzo nichts weiter zu melden nöthig, als daß für gut befunden worden, das bey den vorigen Ausgaben befindliche Register wegzulassen, um bei dem folgenden dritten Theile ein nenes über alle drey Theile zu liefern, damit der Leser die Stellen von jeder Materie beysammen finden könne. Auf den Abdruck dieses Theils ist übrigens eben die Sorgfalt, die ich bey dem vorigen Theile mit Dank zu rühmen gehabt, gewendet worden, und ist alles was ich nach sorgfältigster Durchlesung der abgedruckten Bogen noch bemerken können, am

Ende

Ende zur Verbesserung getreulich angezeigt worden. Da der Abdruck dieses Theils, wegen eines nicht vorhergesehenen Zufalls, sich etwas über die bestimmte Zeit verzögert hat, so ist man zwar nicht im Stande, den dritten Theil auf die nächste Ostermesse gewiß zu versprechen. Indessen wird man nach Möglichkeit bedacht seyn, die Erwartung der Liebhaber solcher Betrachtungen nicht allzulange unerfüllt zu lassen. Lebus, den 13 November 1775.

Baumann.

Zweyter Theil.

Funfzehntes Capitel.

Von

den Ackergesetzen der alten Römer

und

der klugen Vertheilung des Landes,

als dem Grunde ihrer Macht und Ansehens.

Aehnliche Vorschläge für die jetzigen Zeiten.

Inhalt.

§. 284. Wichtigkeit des Ackerbaues kürzlich wiederholet und dargethan.

§. 285. 286. Rom ist ein Beyspiel, daß die Eintheilung des Ackers der Grund von der Menge der Einwohner sey.

§. 287. Es wird zuerst bewiesen, daß der Ackerbau zu Rom in grossem Ansehen und Ehre gestanden, und daß in dem Bauerkittel die größten Staatsmänner gestecket.

§. 288. Zahl der Jugern oder Morgen, so anfänglich jedem Bürger gegeben, und die nachher bis auf 7 vergrößert worden. Die Grachischen Bemühungen zur Erhaltung der alten Ackergesetze werden berühret.

§. 289. Die Römer hatten auch censores agrarios geordnet, welche die zur Verantwortung zogen, so den Ackerbau oder die Pflanzung der Bäume vernachläßiget. Mit dem unter Aufsicht stehenden Fleiße war auch eine sparsame und harte Lebensart verknüpft, daher alle Lebensmittel im Ueberfluß und wohlfeil, folglich der Unterhalt einer Familie leicht war.

§. 290. Die Abgaben waren leidlich.

§. 291. Der Acker ward durch Ochsen bestellet, woraus viele Vortheile entstehen.

§. 292. Die Frohndienste waren unbekannt.

§. 293. Der Ackerbau ward als eine Wissenschaft angesehen, daher Könige und die größten Gelehrten dazu Anleitungen geschrieben haben.

§. 294. 295. Es wird ein römisches Jugerum mit einem brandenburgischen Morgen verglichen, und die Möglichkeit kürzlich gezeiget, daß eine Familie von 2 bis 3 Morgen in gutem Boden ihren Unterhalt gewinnen könne.

§. 296. Es werden aus diesem Beyspiel einige Regeln zur Nachfolge hergeleitet, wenn ein Land die mögliche Zahl der Einwohner erhalten soll, und zwar 1) muß kein Fleck ungenutzt liegen bleiben. Dies wird mit zwey merkwürdigen Beyspielen bestätiget.

§. 297. 2) Ein schon cultivirtes Land muß nicht wieder unbrauchbar werden, wobey der Versandung als eines grossen Feindes gedacht wird.

§. 298. 3) Der Acker muß nach einem proportionirlichen Mittel vertheilet werden, daß der Bauer weder zu wenig noch zu viel habe.

§. 299. 4) Die fürstlichen Domainen und grossen Ackerhöfe müssen an Bauern gegen einen Erbzins an Getreide ausgethan werden.

§. 300. 5) Statt der Pferde muß der Acker durch Ochsen bestellet werden.

§. 301. 6) Jeder Bauer soll sein abgesondertes Eigenthum haben.

§. 302 7) 8) Die Frohndienste sind der Wirthschaft sehr nachtheilig.

§. 303. 9) 10) Die Pflanzung der Obstbäume und die Wartung der Bienen sind auch nöthige Stücke.

§. 304. 11) Endlich muß auch der Landmann zum Fleiß in der Zeit des Winters ermuntert werden.

§. 305. Zur Erhaltung dieser Vortheile ist in einem Lande ein collegium oeconomicum nothwendig, das mit Ansehen und Gelde zum Vorschuß versehen seyn muß; wobey zur Erläuterung der Vortheile gedacht wird, welche aus der Bewässerung der Wiesen entstehen.

§. 306. Dieses wird durch die Gedanken des Verfassers des Interêts &c. bestätiget und erläutert.

§. 284.

Ein Staat, welcher überzeugt ist, daß eine vernünftige Bevölkerung das Hauptmittel zur dauerhaften Sicherheit, Reichthum und Glückseligkeit desselben sey (§. 205. f.), welcher daher auch pflichtmäßig bemühet ist, diesen Zweck durch dieses Mittel klüglich zu erreichen, muß sich den Bau des Landes insonderheit angelegen seyn lassen (§. 211.), dieweil hiedurch die Bevölkerung auf das allerbeste befördert wird. Alles muß dem Ackerbau in diesem Stück nachstehen, Künste, Fabriken, Handlung, und es sey sonst was es wolle. Diese Stücke des Fleißes haben auch ihren grossen Werth, und sie müssen nicht gering geschätzet werden, aber sie müssen nur nicht über den Ackerbau erhoben werden, welches gar oft zu geschehen scheinet, zumal in in jetzigen Zeiten. Dieser ist und muß auch jederzeit als die Mutter aller übrigen angesehen werden.

Unter dem Ackerbau verstehe ich aber nicht blos die Wissenschaft, das Land auf die vortheilhafteste und beste Weise zu bestellen, sondern auch und fast vornehmlich die der Bevölkerung am gemässesten eingerichtete Vertheilung der Aecker, welche beyde Stücke man unter dem Worte Agronomie zusammfassen kann. Die Cultur des Landes kann in einem Staat gut beschaffen seyn, in der Vertheilung der Aecker können aber grosse Fehler liegen, die sich von Alters her, in Zeiten der Verwüstung durch Krieg und Pest, eingeschlichen haben. Daher ist es möglich, daß ein Staat nicht die Hälfte, nicht ein Drittel, nicht ein Viertel der Einwohner hat, die er haben könnte und sollte. Wenn daher ein Bauer mit seiner Familie von einer oder 1½ Hufen, das ist, von 30 bis 45 Morgen, (den Morgen zu 180 rheinländischen Quadratruthen gerechnet), in gutem Lande recht gut leben, und die seiner Nahrung proportionirte Abgaben und Lasten tragen kann; ist es wol der Staatsklugheit gemäß, einer Familie 100, 200 und mehr Morgen Landes zur Cultur zu bewilligen, ob sie gleich davon verhältnißmäßig mehr geben und tragen müßte? Verlieret nicht der Staat in eben dem Verhältnisse 2, 3 und mehr Familien, die er statt der einen haben könnte? Und wird nicht die Macht und Sicherheit und der Reichthum eines Staats dadurch geschwächet? So klar und unläugbar diese höchstwichtige Sache ist; so hat es doch das Ansehen, als wenn daran wenig oder gar nicht gedacht würde.

Frankreich hat uns seit etlichen Jahren viele und artige Schriften vom Ackerbaue geliefert, daraus man schliessen sollte, daß diese Wissenschaft daselbst im größten Aufnehmen seyn müßte, da doch der Verfall daselbst vielleicht am größten ist. Die rednerischen, aber wahren Ausdrücke des Parlements zu Rouen können beydes bestätigen. Es heißt in dessen merkwürdigen Vorstellung an den König vom Jahr 1760 also *): „Der Ackerbau, diese schöpferische Macht, „welche alle das Daseyn und Leben giebet, „diese für sich bestehende Macht, die von kei„ner andern, von welcher aber alle andere „abhängen: diese so nothwendige Macht, „welche die Beschützung zu einer nothwendi„gen Pflicht machet: der Ackerbau, welcher „ein Recht hat, an die Gunstbezeugungen ei„nen Anspruch zu machen, welche man den „Künsten und besondern Geschicklichkeiten „wiederfahren lässet, dieser wird gleichwol nicht „nur in Vergessenheit gestellet, sondern sogar gering ge„schätzet und verfolgt, und stellet uns einen traurigen „Anblick der allgemeinen Bedrückung vor Augen. — „Der, so das Feld bauet, wird durch die Vereinigung „so vieler Lasten erdrucket, und es ist mit ihm dahin ge„kommen, daß er seinen Schweiß und Mühe bereuet. „Die Verwüstung ist daher allgemein. Die Felder sind „der Mittel und fast der Hände zum Ackerbau beraubet, „daher werden sie nicht mehr bestellet, oder es geschiehet „doch höchst unvollkommen. — So geht also der „Ackerbau zu Grunde, die bewegende Kraft „der Schlachten, die Seele der Siege, die „Triebfeder aller Handlung, der Grund al„les Fleisses, die erste Ursache der Vermeh„rung der Reichthümer. Ew. Königl. Majestät „wollen also Dero untergebenen Völkern zu Hülfe kom„men, und diejenigen retten, welche unter dem nieder„drücken-

*) Sie steht im Mercure d'Hollande im Monat Julius 1760.

„drückenden Gewicht der Auflagen erliegen. Es sind „derselben Thränen, die wir darbringen, und die zu „Ew. Maj. Herzen ihre Zuflucht nehmen". Wer kann also an der Wahrheit der Sache zweifeln, da sie von einem ehrwürdigen Magistratscollegio vor dem Thron bezeuget wird? Dies Zeugniß stimmet mit dem völlig überein, was der Verfasser der Interêts de la France mal entendus im ersten Theil umständlich behauptet hat, von dem auch sogar einige Stellen in dieser Bittschrift entlehnet sind.

Dieses hat mich also veranlasset, das Beyspiel des alten und klugen Roms unsern erleuchteten Zeiten vorzuhalten, und dadurch die Wichtigkeit der Sache zu bestärken.

§. 285.

Rom, dieser anfänglich so kleine und ohnmächtige, aber durch seine kluge Vertheilung der Aecker und derselben Cultur über alle Reiche empor gestiegene Staat, hatte den Anfang und die Dauer seiner Macht und Größe, viele hundert Jahre hindurch, blos der Agronomie zu danken. Der Acker gab ihm so viele, so starke, so tapfere und treue Bürger, wodurch es sich zum Haupt der Welt empor schwang. Romulus, der Stifter dieser Republik, muß billig von allen Verständigen für einen klugen Mann und großen Politicus gehalten werden. Ich kann nicht ausmachen, ob er selbst der Erfinder seines Staatssystems gewesen, oder ob er es von den andern benachbarten italiänischen Staaten, von den Etruscern, Samnitern, Sabinern oder andern erlernet, wie sehr wahrscheinlich ist; es ist genug, daß er alles klüglich geordnet hat. Ehe ich zeige, wie der Ackerbau der Grund von Roms Größe gewesen, will ich einige nöthige Anmerkungen zum voraus mittheilen.

Herr Wallace *) hat bewiesen, daß das Gebiet von Rom nicht nur im Anfang, sondern sogar bis in das fünfte Jahrhundert nach seiner Erbauung, von einem sehr kleinen Umfange gewesen. Bey dem Tode des Camillus, ohngefähr 388 Jahre nach der Erbauung, war der ganze Umfang des Landes um Rom herum nicht mehr als ohngefähr 24 englische, oder 6 bis 7 deutsche Meilen, so wir etwa auf 2 deutsche Meilen im Durchmesser höchstens würden rechnen können. Wie klein muß es nicht bey seinem Ursprung gewesen seyn, da es in der Zeit schon stets mit seinen nächsten Nachbarn Krieg geführet hatte? Den Vortheil seiner Siege setzte es allemal darin, daß ihm die überwundenen kleinen Republiken etwas Land abtreten mußten, um mehr Ackerleute und Bürger ansetzen zu können **). Man ließ die alten Colonos der Ueberwundenen abziehen, und setzte römische Colonisten und Bürger dahin, um dadurch die Zahl der getreuen und tapfern Mitglieder zu verstärken. Eutropius ***) bemerket es als etwas sonderbares, daß die Römer erst zu der Zeit, da sie die Samniter bekrieget, mächtig zu werden angefangen, da sie 130 römische Meilen von der Stadt Rom ab (etwan 26 deutsche Meilen) Krieg zu führen unternommen haben. Dies geschahe ohngefähr gegen das Jahr 430 von Erbauung der Stadt, oder 320 Jahre vor der Geburt Christi.

§. 286.

*) Essai sur la difference du nombre des hommes, trad. par Joncourt, à Londres 1754. pag. 111. sq.

**) Tr. des Finances des Romains, p. 2. und in der Vorrede. Livius l. 1. c. 3. Vejentes parte agrorum multati sunt.

***) l. 2. c. 8. beym Wallace.

§. 286.

So klein nun aber auch anfänglich das Gebiet von Rom war, so mächtig und volkreich ward es doch in kurzem durch des Romulus kluge Einrichtung der bürgerlichen Verfassung, und durch eine vernünftige Vertheilung der Aecker. Bey der Gründung des Staats zählete er nicht mehr als 3000 Mann zu Fuß und 300 Reuter. Nach einer Regierung von 37 Jahren ließ er an Infanterie 46000 und beynahe 1000 Reuter. Es waren also ohngefähr funfzehnmal mehr an Fußvolk, als im Anfange. Aus der Geschichte ist bekannt, daß einige kleinere Staaten mit den Römern zusammengeschmolzen worden, wodurch die Anzahl der römischen Bürger so schnell gestiegen. Sie wollten aber doch Unterhalt haben, und zu dem Ende muste jedes Haupt der Familie seinen Grund und Boden haben, weil damals alle Soldaten auch zugleich Ackerleute waren. Unter der Regierung des Servius Tullius, die im 175sten Jahre nach der Erbauung anfing, waren 80000 enrollirte und streitbare Bürger. 250 Jahr nach der Erbauung stieg deren Zahl auf 130000. Und nach dem Anfang des fünften Jahrhunderts, da die Kriege mit den Samnitern angingen, wurden in verschiedenen Zählungen 250, 278 bis 292000 streitbare Bürger gefunden. Will man zu einer Familie fünf Personen rechnen, und in jeder einen Mann setzen, der zu den Waffen tüchtig, es sey nun der Vater oder der Sohn; so würde Rom im ersten Anfang ohngefähr aus 16500 Seelen, bey des Romulus Tode aus 235000, unter dem Servius aus 400000, und im Jahre 450, zu der Zeit, da es anfing mächtig zu werden, aus 1 bis $1\frac{1}{4}$ Million bestanden haben. Dies waren aber lauter freye Leute, die am Bürgerrecht Antheil hatten, und zum Kriege gebraucht wurden. Die Sklaven, die gleich vom Anfang im Gebrauch waren, und deren Anzahl nachher mit dem Wachsthum der Reichthümer sehr stieg, waren in solchem censu oder Schatzung nicht mit begriffen. Es kann leicht seyn, daß deren Zahl auch so groß als der Bürger gewesen, doch blieb sie mäßig, so lange Rom noch nicht auswärtige Kriege führete. So lange Rom arm, sparsam, jedoch tugendhaft war, und vergnügt lebte, so lange der Bürger noch seinen Acker bauete, konnte er nicht viel Sklaven halten. Als aber die nachherigen stets anhaltenden grausamen Kriege mit den Carthaginensern, mit den Galliern, Spaniern, Illyriern, Griechen, und endlich gar mit den Syrern und asiatischen Völkern und Deutschen das volkreiche Gebiet von Rom erschöpfet hatten, als des Romulus und Licinius Ackergesetze aufgehöret, als aus den agellis und wenigen Morgen latifundia, oder weitläuftige Landgüter wurden; so kam es dahin, daß der Acker durch Sklaven mußte gebauet werden, den sonst römische Bürger, Rathsherren, Generals und Dictatores bestellet hatten, weil sonst Italien würde wüste gelegen haben. Und durch diese Veränderung bey dem Ackerbau ward zugleich die vornehmste Quelle der Bevölkerung gleichsam verschüttet, dergestalt, daß gegen die Zeiten des Augusts Gesetze über Gesetze mußten gegeben werden, um nur die Leute zum Heyrathen zu ermuntern. Livius *) bezeuget, daß es ihm oft ein halbes Wunderwerk geschienen, woher vormals die so oft überwundenen Volscer und Aequer so viele Soldaten herbekommen. Der Schluß ist der richtigste, daß vormals in den Gegenden eine unbeschreibliche Menge freyer Leute müsse gewesen seyn, die nachher zu seiner Zeit kaum noch eine kleine Pflanzschule für die Armee gehabt, und die durch Heere der Sklaven gebauet worden, indem sie sonst gar eine wüste Einöde würden geworden

*) l. 6. c. 12.

worden seyn. Doch ich will nun auch zeigen, wie die alte Staatsverfassung der Römer, und ohne Zweifel auch ihrer Nachbaren, so beschaffen gewesen, daß blos durch die Eintheilung des Landes so viele Menschen haben entstehen und leben können.

§. 287.

Man sahe erstlich zu den Zeiten des Romulus den Ackerbau als eine Hauptsache an, als ein ehrwürdiges Heiligthum, und die ganze Sorgfalt des Staats war darauf gerichtet, daß derselbe nebst allen deshalb gegebenen Gesetzen bestehen muste. Romulus stiftete zu dem Ende auch ein besonderes Priesterthum, ordnete zwölf Ackerbrüder, fratres arvales, und er selbst ward ein Mitglied derselben. Selbige trugen eine Krone von Kornähren, nebst einer weissen Kopfbinde, und dieses war religiosissimum insigne derselben. Selbige musten die gottesdienstlichen Handlungen verrichten, um eine fruchtbare Erndte von der Säe- und Saatgöttin (Seja und Segesta) zu erhalten. Numa ordnete noch nachher, daß die Erstlinge vom Getreide, vom Wein und andern Früchten den Göttern musten geopfert werden *).

2) Die Bürger von Rom waren damals allesamt Ackerleute. An den Markttägen kamen sie zur Stadt. Wenn wichtige Sachen vorfielen, so wurden comitia oder öffentliche Zusammenkünfte von den geordneten Vätern des Volks angesetzt, zu welchen sie die Zünfte von ihrem Ackerbau einluden: doch muste es allezeit so und zu solcher Zeit geschehen, daß die Ackerwirthschaft nicht darunter litte. Es ist daraus leicht zu schliessen, daß diesem plebi rusticae, weil sie cives romani

*) Plin. hist. nat. l. 18. c. 2. Gelli noct. att. l. 6. c. 7.

romani waren, hiedurch Gelegenheit gegeben worden, ihren Verstand zugleich in dem zu cultiviren, was zum Wohl des Staats gehörete. Man muß sie sich also nicht so unwissend vorstellen, als wie man sie wol jetzt in vielen Landen findet. Plinius sagt daher ausdrücklich (l. c.), daß die ächten Nachkommen des Romulus den Landmann höher geschätzt als die, so blos in Städten gelebt, und sich zu einer faulen Lebensart gewöhnet. Vera illa Romuli proles semper rusticam plebem praeposuit urbanae, qui in villis, ignaviores habiti quam qui foris terram molirentur. Die Baurenzünfte, die eigen Land besassen, waren in grösserm Ansehen, und es war eine Art der Beschimpfung, aus selbigen in die blossen Bürgerzünfte versetzt zu werden.

Cato meldet es ausdrücklich, und Plinius führet es aus ihm an, daß man damals einen nicht höher loben können, als wenn es geheissen, daß er ein guter Ackermann sey: Et virum bonum cum laudabant, ita laudabant: Bonum agricolam bonumque colonum. Amplissime laudari existimabatur, qui ita laudabatur *).

3) Diese Ehre bestand nicht blos in der Einbildung, sondern ward dadurch befestigt, daß die größten Staatsmänner und Feldherren vom Pfluge zum Commando berufen wurden, und sich nicht schämeten, den Commandostab wieder mit dem Pfluge zu ver-

*) Cato de r. r. c. 1. Plinius l. c. Fast alle Gelehrte des Alterthums haben daher das Lob des Ackerbaues in ihre Schriften einfliessen lassen. Homerus, Hesiodus, Aristoteles Polit. l. 6. c. 4. Xenophon in oeconomicis, Horatius. Cicero in Catone &c. conf. Taubmannus in notis ad Georgic. Virg. pag. 49.

verwechseln. Unter diesen Bauern waren nicht nur, wie jetzt, brave aber gemeine Soldaten, sondern die klügsten und größten Officiere. Von ihren Siegen und Triumphen kehrten sie mit Vergnügen wieder zum Pflug zurück, und schämten sich dessen nicht bey den erlangten Lorbeerkränzen. Plinius frägt l. 18. c. 14. was die Ursache sey, daß der Acker damals so reichlich zugetragen habe, und beantwortet es artig: Ipsorum tunc manibus imperatorum colebantur agri; ut fas est credere, gaudente terra vomere laureato & triumphali aratore; daß das Erdreich gleichsam mit mehr Vergnügen Frucht gegeben, dieweil es sich über die mit Lorbeern geschmückte Pflugschaar und über den Pflüger, welcher Triumphe gehalten, gefreuet, indem damals der Acker von den Händen der Feldherren gebauet worden. Oder, sagt er weiter, weil diese grossen Männer die Saat eben so wie den Krieg tractiret, und den Acker so wie die Läger disponiret, oder weil alles mit mehrerer Sorgfalt verrichtet worden, sive honestis manibus omnia laetius proveniunt, quoniam & curiosius fiunt. Er führet den berühmten Attilius Regulus an, dem das Bürgermeisteramt eben zu der Zeit von dem viatore oder Staatsboten ist aufgetragen worden, als er gesäet, und vom Staub beschmützt gewesen, daher er auch den Beynamen Seranus erhalten. Dies geschahe im Jahr 497 nach Erbauung der Stadt. Eben so ward vorher, im Jahr 296, dem Quinctius Cincinnatus die Dictatur aufgetragen, als er eben seine vier Morgen auf dem vaticanischen Berge bestellet, die darum nachher zum Andenken Prata Quinctia sind genannt worden *). Vom Attilius ist noch merkwürdig, daß er eben nach einem über die Carthaginenser erhaltenen Siege erfahren, daß sein Meyer

*) Plin. l. 18. c. 14. Liv. l. 3. und Harduinus ad Plin.

Meyer gestorben, und daß der Tagelöhner davon gelaufen, und vieles Ackergeräthe gestohlen habe. Er schrieb also an den Rath zu Rom, und bat, daß er im Commando durch einen andern möchte abgelöset werden, damit sein weniger Acker nicht ganz zu Grunde gehen, und es seiner Frau und Kindern nicht am Unterhalt fehlen möchte. Der Rath beruhigte ihn aber, und übernahm indessen selbst die Vorsorge. Was ist das damals noch für eine Denkungsart gewesen? Welche Vergnügsamkeit und Sparsamkeit und Armuth bey tapferen Helden! Dergleichen ist jetzt unmöglich.

§. 288.

4) Die Bevölkerung beruhete aber hauptsächlich auf der sparsamen Vertheilung des Ackers. Die Römer hatten den vernünftigen Grundsatz *), daß ein kleiner, aber gut gepflügter und gut besäeter Acker besser sey und mehr trage, als ein grosser und nachläßig bestellter. Die Erfahrung bestätigt das an allen grossen Ackergütern, wo die Bestellung der Weitläuftigkeit und vieler andern Umstände wegen mehrentheils schlechter geschieht, als es seyn sollte.

Dem zu Folge wurden vom Romulus dem römischen Volke, und zwar jedem Haupte nicht mehr als zwey Jugera gegeben, und Plinius bemerket ausdrücklich, daß keinem einzigen mehr bewilliget worden. Bina tunc jugera populo romano satis erant, nullique majorem modum attribuit. Er spottet dabey seiner Zeiten, da mancher Knecht einen grössern Teich hätte, und es sey noch viel, daß nicht mancher auch eine grössere Küche hätte. Er meldet ferner,

*) Columella de re rust. l. 1. c. 3. Non dubium quin minus reddat laxus ager non recte cultus quam angustus exigue. Und Virgil. Georg. 2. v. 412. Laudato ingentia rura, exigua colito. it. Plin. l. 18. c. 4.

ner, daß es damals das alleransehnlichste Geschenk für Feldherren und für tapfere Bürger gewesen, wenn man ihnen so viel Acker gegeben, als sie in einem Tage mit einem Joch Ochsen umpflügen können. Im dritten Jahrhundert nach abgeschafter königlicher Würde ward dieses Maaß vergrößert, und es wurden jedem Bürger 7 Jugera zugestanden. Der Zunftmeister C. Licinius, der solches veranlasset, hatte zugleich das Gesetz ausgewirkt, daß keinem Rathsherrn erlaubt seyn sollte, mehr als 500 Jugera zu besitzen *). Columella hat zwar nur 50, es ist aber aus andern erwiesen, daß es 500 müßen gewesen seyn. Es ist auch merkwürdig, daß der berühmte Feldherr Manius Curius, als ihm der Rath und das Volk, nach gehaltenem Triumph und wegen der gemachten großen Eroberung, 500 Jugera schenken wollen, in einer öffentlichen Rede solches Geschenk verbeten und geantwortet: Es sey ein Zeichen eines gefährlichen Bürgers, dem sieben Jugera nicht genug wären. Perniciosum intelligi civem, cui septem jugera non essent satis. Plin l. c. Vom Quinctius Cincinnatus ist schon vorher angemerket, daß er nur vier Jugera gehabt habe. Herr Wallace bemerket noch aus dem Valerius Maximus, daß er auch vorher 7 gehabt hätte, aber um 3 wäre bestraft worden.

Nachdem aber die alte Tugend und römische Denkungsart verfiel, und Pracht und Stolz das Haupt empor hoben, verfielen auch diese weise Ackergesetze.

---

*) Columella l. 1. c. 3. Post exactos reges liciniana illa septena jugera, quae plebis tribunus viritim diviserat, majores quaestus antiquis retulerunt, quam nunc nobis praebent amplissima vervacta — mox etiam cum agrorum vastitatem victoriae nostrae et interneciones hostium fecissent, criminosum autem senatori fuit, supra quinquaginta jugera possedisse. Und Plin. l. 18.

gesetze. Den Grachen kostete ihre patriotische Bemühung zur Herstellung derselben das Leben, und es war nachher nicht mehr daran zu denken. Die großen und in den Kriegen bereicherten Römer kauften sich die größten Landgüter, und ließen sie durch die aus allen Landen zusammengeschleppten Sklaven beackern. Plinius klagt daher *): die großen Landgüter haben Italien zu Grunde gerichtet, und nun werden auch die eroberten Länder dadurch ruiniret, indem sechse von denen Herren, welche Nero umgebracht, die Hälfte von Afrika besessen haben. Plinius und Columella beklagen diese Ackerwirthschaft, die durch die an Füssen, geschlossene und im Gesicht gebrandtmarkte Sklaven (vincti pedes, damnatae manus inscriptique vultus) mit Unwillen und Murren getrieben ward, daß daher der schlechte Erfolg und Unfruchtbarkeit kommen, und daß man sich nicht wundern dürfe, daß die Gefängnisse der Sklaven nicht eben die Vortheile gäben, die man vormals gehabt, als Feldherren ackerten. Miramur, ergastulorum non eadem emolumenta esse, quae fuerint imperatorum.

Rom hatte das Unglück vieler andern Staaten, denen es an guten Gesetzen nicht fehlete, deren Ausübung aber allmählig ganz aufhörete. Der Reichthum und die Macht der einzelnen Personen, der Rathsherren, des Adels und Ritterstandes, stürzte endlich das Ansehen der Gesetze, und mithin auch die Macht des Staats selbst zu Boden. Das vortrefliche Amt der Censoren, welche über die Sitten und Gesetze wachten, die man gewissermassen Reichsfiskäle nennen konnte, muste endlich dem Ansehen und der Macht der begüterten Familien weichen.

*) l. c. Latifundia perdidere Italiam, jam vero et provincias.

chen. Die Ackergesetze des Licinius erhielten sich ziemlich lange, wurden aber doch endlich auch durchlöchert. Es fehlete nicht an Patrioten und obrigkeitlichen Personen, welche deren Herstellung auf das ernstlichste betrieben; allein es fehlete an einem glücklichen Erfolge. Nachdem diese Bemühung den Grachen durch die Widersetzlichkeit des Adels das Leben gekostet hatte; so waren alle andere Unternehmungen zu schwach zum Durchsetzen, bis es endlich mit dem Ackerbau und der Vertheilung des Landes zu dem Verderben kam. worüber Plinius, Columella und andere klagen. Wer hievon ein mehreres beysammen lesen will, der findet das meiste bei dem Sigonius *) und in des Abt Vertot **) Geschichte. So geht es mit allem, was gut ist, es sey moralisch, politisch oder bürgerlich. Es wird vom Bösen bestritten, und nur gar zu oft besiegt. Mit den guten Gesetzen wider die Pracht und Ueppigkeit zu Rom ging es eben also, dessen ich nachher gedenken werde.

§. 289.

Ehe ich die Möglichkeit erweise, wie eine römische Familie von 7 und gar von 2 Morgen leben können, will ich noch einiger merkwürdigen Umstände gedenken, welche in der Ackerwirthschaft der Römer große Vortheile nach sich gezogen. So war es

1) nicht erlaubt, seinen Acker zu vernachläßigen. Nicht nur die Noth und das Brodt, sondern auch die obrigkeitliche strenge Aufsicht und Strafe zwang sie zum Fleiße.

*) De antiquo jure Italiæ, l. 2. c. 2. seq. in Grævii thes. antiquit. rom. Vol. 2.

**) Historie de revolutions arrivées dans le gouvernement de la republique romaine per l'Abbé Vertot, pag. 223. sq.

Fleiße. Es waren einige Ackerrichter und Censores zur Aufsicht bestellet. Agrum male colere, censorium probrum indicabatur, d. h. seinen Acker schlecht bauen, ward für ein Verbrechen gehalten, welches von den Censoren bestraft wurde, heißt es beym Plinius *). Nicht nur der Acker allein, sondern auch die Cultur der Weinberge, und die Pflanzung der Bäume und deren Wartung stunden unter solcher Aufsicht, und die Nachläßigen musten sich vor der Strafe fürchten. Wo findet man wol heutiges Tages solche kluge Anordnungen? Ein jeder thut was er will, und macht es, so gut er es weiß, kann oder will. Wer siehet darauf, ob auch die nöthigen und möglichen Bäume gepflanzet werden, die doch nicht nur dem Bauer, sondern auch dem Lande so nützlich sind? Mir ist fast kein Land bekannt, da ein collegium censorum, so ohnstreitig aus den fratribus arvalibus bestanden, befindlich wäre, welches sich um die allgemeine Landesöconomie bekümmern sollte. Keiner frägt darnach, ob der Bauer ein guter Wirth sey oder nicht, so lange er seine Abgaben entrichtet. Eben so geht es mit der Oeconomie ganzer Dorfschaften.

2) Dabey lebten die alten Römer sehr schlecht, sparsam, hart, entfernt von aller Weichlichkeit und Pracht. Brodt, Feigen, Wein, Oel, Honig, Fleisch, was die Wirthschaft gab, Bohnen und dergleichen eigene Producte waren ihre Speise und Trank **). Statt der

*) Hist. nat. l. 18. c. 2. Gellius l. 4. c. 12. Si quis agrum suum passus fuerat sordescere eumque indiligenter curabat, ac neque araverat neque purgaverat; sive quis arborem suam vineamque habuerat derelictui: non id sine pœna fuit, sed erat opus censorium, censoresque ærarium faciebant. cf. Thysius ad h. l.

**) Plinius bemerket ausdrücklich l. 18. c. 19. daß die Römer lange Zeit hindurch aus ihrem Mehl kein Brodt gebacken, und es in solcher Form gegessen haben, sondern blos im Brey und in

der Betten schliefen sie auf Stroh, quies somnusque in stramentis erat. Plin. c. 4. l. 18. Man kann leicht denken, daß ihre Kleidung und Meubles dieser Lebensart proportioniret gewesen. Ein Mann, der sich durch seine Klugheit und Verdienste solche Achtung erworben, daß ihm die Dictatur, und mit derselben das ganze Wohl des Staats anvertrauet ward, schämete sich nicht, den Staatsboten auf seinem Acker in einem bestäubten Hemde zu empfangen. Ein Feldherr, der in den Kennzeichen eines Feldherrn und im Schmucke und Pomp eines Siegers gepranget hatte, schämete sich nicht, den Commandostab widerum mit dem Pfluge und mit denen dazu schicklichen Kleidern zu vertauschen. Feine köstliche Leinewand und Purpur werden gewiß nicht in den Wohnungen dieser Ackerleute zu finden, sondern allenfalls, wofern deren Kenntniß aus dem Orient schon zu ihnen gekommen war, nur für den Pomp der Triumphatoren aufbehalten gewesen seyn. Es war

3) ferner alles ausserordentlich wohlfeil, so lange die leges agrariæ dauerten, und der Acker so vortreflich gebauet ward. Plinius l. c. bemerkt ausdrücklich, daß bey solchen Sitten, Gewohnheiten und Lebensart das gewonnene Getreide nicht nur zum Unterhalt hinlänglich gewesen, sondern daß auch zu der

 Zeit

in Mehlklößen. Valerius Maximus l. 2. c. 5. sagt: Erant majores nostri adeo continentiæ intenti, ut frequentior apud eos pultis usus esset quam panis, sie assen mehr Brey als Brodt, und zwar ex continentia, so man Enthaltung und Mäßigkeit übersetzen kann. Auch meldet Plinius l. 18. c. 24. daß die sarmatischen Völker vornehmlich vom Hirsenbrey gelebet, den sie mit Pferdemilch, auch wol mit Blut aus den Adern der Beine ihrer Pferde vermischet. Und von den alten Deutschen berichtet er l. 18. c. 44. daß sie vom Haferbrey oder Grütze gelebet.

Zeit alle Lebensmittel in einem unglaublich wohlfeilen Preise gewesen, incredibilis annonæ vilitas. Man siehet daraus, daß zu Plinius Zeiten, da die luxuria auf das höchste gestiegen, die Möglichkeit des Unterhalts, die Zulänglichkeit des gewonnenen Getreides, und die wohlfeile Zeit schon zweifelhaft gewesen. Er meldet, daß vormals ein römischer Modius ein As gegolten. (Nach einem ohngefehren Ueberschlage möchte ein Modius noch nicht völlig einen halben Berliner Scheffel, oder $\frac{1}{120}$ einer Danziger Last betragen haben. Ein hiesiger Scheffel Roggen wiegt nach einer gesetzten Mittelzahl bey den Magazinen 82 Pfund. Ein As wird vom Harduin ohngefehr auf ein Sous, 3 bis 4 hiesige Pfennige geschätzt). Er führt zum Beweise aus dem Varro an, daß sogar in den spätern Zeiten der Republik, da sie schon sehr mächtig zu werden angefangen, und bereits grosse Länder erobert, folglich auch schon vielen Ueberfluß an Gold und Silber hatte, nemlich im Jahr 604. a. u. c. im ersten punischen Kriege, als C. Metellus triumphiret, und im Triumph Elephanten aufgeführet hatte, daß dennoch damals ein römischer Modius Getreide nur ein As, ein Congius Wein, 30 Pfund trockne Feigen, 10 Pfund Oel und 12 Pfund Fleisch, nur eben so viel gegolten haben. Und noch zu des Cato Zeiten war nach des Polybius Bericht l. 2. in dem cisalpinischen Gallien, also im obern Theil von Italien, alles so wohlfeil, daß ein sicilianischer Medimnus Getreide 4 obolos, Gerste 2, und eine Metreta Wein eben so viel als Gerste gegolten *). Plinius merket hiebey noch an, daß dieser unglaublich scheinende geringe Preis der Lebensmittel nicht von den weitläuftigen Landgütern der Grossen (ladifundiis)

*) Man kann hievon mehreres beym Harduin ad Plin. Lipsius de magnit rom. l. 4. c. 9. und andern nachsehen.

diis) entstanden, da durch wenige und schlecht gehaltene Sklaven grosse Aecker bestellet worden, und folglich sehr vieles zum Verkauf übrig geblieben, sondern daß zu dieser wohlfeilen Zeit noch das licinische Gesetz in Kraft gewesen, vermöge des keinem römischen Bürger und Rathsherrn erlaubt gewesen, mehr als 500 Jugera oder 24 hiesige Hufen zu besitzen, und da ein gemeiner Bürger nur ¼ einer Hufe gehabt hat. Wobey er noch hinzufügt, daß diese damals erlaubte 500 Morgen schon ein Zeichen der luxuriantis reipublicæ gewesen, daß sie schon angefangen, prächtiger und in grösserm Ueberflusse zu leben.

Ohnerachtet also das römische Gebiet wegen der kleinen Ackerportionen mit Menschen angefüllet war; so war doch der Unterhalt leicht und wohlfeil. Der Fleiß in der Bestellung, die Mäßigkeit und Sparsamkeit liessen viel übrig für andere. Man durfte sich also nicht lange bedenken zu heyrathen, da der Unterhalt einer Familie so leicht fiel. Die Familie und viele Kinder haben nicht zur Last fallen können, weil ein Mensch auch blos durch seiner Hände Arbeit leicht einen As täglich hat verdienen können. Die in blossen Civilbedienungen stehende haben bey kleinen Pensionen heyrathen können. Die stets im Dienst stehende Soldaten haben auch leicht können unterhalten werden, und haben gut leben können. Es ist daher begreiflich, daß die Bevölkerung ohne allen Aufenthalt, ja mit schnellen Schritten den Fortgang hat haben, und daß eine Verdoppelung in 80, 50, ja wenigern Jahren hat erfolgen können, weil alles zur rechten Zeit und in gehörigen Jahren hat heyrathen, und weil nichts weder die allgemeine, noch die besondere Fruchtbarkeit hat stören können. (§. 155.)

§. 290.

4) In den alten Zeiten war auch der bürgerliche Bauer mit keinen Abgaben beschweret. Er dienete dem Vaterlande im Fall der Noth blos mit seinem Blut und Leben. Im Anfange der Republik muste er sich auch im Kriege selbst unterhalten, wegen der Schwierigkeiten wurde aber solches nachher geändert, und der Senat gab ihm die Kost. Romulus theilete, nach dem Bericht des Dionysius von Halicarnaß *), den Acker des römischen Gebiets in 30 gleiche Theile, nahm aber davon so viel, als zum Gottesdienst und Unterhalt der Priester und Tempel nöthig war, reservirte auch davon einen Theil für den Staat und allgemeine Rechte und Bedürfnisse. Dieser reservirte Theil ward nachhero ager dominicus, oder die Domainen genannt. Selbiger ward verpachtet, oder auch auf Erbzins ausgethan. Diese Einkünfte kamen zur öffentlichen Schatzkammer, wozu die Gefälle von Wäldern, Flüssen, Minen, Metallen, Salz, und nachher auch die wegen Staatsverbrechen confiscirten Güter hinzukamen. Unter den Kaisern wird auch nachher des Zehenden gedacht, der von den Aeckern und andern Früchten hat müssen gegeben werden; ich finde aber nicht, daß solches in den ersten Zeiten gebräuchlich gewesen. Wäre es aber auch gewesen, so ist der Zehend eine mäßige Abgabe, die keinem zur Bedrückung gereichen können **).

§. 291.

5) Ein merkwürdiger Umstand ist es noch, daß die Römer ihren Acker blos mit Ochsen bestelleten. Zum

*) l. 2. c. 2.

**) Es kann hievon nachgesehen werden Tr. des finances des Romains.

Zum Lasttragen hatten sie noch die kleinen Esel. Ich habe mit Fleiß den Columella nachgesehen, habe aber nicht finden können, daß man sich der Pferde zum Pflügen bedienet hätte, auch damals nicht, da die Güter schon von größerm Umfange waren. So lange einer nur 7 oder gar nur 2 Jugera besitzen durfte, war es gar nicht nöthig. Es ist auch noch jetzt bekannt, daß es vortheilhafter sey, wenn die Ackerwirthschaft mit Ochsen kann bestellet werden. Ein Ochse kann mit Stroh und Heu, und zur Zeit der Arbeit mit Gras gesättiget, und zuletzt kann desselben Fleisch noch genutzt werden. Es ist daher klar, daß vieles Getreide kann ersparet werden, wodurch sowol der Wirth als das Publikum profitiret, indem Getreide und Fleisch häufiger und wohlfeiler seyn kann. Im Herzogthum Magdeburg hält ein Bauer vier große Hengste, die stets in Kornfutter müssen unterhalten werden. Jeder braucht täglich $\frac{1}{7}$ Scheffel, oder die Woche 2 Scheffel, und also jährlich an 4 Winspel, 4 Pferde also an 16 Winspel Getreide. Dafür hat aber auch der Bauer an sehr vielen Orten 8 Hufen oder 240 Morgen, jeden Morgen zu 180 rheinländischen Quadratruthen, oder 184½ römische Jugera, und zwar starkes und sehr fruchtbares Land, folglich 26mal mehr, als ein römischer Bürger. Die hierin enthaltene Reflexion sieht ein jeder.

§. 292.

Aus diesem beständigen Gebrauche der Ochsen folget nun 6) von selbst, daß damals die Vorspanne, die Kriegsfuhren und die Hofedienste mit Gespann gar nicht haben statt finden können. Ein römischer Bürger war nicht nur ein Freygeborner, sondern auch ein Freyherr und wirklicher Baron, der keinem andern Bürger mit Diensten verpflichtet, und noch weniger leibeigen

 war.

war. Er dienete blos dem Staat im Kriege, und muste es sich gefallen lassen, daß er zu diesem sich und dem Vaterlande schuldigen Dienste bey einem angestellten Census ausgehoben ward. Hier konnte er weder seine Person noch seine Söhne dem Vaterlande verweigern. Allein die jetzigen Hofe- und Frohndienste waren damals etwas ganz unbekanntes. Es wäre zu wünschen, daß sie es noch wären, oder wieder werden könnten, dieweil einem jeden der Schade vor Augen liegt, der daraus entstanden ist. Deshalb müssen so viele Pferde gehalten werden. Deshalb muß so viel Getreide von Thieren aufgezehret werden. Deshalb muß ein Bauer so viel Land mehr haben, um das Getreide zu gewinnen, und deshalb kann er gleichwol sein vieles Land nicht gehörig bestellen und nutzen. Das hindert eine der Bevölkerung gemäßere Eintheilung der Aecker, und eine dem Staat so heilsame Nachahmung der römischen ruhmwürdigen Wirthschaft.

§. 293.

Endlich 7) war es auch ein Hauptstück bey der römischen Ackerwirthschaft, daß man außer dem großen darauf verwandten Fleiß die Sache als eine Wissenschaft tractirte. Man dachte nicht nur nach, wie eine jede Art des Landes am besten zu pflügen, zu besäen und zu warten sey; man zog nicht nur die Lage, die Luft und Jahreszeiten, sondern auch den Einfluß des Gestirns in Betrachtung und legte ihm in der That mehr bey, als nöthig war. Obschon dieses letztere Stück des Forschens überflüßig und unnütz war, auch viele Römer selbst nichts auf den Einfluß des Mondes und anderer Gestirne hielten; so giebt es doch einen Beweis ab, wie weit ihr Nachdenken gegangen sey. Weit nützlicher war die Eforschung der Saamenarten, die sich für jedes Erdreich am besten schickten, und die mit den meisten

sten Vortheilen verknüpft waren. Plinius hat uns davon ein sehr weitläuftiges Verzeichniß gegeben. Da die Eroberungen angingen, und da die Generals und Soldaten Ackerleute waren; so waren sie auf alle Arten von Getreide, Hülsenfrüchten und Gras aufmerksam, und es ward mit allem in Italien ein Versuch gemacht, was sonst in Gallien, Afrika, Egypten, Asien, Griechenland, und anderswo zu wachsen pflegte. Der Ackerbau war also ein besonderes und allgemeines Studium.

Daher kam es, daß die größten und gelehrtesten Männer kein Bedenken trugen, schriftliche Anweisungen zum Ackerbau zu geben. Plinius meldet c. 5. l. 18. daß vor Alters sogar Könige vom Ackerbau Bücher geschrieben haben, nemlich Hiero in Sicilien, Philometor, Attalus und Archelaus. Unter den Feldherren nennet er den Xenophon und den carthaginensischen Mago, dessen 28 Bücher vom Ackerbau der römische Rath nach der Eroberung von Carthago so hoch geschätzet, daß er sie durch den Silanus in das lateinische übersetzen lassen, ohnerachtet damals schon M. Cato seine Lehrsätze herausgeben hatte. Unter den Römern selbst sind nur des Cato, Varro, Columella und Palladius Schriften zu uns gekommen. Das waren fast alles Männer, die ansehnliche obrigkeitliche Aemter bekleidet, oder auch gar als Generals commandiret hatten. Und Plinius, ein großer Staatsmann und Polyhistor, hat die Sachen so würdig geachtet, daß er einen schönen Auszug aus den besten Schriftstellern mitgetheilet hat. Von solchen Beispielen weiß man heutiges Tages wenig; man überläßt es gemeiniglich den Pächtern, die selten die Gabe zum Schreiben haben; man würde es für etwas ansehen, das unter der Würde eines Staatsmannes oder Gelehrten sey, wenn sich jemand damit abgeben wollte.

§. 294.

Ich hoffe die vornehmsten Ackergesetze der Römer angeführt zu haben, in sofern sie einen Einfluß in die Bevölkerung, Sicherheit und Ueberfluß eines Staats haben, und uns zum Muster der Nachfolge dienen können, um so mehr, da ein jeder bey dem ersten Blicke auf die Wirthschaften der europäischen Nationen gleich sehen kann, wie weit wir uns von dieser Klugheit entfernet haben. Nun frägt es sich noch, ob es denn möglich gewesen, daß eine Familie von zwey römischen Jugern oder Morgen habe leben können? Ich will zuerst den Inhalt eines Jugerum berechnen und vergleichen.

1) Plinius will, daß ein Jugerum so viel sey, als mit einem Joch Ochsen in einem Tage umgepflüget werden kann. Die Größe ist aber zu unbestimmt. Nach dem Columella *) und Plinius war ein Jugerum

	lang	—	240 römische Fuß
	breit	—	120
der Quadratinhalt		—	28800 Quadratfuß.

Nach des Herrn Prof. Celsius **) Vergleichung der Längenmaaße, da er den schwedischen Fuß in 1000 Theilchen theilet, hat

ein römischer	—	993
ein griechischer	—	1035
der londner	—	1027
der rheinländische	—	1075
der pariser	—	1094

Der röm. ist also zum rheinländischen wie 993 : 1075. Es hat also ein römisches Jugerum gehabt meist voll

in der Länge	—	260 rheinländische Fuß
in der Breite	—	130
die Fläche	—	33800 rheinl. Quadr. Fuß.

Eine

*) de re rust. l. 5. c. 1. **) Samml. der schwed. Akad. Vol. I. p. 255.

Eine rheinländische Ruthe hat 12 Fuß in der Länge, eine Quadratruthe hat also 144 Quadratfuß. Wenn ich die 33800 Fuß eines Jugeri durch 144 dividire; so bekomme ich $234\frac{7}{10}$ rheinländische Quadratruthen, als den Inhalt der Fläche eines römischen Jugeri.

Ein brandenburgischer kleiner Morgen, nach welchem anjetzt die Generallandmesser alle Domainen ausmessen, und der bey allen Pachtanschlägen zum Grunde gelegt wird, hält 180 rheinländische Quadratruthen. Ein brandenburgischer Morgen verhält sich also zum römischen wie 180 zu 234, oder wie 10 zu 13. Dieser hat 54 Quadratruthen mehr als ein hiesiger, und ist also etwas über $\frac{1}{3}$ grösser. Drey Jugera machen also vier brandenburgische Morgen, und 7 Jugera machen $9\frac{1}{14}$ hiesiger Morgen. Wegen der Güte des Bodens um Rom kann man füglich setzen, daß ein Jugerum $1\frac{1}{2}$ bis $1\frac{3}{4}$ Scheffel Aussaat erfordert habe.

§. 295.

2) Niemand wird nun aber in Abrede seyn, daß eine Familie von 3, noch mehr aber von 9 brandenburgischen Morgen in einem guten, fetten und wohlbestellten Boden ihren Unterhalt haben könne, zumahl wenn es als Gartenland tractiret, und gegraben wird. Es ist gar nicht unmöglich, daß das 10te Korn und noch weit mehr durch klugen Fleiß im guten Lande könne gewonnen werden. Es hat also 1) ein römischer Ackerbürger ganz füglich auf 2 Jugera eine halbe danziger Last, oder 30 hiesige Scheffel an Getreide gewinnen können, da nach aller Zeugniß der Boden um Rom herum sehr schön ist. Wenn man nun 2) die Baumfrüchte, Feigen und anderes Obst, imgleichen 3) die Milchspeisen, und 4) die vorher erwiesene grosse Sparsamkeit

samkeit und Nüchternheit in der Lebensart dazu rechnet; so wird man die Möglichkeit zugestehen müssen, daß man von zwey römischen Jugern habe leben können, die nachher deshalb vermuthlich in sieben sind verwandelt worden, weil sich die Lebensart allmählich verändert, und weil bey der Erweiterung des römischen Gebiets der Boden nicht überall von gleicher Güte gewesen. Die Gegend um das alte und noch kleine Rom muß man sich daher als einen zusammenhangenden Garten vorstellen, so wie noch jetzt viele Felder im Mayländischen sollen beschaffen seyn, wo die Obstbäume die Grenzen eines Stück Ackers einschließen, an welchen der Wein seine Stützen hat, dessen Zweige zwischen den Bäumen zusammgebunden sind, welches den schönsten Anblick geben muß. In einem warmen Lande geht das wohl an, weil der Schatten der Bäume dem Getreide mehr nützlich als schädlich seyn kann.

§. 296.

Rom kann uns also lehren, welchen Werth man dem Acker und dessen Cultur beylegen müsse. Wie sparsam war es bey dessen Vertheilung! Wie aufmerksam auf die Art der Bestellung und den darauf gewandten Fleiß! Wie viel Mühe gab man sich nicht, die alte Eintheilung beyzubehalten! Sollte uns dieses grosse Muster nicht zur Nachfolge reizen? Ohnerachtet die vornehmsten Regeln zu einer vernünftigen Vertheilung und Cultur des Landes in dem, was von den Römern erwiesen ist, enthalten sind, und leicht von einem jeden wahrgenommen werden können; so will ich doch einen Auszug davon mittheilen, und einige Anmerkungen hinzufügen. Ein jeder Staat muß also billig darauf sehen:

1) Daß

1) Daß alles Land, so zum Ackerbau und Viehzucht geschickt ist, dazu genutzet werde, und zwar auf die beste Weise. Es giebt Länder, die allzu viele Waldungen, zu viele Seen und Brücher haben, welche urbar könnten gemacht, und zum Unterhalt vieler Familien zubereitet werden, z. E. Liefland. Die Holländer haben viel Land durch die Einteichung erobert, und ziehen davon großen Nutzen. Der höchstselige König Friedrich Wilhelm ließ ein grosses und unzugängliches Bruch hinter Nauen, so etliche deutsche Meilen im Umfang hat, durch Ziehung grosser Canäle, woran einige tausend Menschen über zwey Jahre gearbeitet, urbar machen, und in die schönsten Wiesen und Fettweiden verwandeln. Des jetzigen Königs Majestät haben, durch eine Arbeit vieler Jahre und mit grossen Kosten, das grosse Oderbruch bey Wriezen in die schönsten Kornfelder und Auen verwandeln lassen, wo jetzt das 20ste, ja das 30ste Korn gewonnen wird, und wo nunmehro schon über tausend Familien wohnen und vergnügt leben, dergleichen auch hernach mit den sehr beträchtlichen Brüchern an der Warte und Netze geschehen ist. Vorher waren diese Niederungen fast stets überschwemmet. Es ist wahr, wir haben dadurch etwas an Holz und Fischen verloren, aber durch den Kornbau und Viehzucht vielfältig gewonnen. Dieses Etablissement kann zugleich ein Muster seyn. Die Schultheissen der Dörfer haben 90 Morgen oder 3 Husen, die andern 60, 40, und viele auch nur 20 Morgen oder ⅔ einer Hufe erhalten; und es ist kein Zweifel, daß auch diese letztern sich bey der Fruchtbarkeit des Bodens sehr wohl befinden. Dabey sind sie von allen Diensten ganz und gar frey, und sie bezahlen an den Landesherrn für einen Morgen nicht mehr als einen Gulden.

§. 297.

§. 297.

2) Eine ganz unverantwortliche Nachläßigkeit ist es, wenn man Kornfelder wieder läßt unbrauchbar werden. Dieses ist in Provinzen, die einen sandigen Boden haben, nicht nur möglich, sondern es geschieht wirklich. Die Versandung ist ein großer Feind eines Landes, und gleichwol scheint niemand ihn recht zu kennen und zu fürchten. Nachdem ich bey trockenen Winden im Frühjahr und Herbst das schädliche Spielwerk mit dem Sande selbst angesehen, und mich nachher bey Commißionen auf dem Lande näher nach der Grösse dieses Schadens erkundiget; so bin ich erschrocken, da ich mit Gewißheit vernommen, daß an vielen Orten ganze Feldmarken der Dörfer durch den Sand verderbet worden, wo noch vor 15, 20 und 30 Jahren gutes Getreide ist gewonnen worden. Ich bin noch mehr erschrocken, da ich gehöret, daß dieses Verderben noch stets einen ungestörten Fortgang habe, und daß niemand den Schaden zu Herzen nehme, da doch dem Einbruch dieses Feindes leicht, erst durch Ziehung eines schlechten Zauns, und dann durch Säung des Fichtensaamens, Einhalt zu thun wäre. Ich habe nachher fast keinen Prediger von einem Dorfe, wo sandige Gegenden sind, gesprochen, der nicht über den grossen und alljährlich zunehmenden Schaden der Versandung Klage geführt, wodurch die noch guten Felder immer mehr und mehr in der Fruchtbarkeit abnähmen. Nirgends aber habe ich gehöret, daß sich ein Amtmann, oder auch ein Landrath, oder sonst jemand darum bekümmere. Wir haben sogar ganz nahe an Berlin hievon Beweisthümer, da man dem Sande freien Lauf lässet. Der Schade hat einen unvermerkten Fortgang, aber nach zehn Jahren sieht und fühlt ihn der Landmann. Es darf nur in einem beraseten Sandfelde oder Sandhügel durch einen ohngefähren Zufall ein Loch entstehen,

so kann in wenigen Jahren die ganze umliegende Gegend mit Sand überzogen, und nach 20 Jahren dergestalt damit bedecket seyn, daß sie wenig brauchbar mehr ist. Ich glaube nicht zu viel zu sagen, wenn ich behaupte, daß in der Mittel- und Neumark jährlich 500 Morgen nicht zureichen, die auf diese Weise der Cultur entzogen werden. Welcher Schade für die Bevölkerung! Dabey habe ich mich über den Unverstand der Bauren oftmahls gewundert, welche einen auf ihrem Stücke stehenden Busch und Gesträuch, den die Vorfahren mit Fleiß zur Verhütung der Versandung stehen lassen, umhauen, und daß ihnen solches von niemand gewehret wird. Wie schwer hält es aber, den Bauer dahin zu bringen, daß er mit vereinigten Kräften dem Schaden Widerstand thue!

§. 298.

3) Die kluge Sparsamkeit der Römer in Austheilung der Aecker soll uns lehren, dahin zu sehen, daß das Land unter die Bauern gehörig vertheilet werde. Nicht zu wenig, nicht zu viel, nach Beschaffenheit der Güte, ein vernünftiges und den Umständen gemäßes Mittel ist auch hier das beste. Wenn ein Bauer bey einer oder höchstens zwey Hufen im guten Lande recht sehr gut stehen kann, warum soll er 4, 6, ja 8 Hufen Weitzenland in Cultur haben? Ist es nicht offenbar, daß die Bevölkerung, und folglich die Macht, der Reichthum und die Glückseligkeit des Staats darunter gewaltig leiden? Niemand, der nur die Wirthschaft des Landes ein wenig kennet, wird sich auch lassen in den Sinn kommen zu leugnen, daß die Cultur selbst darunter leide, und daß der Acker viel besser würde bestellet werden, und mehr Frucht bringen, wenn er von mehreren besorget würde. Daher kommt es eben, daß so

viele

viele Pferde müssen gehalten werden, wodurch so vieles Getreide wieder verzehret wird, das zum Unterhalt der Menschen dienen könnte.

§. 299.

4) Fast überall haben die Fürsten grosse Domainenstücke und Ackerhöfe, die sie verpachten. Auch dieser scheinbare Vortheil gereicht den Fürsten und dem Staat zum Schaden. Die Römer pflegten solche Ländereyen, die man agrum publicum, und nachher dominicum nannte, und die dem Staat durch Confiscation oder Eroberung zugefallen, an die milites veteranos zur Cultur auszutheilen, und es sind beym Sigonius *) Beyspiele vorhanden, daß sie wol ganze Legionen sammt ihren Officieren, als Colonisten dahin versetzt, und den Acker unter sie nach Proportion vertheilet haben, so daß der Soldat, der viele Campagnen gethan, auch eine größere Anzahl Morgen erhalten, als der andere, der nicht so lange gedienet hatte. Billig sollte man ihnen auch hierin folgen, und die Domainen an Bauern austheilen, und denen den Vorzug geben, die sich durch ihre Treue und Tapferkeit verdient gemacht, und zum Ackerbau noch Lust und Kräfte haben. Die Einkünfte des Fürsten würden dadurch nicht nur nichts verlieren, sondern sie würden auch durch die angesetzten Familien wachsen. Beydes die Macht und der Reichthum würden dadurch gewinnen. Ich schreibe dieses aus Erfahrung, und habe die Beweisthümer vor Augen, da bey solchen an Unterthanen vertheilten Aeckern der Besitzer nicht nur nichts verloren, sondern auch vieles gewonnen. Die Vortheile des Staats sind aber dabey allezeit

*) De antiquo jure Italiæ l. 2.

zeit noch größer als der Particuliers. Man möchte dagegen einwenden, daß ein solches Gut in der Pacht bey steigenden Preisen nicht höher steigen könnte, wenn es an Unterthanen auf Erbpacht ausgetheilt wäre. Dieser Besorgniß kann aber sehr leicht vorgebeuget werden, wenn man die angesetzten Bauren nicht auf Geld, sondern auf einen Getreidezins setzet, daß sie z. E. von einem Morgen, nach Beschaffenheit des Landes, einen oder anderthalb Scheffel entrichten müsten. Steigt alsdann der Preis des Getreides, so steigen auch die Einkünfte des Besitzers, welches vorher bey einer Verpachtung nicht einmal hat geschehen können. Gesetzt aber, der Fürst verlöre dabey anfänglich etwas an Einkünften; so wird doch alles in der Folge durch die Mehrheit der Menschen ersetzet. Die Einwendung wegen des Holzes zum Bau und zur Feurung würde sich auch an den meisten Orten leicht heben lassen, wenn nur die Bauart der meisten Landleute, wobey das Holz so unverantwortlich verschwendet wird, durch öffentliche Anstalten besser eingerichtet würde.

Anmerkung. Ich habe hierbey fünf solcher Beyspiele vor Augen gehabt, da die großen Ackerhöfe an neu angesetzten Unterthanen, und zwar mit Vortheil und allerseitigen großen Zufriedenheit bis auf diesen Tag, sind vertheilet worden. Ich war Willens, hier davon ein Schema mitzutheilen, allein die Eilfertigkeit der Presse hindert mich am Auszuge des mir hochgeneigt mitgetheilten Plans, nach welchem die Sache glücklich geschehen ist.

§. 300.

5) Die Römer bedienten sich der Ochsen zur Bestellung; und auch dieses ist ein nachahmungswürdiges Stück, weil (1) dadurch vieles Getreide für die Menschen ersparet wird, welches zur Ausfuhr

kann gebraucht, und wodurch wohlfeilere Preise können erhalten werden. Es wird (2) alsdenn mehrerer und besserer Dünger gemacht. Es wird (3) dadurch das Fleisch im Lande vermehret, weil ein alter Ochse noch kann gemästet und gegessen werden. Die Kosten einer Wirthschaft werden auch dadurch erleichtert. Bey großen Portionen des Ackers und in starkem Lande geht aber das auch nicht an. Dagegen möchte man aber einwenden, daß bey der heutigen Art Krieg zu führen, wozu viele Cavallerie und Pferde nöthig sind, viele Pferde im Lande nöthig wären. Allein ich glaube, daß sich dazu andere Mittel ließen ausfündig machen; oder es ließe sich ein gewisses Mittel treffen, damit der grosse Zweck der Bevölkerung durch eine kluge Vertheilung der Aecker nicht gehindert werde.

§. 301.

6) Man gebe jedem sein Eigenthum, und zwar sein abgesondertes, das sich außer aller Gemeinschaft mit andern befindet, damit er nach seiner besten Einsicht verfahren könne. In den meisten Ländern liegen jetzt die Aecker der Herrschaft und Gemeinen durch einander. Einsichtsvolle Ackerwirthe erkennen den Schaden, und wünschten eine Absonderung, welcher aber der Eigensinn der Bauern an den meisten Orten entgegen stehet, daher solches heilsame Werk nicht ohne höchsten Beystand der Landesregierung kann zu Stande gebracht werden. Diese Absonderung ist in Hollstein und an vielen Orten im Mecklenburgischen eingeführet, und der Nutzen davon ist offenbar. So nützlich dieses ist, so nöthig ist es auch, daß die Leibeigenschaft ganz abgeschaffet werde. Ich habe selbst den großen Unterschied an vielen Orten wahrgenommen, wenn Bauern Laßgüter besitzen, und

wenn

wenn sie ihr eigenthümliches Erbe sind; letztere werden mehrentheils nicht nur ihren Acker, sondern auch ihre Gebäude in besserem Stande zu erhalten suchen.

§. 302.

7) Die fast überall noch üblichen Hof- und Frohndienste, die Vorspannungen in Friedens- und Kriegeszeiten sind auch ganz offenbare und sehr wichtige Hindernisse einer guten Cultur des Landes. Es ist nicht nur eine schwere Last für den Bauer, darauf er Knecht und Pferde halten muß, sondern es macht auch große Versäumnisse und Zerstreuungen. Der Knecht wird dadurch liederlich gemacht, und das Gespann wird ruinirt, zumal wenn der Knecht das mitgenommene Futter den Pferden nicht giebt, sondern verkauft, und das Geld versäuft. Dieses alles sind Sachen der Erfahrung, und ich darf nicht sorgen, daß mir jemand hiebey widersprechen werde. Die Vorspanne und Hofedienste mit Gespann sind Folgen der großen Ackerhöfe. So wie aber der Fürst durch Besetzung der Domainen mit Unterthanen, so würden auch die meisten Edelleute besser gehen, wenn sie die Aecker größtentheils an eigene Wirthe gegen Erbzins, nicht in Gelde, sondern in Getreide austhäten, und die jetzigen Hofedienste in Geld- oder Getreidezins verwandelten.

8) Daß die Abgaben an den Landesherrn gemäßsigt seyn müßen, und daß die Lasten den Landmann nicht drücken, noch weniger unterdrücken müßen, versteht sich von selbst, und ist vorher mit dem Beyspiel (§. 227.) von Frankreich erwiesen, welches sich durch die harten Lasten in dem kläglichsten Zustande befindet, und wirklich entvölkert wird.

Anmrkung. Ich halte mich bey der weitern Ausführung dieser letztern drey wichtigen Stücke nicht weiter auf, und ich kann nicht umhin, den Leser auf die schönen Abhandlungen des Herrn von Justi *) zu verweisen, welcher mit einem lebhaften Vortrag Einsicht und Gründlichkeit hiebey verbunden hat.

§. 303.

9) Die Pflanzung nützlicher Obstbäume würde nach Art der Römer ebenfalls ernstlich zu betreiben seyn. In dem brandenburgischen Lande sind deshalb schon von den Zeiten des großen Kurfürsten Friedrich Wilhelms her heilsame Edicte vorhanden, vermöge deren angehende Eheleute, neue Wirthe, desgleichen die Wirthe bey jeder Taufe eines Kindes, und bey Ausstattung eines Kindes eine gewisse Anzahl Bäume pflanzen musten. Ich weiß nicht, wodurch solches wieder in Vergessenheit gekommen. Hiezu gehöret auch noch

10) Die Haltung und Wartung der Bienen. Dieses nützliche Stück der Wirthschaft ist bey uns ganz in Verfall gekommen, da man noch vor etwa 40 Jahren keinen Bauer fand, der nicht eine Bienenzucht hatte. Gleichwol wird dadurch der Particulier und der Staat bereichert. Man setze, daß jeder Bauerhof nur dadurch den Werth von 10 Thalern schaffen könne; wie viel Tonnen Goldes würde es nicht im Ganzen betragen, die mit weniger Mühe als eine Nebensache aus Nichts geschaffet würden? Mir schwebt immer, so oft ich auf dem Lande die Verabsäumung dieses Vortheils wahrnehme, das vom Varro **) angeführte Beyspiel im Gedächtniß, welcher von zweyen römischen Soldaten, die er bey seiner Armee in Spanien gehabt, berichtet, das sie ihren ganz kleinen vom Vater geerbten Hof von etwa ein Jugerum Landes in einen Bienengarten verwandelt, wo-

*) Grundfeste zu der Macht und Glückseligkeit der Staaten, Vol. I.

**) de re rustica. l. 3. c. 16.

wovon sie jährlich nach unserm Gelde ohngefähr an 300 Thaler Einkünfte gehabt. Er gedenket auch der dazu dienlichen Kräuter der Melisse, des Cithysus, des Thimians und dergleichen, womit die alten Römer die Plätze vor den Bienenhäusern bepflanzet haben.

§. 304.

11) Nöthig ist es endlich auch an vielen Orten, den Landmann im Winter zum vortheilhaften Gebrauch der Zeit, zum Fleiß, und sonderlich zum Spinnen zu ermuntern. Ich denke noch immer mit Vergnügen an die arbeitsamen Schlesier, und an einige mit ihnen gränzenden Provinzen. Diese Leute leben mäßig und sind fleißig. Im Winter verschlafen sie nicht ihre Zeit, sondern spinnen, und zwar ohne Unterschied des Geschlechts, Männer und Weiber. Keiner schämet sich dessen. Die Bauren in der Mark sind von anderer Gesinnung, und viel wenigerm Fleiß. Das männliche Geschlecht hält das Spinnen für eine Schande, und bringt die dunkeln Stunden des Abends und Morgens bey dem warmen Ofen, oder im Bette zu. Ich weiß, daß Edelleute sie zu mehrerem Fleiß durch Belohnungen haben bringen wollen, aber vergeblich. Hier ist daher erst Zwang nöthig zum Guten und zum Fleiß. Die zweyte Genration thut es schon von selbst, wenn sie die Vortheile siehet. Ich kenne Gegenden, da die ganze Familie eines Bauers nur fünf bis höchstens sechs Stunden schläft, die Zeit im Winter, so sie nicht zur Wirthschaft und Wartung des Viehes braucht, zum Spinnen anwendet, sodann das gesponnene Garn selbst webet, und das, was sie nicht selbst braucht, verkauft; daher auch die Landleute in solchen Gegenden, wo der Fleiß herrschet, sich in viel bessern Umständen befinden. Dieser Fleiß giebt auch Gelegenheit zum Handel, und bringt viel

Geld von auswärts in das Land, welches von Schlesien und der Lausitz eine ganz bekännte Sache ist. Dieser Fleiß ist es insonderheit, welcher die Sudeten oder böhmischen Gebirge, besonders von Dresden an bis oberhalb Neiße in Schlesien, belebet. Wer den grossen Einfluß des Fleißes in die Bevölkerung mit Ueberzeugung will kennen lernen, der muß in diese Gebirge reisen, und die Gegenden um Bauzen, Zittau, Görlitz, Lauban, Greiffenberg, Hirschberg, Landshut, u. s. w. kennen lernen. Kaum glaube ich, daß man in irgend einem Lande einen gleichen Beweis der Bevölkerung durch den Fleiß der Landleute finden werde.

§. 305.

12) Sollen aber wahre Verbesserungen in der Cultur des Landes, in allen Theilen der Ackerwirthschaft, in der Ermunterung zum Fleiß geschehen; so ist nicht nur ein besonderes hohes und mit aller Macht versehenes Landescollegium, so man oeconomicum oder agronomicum nennen könnte, dazu nöthig, sondern es müsten auch mehrere censores agrarii nach Art der Römer (§. 289.) dazu bestellet werden. Ersteres müste auch über ein ansehnliches Capital disponiren können, um zu Verbesserungen den Vorschuß zu thun. Selbiges müste auf alle Stücke der Landwirthschaft Acht haben, Befehle geben, und sie auch zur Ausübung bringen. Es müste darauf sehen, ob in einer Gegend zu viel Waldungen, oder auch zu wenig? ob gute Gründe mit Holz bewachsen wären, und schlechte beackert würden? ob Versandungen geschehen? ob nicht Brücher urbar zu machen, und die Wiesen zu verbessern, die Viehzucht zu vergrössern? ob die Aecker gehörig vertheilet, und wie, ohne jemandes Kränkung und Verletzung der Rechte, allmählig die alten

alten Vorurtheile zu heben, die alten schädlichen Misbräuche abzuschaffen, sonderlich die Frohn- und Hofdienste und Vorspannungen, u. s. w. Es müste dem größtentheils einfältigen Bauer Anweisung zur vortheilhaftern Wirthschaft geben, u. d. m. Ich will dieses nur noch mit einigen merkwürdigen Beyspielen beweisen, um denen zu begegnen, die sich einbilden, als wenn nichts mehr zur Verbesserung übrig wäre. Im Reich, in Franken und andern dortigen Gegenden soll die durch Kunst veranstaltete Wässerung der Wiesen sehr im Gebrauche seyn. Hievon habe ich weder in Sachsen, noch in Westphalen, im Lüneburgischen, im Braunschweigischen, noch in unserm Lande etwas wahrgenommen. Ein gewisser Freund und kluger Wirth hat auf seinen in verschiedenen Gegenden von Schlesien gelegenen Gütern diese Wässerungen der Wiesen zuerst, so viel ich weiß, mit dem größten Vortheil nachgemacht. Auf einem an der Oder gelegenen Gute hat er durch Graben und Schleusen, dadurch er nach Gutfinden das Wasser auf seine Wiesen leitet und abführet, Wunder der Verbesserung gemacht, daß er nunmehro mehr als viermal so viel Kühe ausfuttern kann. Durch den so sehr vermehrten und besten Dünger hat er die Fruchtbarkeit seines Ackers, der an sich nur mittelmäßig ist, in eben der Proportion vergrößert. Auf einem andern am Gebürge liegenden Gute hat er sich zu eben dem Zwecke ein kleines Fließ zu Nutze gemacht, dessen Wasser er sammlet, und dann, wann es nöthig, auf die mit einem Damm umgebene Wiesen leitet. Wiesen, die nur einmal haben können gemähet werden, können dadurch zu einer dreymaligen Nutzung gebracht werden, und sie geben jedesmal wenigstens noch einmal so viel Gras. Sind aber die Wiesen nicht der Grund, wo die vornehmste Verbesserung der Ackerwirth-

 schaft

schaft muß angefangen werden? Ich übergehe andere Arten der Verbesserung der Wiesen durch Asche, durch Dünger, oder durch die hollsteinische Wirthschaft, da mich dieses von meinem Zweck allzusehr abführen würde. Das weiß ich aber aus sehr vielen merkwürdigen Beyspielen, daß hierin noch mehr als drey Viertheile aller Landgüter solcher Verbesserungen theils fähig, theils bedürftig sind. Welcher Vortheil würde es aber nicht für einen Staat seyn, wenn noch einmal so viel Vieh könnte gehalten, und noch einmal so viel Korn könnte gebauet werden? Wie viel nützliche Beschäftigungen würde ein solches allgemeines öconomisches Collegium nicht haben, und in den ersten 50 Jahren doch nicht zu Ende kommen, wenn es auch gleich in allen Provinzen Untercollegia zur Hülfe ordnete? Armen Edelleuten und Gemeinen müste es durch einen blos hierauf verwandten Vorschuß ohne Zinsen zu Hülfe kommen. Die veranstaltete Verbesserungen sind mehr als aller Geldzins. Die von den französischen Patrioten so sehr gerühmte Ackerwirthschaft in Engelland, sonderlich in Nordfolk, verdienet alle Aufmerksamkeit.

Die Censores agrarii müsten verständige Wirthe seyn, die über 6 bis 8 Dörfer und deren Wirthschaft die nöthige Aufsicht hätten, und die an das Collegium berichten und Vorschläge thun müsten. Sie müßten nach der Römer Art darauf sehen, ob ein jeder seinen Acker recht bestellete, Bäume pflanzte, Bienen hielte und pflegte, u. s. w. Solchen Leuten müste ein Freygut mit dem Namen eines Landschulzen gegeben werden, das aber nicht erblich seyn könnte, weil dazu jederzeit die besten Ackerwirthe müsten genommen werden. Doch genug hievon, weil ich noch den französischen Patrioten will reden lassen.

§. 306.

§. 306.

Dieser rechtschaffene und kluge Mann schließt unter andern mit diesen Worten *): En un mot il faut faire de la culture des terres la premiere affaire d'etat, man muß aus dem Ackerbau das erste Geschäfte und vornehmste Augenmerk des Staats machen. Er hat auch zu dem Ende einen Entwurf **) zur Errichtung eines öconomischen Collegii, oder Chambre d'agriculture mitgetheilet, die aus 60 der besten practischen Ackerwirthe des Königreichs bestehen soll, welche aus den verschiedenen Provinzen zu nehmen, unter einem Intendant general d'agriculture stehen, und einen blos zu dem Zweck ernannten Staatssecretair oder Minister zum Director haben sollten. „Da man," sagt er, „in Frankreich ein Handlungscollegium hat, warum „hat man nicht auch eines für den Ackerbau, ja warum hat man nicht mit diesem den Anfang gemacht? „indem dieser der Grund von jenem, weil auf den Landesproducten der vornehmste Handel beruhet; daher „man den Unterthanen zuerst die Mittel an die Hand „geben sollte, die erste Materie und Producte zu vermehren. Wenn daher die Minister ihre Einsichten, „die sie auf Fabriken und Handlung angewandt, auch „auf den Ackerbau gerichtet hätten; so würde Frankreich, welches auf dem Wege war, reich zu werden, „durch diesen Schritt auch mächtig geworden seyn. „So wie das Handelscollegium den Fortgang der „Manufacturen und die Beförderung des Fleißes, so „müßte dieses öconomische die allgemeine Cultur des „Landes zum Gegenstande haben, und könnte fast „auf denselben Fuß, wie jenes, eingerichtet werden. „Und wie die Anzahl der Fabriken, und Vortheile der

*) Interêts de la France, p. 166. edit. d'Hollande.

**) Ibid. pag. 78—93.

„Fabrikwaaren vor andern Ländern, seit jenes Ein„richtung, sich ungemein vergrößert haben; so könnte „man sich von dem öconomischen Collegio in Ansehung „des Ackerbaues eben die Vortheile versichern. Das „Aufnehmen der Fabriken und mechanischen Künste „werde zwar gemeiniglich dem Witz der Nation zu„geschrieben, sie hätten aber ihr Daseyn den gehei„men Triebfedern zu danken, die von den Ministern „gebraucht worden, und es habe der schöpferische Col„bert zuerst den mechanischen Künsten eine Gestalt ge„geben, da vorher alles in Unordnung und im Dun„keln gewesen. Seit der Errichtung des Commercien„collegii habe man durch eine Verordnung nach der an„dern alles zu bestimmen gesucht, was zum Fabrikwe„sen nöthig gewesen, die Wolle und deren Sorten, die „Zahl der Faden in jeder Art von Stoffen, die Länge „und Breite der Tücher u. s. w. Es wären allgemeine „und besondere Aufseher zur Befolgung der gemachten „Gesetze geordnet, es wären Strafen für die Uebertre„ter, wie auch Belohnungen und Gnadenbezeugungen „für die gesetzet worden, die sich darin besonders wür„den hervorthun. Frankreich habe dadurch einen be„sondern Codex oder Gesetzbuch für den Fleiß erhalten, „und es würde diese Monarchie dadurch auf den höch„sten Gipfel der Größe gestiegen seyn, wenn der Acker„bau zum Grunde dieses Gebäudes wäre geleget wor„den". Hierauf fähret dieser gründliche Patriot fort, die besondere Einrichtung seines Entwurfs zu erklären, und zeiget, was geschehen müsse, wenn der Bauer in Frankreich zur Verbesserung des Ackerbaues solle gebracht werden. Es enthält diese Anweisung zur klugen Einrichtung eines solchen collegii agrarii das Wesentlichste von dem, was dabey zum Augenmerke müste gesetzet werden. Zuletzt vergisset er die Belohnungen und Gnadengeschenke für diejenigen nicht, welche bisher

unge-

ungebrauchtes Land zum Vortheil des Staats urbar machen, die einen See oder Bruch, die ein Gehölz und unnützes Gesträuch in Ackerland verwandeln würden, die neue und nützliche Methoden zur wohlfeilern Bestellung des Ackers erfinden, die Mittel zur Bewahrung des Getreides für schädlichen Insecten, oder zur Reinigung des Ackers von schädlichem Unkraut erfinden würden; ferner für die, welche durch Verbesserung der Wirthschaft mehr Getreide, als vorher, auf einerley Größe des Landes gewinnen, die in Cantons, wo Bäume fehlen, die allermeisten pflanzen, und die dagegen auch, wo zu viel Holz, das meiste fällen, und Ackerland daraus machen würden; welche die beste Art zur Erhaltung des Korns in feuchten Gegenden erfinden, die das meiste Vieh in Gegenden, wo es dem Ackerbau nicht Eintrag thäte, halten, die das meiste Oel ohne Nachtheil des Getreides gewinnen; desgleichen für die, so die meisten Seidenwürmer ernähren, und die meiste Seide davon gewinnen würden; endlich auch für die, welche sichere Mittel für die Krankheiten des Viehes, wie auch für die epidemischen Seuchen, denen der Landmann insonderheit unterworfen ist, entdecken würden. Er setzt auch Belohnungen für die, so das meiste Land der gemeinen Nutzung entziehen, und in einen besondern Beschluß bringen würden; womit er auf die in England, und sonderlich in Nordfolk seit einiger Zeit eingeführte, und zum großen Vortheil gediehene Wirthschaft siehet. Es ist dieselbe der im Hollsteinischen und Mecklenburgischen eingeführten Einrichtung fast ähnlich, da ein jeder sein abgesondertes Eigenthum hat, welches ich vorher (§. 301.) für nothwendig gehalten habe, welches er sodann in 6 oder 8 Theile abtheilet, und dadurch die Viehzucht mit dem Ackerbau auf das vortheilhafteste verbindet; wovon des Schwerinschen Amtmanns Herrn

Schuh-

Schuhmachers Abhandlung von dem gerechten Verhältniß der Viehzucht zum Ackerbau (Berlin, 1773.) sehr gründliche Nachricht gibt.

Man wird leicht einsehen, daß zur Erreichung der Absicht eines solchen dem Staate so höchst nützlichen ja unentbehrlichen Collegii nicht nur nöthig seyn würde, alte und erfahrne Practicos zu Gliedern desselben zu machen, sondern daß man auch dazu junge Leute zuziehen müste, die dazu Lust und Geschicklichkeit hätten, die ihren Verstand in den praktischen Theilen der Mathematik, und besonders auch nicht nur in der Geschichte der Natur, sondern auch in der Theorie und Pysik geübet, die auch einige Kenntniß in der physikalischen Chymie erlangt, in sofern sie zur Prüfung der Erden, der Mergel, der martialischen und vitriolischen Erden und Wasser nöthig, die sodann nach absolvirten Studien dieser Wissenschaften etliche Jahre die practische Oeconomie in verschiedenen Landstrichen, in fetten und magern Gegenden erlernet, und hierauf auch die Wirthschaften in andern Ländern, in Deutschland, im Hollsteinischen, in Engelland und anderswo gesehen und geprüft hätten. So würde man geschickte Räthe in solchem Collegio erlangen, welche die Erfindungen und Methoden desto leichter beurtheilen könnten. Die Krone Schweden und deren Academie der Wissenschaften, die vor andern sehr an der Verbesserung der Landwirthschaft arbeitet, hat bisher dergleichen ausgesuchte Leute reisen lassen, und die von ihnen herausgekommene Reisebeschreibungen sind Beweisthümer ihres aufmerksamen Fleißes auf alle Theile der Wirthschaft in fremden Ländern. So kann man Vortheile, nicht aber Thorheiten in sein Vaterland durch Reisen zurückbringen.

Sechszehntes Capitel.

Von den Vortheilen der Fabriken in Ansehung der Bevölkerung, der Macht und des Reichthums.

Inhalt.

§. 307.

Zu der Bildung eines Staats und zu der Vergrösserung der Macht und des Reichthums desselben gehören nun auch die Manufacturen und Fabriken, unter deren Namen vornemlich die Verfertigung aller gewebten Zeuge, Gewande und Stoffe aus Flachs, Hanf, Wolle, Baumwolle, Seide, auch Haaren von Kameelen, Pferden, Ziegen und Bibern pflegen begriffen zu werden; wiewol die andern Manufacturen in Erde, Metallen, Leder und dergleichen nicht auszuschliessen sind. Der Weberstuhl giebt insonderheit einer grossen Menge Menschen Unterhalt, und also auch die Bewegungsgründe zum Heyrathen. Wenn demnach zuvörderst der Ackerbau durch eine kluge Vertheilung der Aecker in einen guten Stand gesetzt ist; so ist es auch nöthig, auf die Erweiterung der Fabriken zu gedenken, um den anwachsenden Unterthanen Beschäftigungen und Verdienst zu geben, um sie nicht nur im Lande zu behalten, sondern auch zu dem rechten Zweck zu gebrauchen.

Damit man sich von der Wichtigkeit der Sache einen deutlichen Begriff machen könne; so will ich erstlich die Anzahl der Menschen, die ein Weberstuhl in Arbeit setzet und ernähret, sodann aber auch die Grösse des Verdienstes, so durch den Fleiß geschaffet wird, vor Augen legen. Ich habe zu dem Zwecke die Verfertigung des gemeinen Cattuns gewählet, wovon die Elle sonst 8 bis 9 Groschen zu kosten pflegte, je nachdem die Baumwolle etwas theurer oder wohlfeiler war. Dieser Aufsatz ist im Jahr 1756 vor dem Kriege verfertiget.

§. 308.

1) Eine Kette Cattun hält in der Länge 82 bis 83 Berliner Ellen, die Breite hält 1½ Ellen, und noch

noch $\frac{1}{16}$ drüber, damit er nach der Bleiche just $1\frac{1}{2}$ Ellen breit sey. Ein solch Stück wiegt 17 bis 18 Pfund, in der Bleiche gehen $1\frac{1}{2}$ Pfund ab, weil durch das viele Schlagen die Knötchen und andere Unreinigkeiten abgehen.

2) Zu einer Kette Zeug gehören 130 Stücke Garn, 60 Stücke zum Aufzug, und 70 zum Einschlag.

3) Der beste und fleißigste Weber braucht 2 Wochen oder 12 Tage zur Verfertigung einer Kette, wenn das Garn gut ist, wobey aber des Sonntags pflegt geschlichtet zu werden. Oder es gehören alle 2 Wochen 130 Stücke Garn zu einem Stuhl. In einem Jahre können also von einem Weber 26 Ketten verfertiget, und 3380 Stücken Garn verarbeitet werden.

4) Aus einem Pfund Baumwolle werden zu dem ordinairen Cattun 7 bis 8 Stücke gesponnen, das Stück hält 20 Fitzen, die Fitze 20 Faden, der Umfang des Haspels hat $3\frac{1}{2}$ Ellen. Es muß ein fleissiger Spinner seyn, der in einer Woche 2 Pfund, oder 14 bis 15 Stücke spinnen kann. Die meisten Frauen können es nicht, weil sie durch andere häusliche Geschäfte oft gehindert werden. Man kann sich auch der Kinder von 7 bis 8 Jahren schon zum Spinnen bedienen, und ich habe es selbst gesehen, daß solche unter fleißiger Aufsicht ihrer Eltern in einem Tage 15 Fitzen oder $\frac{3}{4}$ Stück gesponnen. Wenn man durch die Bank setzet, daß eine Person in zwey Wochen 26 Stück spinnet; so gehören 5 Spinner zu 130 Stücken, oder zu einer Kette, die in 14 Tagen gemacht wird. Und dieses ist der Erfahrung gemäß.

5) Zu 2 Stühlen oder 2 Ketten gehöret ein Kratzer. Ein Kratzer bereitet in einem Tage 3 bis 4 Pfund, oder 18 bis 20 Pfund in einer Woche, als so viel ein Stück vor der Bleiche wieget.

6) Das

6) Das Garn muß vorher, ehe es auf den Stuhl kommt, gekocht und gestärkt werden, damit es steif werde, wozu meist ein Tag gehöret. Zum Spuhlen gehören sodann auch etliche Tage, zum Aufzuge können in einem Tage nicht mehr als 20 bis 30 Stück gespuhlet werden, und also gehören zu einer Kette wenigstens $2\frac{1}{2}$ Tage. Zum Einschlag können in einem Tage nicht mehr als 12 bis 16 Stück gespuhlet werden, und gehören also noch mehr Tage dazu. Der Weber muß also noch einen Spuhler zur Hand haben, welches die Frau verrichten kann. Ein Spuhler kann zwey Stühle besorgen. Der Kratzer und der Spuhler machen also eine Person aus.

7) Sodann kommt es auf die Bleiche und zu der Druckerey. Ein Drucker kann wol täglich 27 Ellen drucken, er muß aber auch sodann einen Handlanger zum Eintauchen haben. Beyde können in einer Woche nicht viel mehr als 2 Ketten vollenden, und also 4 Stühle besorgen. Daher auf jeden Stuhl auch $\frac{1}{4}$ Person, außer den Bleichern, für die Druckerey zu rechnen. Hiezu kommt endlich noch der Kaufmann mit seinen Leuten.

8) Wenn wir aber auch diese letztern nicht einmal rechnen, so ist doch klar, daß zu einem einzigen Weberstuhl in Cattun nothwendig 7 volle Personen gehören, nemlich der Weber, 5 Spinner, der Kratzer und Spuhler.

§. 309.

Was nun der Lohn anlangt, so bekam

1) im Jahr 1756 der Weber für eine Kette 5 Thaler, oder er verdiente täglich 8 Groschen 8 Pf. Nachher im Jahr 1757 bey der Theurung wurden die Weber durch die Härte der Fabrikanten gezwungen, für 4 Thaler zu arbeiten.

2) Der

2) Der Spinner bekam für ein Stück Garn 15 Pfennige, konnte also in einer Woche 16 bis 20 Groschen verdienen. Und da der Mann, die Frau, und auch die Kinder solche Arbeit verrichten können, so konnte eine Familie ihren Unterhalt verdienen. Die 130 Stücke Garn, so zu einer Kette gehören, kosteten also an Spinnerlohn 6 Thaler 18½ Groschen. Dieser Lohn ist auf dem Lande und an wohlfeileren Orten geringer. Diese Spinnerey hat in Berlin zu den Spinnstuben Gelegenheit gegeben, da ein Wirth viele Mädchens dazu angenommen, die für ihn spinnen müssen; woraus aber viele Unordnungen in den guten Sitten entstehn.

3) Der Kratzer bekam 2 Groschen für 1 Pfund, und also beträgt dessen Lohn auf eine Kette 1 Thaler, 12 bis 16 Groschen.

4) Der Spuhler bekam für 10 Stücke zu spuhlen zum Kettengarn 1 Groschen, und für 8 Stücke zum Schuß 1 Groschen, verdiente also an einer Kette, oder wöchentlich, 15 Groschen.

5) Aller vorstehender Lohn beträgt

für den Weber	— 5 Thl.	Gr. =	Pf.
für die Spinner	— 6 —	18 —	6 —
für den Kratzer	— 1 —	12 —	= —
für den Spuhler	— = —	15 —	= —
zusammen	— 13 Thl.	21 Gr.	6 Pf. od. rund 14 Thl.

6) Der Drucker bekam für gewöhnlichen Cattun 2½ Groschen für die Elle, das beträgt 8 Thlr. 13 Gr. für 82 Ellen. Die Elle halben Zitz kostet zu drucken 4 Gr. und ganzer zu drucken und zu mahlen 8 Groschen. Eine Kette beträgt also bis dahin 22 bis 23 Thaler. Und wenn man die Arbeiter bey der Bleiche und die Leute rechnet, die der Kaufmann halten muß, um die Wolle abzusondern, an die Spinner zu vertheilen,

und wieder zu empfangen; so wird man wol 23 bis 24 Thaler voll rechnen können.

7) Der Centner Baumwolle war damals im Preise wegen der Pest im Orient veränderlich, und galt 25, 30, ja bis 38 Thlr. Wenn wir ihn zu dem geringern Preise zu 25 Thlr. anschlagen, so kostet das Pfund meist $5\frac{1}{2}$ Groschen.

Da nun ein Stück, das 18 Pfund wiegt, in der Bleiche $1\frac{1}{2}$ Pfund verloren, überdem aber auch im Kratzen, und auch wol durch Betrug ein Abgang statt findet; so wird man zu einer Kette nicht weniger als 20 Pfund rechnen können, die zu $5\frac{1}{2}$ Groschen 4 Thlr. 14 Gr. betragen. Wenn die Baumwolle nur 20 Thlr. gilt, so kostet das Pund nur $4\frac{1}{2}$ Gr. und also 20 Pfund 3 Thlr. 18 Gr., oder rund etwa 4 Thaler.

Wenn man diesen Preis der ersten verarbeiteten Materie zu obigen 23 bis 24 Thalern hinzuthut; so beträgt die ganze Kette 27 bis 28 Thaler, oder die Elle würde meist 8 Groschen kosten. Der Verdienst des Kaufmanns ist hierbey nicht in Anschlag gebracht.

8) Der Werth der ersten verarbeiteten Materie macht also ohngefähr $\frac{1}{7}$ von dem Werth eines ganzen Stückes aus, $\frac{6}{7}$ sind demnach Verdienst.

Anmerkung 1. Die groben wollenen Arbeiten beschäftigen nicht völlig so viel Personen, als ein Stuhl in Cattun; die feinen wollenen Zeuge aber, als Etamin, Serge de Rome, sowohl die doppelte als einfache und dergleichen, erfordern wenigstens eben so viele, nemlich 7 Personen für einen Stuhl. Je feiner überhaupt die Arbeit, je mehr Zeit und Personen gehören dazu. Die Stühle in Leinen brauchen nicht so viele Hände, die seidene aber wieder mehrere, zumal wo die Seide in einem Lande selbst gewonnen wird. Wenn man demnach alle Weberstühle durch einander rechnet; so wird man nicht weniger als 6 bis 7 Personen rechnen können.

Anmerkung 2. Don Ustaritz, ein patriotischer Staatsmann in Spanien, hat in seiner schönen Schrift *) dergleichen Berechnungen auch angestellet. Bey den Tüchern nimmt er an, daß die erste Materie $\frac{1}{5}$, der Verdienst und Gewinnst aber $\frac{4}{5}$ betrage, daß also mit einer Million Wolle 5 Millionen Tuch geschaffen werden. Zu jedem Stuhl rechnet er 4 bis 5 Personen, die davon nicht nur für sich, sondern auch mit ihren Familien leben. Den jährlichen Verdienst eines jeden Weberstuhls in Wolle und Seide rechnet er auf 700 Piasters. Der Unterschied von meiner Rechnung ist eben nicht sehr groß, wenn man die Verschiedenheit der Preise, des Lohns und anderer Verhältnisse in Spanien und hier betrachtet. Blos in der Zahl der Arbeiter scheinet er eine Person zu wenig zu haben. Vielleicht hat er die ersten Hände nicht genau gerechnet, welche die erste Materie zubereiten, ehe sie zum Weben kommt. Mir ist aber zu meinem Beweise immer genug, daß nemlich der Weberstuhl vielen Familien Unterhalt giebt.

§. 310.

Aus dieser Beschreibung eines Weberstuhls will ich einige der wichtigsten Folgerungen kürzlich herleiten, die ich andern zum weitern Nachdenken überlassen will.

1) Wenn in einem Lande 100000 Weberstühle in allerley Arten Zeugen vorhanden sind: so wird dadurch 6 bis 700 tausend Menschen mit ihren Familien unmittelbar Brodt und Leben verschaffet. Diese sind es aber nicht allein, die davon leben, sondern diese unterhalten wiederum so viel andre, die durch den Weberstuhl mittelbar erhalten werden. Schneider, Schuster, Becker, Brauer, und so viele andere Handwerker haben davon ihren Unterhalt.

Don Ustaritz meldet, daß die Stadt Sevilien vormals allein 16000 Stühle in Seidenarbeit gehabt,

*) Theorie et pratique du commerce, chap. 1 — 10.

habt, die, der Stuhl zu 7 Personen, 112000 Menschen Unterhalt gegeben. Durch unerlaubte Fehler und Laster ist die Anzahl bis auf wenige Hunderte gefallen.

Berlin allein hat bis hieher an 5000 Stühle gehabt, worauf in Wolle, Baumwolle und Seide gearbeitet worden, auf sehr wenigen in Flachs. Folglich sind dadurch 35000 Menschen unterhalten worden. Es leben aber nicht alle dazu gehörige Spinner in Berlin, sondern der kluge Fleiß unserer Kaufleute lässet, bis auf 24 Meilen von hier, auf dem Lande und in kleinen Städten spinnen. Wie viele andere Handwerker aber leben nicht von dieser Menge Fabrikanten?

§. 311.

2) Da der Verdienst von einem Stück Cattun an 24 Thaler beträgt (§. 309. n. 7.), solcher Stücke aber 26 in einem Jahre auf einem Stuhl verfertiget werden können (§. 308. n. 3.); so giebt der Verdienst eines einzigen Stuhls jährlich 624, oder rund 600 Thlr., und so geben 100000 Stühle jährlich 60 Millionen Thaler Verdienst. Berlin erarbeitet jährlich durch seine 5000 Stühle 3 Millionen Thaler, die blos durch den Fleiß, gleichsam aus Nichts geschaffen werden. Es ist klar, daß die Fabriken ein reichhaltiges Bergwerk, ein Potosi für einen Staat werden können. Es werden dadurch aber nicht nur so viele Menschen erhalten, und Ehen verursacht, sondern die Einkünfte des Staats auch sehr vermehret, weil von dem Gelde der Arbeiter wenig erübriget wird, und das meiste wieder für Lebensmittel muß hingegeben werden, auf welchen eine Abgabe haftet. Die Circulation ist ungemein lebhaft und vielfach, indem das Geld aus der Hand des Kaufmanns an die Arbeiter,

von

von diesen an den Becker, Brauer, Gärtner, Handwerker und Bauer gelanget. Bey jeder neuen Hand hat der Staat seinen Antheil an Einkünften.

§. 312.

3) Es ist klar, daß es unverantwortlich seyn würde, wenn ein Staat diejenigen Tücher und Stoffe von Fremden kaufen wollte, die er in seinem eigenen Lande durch seine eigene Unterthanen könnte verfertigen lassen. Man würde sich in einer gewissen Schwäche und Ohnmacht erhalten, und den andern Staat mächtig und reich machen, folglich wider die ersten Grundsätze der Moral handeln, nach welchen man sich und seinen Zustand vollkommener zu machen suchen muß.

In diesem Falle befindet sich Spanien. Don Ustaritz *) bezeuget, daß es fast alle seine leinene, wollene und seidene Zeuge, die es zur Kleidung und zur Pracht gebraucht, anjetzt von Fremden kaufe, und dafür jährlich 15 und mehr Millionen Piasters bezahle. Da es $7\frac{1}{2}$ Millionen Einwohner hat; so dürfe man nur jährlich 2 Piasters für jede Person durch die Bank zu Kleidungsstücken rechnen, so sey die Sache klar. Ohneracht et also Spanien jährlich 15 bis 20 Millionen Piasters aus America an Gold und Silber ziehe; so bliebe es doch, da es das reichste Land in der Welt seyn könnte, das ärmste an Geld und Menschen, indem alle Schätze blos durch der Spanier Hände gehen, und an die Engelländer, Holländer, Franzosen und Italiäner wieder für Waare müssen hingegeben werden. Es sey daher offenbar, daß Spaniens ansehnliche Handlung und Schiffahrt auf einem ruineusen Grunde beruhe, und nicht eher nütz-

lich

*) Theorie et pratique du commerce, c. 1—10.

sich werden könne, als bis der Fleiß in der Nation, und die Fabriken wieder hergestellet würden.

Jedoch können auch hier Ausnahmen statt finden, die entweder beständig, oder nur auf eine gewisse Zeit dauren. Z. E. wenn in einem Staat der Ackerbau noch nicht hinlänglich mit Arbeitern versorget ist, so ist es auch noch nicht Zeit, auf alle mögliche Arten der Fabriken zu denken, weil man Gefahr laufen würde, dem Pfluge Arbeiter zu entziehen, der doch allezeit das vornehmste Augenmerk bleiben muß. Der Ackerbau ist die erste und vornehmste Manufactur, er ist aber auch die sauerste; daher der Landmann leicht kann gereizt werden, sich zu der leichtern Arbeit bey Fabriken in die Städte zu begeben, wobey er nicht so schwer arbeiten darf, und auch wol mehr verdienet. Wenn und so lange man auch alle mögliche Hände seines Landes mit seinen eigenen Producten, mit der Arbeit in Flachs und Wolle beschäftigen kann, so würde es nicht rathsam seyn, die Arbeit in Baumwolle und Seide zu verstatten, bis man die wollene Fabriken nicht höher treiben, und also der Hände entbehren, oder bis man auch die erste Materie selbst in seinem Lande erzeugen kann. Bis dahin ist es rathsamer, dergleichen Waaren zu vertauschen, oder sie gar so lange zu verbieten, bis man sie füglich selbst machen kann, zumal wenn es Zeuge sind, die blos zum Luxus gehören, und die dem ersten Nothwendigen nachstehen können. Man siehet gar leicht, wie die Staatsklugheit hier die Wageschale niemals aus der Hand legen dürfe, um eins gegen das andere stets zu balanciren, den Ackerbau, die Zahl der Menschen, derselben Zuwachs, die verschiedenen Fabriken nach ihrer Nützlichkeit, bedingten Nothwendigkeit, und was mehr dahin gehöret.

§. 313.

§. 313.

4) Besonders ist die erste Materie der Fabriken wohl in Betrachtung zu ziehen, damit nicht dadurch plötzlich eine schreckenvolle Zerrüttung der Maschine entstehe. Dazu gehöret insonderheit die Baumwolle. Es ist vorher (§. 309.) erwiesen, daß selbige nicht mehr als $\frac{1}{7}$ des Werthes eines Stückes Cattuns betrage, und daß $\frac{6}{7}$ der Verdienst sey. Es ist also in der That nur ein weniges. Wenn man daher von 7 verfertigten Stücken nur eines ausser Landes verkaufen kann, so kommt dadurch so viel Geld wieder herein, als für diese Materie ausgehet, und der Reichthum eines Staats wird nicht verringert. Es hat aber diese Materie eine andere gefährliche Seite. Sie kommt größtentheils aus Macedonien und von Smirna. Die Pest höret aber in diesen Gegenden selten recht auf, und man erfähret es oft nicht einmal in Deutschland. Es darf aber nur einmal durch einen Zufall wider Wissen des Commissionairs eine Hand voll verpestet seyn, so kann dieser Funke ganz Deutschland anzünden. Marseille hat davon 1720 eine traurige Erfahrung gehabt. Eine Pest aber, wenn sie auch nur $\frac{1}{4}$ der Einwohner raubet, thut mehr Schaden, als alle Cattunarbeit in hundert Jahren Vortheil bringen kann (§. 180.). Ausserdem kann auch die Zufuhr der Baumwolle durch den Krieg und andere Umstände gehindert werden, daß es also den Cattunfabriken daran fehlet, dadurch denn alle Stühle zum Stillstand kommen, und so viel tausend Hände müßig seyn müssen, die zu dem Gespinst der Landeswolle nicht gewöhnet und geübet sind. Ich habe schon den Fall erlebet, da die Gefahr des Mangels nahe war, und ein grosses Schrecken anrichtete. Der Spinner und Weber verdienet nicht so viel, daß er seines Verdienstes auch nur auf etliche Wochen entbehren könnte. Es kann

auch die Ausfuhr einer fremden Materie verboten werden, wenn ein Staat glaubt im Stande zu seyn, daß er sie selbst verarbeiten könne. Spanien schien vor etlichen Jahren aufwachen zu wollen, und es wollte die Tuchfabriken in bessern Schwung bringen, da es denn die Ausfuhr der feinen Wolle bald würde verboten haben. Der König von Sardinien hat mit der Seide schon eben das vorgehabt; da aber selbige auch aus andern Staaten von Italien, desgleichen aus Frankreich, Spanien, aus Gilan in Persien zu haben, und sogar aus China sehr viele mitgebracht wird, so ist die Gefahr des Mangels bey selbiger nicht so groß, als bey der Baumwolle. Es ist also eine unumstößliche Wahrheit, daß es nicht allein vortheilhafter, sondern auch viel sicherer sey, denen Fabriken vorzügliche Gunst angedeyen zu lassen, welche die eigenen Producte des Landes verarbeiten.

Der schon oft angezogene französische Patriot *) sagt ausdrücklich, daß die französischen Fabriken mit grosser Gefahr verknüpft wären, weil sie ohne spanische Wolle und piemontesische Seide nicht bestehen könnten. Wenn daher Spanien seine Wolle selbst verarbeiten und die Ausfuhr verbieten sollte; so würden drey bis vier der besten mittägigen Provinzen von Frankreich ruiniret werden. Und wenn Piemont es mit seiner Seide eben so machte, wie es schon oft zu thun gedrohet hat; so würden die meisten Fabriken in Lyon und Paris stille stehen, dadurch denn nicht nur eine unzählige Menge Bettler entstehen, sondern auch der ganze französische Handel, der sich darauf gründet, ja die Monarchie selbst zu Grunde gehen würde.

§. 314.

*) Interêts de la France, Tom. 2. p. 21. edit. d'Holl.

§. 314.

5) Hat ein Staat das Glück, daß seine Fabrikwaaren auswärts immer stärkern Absatz finden, wodurch er also stets reicher an Menschen und Gelde werden kann; so hat er alsdann auch desto mehr Ursache, über ein solches Kleinod zu wachen, daß es nicht durch seine eigene Schuld, oder anderer Nachbaren Bemühungen verloren gehe. Zu dem Ende muß er dafür sorgen:

1) Daß die Waaren jederzeit in der Güte gearbeitet werden, deren der Auswärtige gewohnt ist. Ein strenges Schauamt ist daher äußerst nothwendig, so nach der Vorschrift der Gesetze und Regeln alles prüft. Es sollte bey allen Fabrikwaaren eben so seyn, wie bey dem Amt der Goldschmiede, die nichts als ächt stempeln, was nicht bey der Probe die innerliche Güte hat. Die Fabrikanten sind oft selbst heimliche grosse Feinde des Staats und ihrer selbst, die um schändlichen Gewinstes willen der Güte oder der gewöhnlichen Länge und Breite allmählig etwas entziehen, bis es dahin kommt, daß der Fremde die Waare nicht mehr verlangt. Ich habe selbst dergleichen bey einigen Artikeln hier erlebt, und weiß es also aus Erfahrung. Treue, Glauben und Zuverläßigkeit muß hier unveränderlich bleiben. Das angehängte Bley und das darauf befindliche Zeichen muß ein heiliges und untrügliches Siegel seyn. Es ist

2) nöthig, darüber zu wachen, daß die Waaren in dem gewohnten und proportionirlichen Preise bleiben, und daß sie nicht vom Kaufmann dürfen gesteigert werden, damit der auswärtige Käufer nicht genöthiget werde, die Waare von andern zu nehmen, und daß man also nicht vom Markt verdrenget werde. Zu dem Ende ist nicht erlaubt, ausgehende Waaren mit harten Auflagen zu beschweren. Dieses ist

das Unglück von Spanien, dadurch desselben Fabriken sind ruiniret worden, indem daher die Holländer, Engländer, Franzosen und Italiäner ihre Waaren viel wohlfeiler haben verkaufen können, welches vom Don Ustariz sehr gründlich ist erwiesen worden. Aus eben der Ursach ist es auch nicht rathsam, in grossen Städten viele Fabriken anzulegen, als woselbst ausser der Wohnung und Feurung auch die Lebensmittel gemeiniglich theuer sind, weil sie von weiten müssen hergeführet werden. Auch der gemeine Mann nimmt Antheil an dem größern Aufwande und der Ueppigkeit, und kann deshalb nicht so wohlfeil arbeiten. Wenn sie aber in Provinzen, wo Wohnung, Korn, Fleisch, Fische, Holz und dergleichen viel wohlfeiler sind, angelegt werden; so kann die Waare leicht um 8 bis 10 pro Cent geringer verfertiget werden. Wenn nur z. E. der Spinner für ein Stück 12, oder gar nur 10 Pfennige, der Weber für eine Kette 4 Thlr. statt 5, der Kratzer statt 2 Groschen $1\frac{1}{2}$ bekommt (§. 309.) u. s. w.; so kann der Lohn für eine Kette leicht um 2 Thaler verringert werden.

Es ist überhaupt hiebey eine gewisse und kluge oeconomia localis nöthig, vermöge welcher man dahin sehen muß, daß die Fabriken, so viel möglich, im ganzen Lande vertheilet werden. Es ist begreiflich, daß auf die Weise das Geld durch den ganzen Körper besser circuliret, und daß der Landmann auch mehr davon profitiret, wenn die Zahl der Consumenten proportionirlich vertheilet wird. Sonst kann es, nach dem Ausdruck des französischen Patrioten *), geschehen, daß ein Glied zu voll gepfropft wird, wenn das andere verdorret, aber doch mager bleibt. Wenn jemand, sagt er, durch die fruchtbaren Provinzen von Guien-

*) Intérêts de la France, p. 222. und 272.

Guienne und Gascogne reiset, so sollte er denken, daß in Frankreich gar keine Manufacturen, und nichts als Ackerbau wäre, dahingegen er in andern auf die Gedanken kommen könnte, als wenn bey uns nichts als Fabriken und gar kein Ackerbau sey. Es gefällt ihm daher gar nicht, daß die Künste und Fabriken blos in Paris, Lyon und Rouen beysammen sind. Zu dieser nöthigen Klugheit in Ansehung des Ortes rechnet er auch, daß man darauf sehe, die Fabriken in solchen Provinzen anzulegen, wo schiffbare Ströme befindlich, damit nicht durch die schweren Frachtkosten der Preis einer Waare gesteigert, und die Ausfuhr gehindert werde. Er sagt, daß die französische Fabrikwaaren um vieles wohlfeiler wären, als in England und Holland, weil der französische Fabrikant mäßig lebe, und die Handarbeit daher sehr wohlfeil sey; weil aber die Fabriken in dem Innern des Landes gelegen, und also mit großen Kosten verfahren werden müsten, so behielten die Engländer und Holländer dennoch den Vorzug, weil sie an Strömen und am Meere gelegen.

3) Es kann auch dazu viel helfen, wenn die Landesregierung auf einen jeden neu angelegten Weberstuhl, oder für die ausgehenden Waaren eine gewisse Vergütigung bewilliget. Da vorher erwiesen ist, daß jeder Stuhl in Cattun 600 Thlr. Verdienst jährlich verschaffet, der blos wieder an arme Arbeiter vertheilet wird, indem des Kaufmanns Vortheil dabey noch nicht gerechnet war, welche den grösten Theil davon wieder verzehren, folglich durch die Consumtionssteuer die öffentlichen Einkünfte mit jedem Stuhl merklich wachsen (§. 311.), so ist leicht einzusehen, daß solche Vergütigung oder Belohnung statt haben, und daß die Schatzkammer dadurch ein mehr als dreyfa-

ches

ches Capital zum Zins erhalten könne, wenn der Zweck dadurch erhalten wird.

Don Ustariz *) meldet daher, daß der König sehr wohl auf jeden Stuhl jährlich 30 Piasters als eine Gratification geben, oder ein gewisses für jedes Stück ausgehender Waare vergütigen könne, da ein jeder Stuhl nach seinem Anschlag jährlich an 700 Piasters Verdienst schaffe. (§. 309. Anm. 2.) Der Staat gewinne dennoch, indem diese Summe unter die Arbeiter vertheilet werde, wovon folglich ein grosser Theil durch die auf den Victualien liegende Abgaben wieder zur Schatzkammer kommen müsse.

4) Man findet in verschiedenen Schriften, daß ein niedriger Zins nothwendig sey, wenn Fabriken sollen empor kommen. Der Ritter Nicols behauptet aus dem Grunde, daß Frankreich gegen die Fabriken von Holland und Engelland nicht aufkommen könne, weil allda 5 bis 6, in beyden letztern aber nur 2½ bis 3 pro Cent Zins üblich wären. Man kann nicht leugnen, daß ein niedriger Zins etwas zum wohlfeilen Preis beytrage. Da sich aber dieses nicht zwingen lässet, und der Zins von der Menge des Geldes abhangt, so unter einer Nation befindlich ist; so halte ich dafür, daß dieses durch den wohlfeilern Lohn der Arbeit könne ersetzet werden, der durch die Anlage der Fabriken in wohlfeilern Gegenden zu erhalten stehet.

5) Von weit grösserer Wichtigkeit aber scheinet zum auswärtigen Absatz zu seyn, eine mit eigener Schiffahrt verbundene kluge und blühende Handlung. Die Schiffahrt erleichtert nicht nur die Fracht, sondern man findet auch dadurch leichter entlegene Oerter und Völker, wo die Waare anzubringen, und wo eine

*) l. c.

eine vortheilhafte Vertauschung der Waaren oder Verkauf zu treffen ist. Wer blos durch Fremde alles muß besorgen lassen, läuft grosse Gefahr. Doch dieses sind alles Sachen, die mich von meinem Zwecke zu weit abführen würden; daher lasse ich es hierbey, und will ich diese Abhandlung nur noch mit einigen Betrachtungen schließen.

§. 315.

Da die Fabrikanten, die Spinner, Weber und der Art Leute einen Staat reich zu machen vermögend sind (§. 311.), sie selbst aber durch ihren Lohn nicht reich werden können; so ist es eine Pflicht und eine Art der Dankbarkeit, daß man sie bey ihrer Armuth und Fleiß nicht darben, noch weniger umkommen lasse. Man sollte billig die schöne Einrichtung auf dem Harzgebürge nachahmen, wo der Bergmann stets einerley Lohn in einer unveränderten Münzsorte empfängt, wogegen aber auch das Bergamt sorgen muß, daß Bier, Fleisch, Getreide und andere Lebensmittel stets in einerley Preise von ihnen können gekauft werden. Wenn dieses nicht wäre, so würde der beschwerliche Bergbau längst öde stehen. Sind aber blühende Fabriken nicht von größerer Wichtigkeit, wenigstens von einer eben so grossen? Sollte man also nicht ein eigenes Fabrikencollegium dazu errichten, welches durch Vorschub des Staats dieses besorgen könnte? Diese Gleichheit im Lohn und im Preise der Lebensmittel würde vielen Uebeln bey den Fabriken vorbeugen. Die Fabrikanten würden die armen Arbeiter nicht in der Zeit der Theurung bis auf das Blut drücken, und würden sich zu einer andern Zeit nicht so insolent verhalten. Die Fabrikanten würden sich nicht einander können Eintrag thun, und die Spinner durch Erhöhung des Lohns an sich ziehen können, wodurch der

der Preis der Waare erhöhet, und in der Hauptsache vieler Schade verursachet wird.

Lyon, wo die blühendsten Seidenfabriken sind, geräth öfters in die größte Noth, wenn der Absatz der Waaren durch Krieg oder andere Umstände gehemmet wird. Die Strassen wimmeln alsdann von Bettlern, und das Elend ist unbeschreiblich. Und ohnerachtet allda die reichsten Fonds für arme Fabrikanten sind; so sind sie doch bey einem schleunigen Stillstand der Weberstühle nicht hinlänglich. Diese Umstände weiß ich von Augenzeugen, die oft und lange allda gewesen. Dieses soll billig allen Staaten, wo viele Fabriken sind, zur Warnung dienen.

§. 316.

Wenn epidemische Seuchen wüten, so richten sie unter dem gemeinen und armen Mann, vermöge der Erfahrung, allezeit den größten Schaden an, theils aus Mangel der Anordnung eines Arztes, theils und vornehmlich wegen Mangel der nöthigen Pflege und kräftigen Stärkungsmittel, die oft nöthiger sind, als die Arzeneyen. Dieses trift auch die Fabrikanten, so mehrentheils arm sind. Kommt Theurung, und wol gar ein Mangel der Arbeit hinzu, so wird die Noth desto größer, und der Tod erlangt desto mehr Gewalt. Von diesen vereinigten Uebeln haben wir hier in Berlin im Jahr 1757 einen bittern Vorschmack gehabt, den ich nicht mehr zu erleben wünsche. Das überall aufgegangene Kriegsfeuer hatte unsern Kaufleuten in etwas den Muth genommen, daß sie sich nicht getraueten, sich mit vieler Waare zu beladen, daher sie viele Stühle eingehen ließen. Der Preis des Getreides war auch hoch gestiegen, und die heftigste epidemische Seuche kam hinzu (§. 263.). Die ordinairen Fonds für die Armen waren ganz unzulänglich, känglich, und da Se. Königl. Majestät abwesend waren, die gewiß auch in diesem Stück mehr als einmal Proben von landesväterlichen Gesinnungen gegen Nothleidende gegeben haben; so ging es, so wie es konnte und mochte; wovon ich damals meine Gedanken in dem Sendschreiben an die Herren Gelehrten in Göttingen weitläuftiger mitgetheilet, die mich um die Ursache der damals wütenden epidemischen Seuche zu befragen beliebt hatten.

§. 317.

Die vielen Spinner, Weber und ihre Gesellen sind mehrentheils Leute vom geringsten Pöbel, ohne eine rechte Erziehung und Grundsätze der Tugend, ohne Ehrbegierde, zur Liederlichkeit geneigt, und daher der Verführung ausgesetzt. Man kann sie deswegen als einen Sauerteig in der bürgerlichen Gesellschaft ansehen, der leicht den ganzen Teig, wenigstens ihres gleichen anstecken kann. Ich glaube, man werde mir zugestehen, daß auch um deswillen es nicht rathsam sey, daß allzu viele Fabriken in einer ohnedem volkreichen Stadt befindlich sind. Die Aufsicht auf die Sitten ist zu schwer, wenn auch noch eine vorhanden wäre. Wo keine ist, da sind die Folgen allzu fürchterlich, weil an der Erhaltung der guten Sitten und Tugend mehr als an allem andern gelegen ist.

§. 318.

Wenn man zwischen dem, was vom Ackerbau und den Fabriken ist beygebracht worden, eine Parallele zieht: so wird man leicht die grossen Vorzüge des Ackerbaues daher einsehen können und zugestehen müssen. Ich will der vornehmsten Gründe erwehnen, die diesen Vorzug außer Zweifel stellen.

1) Der Ackerbau und die damit verknüpfte Viehzucht haben das allererste und unentbehrlichste in der mensch-

menschlichen Gesellschaft zum Gegenstande, nemlich die Nahrung und Erhaltung des Menschen selbst. Die Fabriken beschäftigen sich aber blos mit Sachen, die zu einer feinern und bequemern Kleidung gehören, die also nicht so wesentlich als die Nahrung sind. Die nöthige Kleidung und Decken macht sich, wie es in vielen Ländern geschieht, der Bauer auch selbst. Sehr viele Staaten haben daher ohne Fabriken bestanden, und bestehen noch, nicht aber ohne Ackerbau, man müste denn die tartarischen Horden einwenden, die blos von der Viehzucht leben; allein man wird solche auch nicht zu wohleingerichteten Staaten zählen. Der Ackerbau ist auch die erste Sache, worin ein Staat vor allen Dingen von andern unabhängig seyn muß. Ein Reich, wie z. E. Schweden, daß nicht nur so vieler andern fremden Bedürfnisse benöthigt ist, sondern auch öfters das Brodt von andern kaufen muß, ist nicht auf dem Wege zum Reichthum. In Kriegeszeiten kann der Mangel des Brodtes oft den allerschlimmsten Einfluß haben, und einen Staat zwingen, alle erlangte Vortheile aufzugeben, wenn man sein Volk nicht will lassen vor Hunger umkommen, wie solches Frankreich vordem erfahren hat.

2) Der Ackerbau muß die Mutter der Fabriken seyn, indem dadurch nicht nur die erste Materie zu den Fabriken muß geschaffet und verbessert werden, als Flachs, Hanf, Wolle und dergleichen, sondern er auch die Hände dazu hergeben muß. Noch besser ist es, wenn das Gespinnste vom Landmann selbst größtentheils im Winter und langen Abenden, und von den Familien der Tagelöhner in Dörfern kann besorget werden, da bewiesen ist, daß zu einem Stuhl 5 Spinner gehören, und folglich diese die größte Anzahl bey Fabriken ausmachen. Es ist bekannt, daß das Fürstenthum Magdeburg und Halberstadt, außer Schlesien

sien, eine grosse Menge Gespinst und Garn liefert, so nach Westphalen und Holland verfahren wird, weil es dort eingeführet ist, daß der Hauswirth jeder Magd einen Fleck Acker zum Lein geben muß, die alsdann den gewonnenen Flachs spinnet, und das Garn verkauft. Es wäre sehr gut, wenn die Woll- und Baumwollspinnereyen gänzlich aufs Land verlegt würden, so würden viele Unbequemlichkeiten in Städten wegfallen: aber wie schwer hält es, alte Gewohnheiten zu ändern, und neue annehmlich zu machen? Der G. L. v. R. wollte auf seinen Gütern die Mannsleute und Knaben zum Fleiß und Spinnen in den hiesigen Gegenden, wo die Knechte und Mannsleute im Winter faullenzen, und sich des Spinnens schämen, anreizen, er konnte aber mit allem Ansehen, und auch mit Versprechungen nichts ausrichten. Der G. R. v. A. wollte gleichfalls den Fleiß ermuntern, und fing es mit der armen Jugend an, die nach den Schulstunden spinnen muste, und es gut bezahlt bekam; diesen folgten die andern, und liessen sich die Eltern durch die erarbeiteten Verdienste dazu reizen. Er ließ anfänglich nur grobes Garn zu Wachstapeten spinnen, und diese Sache hatte ihren guten Fortgang. Anders kann auch nichts zu Stande gebracht werden, wenn nicht mit Kindern der Anfang gemacht wird.

3) Der Ackerbau verdient auch um der Beständigkeit willen einen Vorzug vor den Fabriken. Die Fabriken und die damit getriebene Handlung hängen oft von Umständen ab, die sich gar nicht oder doch schwer ändern lassen. Die Fabriken von Nürnberg, Ulm, Augspurg und andern Städten im Reich gingen zu Grunde, als die Schiffahrt von Venedig sich nach Norden und Abend wandte, wozu der nach West- und Ostindien gefundene Weg, und die Etablisse-

ments der Portugiesen und Holländer in Ostindien Gelegenheit gaben. So lange die Hansa oder Vereinigung der Städte in Niedersachsen und an der Ostsee bestand, wovon Lübeck das Haupt war, waren in der Altemark Brandenburg, sonderlich zu Salzwedel, Stendal und Gardelegen die größten Tuchfabriken, und es waren allein in Stendal 1600 Meister. Da der hanseatische Bund zu Grunde gieng, zog sich alles nach Brabant und Flandern, von hier giengen die Tuchfabriken wegen der schrecklichen Religionsverfolgungen nach Engelland, und es kam dahin, daß fast ganz Europa sich in englisches Tuch kleidete. Colbert brachte es mit diesen und andern Fabriken in Frankreich sehr weit, und that den englischen grossen Abbruch. In der Oberlausitz, zu Görlitz und andern Städten, waren auch die Tuchfabriken sehr weit getrieben. Es war mit der Mark Brandenburg, die vormals hierin so viel gethan hatte, so weit gekommen, daß bis zum Jahr 1718 hier nichts als fremde Tücher gebraucht würden, die groben Sorten für gemeine Leute ausgenommen. Brandenburg verkaufte seine feine Wolle nach der Lausitz, und kaufte die davon verfertigten Tücher wieder zurück. Wenn man für eine Tonne Goldes Wolle dahin verkauft hatte, so gab man 7 bis 8 Tonnen Goldes für die daraus verfertigten Tücher wieder. (§. 309. num. 7.). Die Klugheit Friedrich Wilhelms, glorwürdigsten Andenkens, brauchte endlich Ernst, da alle bis dahin ergangene Befehle vergeblich gewesen waren, und es ward die Ausfuhr aller Wolle und die Einfuhr aller fremden Tücher verboten, und es muste die Garde, die bis 1718 noch in englischem Tuch gekleidet worden, gleich in hiesigem Landtuch erscheinen. Seit der Zeit sind diese und andere Fabriken wieder in Aufnahme gekommen. Das sind die Schicksale der Fabriken. Lang-

wie-

wierige Kriege und Pesten, desgleichen List und Mißgunst, können auch selbige in Verfall bringen. So hat die englische Compagnie in Rußland Mittel gefunden, alle andere Tücher zu verdrängen, und die Lieferung für die russische Armee an sich zu bringen, wodurch viele Weberstühle der Tuchmacher in Norden zum Stillstand gebracht worden sind.

Dahingegen sind nun die Vortheile vom Ackerbau und der Viehzucht fast unveränderlich. Wird auch ein Land durch Krieg und Pest verwüstet; so erholet es sich doch nach Maaßgebung des Wiederanwachses der Einwohner wieder, weil Grund und Boden nicht kann weggenommen werden.

Blühende Fabriken können zwar in kurzem mehr fremdes Geld in ein Land bringen; aber es höret auch dieses Bergwerk auf, ergiebig zu seyn, sobald fremde Nationen selbige an sich ziehen, oder sie aus andern Ursachen anders wohin wandern. Der Reichthum, den der Ackerbau giebt, ist zwar gemäßigter, aber desto dauerhafter. Und es hat uns die Erfahrung gelehret, daß auch dieser weit höher steigen könne, wenn er gehörig verbessert wird, so daß vieles Getreide kann aus dem Lande gefahren werden.

4) Es hat endlich auch der Ackerbau vor den Fabriken, in Absicht der Sicherheit und der Macht eines Staats, grosse Vorzüge. Von 2 bis 3 Bauerfamilien kann im Fall der Noth eine einen Mann zum Schutz des Vaterlandes stellen, ohne daß der Ackerbau liegen darf. Dieses kann schwerlich von Familien geschehen, die Zeuge weben. Die Fabriken sind eine aus vielen Rädern bestehende Maschine, die man nicht viel rühren darf.

Ausserdem aber giebt der Ackerbau nicht nur mehrere, sondern auch stärkere, tapferere und treuere Soldaten. Dieses bestätiget die Erfahrung. Der

Bauer ist stärker, und gegen Wind, Wetter und Strapazen mehr ausgehärtet, als die, so in der warmen Stube beym Stuhl arbeiten. Er ist tapferer und treuer, indem er sich auf seine Kräfte besser verlassen kann, er auch überdem für sein Eigenthum und Familie streitet, dahingegen der Fabrikant selten ein eigenes Feuer und Heerd hat, und daher eher der Sache überdrüßig wird, und leichter desertiret. Die Römer *) waren schon zu ihrer Zeit von der bessern und unverdorbenern Art zu denken bey den Landleuten überzeuget, und zogen sie in Absicht auf den Soldatenstand den Einwohnern der Städte vor, als welche leichter zur Liederlichkeit und Unzufriedenheit können verleitet werden.

Da ich hier nur meist bey allgemeinen Sätzen und Folgerungen, zur Vermeidung aller Weitläuftigkeit, stehen geblieben bin; so verweise ich den Leser auf das schon oft angeführte Buch des französischen Patrioten von den übel eingesehenen Vortheilen Frankreichs. Es verdienet, daß es hierüber mehr als einmal gelesen werde. So groß auch die Verdienste eines schöpferischen Colberts sind; so tadelt er ihn doch deshalb mit Recht, daß er die Fabriken dem Ackerbau vorgezogen, und diesen darüber hat verfallen lassen. Die andern Ministers sind bisher in seine Fußstapfen getreten, und reden von nichts als Fabriken; daher man in Frankreich fast nichts als Stoffe, aber kein Brodt hätte. Er zeiget die grossen Vortheile, die Engelland dadurch über Frankreich erhalten, daß es die

---

*) Fortissimi viri et milites strenuissimi ex agricolis gignuntur minimeque male cogitantes. Cato de re rust. c. 1. und Plinius hist. nat. l. 18. c. 3. d. i.: Die tapfersten Männer und bravesten Soldaten entstehen von den Ackerleuten, die überdem auch am wenigsten zu einer schädlichen Denkungsart geneigt sind.

die Fabriken mit dem Ackerbau in eine kluge Verbindung gesetzet, und daß die Regierung zur Erhaltung solcher vortheilhaften Maaßregeln allen Vorschub thut. Es hat auf die Ausfuhr des Getreides grosse Belohnungen gesetzet. Dadurch ist der Ackerbau in vielen Gegenden dergestalt verbessert worden, daß die Landgüter viermal so viel einbringen, als sonst, wodurch der Staat nicht nur Brodt genug für sich hat, sondern auch vieles ausführen kann. Nebst dem sind auch desselben Manufacturen in dem herrlichsten Zustande, daher nach eben des Verfassers Zeugniß, der lange in Engelland gewesen, solches jährlich 1200 grosse Schiffe mit Manufacturwaaren nach Portugall und Spanien schickt, und dafür mehr als 40 Millionen Tournois an Golde aus Lissabon ziehet, wogegen Frankreich kaum 10 Schiffe dahin schickt, und kaum $1\frac{1}{2}$ Millionen Franken ziehet. Wenn man die vielen Schiffe dazu rechnet, die es mit Tüchern nach Petersburg sendet, die Clinquallerien von Birmingham, so durch ganz Europa gehen, und das, was nach Ost- und Westindien gehet, so muß man über die Menge erstaunen, und es wird begreiflich, daß Engelland nicht nur das reichste Land an Gelde, sondern daß es auch sehr volkreich seyn müsse.

Siebzehntes Capitel.

Von der Schädlichkeit des Luxus in Ansehung der Bevölkerung.

Inhalt.

§. 319. Der Verstand des Wortes wird bestimmet.

§. 320-322. Die vornehmsten Gründe derer, die den Luxus für nöthig halten, werden geprüft.

§. 323. Gegengründe. Der Luxus 1) vermehret die Beschwerlichkeiten des Lebens;

§. 324. 2) macht den Entschluß zum Heyrathen schwerer;

§. 325. 3) veranlaßt eine grosse Menge eheloser Bedienten;

§. 326. 4) setzt den Staat in Gefahr zu verarmen, wenn um des Luxus willen mehr Geld aus dem Lande gehet, als für eigene Producte und Waaren hineinkommt.

§. 327. 5) Der Luxus ist auch der Weg zur Verarmung der Familien, und macht unglückliche Kinder, die durch eine luxuriöse Erziehung verwöhnt werden.

§. 328. 6) Er giebt eine schlechte Nachkommenschaft und weichliche und wollüstige Bürger, statt tugendhafter und zur Arbeit gewöhnter, daß es endlich an tapfern und arbeitsamen Männern im Civil- und Militairstande fehlet.

§. 329. 7) Die Verschwendung verleitet zum Geiz, zur Ungerechtigkeit, zur Bestechung und andern Unternehmungen, die dem Staate höchst schädlich sind. Dies wird mit des reichen Crassus Beyspiel bestätiget.

§. 330. Ist es aber möglich, den Luxus einzuschränken? Dies wird mit dem Bauernstande und mit der Einrichtung der Kleidung bey der preußischen Armee erläutert, und die Möglichkeit gezeiget.

§. 331. Die Vorsorge des römischen Staats gegen die Ueppigkeit und Pracht wird zum Beyspiel angeführet, und es sind die leges cibariae et sumtuariae hievon ein Beweis, die aber

§. 332. durch den allzu grossen Reichthum und den durch dessen Mißbrauch verursachten Verfall der Sitten endlich ganz wegfielen. Die nachher entstandene unbeschreibliche Ueppigkeit und Verschwendung der Römer wird durch Beyspiele bestätiget.

§. 319.

§. 319.

Da ich mich (§. 229.) auch anheischig gemacht habe, den Luxus in eine besondere Betrachtung zu ziehen; so wage ich es, ob ich schon wegen Verschiedenheit der Meynungen den Widerspruch vorhersehe. Ich werde ihn hier gar nicht als ein Theologe, sondern blos in Absicht auf die Bevölkerung und auf die schädlichen Folgen betrachten, welche selbiger in der bürgerlichen Gesellschaft nach sich ziehet. Da ich als ein Einwohner und Mitbürger von Berlin dieses schleichende und immer höher gestiegene Uebel 40 bis 50 Jahre vor Augen gehabt; so wird man leicht vermuthen können, daß viele hier vorkommende Gedanken blos aus der Erfahrung genommen sind, als welche billig hier als die beste Lehrmeisterin zu Rathe gezogen werden muß. Bey dem Widerspruch in dieser Sache ist es nöthig, den Begriff des Worts zu bestimmen. Das lateinische Wort luxus, französisch luxe, englisch luxury, wird und kann im deutschen durch Ueppigkeit, prächtigen Aufwand, wollüstige und eitele Pracht und Verschwendung übersetzt werden. Es fehlt uns an einem Worte, welches das lateinische genau ausdrücket, vielleicht weil die alten Deutschen ohne Pracht gelebet, und daher kein eigenes Wort dafür gebildet haben. Ich nehme aber hier dieses Wort nicht 1) in Absicht auf den größern und prächtigern Aufwand, worin jetzt fast die ganze Welt lebet, darin wir von unsern alten Vorfahren ganz abgewichen sind, der nun aber schon die Herrschaft dergestalt erhalten, daß wir dadurch aller anständigen und bequemen Freyheit beraubet worden, daß derjenige von allen würde verlachet werden, welcher sich dessen Gesetzen gänzlich widersetzen wollte. Man kleidet sich, man wohnet, man lebet auf eine gewisse gleichförmige Weise, und es ist auch der strengsten Tugend nicht erlaubt, nach dem dreisten Eigensinn einiger griechischen Weltweisen sich aller Welt unähnlich zu machen, wenn man auch gleich sein Verfahren durch eine vernünftige Bequemlichkeit und andere Gründe rechtfertigen könnte. Ich verstehe und bestreite auch hier nicht 2) gewisse Vorzüge in der Kostbarkeit der Kleidung, der Wohnung und der Tafel, welche den Vorzügen der Würde, des Standes und des Vermögens gemäß sind. Es kann, ja es muß sich hier ein gewisser Unterschied finden, weil man den gemeinen Haufen nicht gleich vernünftig machen kann. Ein größerer Aufwand und ein anständiger Ueberfluß der Vornehmen und der Reichen, der nicht nur ihrem Stande, sondern auch ihren Einkünften angemessen ist, kann also ohne Verletzung der Bescheidenheit und Tugend statt haben. Ich verstehe aber 3) hier unter dem Worte Luxus diejenige Pracht, Ueppigkeit und Aufwand, der von aller Ordnung entfernet, der alles verwirret, und die Vornehmen mit der niedrigsten Classe der Bürger vermischet, welcher einen eitlen Stolz zur Ursache hat, wobey insonderheit niemals ein Stillstand, sondern ein steter Fortgang ist, da vermöge des Hochmuths ein jeder mehr scheinen will, als er ist, bis sich endlich alles gleich wird, daß man keinen mehr von dem andern unterscheiden kann. Ich meine den Luxus, welcher von dem Hochmuth erzeuget, und von der Unbescheidenheit, Eitelkeit und stolzen Pracht begleitet wird, welcher die Verschwendung, oft die Armuth, gemeiniglich aber die Weichlichkeit, eine schlechte Denkungsart und eine höchstschädliche Erziehung der Jugend, welche dem Staat äußerst nachtheilig ist, zu Folgen hat. Dies ist die Pest, welche alles vergiftet und in einen Taumel setzt, daß ein Narr dem andern nachfolgt, daß keiner dem andern in etwas nachgeben will, dadurch man seinen Unterhalt stets kostbarer macht, indem man seine Bedürfnisse der Menge und Beschaffenheit nach unnöthig vermehret; wodurch endlich ein ganzes Volk auf Wege geräth, die sich in Armuth und Elend endigen. In diesem Verstande haben die römischen Scribenten allezeit das Wort Luxus genommen, und sie haben ihn daher jederzeit wegen seiner traurigen Folgen als ein Laster, niemals aber als eine dem Staat vortheilhafte Sache betrachtet. In dem Verstande hat auch Montesquiou das Wort Luxe gebraucht, und ich habe bey keinem, der davon geschrieben, eine Einschränkung gefunden.

§. 320.

Ist es aber nun rathsam, solcher unnöthigen und verderblichen Pracht und Ueppigkeit Einhalt zu thun? Soll eine kluge Landesregierung diesem Strom, der gar leicht alles überschwemmen, und mit sich fortreißen kann, gewisse Grenzen setzen? Ist es nützlich, zu bestimmen, nach Art der alten Römer, wie sich ein jeder Stand kleiden solle, wie die Meubles beschaffen seyn sollen, wie viele Schüsseln jeder Stand bey seinen Gastirungen haben solle? u. s. w.

Ich will die Gründe von beyden Seiten kürzlich vor Augen legen, und sodann eines jeden unpartheyischen Beurtheilung überlassen, welche Meynung das Uebergewicht in der Wagschaale der Staatsklugheit haben müsse.

Die Vertheidiger des Luxus führen an:

1) Daß er deshalb nöthig sey, damit dadurch der Reichthum der Grossen auf die Aermern ausfließe, und nützlich vertheilet werde. Es soll dadurch der Umlauf des Geldes unter einem Volke befördert, und das Blut in dem Cörper der bürgerlichen Gesellschaft in einer lebhaften Wärme erhalten werden. Daher soll es gut seyn, daß eitele Seelen stets auf Veränderung der

Moden gedenken, weil dadurch vielen Menschen Brodt verschaffet wird, da sonst das Geld in dem Kasten der Reichen ohne Nutzen würde verschlossen bleiben. Der scharfsinnige Montesquiou hält in einer Republik, wo er eine Gleichheit der Güter annimmt, den Luxus für höchstschädlich und gefährlich, in einer Monarchie aber, wo der Reichthum sehr ungleich vertheilet ist, sieht er ihn aus vorstehenden Gründen für nöthig an, und meynet, daß daher die Kaiser August und Tiberius dem Antrag des römischen Senats wegen Wiedereinführung der Aufwandsgesetze (legum sumtuariarum) nicht hätten Gehör geben wollen.

Hierauf will ich kürzlich antworten, 1) daß sich von der römischen Monarchie wol schwerlich auf andre Monarchien schließen lasse. Selbige war ein Ocean, in welchen sich alle Reichthümer von Griechenland von Pontus, Kleinasien, Syrien, Persien, Egypten, Carthago und der africanischen Küste ergossen hatten. Wo ist ein Staat, der dem gleich ist? Wo ist eine Stadt, die mit den unermeßlichen Reichthümern von Rom zu vergleichen ist, wogegen London selbst verschwindet, und wo es so weit gekommen war, daß neue leges sumtuariæ nichts geholfen haben würden? War aber 2) wol die Verschwendung der reichen Römer ein hinlängliches Mittel zur Versorgung der Armen? Waren nicht auch allda Schaaren armer Bürger und Bettler? Musten nicht die Kaiser der Hungersnoth durch ihre Freigebigkeit abzuhelfen suchen, wie ich im ersten Theil (§. 268.) erwiesen habe? Und war nicht vielmehr der Luxus die Ursache der Theurung, und also auch der Armuth unter dem größten Theil der geringern Bürgerschaft; indem dadurch die, so sonst als wohlhabend anzusehen gewesen, arm worden, da der Unterhalt zehnmal mehr kostete, als vor dem eingerissenen Luxu? Sind denn ferner nicht

3) andere

3) andere Mittel vorhanden, den Reichthum nützlicher unter die Leute zu bringen? Ich will nicht sagen, durch unzeitige Allmosen, sondern dadurch, daß man die Armen auf eine nützliche Weise in Arbeit setzt, und sie etwas verdienen lässet. Hat ein reicher Edelmann nicht noch Gelegenheit, den Ackerbau auf seinen Gütern zu verbessern? Kann er nicht nutzbare Obstbäume oder anderes gutes Holz pflanzen, oder seine Gebäude bequemer einrichten und verschönern lassen? Kann nicht auch ein Reicher aus dem Bürgerstande sich auf eine viel erhabnere Weise, als durch den niedrigen Stolz, wahrhaftig erheben, und unter seinen Mitbrüdern ein Mäcenas werden, der fähigen Köpfen die Mittel darreicht, um Künste und Wissenschaften gründlich zu erlernen, und dadurch des Vaterlandes Wohl zu befördern? Kann er nicht eine zahlreiche Bibliothek anlegen, und den armen Gelehrten den Zutritt dazu verstatten? Kann er nicht ein Vater armer Wittwen und Waisen werden, deren Männer und Väter im Dienst des Vaterlandes, oder im Kriege bey ihrer Treue nichts erübrigen können? Kann er nicht arme Mädchen ausstatten, und auch dadurch das Beste des Staats befördern? Vieler andern Gelegenheiten nicht zu gedenken, wodurch er sich besser als durch Ueppigkeit und Thorheit verewigen kann.

§. 321.

2) Es heißt weiter, daß durch eine üppige Verschwendung die Bevölkerung befördert werde, indem dadurch so vielen Arbeitern und Bedienten Unterhalt gegeben werde.

Dieser Grund ist sehr scheinbar, aber er enthält nichts wahres, wie ich hernach zeigen will. Hier will ich nur erinnern, theils daß erst müsse erwiesen werden, daß die Leute, so jetzt Diener der Eitelkeit sind, nicht dem Ackerbau und andern nützlichen Arbeiten entzogen wer-

werden, darunter vielleicht beyde leiden müssen; theils daß die Arbeiter und Handwerker bey dem Luxus oft sehr schlecht bezahlet werden.

§. 322.

Es soll 3) der Luxus dazu dienen, daß Künste, Manufakturen und Fabriken dadurch empor gebracht un dvollkommener gemacht werden.

Der Herr von Bielefeld *) ist in diesem Stück dem Melon gefolgt, und behauptet mit ihm, daß der außerordentliche Aufwand und Pracht, welche den Reichthum und die Sicherheit eines Staats verursachen, eine nothwendige Folge eines wohl policirten Staats sey, daß die Pracht eines der geschicktesten Mittel sey, ein Volk zu civilisiren, ihm einen Geschmack beyzubringen, und es auch zur Arbeitsamkeit zu ermuntern. (Hiebey will ich nur im Vorbeygehen gedenken, daß der Herr von Bielefeld abermals seinen Unwillen gegen die Moral und gegen die Theologen zu erkennen giebt, welche gegen den Luxus predigen, und glauben, daß man seinen Reichthum besser durch Allmosen könne unter die Leute bringen. Er sagt, er rede hier nicht als ein Theologe, sondern als ein Staatsmann. Aber wenn ist doch wol jemals ein wahrer Widerspruch zwischen einem Theologen und Staatsmann gewesen, so lange sie beyde aus richtigen Grundsätzen gesprochen? Wo widerspricht die Moral der Politik? Welcher Moralist wird Allmosen billigen, wodurch Leute zur Faulheit können verleitet werden? Man wird doch die übertriebenen Sätze einiger Closterleute nicht mit einer aufgeklärten Moral der Protestanten vermischen wollen? Eine gesunde Moral prediget nichts anders, als was die Politik predigen muß, welche das wahre Wohl der Unterthanen zum einzigen und unveränderlichen Augenmerk hat. Es hätte also auch dieser Angriff der Moral und der Theologen wegbleiben können, oder es hätte müssen bestimmt werden, ob man die Moral der Mönche oder der Protestanten verstehe. Die Jesuiten haben

*) Instit. polit. Tom. I. p. 47. 301.

haben auch eine Moral, die aber selbst in der römischen Kirche verdammt wird).

Dieser Grund hat abermals mehr scheinbares als wahres in sich. Denn 1) bestehen die meisten und vorzüglichsten Fabriken nicht von der Verschwendung, sondern von der Nothdurft, nicht von der Ueppigkeit der Reichen, sondern von dem nöthigen Gebrauch des geringern Theils. Daher kommt es, daß die größten Fabrikanten sich nicht gerne mit den feinern Zeugen zu thun machen, weil die schlechtern viel-mehr abgehen. Der Verdienst ist an den feinern nicht größer. Z. E. Bey dem oben (§. 309.) gewählten Cattun stehen zu bleiben; so ist bekannt, daß man ihn sehr fein weben und sehr sauber mahlen kann, so daß die Elle einige Thaler kostet. Es braucht aber der Spinner noch ein und mehr mal so viel Zeit, der Weber und der Drucker gleichfalls, deshalb muß auch der Lohn verhältnißmäßig so viel höher seyn, aber sie verdienen in einem Jahre nicht mehr, als bey den ordinairen Zeugen. Der Kaufmann verkauft auch zehn und wol hundert Stücke von gewöhnlichem Cattun, ehe er feines absetzen kann. Ein ganzes Sortiment von lauter feinen Zitzen würde daher sehr kostbar uud gefährlich seyn, daher läßt sich darauf nicht leicht einer ein, zumal da die Spinner sehr selten zu finden sind, die ein so feines Gefühl in ihren Fingern haben, daß sie aus einem Pfunde 20 oder 30 Stücke spinnen können. Fabriken können also blühend seyn, und vielen Menschen Unterhalt geben, ohne eitele Pracht und üppige Verschwendung.

Es sind 2) gewisse andere Künste und Wissenschaften, als die Mahlerey, die Bildhauerkunst, die Musik und dergleichen, die einer Nation zur Ehre gereichen, zu deren Ermunterung auch ein gewisser Vorschub nöthig ist. Aber können wir wol dieselbe im im Luxus suchen? Kann es nicht durch den vernünftig gebrauchten Reichthum geschehen, ohne daß selbiger in einer eiteln und üppigen Pracht verschwendet werden dürfte. Es würde daraus folgen, daß, je größer der zum Luxus gemißbrauchte Reichthum wäre, je blühender müsten auch die Künste, und desto größer müste auch die Zahl der größten Künstler allda seyn. Wird aber dieses wol durch die Geschichte und Erfahrung bestätiget? Ich will einige Beyspiele anführen. Hat Rom in seinem größten Luxu, da es das Geld wie Ströme fließen ließ, solche Künstler in der Mahlerey und Bildhauerkunst, als Griechenland, hervorgebracht? Wodurch aber sind sie unter den Griechen so hoch gestiegen? Dadurch, daß die kleinen Republiken grossen und um den Staat verdienten Feldherren, Magistratspersonen, Gelehrten und Aerzten Ehrensäulen setzen ließen, wozu sie sodann die größten Künstler aufsuchten, und reichlich belohneten. Die Republiken hielten es auch für eine Pflicht gegen die Götter, ihre Ergebenheit durch schöne Tempel und Bildsäulen an den Tag zu legen. Das brachte die Baukunst so sehr empor, und zu der Vollkommenheit, die uns noch zum Muster dienet. Die Mahlerey hat in den neuern Zeiten, nemlich vor 2 bis 2½ hundert Jahren in Italien und in den Niederlanden die größten Meister hervorgebracht, einen Julio Romano, Paolo Veronese, Correggio, Rubens, van Dyck, Rembrand, Holbein, Albrecht Dürer und andere, die jederzeit Muster bleiben werden. Wem ist es aber unbekannt, daß die Mahlerey diese Aufnahme vornehmlich den Kirchen und den Klöstern zu danken habe, die damit ihre Kirchen ausschmückten? Warum ist sie aber wieder so gefallen, oder hat wenigstens nicht jetzt solche große Meister? Der Luxus ist doch jetzt wol ohnstreitig größer als damals, warum zeuget er nicht eben so große Meister? London, die reichste und luxurieuseste Stadt, hat sie wol solche Künstler hervorgebracht, die man daselbst nach diesem Grundsatze am häufigsten vermuthen sollte? Paris hat noch geschickte Meister, die aber doch auch jenen nicht gleich kommen. Aber was ist die Ursache davon? Die Mahler- und Bildhaueracademie ist es vornehmlich, welche vom Staat unterhalten wird, und Belohnungen zur Ermunterung austheilet. Warum hat aber Paris keine Meister in der Musik, die doch in Italien und in Deutschland so hoch getrieben ist, wo der Luxus bey weitem nicht so groß ist, als in Paris? Es gehöret also noch etwas anderes dazu. Einige glückliche Genies, die sich selbst treiben. Zuweilen auch wol gar die Dürftigkeit, die in vielen Stücken die Mutter der Erfindung ist. Ein Fürst, der ein Liebhaber der Musen und Künste ist, kann durch Belohnungen vieles ausrichten, deshalb aber kann er doch ein kluger Haushalter seyn, und seine Unterthanen brauchen nicht im Luxu zu leben. Daß aber der Luxus ein Volk civilisiren soll, habe ich niemals gehöret, wol aber, daß Gelehrsamkeit, Wahrheit und Religion, nebst einer tugendhaften Erziehung gute Bürger und Unterthanen mache; dedicisse fideliter artes emollit mores, nec sinit esse feros. Der Luxus aber macht Petitmaitres, galante Thoren, unerträgliche Menschen, von denen sich auch Wissenschaften und Künste selten einen nachdrücklichen Beystand versprechen können, weil die prächtigen Verschwender zu ihren Kleinigkeiten, Ueppigkeiten, Fresserenen und Stolz alles selbst brauchen, und oft mehr verbrauchen, als sie haben, wodurch sie sich in Schulden stürzen, und die Künstler nicht bezahlen.

§. 323.

§. 323.

Dagegen will ich nun diejenigen Gründe beybringen, welche die Schädlichkeit der üppigen Verschwendung außer Zweifel setzen können. 1) Der Luxus ist es, der die Bedürfnisse vermehret, der sie kostbarer macht, und der folglich den Unterhalt gar sehr erhöhet. Er sinnet auf Delicatessen, er ist nicht mit einer Art von gutem Wein zufrieden, ein dem Luxu ergebener wird ein Vielfraß, ein wollüstiger Prasser und verschwenderischer Schlemmer, der nicht nur den Beutel ausleeret, sondern auch die Kräfte des Lebens schwächet. Alle diese Laster sind zwar nicht allezeit nothwendig verbunden, sie pflegen aber gemeiniglich aus einander zu folgen. Die Ueppigkeit ist daher zugleich eine Feindin des gesellschaftlichen Umganges, indem sie ihn schwerer macht, daß sich Freunde nicht so oft sehen können. Des reichen Freundes unnützer Aufwand gereicht den Armen zur Demüthigung, und macht sie blöde, er macht auch wol aus ihnen niederträchtige Schmeichler oder müßige Schmarutzer.

§. 324.

2) Die Vermehrung der Bedürfnisse, und der kostbare Unterhalt wird eine Hinderniß im Heyrathen. Der Luxus schränket sich nicht auf eine Sache ein, sondern verbreitet sich auf alles, was zum Leben gehöret; nicht nur auf den Tisch, sondern auch auf die Kleidung, Wohnung, Hausgeräthe und Domestiken. Die Frau und Kinder gehören auch dazu, und es soll alles dem Stolz gemäß eingerichtet seyn. Wenn also die Familie eines Bedienten und guten Bürgers sonst mit einigen Hunderten sehr anständig hat leben können; so braucht sie alsdenn etliche mal so viel, nach der Größe des Luxus. Wenn aber die Einkünfte nicht in dem Verhältniß des gestiegenen Aufwandes gewachsen sind;

so

so enthält sich ein kluger Mann des Ehestandes, wenn er ein ehrlicher Mann bleiben will. Ich habe daher in dieser Ursache bereits (§. 94.) die Ursache der wenigern Ehen und Kinder gesucht.

Wenn man die Zahl aller Einwohner und Bedienten einer im Luxus lebenden grossen Stadt wissen sollte, die sich blos dadurch vom Heyrathen müssen zurück halten lassen; gewiß, man würde darüber erschrecken, und den Schaden einsehen. Wenn auch auf der einen Seite die Pracht einer Anzahl Handwerker und geringer Leute Gelegenheit zum Unterhalt und zum Heyrathen gibt; so wird dagegen eine vielleicht nicht geringere Zahl besserer Einwohner davon abgehalten, die ihren Kindern eine bessere Erziehung hätten geben, und sie zum Dienst des Vaterlandes nützlich machen können. Nicht zu gedenken, daß viele darüber auf den schädlichen Concubinat und Hurerei verfallen, woraus wieder so viel anderes Uebel erfolgt. (§. 199. 231. 238-240.) Wenn daher ein Staat den steigenden Luxus für vortheilhaft, oder dessen Einschränkung für unmöglich hält; so sollte er dagegen auch den Bedienten des Staats einen proportionirten Gehalt ausmachen, damit sie heyrathen und eine Familie erhalten könnten. Aber wo wird diese Billigkeit beobachtet, und wer erwegt den Schaden, den die gehinderte Nachkommenschaft der durch den Luxus zum Celibat gezwungenen nach sich zieht?

Ich habe oben (§. 234.) aus der römischen Geschichte der vielen unverheyratheten römischen Rathsherren und Bürger erwehnet, die zu Augusts Zeiten ehelos blieben, daher der Staat einen Mangel am Zuwachs römischer Bürger litte. Zu denen daselbst angeführten Ursachen und der Insolenz der römischen Damen kann man auch die erstaunende Ueppigkeit und Pracht hinzufügen, die damals zu der höchsten Stuffe gekommen war, wovon ich nachher (§. 332.) einige Beweisthümer beybringen will.

§. 325.

3) Der Luxus schadet der Bevölkerung auch durch die grosse Anzahl der Bedienten beyderley Geschlechts. Dies ist nun schon einmal eine nothwendige Folge der Pracht. Wer mehr seyn will als der andre, sucht es auch durch die Menge der Bedienten zu zeigen. Diese bleiben und müssen mehrentheils unverheyrathet bleiben, oft so lange bis der Staat nichts mehr von ihnen zu erwarten hat. Dergleichen Bediente, Knechte, Laquayen und Mägde werden nun mehrentheils vom Lande hereingezogen, und sie werden in der That dem Ackerbau oder den Manufacturen und Fabriken entzogen. Daher kommen die Klagen der Landleute, sonderlich derer, die auf etliche Meilen um grosse Städte herum liegen, daß es ihnen an Gesinde fehlet, und daß sie folglich an rechter Bestellung ihrer Wirthschaft gehindert werden. Einer zieht den andern herein, weil es ihm in grossen Häusern besser als bey der sauren Arbeit des Landes gefällt.

Der französische Patriot führt auch aus dieser Ursache bittere Klagen über den Luxus in Paris, und hält es für unverantwortlich, daß eine Dame von einigem Range 8, 10, und oft mehr weibliche Bediente hält, deren Nachkommenschaft dadurch dem Staat entzogen wird.

Obschon der Herr von Bielefeld *) dem Luxus das Wort geredet; so sieht er doch den Schaden ein, den die unnütze Menge der Bedienten den Fabriken verursacht, und er meynet, daß der Staat billig die Zahl

*) Instit. Polit. T. I. c. 13. §. 31.

Zahl der Bedienten bestimmen sollte, die ein jeder nach seinem Stande halten könnte und sollte; weil sonst eine allzugrosse Menge Menschen der Handlung und den Manufacturen entzogen würde.

§. 326.

4) Außer diesem Schaden in Ansehung der Bevölkerung schadet auch der Luxus in Ansehung des Reichthums eines Staats, an dessen Erhaltung doch auch so viel gelegen ist, weil sonst die Macht allein nicht hinlänglich zum Schutz des Vaterlandes seyn würde, zumal bey der heutigen Art Krieg zu führen, wo das Geld der neruus rerum gerendarum ist.

Wem ist aber unbekannt, wie weit der Luxus gehet? Mit den gemeinen einheimischen Speisen, Fischen, Weinen, Moden und Zeugen ist der stolze Verschwender nicht zufrieden, es soll was fremdes, was seltenes, was theures seyn. Die Römer trieben dieses entsetzlich weit, und sie ließen zu ihren Schmausereyen Fische, Vögel und andere Thiere von Spanien, vom Pont, von Persiens Grenzen kommen, hielten dazu eigene Schiffe, und machten besondere Relais, um es unverdorben zu bekommen. Für einen etwas seltenen Seefisch, welcher mullus genannt wird, und eine Art Seebarben ist, der etwa zwey Pfund wog, bezahlten sie 100 bis 200 Thaler, dessen ich noch nachher erwähnen will. Dagegen ist die heutige Verschwendung derer noch gar nichts, welche Pasteten aus Paris, und die rothen Rebhühner aus Frankreich kommen lassen, oder die ihre Kleidung allda machen, und die für den Putz des Frauenzimmers sich alle Monate eine grosse ganz ausgeputzte Puppe von Paris schicken lassen, und was dergleichen Thorheiten mehr sind, wodurch sich der Deutsche lächerlich macht, und sein Geld unnütz los wird.

Wie viel Geld gehet nicht aus vielen Provinzen von Deutschland für fremde und delicate Fische, für Austern, für Thee, Caffee, wovon wir vor 70 Jahren noch nichts wußten und doch gesund waren, besonders für fremde Weine, für seidene Waaren, und so viele andere entbehrliche Dinge, die alle in der That zum Luxus gehören, und die ein Beweis sind, daß er in Deutschland vor kurzem hoch gestiegen, da doch noch nicht ausgemacht ist, ob es jetzt reicher ist, als vor ein paar hundert Jahren bey andern Verhältnissen des Geldes. Es darf aber nur ein mittelmäßiges Land seyn, wo eine etwas prächtige Hofhaltung geführet wird, nach welcher sich der Bürger richtet; so können leicht etliche Millionen dafür aus dem Lande gehen. Ist es aber auch ausgemacht, daß so viel wieder für ausgeführte Waaren herein kommt? Wo nicht, so ist die Verarmung klar.

Man wird sagen, daß in dem Fall die Regierung den Luxus einschränken müsse. Aber geschiehts wol? Wird es geschehen, wenn man ihn für nöthig hält, um dadurch das Geld in Circulation zu bringen, und eine freye Handlung zu erhalten, wovon so wenige richtige Begriffe haben? Und wenn man auch den Schaden sieht, wird es wol geschehen, wenn die Staatsbedienten selbst prächtig und wollüstig leben, und wenn ihre Frauen ihnen scheele Gesichter machen würden, wenn sie ihrem Putz etwas entziehen wollten? Und wo ist es in Deutschland geschehen? Ist es doch noch nicht einmal in Schweden geschehen, das doch einer solchen Einschränkung vor andern Ländern scheinet benöthiget zu seyn. England hat die französischen Weine sehr hart impostiret, um den portugiesischen wegen der Vortheile der Handlung, die es von dort hat, den Eingang zu verstatten. Trinkt aber der

reiche

reiche Engländer deshalb nicht doch Champagner und Burgunder? Der Schwierigkeiten sind zu viel, sich von einer Sache zu entwöhnen, der man von Jugend auf gewohnt ist. Wie verdrießlich würde es uns allen fallen, wenn wir nur des Caffee entbehren sollten. Besser und klüger wäre es gewesen, wenn man ihn nicht hätte zur Mode werden lassen.

Der Herr von Bielefeld siehet die Möglichkeit gar wohl ein, daß ein Staat durch den Luxus verarmen könne, sonderlich wenn sich ein kleiner, wie der Frosch in der Fabel, aufblähen, und sich nicht nach seinen Einkünften richten, sondern größere und reichere Länder sich zum Muster der Nachfolge setzen, und daher sein weniges Geld außer Land schicken wolle. Er hält daher dafür, daß, so wie der Hof durch sein Beyspiel den Luxus unter seinen Unterthanen müsse zu befördern suchen, wenn dessen zu wenig ist; so müsse er ihn auch einzuschränken suchen, wenn er nicht den Kräften einer Nation proportionirt ist. Diese Einschränkung hält er auch für sehr leicht, wenn ein wachsamer Gesetzgeber sein Volk zu leiten, und vor Ausschweifungen zu bewahren suche. Ich gestehe vermöge der Erfahrung gerne zu, daß ein luxuriöser Hof durch sein Beyspiel auch das Volk gar bald dazu machen könne; wird es aber wol so leicht seyn, eben dasselbe vom Luxus, von der Verschwendung und vom eitlen Stolze wieder zur Einfalt, zur Bescheidenheit, zur Sobrietät und Frugalität zurück zu führen? Würde der Hof nicht auch hier wieder das erste Beyspiel geben müssen? Wird dieses wol so leicht geschehen, oder würde es viel fruchten? Würden sodann wol blosse Gesetze hinlänglich seyn? Wie viel fiscalische Klagen, wie viel Bestrafungen würden sodann nicht zur strengen Beobachtung derselben nöthig seyn? Wird aber ein kluger Vater wol sein Kind in Gefahr der Ausschweifungen und der Strafen setzen? Da der Schritt von der Tugend zum Laster so leicht, von diesem aber zu jener so schwer ist; ist es nicht sicherer und rathsamer, seine Kinder allezeit bey der Tugend der Frugalität zu erhalten, und vor der Herrschaft des so schädlichen Lasters des Luxus (§. 319.) zu bewahren? Gesetzt, daß in einer Stadt, worin 25000 Familien leben, etliche hundert Familien weniger lebten, denen der eingeschränkte Luxus nicht Unterhalt geben kann; würde nicht dem wahren Wohl des größten Theils von mehr als 24000 Familien besser gerathen seyn, wenn sie bey ihrer alten Frugalität zu verbleiben gehalten wären? Würde aber nicht auch dieser Abgang der Familien dadurch ersetzet werden, daß bey der Frugalität und der gehinderten Verschwendung und Pracht der Unterhalt einer Familie leichter wäre, und folglich die Bewegungsgründe zum Heyrathen und zur Erzeugung vieler Kinder vergrösserst würden? (§. 94.)

§. 327.

5) So wie der Luxus den Staat überhaupt schwächet; so macht er auch die Privatpersonen arm. Die Erfahrung bestätigt es allzuviel, daß den meisten Familien in einer luxuriösen Stadt nichts übrig bleibt, und es ist ein Glück, wenn sie nur nicht gar noch in Schulden gerathen, und sich selbst unglücklich machen. Es läßt sich leichter sagen, als üben, daß ein jeder sich müsse nach der Decke strecken. Der Hochmuth ist eine zu mächtige Triebfeder, und es gehöret viel Stärke dazu, selbigen zu beherrschen, zumal wenn das Temperament dazu geneigt ist. Man hat gut sagen: Warum thun es die Menschen? sie sollten sich in ihren Schranken halten. Man muß die Natur des Menschen nicht kennen, wenn

wenn man das so leicht hinsagt. Gilt nicht von den meisten das: O imitatores! servum pecus! O ihr Nachahmer, was seyd ihr für ein sclavisches Vieh? Der Mensch ist zur Nachahmung geneigt, und will den Vorbildern ähnlich seyn, die er vor Augen hat. Wie wenige sind aber, welche gute und schlechte Vorbilder zu unterscheiden wissen.

Die Moden sind überdem Tyrannen in der bürgerlichen Gesellschaft, nach denen sich auch viele Vernünftige wider ihren Willen richten müssen, wenn sie nicht als Sonderlinge wollen verlachet und verachtet werden. Welch ein hartes und kostbares Joch wird daher nicht von den Erfindern luxuriöser Moden auf die Schultern der Mitbürger gelegt? Kann wol ein Landesherr solche Lasten erfinden, und seine Unterthanen mit solchen Bürden belegen, als die Ueppigkeit zu thun pflegt? Wenn man vor 50 Jahren mit tausend Thalern sehr anständig und bequem hat leben können, und es ist durch die Vermehrung der Bedürfnisse und durch die unnützen Künste der Wollüstlinge dahin gekommen, daß man jetzt 2000 und mehr zur Subsistenz nöthig hat: kann man es in der That nicht eben so ansehen, als wenn man tausend Thaler an den Fürsten geben müste? Wie würde man aber schreyen, wenn dieses geschehen sollte? Sollte man nicht eben so gegen die tyrannischen Erfindungen üppiger Mitbürger schreyen, damit endlich doch dem Fortgang dieses Ungeheuers gesteuert würde, an welchem stets ein Kopf nach dem andern hervorwächst, und das sich und andere quälet und verzehret?

Ein üppiger und prächtiger Verschwender, welcher eine Ursache ist, daß eine kostbarere Lebensart zur Mode wird, und der die Gewalt der tyrannischen Mode unterstützet, daß sie andern Mitbürgern ihre Fesseln anlegen, und sie zur Nachfolge zwingen kann.

ist wahrhaftig als ein grosser Feind der bürgerlichen Gesellschaft, als ein Dieb und Räuber des Vermögens seiner Mitbrüder anzusehen, und er ist es in der That. Der Beweis dieses Satzes ist klar. Reichthum und Armuth sind Größen, die blos aus der Beziehung und Vergleichung mit andern Größen, aus der Ausgabe, dem erforderlichen Aufwand und Preisen der zum Leben und Unterhalt gehörigen Dinge zu beurtheilen sind. Wer mit tausend Thalern Einkünfte nicht nur bequem und dem Wohlstande gemäß leben, wohnen, auch seine Kinder erziehen, sondern auch noch ein paar hundert Thaler davon erübrigen kann; der ist nicht arm, sondern reich zu nennen, wenigstens befindet er sich in sehr guten und glücklichen Umständen. Wenn er aber mit diesen tausend Thalern in eine andere Zeit oder Ort sich versetzt findet, wo alles dreyfach theurer ist, und wo die Mode ihm ein unwiderstehliches Gesetz auflegt, in der Kleidung, Wohnung und ganzen Lebensart einen dreyfach größern Aufwand zu machen; so werden seine Umstände ungemein und in eben der Proportion verschlimmert, er höret auf reich zu seyn, er ist nicht einmal in mittelmäßigen Umständen, er ist vielmehr als arm anzusehen, weil seine Einkünfte ganz unzulänglich geworden sind, seinem Stande, Geburt und Würde gemäß zu leben, und seinen Kindern eine standesmäßige Erziehung und Kleidung zu geben, und für sie noch etwas zu erübrigen. Wenn er an dem Orte bleiben muß; so wird er gezwungen, sein Vermögen zuzusetzen, und er sieht sich und seine Familie unter steten Seufzern und Kummer verarmen. So lebt z. E. ein Rentenier, ein Bedienter des Staats, ein Edelmann in Pohlen und an wohlfeilern Orten reichlich; wenn er aber damit nach einem Dresden versetzt würde, was fängt er damit allhier an, wo alles viel theurer, und

wo

wo der Aufwand wegen der Pracht viel größer ist? Aus einem reichen Edelmann wird er ein armer, ein verachteter, ein geringer, dem sein Vergnügen und Zufriedenheit zugleich mit benommen ist, und der sich wegseufzet, und in sein voriges Paradies zurückwünschet. Das ist der Fall und das sind die traurigen Wirkungen des Luxus, die bey einer zügellosen Freyheit der bürgerlichen Gesellschaft in 30, 20, ja wol in 10 Jahren entstehen können. Sind also diejenigen, deren Ueppigkeit die Ursache solcher verderblichen Steigerung in dem Unterhalt ist, nicht als Diebe und Feinde ihrer Mitbrüder anzusehen? Ihre Eitelkeit, ihr Stolz und Thorheit sind es ja, welche andere in Armuth stürzen; und es ist eben so anzusehen, als wenn sie dem Nächsten das Seinige raubten, indem sie ihm das Leben saurer, und den nöthigen Aufwand kostbarer machen. Wenn man den Luxus aus diesem Gesichtspuncte betrachtet, wird man wol dessen Zuläßigkeit zu behaupten sich können in den Sinn kommen lassen?

Am unglücklichsten aber sind und werden die Kinder in luxuriösen Städten. Selbige werden von den üppigen Eltern in der Pracht und Eitelkeit erzogen, und sie glauben, daß alles so seyn müsse, weil sie die Frugalität der vorigen Welt nicht kennen. Hinterlassen die Eltern nichts, so sind sie ganz unglücklich. Hinterlassen sie auch etwas, so geht es doch in mehrere Theile, deren keiner hinlänglich ist, die gewohnte Pracht fortzusetzen. Und o wie hart hält es alsdann, wenn Kinder sich einschränken, und wol gar arbeiten sollen, wenn sie vorher weder zur Häuslichkeit, noch zur Arbeit sind angewöhnet worden! Die Kinder fangen da an, wo die Eltern aufhören, und weil ihnen die Mittel dazu benommen sind, so werden sie endlich liederlich, und eine unnütze Last für die bürgerliche Gesellschaft.

§. 328.

6) Ausserdem hat die Ueppigkeit noch einen andern höchst schädlichen Einfluß auf die Nachkommenschaft und auf den Staat selbst. Die Kinder, welche von den üppigen Eltern in aller Pracht und Weichlichkeit erzogen sind, werden selten wohl gerathen, und zu einer tugendhaften und soliden Denkungsart gelangen. Sie lernen nichts als Galanterien, wie sie sich putzen, brüsten und zieren sollen. Wie kann eine üppige Mutter ihre Töchter besser erziehen, als sie selbst ist? Wie sollen Kinder Arbeitsamkeit, Häuslichkeit, Frugalität und Bescheidenheit lernen, wovon die gnädige Mama selbst nichts weiß, und daher eben so wenig wie der Herr Papa ein gutes Muster der Nachfolge giebt, welches mehr Eindruck macht, als die Lehren der Hofmeister machen können? Was kann daraus werden, wenn sie die Eltern nirgends als bey der Toilette, beym Frisiren, Putzen, beym Spiel, bey Gastirungen und Lustbarkeiten sehen; wenn die Eltern mehr darauf sehen, daß das Kind sich geschickt und galant betragen könne, als daß sein Herz zu guten Sentiments gebildet werde, und davon Proben gebe. Ich gestehe es, daß mich oft ein Schauder überläuft, wenn ich an unsere Erziehung, so wie sie in vielen bürgerlichen und in den meisten adelichen Häusern zu sehen ist, gedenke. Was kann sich der Staat künftig von solchen Personen für Dienste versprechen? Was für Bediente in Civilbedienungen, was für Officiers zum Schutz des Vaterlandes, wenn die Kinder von Jugend auf verzärtelt und vereitelt sind, denen nachher die Strapazen beym Soldatenstande unmöglich angenehm seyn können, die lieber einen Roman, ein Comödienbuch, ein Spiel Karten, als die Feder oder den Degen in der Hand haben möchten, die lieber einem Frauenzimmer Douceurs vorplaudern, und Petit-

titmaitres vorstellen, als an der Spitze eines Bataillons oder Esquadrons ihr Leben zum Dienst des Vaterlandes in Gefahr setzen wollen u. s. w.

Man sage nicht, daß ich diese Schilderuug übertrieben habe. Einwendungen finden nicht statt, da die Erfahrung redet, und so viele Beyspiele aufweiset. Man sage auch nicht, daß dieses keine nothwendige Folgen einer prächtigen und üppigen Lebensart sind. Sie sind es, wie der Augenschein lehret, und sie sind es zu allen Zeiten gewesen. Die Geschichte der Römer bestätiget es, und es muß allen Staaten jederzeit noch eben so gehen, wie es dem römischen ergangen. Sie müssen endlich zu Grunde gehen, weil es ihnen zuletzt an rechtschaffenen Leuten in allen Ständen fehlen muß, wenn dem Luxus freyer Lauf verstattet wird, als welcher eine zwar galante, polie, (nach dem französischen Ausdruck und Begriff), aber auch zugleich eine weichliche, verzärtelte, weibische, zur Arbeit und Herzhaftigkeit ungeschickte Nachkommenschaft hervorbringet. Möchte man doch wenigstens, falls eine Einschränkung des Luxus nicht soll statt finden können, den alten Persern nachfolgen, welche, nach dem Bericht des Herodots, die Knaben sehr jung aus den Händen des Frauenzimmers wegnahmen, und besondern Hofmeistern und Lehrern übergaben, die sie nicht nur in Sachen des Verstandes übeten, sondern auch zu harten Leibesübungen, zum Ringen, Fechten, zum Gebrauch der Bogen und andern dergleichen Dingen anführeten, welche diejenigen wissen müssen, die dereinst Stützen und Schilde eines Staats werden sollen. Sie wurden also zur Tugend, zur Tapferktit, zum Hunger und Gefahr ausgehärtet, nicht aber durch eine weichliche und eitele Erziehung dazu ungeschickt gemacht.

§. 329.

7) Der Luxus kann auch leicht zur Habsucht, zum Geiz und ferner dadurch zur Ungerechtigkeit, Betrug und zur Unterdrückung des Nebenmenschen verführen. Die Begierden eines üppigen und reichen Verschwenders kennen keinen Stillstand, und haben daher nie genug. Ein solcher wird selten ein kluger Haushalter seyn, der seinen Aufwand nach seinen Einkünften proportioniren sollte, und es ist sehr leicht, daß seine Ausgaben die Einnahmen übersteigen, und daß er in Schulden geräth. Daher entstehet die Habsucht und der Geiz, damit es seiner Ueppigkeit nicht fehlen möge. Der Geitz ist aber ein schreckliches Laster, indem der Geitzige seiner Begierde alles aufopfert, es sey Recht oder Unrecht. Wer siehet aber nicht die schrecklichen Folgen davon, wenn solche Personen sich in hohen Bedienungen des Staats und grossem Ansehen befinden, wodurch sie häufige Gelegenheit haben, ihrer geitzigen Verschwendung ein Genüge zu leisten? Die Gerechtigkeit wird sodann nach dem Ansehen der Personen und nach der Größe der Geschenke gehandhabet werden. Bey Besetzung der Bedienungen wird alsdenn nicht auf Tugend und Verdienste, sondern auf Geld und Geschenke gesehen werden. Ein Minister, ein General wird sodann seine Maaßregeln nicht nach Pflicht und Klugheit, sondern nach der Habsucht einrichten. Und so leidet alles, und ein Staat kann darüber zu Grunde gehen, zumal wenn er von einem schwachen und wollüstigen Prinzen beherrscht wird, der sich nicht viel um die Regierung bekümmert. Der Bürgermeister Crassus, der unter allen Römern für den reichsten gehalten wurde, und daher auch den Beynamen dives erhielt, war ein solcher geitziger Verschwender. Der Geitz trieb ihn, daß er mit den Parthern einen unge-

ungerechten Krieg anfing, um nur ihrer Schätze und Goldes habhaft zu werden, er verlor aber auch eine Armee von eilf Legionen oder über 70 tausend Mann, er blieb selbst nebst seinem Sohne, und die Parther ließen noch geschmolzen Gold in seinen Rachen giessen: graue vulnus a Parthis populus Romanus accepit; cupiditas Consulis Crassi, dum parthico inhiat auro &c. *). Hier war also der zur Ueppigkeit gebrauchte größte Reichthum mit einem unersättlichen Geitz beysammen, und dieses war die Ursache des grossen Unglücks, das der Staat erlitte. Dergleichen Beyspiele könnten leicht mehrere beygebracht werden, wenn die Erfahrung nicht noch beständig solche in allen Staaten vor Augen legte.

§. 330.

Wenn man alle diese durch die Erfahrung bestätigte Gründe gegen den Luxus in Erwegung ziehet; so sollte ich glauben, daß sie bey Gemüthern, die von Vorurtheilen frey sind, das Uebergewicht erhalten müsten.

Es entstehet nun aber eine andere wichtige Frage: Wie soll man dem Uebel abhelfen? Was soll man einschränken? Und kann man sich denn auch von seinen Bemühungen heilsame und dauerhafte Wirkungen versprechen? Oder ists nicht vielmehr unmöglich? Ich gestehe, daß ich die ganze Schwierigkeit wohl einsehe, wenn ein Staat lange geschlafen, und dieses Unkraut hat wurzeln und aufwachsen lassen.

Es ist nicht zu leugnen, wir leben nun einmal schon alle in einem gewissen Luxus, der sich unmöglich wieder abstellen läßet. Wir sind von der einfältigen Natur, die mit wenigem zufrieden ist, gar sehr abgewichen;

*) Florus l. 3. c. 11. und Dukerus in notis.

wichen; wir haben uns zu einem feinern Geschmack, zu einer mehreren Bequemlichkeit und häufigen Bedürfnissen in der Kleidung, Wohnung, Schlafen u. d. g. gewöhnet. Würden wir unglücklich seyn, wenn wir bey der ersten Einfalt geblieben wären? Aber wir würden es gewissermassen werden, wenn wir nun zur Rückkehr zu derselben sollten gezwungen werden; wenn z. E. ein wohlhabender Bürger wie ein armer Bauer leben, wohnen und sich kleiden sollte. Das läßt sich also nicht thun. Aber das geht doch wol an, daß man nicht gestatte, daß der Luxus noch weiter steige, und die Unterthanen mit mehreren Lasten der Ausgaben beschwere, als wovon hier eigentlich die Rede ist; daß man z. E. den Bauer, wenn er auch gleich wohlhabend ist, abhalte, nicht nach Art der Bürger zu leben, sich nicht in feines Tuch, in Seide, in Nesseltuch zu kleiden, nicht des Caffee und des Weins bey seinen Gastmahlen sich zu bedienen, nicht in Chaisen zu fahren u. s. w. Man macht ihn dadurch nicht unglücklich, sondern man würde ihn nur von der Unglückseligkeit abhalten, die aus der vergrößerten Menge der Bedürfnisse, und deren vermehrten Kostbarkeit entstehet. Jetzt kann der reiche Bauer einen Nothpfennig sammeln, und in vielen auf einander folgenden Unfällen, beym Mißwachs, Hagelschlag, Viehsterben, Feuerschaden und Drangsalen des Krieges bestehen, und sich bald wieder erholen, dem Landesherrn die Abgaben entrichten, seine Kinder erziehen, ausstatten, und in guten Stand setzen. Dies alles würde wegfallen, wenn er einem Luxus nach seiner Art den Nothpfennig aufgeopfert hätte. Es ist wahr, wenn er sich besser gekleidet, Caffee, Wein, und öfter Bier getrunken, und den Nothpfennig nicht zurückgelegt hätte, so würde der Umlauf des Geldes dadurch vergrößert worden seyn, es würden in den Städten mehr Brauer,

Brauer, Schneider, Fabrikanten und Kaufleute davon haben leben können; aber welches ist besser, das letztere oder das erstere? Ich hoffe, niemand werde das letztere vorziehen, sondern ein jeder zugestehen, daß der Landwirthschaft und dem Ackerbau sehr viel daran gelegen sey, wenn der Bauer sich in guten Umständen, nach der Größe seines Bodens, befinde, und daß er sich bald wieder helfen könne, damit seine Wirthschaft und sein Acker nicht Noth leide, welches gleich geschieht, wenn er sich sein umgefallenes Vieh nicht bald wieder anschaffen kann. Wenn in einem Lande eine Million Bauerfamilien wären, und es könnte eine jede nur jährlich 20 Thaler mehr für bessere Kleidung der Familie und dergleichen Dinge ausgeben; so würden jährlich 20 Millionen Thaler mehr circuliren, dabey die Städte, Fabriken und Finanzen viel profitiren würden. Wenn aber jeder Bauer die 20 Thaler ersparet; so würde das in 10 Jahren 200 Thaler, und bey einer Million Bauern würden es 200 Millionen Thaler betragen, die den Nothpfennig des Landes ausmachen würden. Wenn aber diese ansehnliche Summe bey einem Mißwachs oder allgemeinen Viehsterben dazu dienete, daß der Ackerbau nicht lange leiden dürfte: würde es nicht besser seyn, daß das Geld nicht circuliret, und daß es ersparet worden, als wenn der Bauer sich erst nach 6 und mehr Jahren kümmerlich oder wol gar nicht wieder erholen könnte? Würde nicht durch das mangelnde Gespann an Pferden und Ochsen, durch den Mangel an Kühen und Schafen, und durch den dem Acker entzogenen Dünger der Schade am gewonnenen Getreide in kurzer Zeit viel mehrere Millionen betragen?

So wie ich hier keinen Widerspruch besorge; so sollte ich auch meynen, daß ich von dem Bauer auf den Bürger, auf den Edelmann, und auf alle Stände

sicher

sicher schließen könne. Die Umstände sind überall ähnlich, und so sollte das Verhalten der Staatsklugheit auch überall ähnlich seyn. Es ist ohnstreitig in allen Ständen besser, wenn ein jeder nach Proportion seiner Umstände einen Nothpfennig erübrigen kann, als daß er durch die tyrannische Mode und durch den immer höher steigenden Luxus gezwungen wird, alles zu verzehren, und sein Leben in einem glänzenden Kummer hinzubringen.

Ein Fürst macht demnach sein Volk nicht unglücklich, sondern wird es vielmehr vom Unglück, Kummer, Sorgen und Armuth zurück halten, wenn er dem Mittel des Ruins vorbeugt, und nicht gestattet, daß der Luxus immer höher steige. Er muß seine Unterthanen als Unmündige betrachten, die wie die Kinder alles haben und nachmachen wollen, was sie sehen. Aber wie soll dies angefangen werden?

Ich will mich hier nicht in einen speciellen Entwurf solcher Gesetze einlassen, als welches für Personen von größerer Einsicht gehöret, sondern ich will nur einige Fragen zur Beurtheilung vorlegen. Sollte es nicht angehen,

1) daß man nach Art der Römer durch eine Schatzung unter den Einwohnern einer Stadt gewisse Ordnungen nach der Größe ihrer Einkünfte, nach ihrer Handthierung, Würde und Stande errichtete? Einem sehr Reichen kann billig ein mehreres erlaubt werden, als einem von mittelmäßigen und geringen Vermögen.

2) Könnte nicht darnach eine gewisse Kleiderordnung gemacht werden, nach welcher der ersten und untersten Ordnung das zu tragen nicht erlaubt wäre, was der vierten erlaubt ist? nach welcher Gold und Silber auf Kleidern ganz verboten würde, wie in Dännemark und anderswo, oder doch nur der höhern Ordnung der Reichen und Angesehenen erlaubt würde?

Wir

Wir haben in unserm Lande ein schon altes Trauerreglement, welches auch noch in Ausübung ist, weil vormals bey Todesfällen grosse Ausschweifungen mit der Trauer geschahen, daher die Zeit und die Kleidung der Personen hat bestimmt werden müssen. So hat mir auch in dem reichen Dorfe Sardam bey Amsterdam überaus wohl gefallen, daß dessen Einwohner oder Bauren bey ihrer alten Bauerkleidung verblieben sind, und daß man zu Mittage auf der Börse zu Amsterdam dergleichen schlecht gekleidete Bauern sieht, die wol eine Tonne Goldes und mehr negotiiret. Was diese von selbst thun, dazu könnte der Stolz der Bürger leicht angehalten werden, damit man jede Ordnung an der Kleidung erkennen, und von andern unterscheiden könnte. Vormals hatten die obrigkeitlichen Personen eine ihnen eigene Kleidung. Der Soldat und Officier hat es noch bey der ganzen preußischen Armee, und er muß beständig in seiner Uniform erscheinen, sogar ist es bis zum Feldmarschall nicht erlaubt, bey Hofe anders, als in derselben, zu erscheinen. Die Sache ist von unendlichem Nutzen, und befreyet den Officier von vielem Aufwande. Se. jetzt regierende Majestät haben dieses Reglement Dero höchstsel. Herrn Vaters beybehalten. Nach den oben (§. 320. folg.) angeführten Gründen leiden die Fabriken und Künste dabey sehr vieles, es würde mehr Geld circuliren, wenn etliche tausend Officiers sich ausser dem Dienst nach ihrer Willkühr kleiden, und die Kleidung oft nach der Mode verändern könnten. Berlin, so jetzt das Muster der Moden ist, würde besonders davon viele Vortheile haben. Aber warum geschiehts es nicht? Wir können zu der Klugheit zweyer grosser Monarchen das sichere Vertrauen haben, daß sie die nachtheiligen Folgen und Lasten auf der andern Seite weit überwiegend über diese Vortheile gefunden haben, daher sie aus Liebe zu ihrer Armee nicht verstatten wollen, daß sie sich durch die Moden und Ueppigkeit unglücklich machen sollte. Vernünftige Officiere sind auch mit dieser Einrichtung jederzeit höchst zufrieden gewesen. Es sollen auch andere Mächte dieses vortrefliche Reglement bey ihren Armeen eingeführet haben. Was nun bey dem Soldatenstande möglich gewesen, was so nützlich ist, sollte das bey den verschiedenen Ordnungen des Bürgerstandes unmöglich oder unnütz seyn? Warum soll dieser einer in der That unnöthigen Freyheit genießen? Warum soll seiner eiteln Phantasie nicht z. E. durch eine Kleiderordnung ein Gebiß angeleget, und eine Art bequemer Kleidung vorgeschrieben werden, wobey es ohne alle Veränderung der Moden bleiben müste?

3) Könnte nicht weiter ein Reglement in Ansehung der Gastirungen, über die Anzahl der Schüsseln, der Speisen, der Weine, die Anzahl der Gäste, sowol bey Hochzeiten als andern Gelegenheiten, gemacht werden, und zwar nach den verschiedenen Classen der Bürger und des Adels, und nach der Größe ihrer Reichthümer? Die Römer hatten dergleichen Gesetze.

4) Desgleichen scheinet eben dergleichen möglich und nöthig zu seyn in Ansehung der Bedienten, der Equipagen, der Meubles in den Wohnungen, der Geschirre von Silber und Gold, der Tapeten und andern Geräths u. s. w.

§. 331.

Damit man nicht denke, als wenn dieses alles Chimären wären; so will ich diese Gedanken durch die Geschichte der Verfassung in dem römischen Staat gegen den Luxus bestätigen.

Es ging Rom so, wie andern Städten. Sobald es anfing, nebst der Macht auch mehreren Reich-

thum

thum zu erlangen, so regte sich auch der Geist der Verschwendung und der Stolz, der sich durch den Luxus hervorthun wollte. Allein die alte Tugend und Klugheit der römischen Bürgermeister und Zunftmeister suchten diesem hervorkeimenden Uebel bald zuvorzukommen. Es wurden daher die leges sumtuariæ & cibariæ d. i. Gesetze gemacht, worin der Aufwand der Kleidung, Speisen und andere zum Luxus gehörigen Stücke bestimmet war. Die Censores wachten strenge über die Beobachtung derselben. Die Sache hatte so lange gute Wirkungen, bis endlich die bürgerlichen Unruhen und der Mißbrauch des Reichthums alles und auch die ganze Regierungsform umkehrte.

Die Römer lebten anfänglich in einer grossen Frugalität, und waren bey ihrem Brey und Gemüse gesund und stark (§. 289. n. 2.). Bey ihren Gastmahlen und Hochzeiten kamen Fische und etliche Pfund Schweinefleisch hinzu. Und sie pflegten daher auch ihre Thüren offen stehen zu lassen, damit jeder ihre Art zu speisen sehen konnte *). Die größten Männer

*) Fuit etiam illa simplicitas antiquorum in cibo capiendo humanitatis & continentiæ certissima index. Nam maximis viris prandere & coenare in propatulo verecundiae non erat: nec sane ullas epulas habebant, quas populi oculis subjicere erubescerent. Erant adeo continentiæ attenti, ut frequentior apud eos pultis usus quam panis esset. Val. Max. l. 2. c. 5. 5. d. i.: Die größten Männer im Staat speiseten öffentlich, und schämeten sich nicht, dem Volke ihren Tisch sehen zu lassen, um dadurch ein Muster der Enthaltung, der Mäßigkeit und der Nachfolge zu geben. Jetzt speiset man auch bey gewissen Gelegenheiten öffentlich, und läßt bey Hochzeiten insonderheit das Volk zusehen, aber in welcher Absicht? um seinen Putz, Pracht und Verschwendung zu zeigen, woraus denn allmählig die traurige Wirkung erfolget, daß andere bey solchen Gele-

ner schämeten sich nicht, den Pöbel ihren schlechten Tisch sehen zu lassen, um Zeuge von ihrer Maßigkeit zu seyn. Zu ihrer Kleidung ward blos die Wolle gebraucht, Seide war ihnen ganz unbekannt, und sogar der Gebrauch der Leinewand kam erst später auf *). Mit dieser Lebensart war auch strenge Tugend verbunden, die bis in die Zeiten der punischen Kriege fortdauerte, welche mit dem Jahre 488 nach Erbauung der Stadt anfingen, und mit dem Jahre 606 aufhöreten, in welchem Carthago zerstöret ward. Florus rühmet die Heiligkeit dieser Sitten ungemein, und nennet die Zeit, da sie gedauret, annos sanctos, pios, aureos, sine flagitiis, sine scelere; dum sincera adhuc et innoxia pastoriae illius sectae integritatis, dumque Poenorum hostium imminens metus disciplinam veterem continebat l. 3. c. 12. 2. wogegen er die unglücklichen Zeiten von der Zerstörung der Städte Carthago, Corinth und Numantia, und von der Erbschaft vom Könige Attalus an rechnet, da mit dem ungeheuren Reichthum auch desselben Mißbrauch und der Luxus angefangen hat.

Dieser fing schon zu den Zeiten des zweyten punischen Krieges an sich zu regen. Die klugen Römer merkten gar bald den Schaden, der aus der Ueppigkeit für die Sitten, sonderlich für die Jugend und Keuschheit entstand; daher sie dessen fernern Einbruch durch

---

Gelegenheiten es eben so machen. conf. Lips. de magn. Rom. l. 4. c. 5. und Joh. Sarisberiensis l. 8. Policrat. c. 7. Die alten Römer wurden daher vom Plautus pultifagi und pultifagonides genannt. Valerius setzt hinzu: Salubritatem suam industriae certissimo ac fidelissimo munimento tuebantur: bonaeque valetudinis eorum quasi quaedam mater erat frugalitas, inimica luxoriosis epulis et aliena nimiae vini abundantiae et ab immoderato usu veneris aversa.

*) conf. Lips. l. c.

durch die leges sumtuarias vorzubeugen suchten. Im Jahr 580 V. C. ward vom Tribunus C. Orchius das von ihm benannte lex Orchia gegeben, vermöge des man bey Gastmahlen außer seinen Leuten im Hause nur 3, an den Jahrmarktstagen aber nur höchstens 5 Gäste einladen durfte, und dieses durfte in jedem Monat nicht mehr als dreymal geschehen, ein solches Gastmahl durfte auch nicht mehr als 2½ Drachma kosten *). Bald nachher im Jahr 589 V. C. ward lex Fannia von den Bürgermeistern C. Fannius und M. Messala durch ein Senatusconsultum publiciret, vermöge des sogar die Grossen in Rom, principes civitatis, sich bey den Bürgermeistern durch einen Eydschwur verbindlich machen musten, daß sie bey den Gastmahlen, die bey den megalensischen Spielen üblich waren, nicht mehr als 120 asses (einer ist ohngefähr so viel als ein Creutzer, also sind 120 ohngefähr so viel als 2 Florenen) auf eine Mahlzeit verwenden wollten, außer dem Kraut, Brodt und Wein, imgleichen daß sie auch keinen fremden sondern blos einheimischen Wein trinken wollten, und daß sie bey keinem Gastgebot mehr als 100 Pfund an Silbergeschirr brauchen wollten. Es ward auch nachher noch festgesetzt, daß bey den grossen Festins, bey den ludis circensibus und bey den Saturnalien erlaubt seyn sollte, an jedem Tage 100 asses und an 10 genannten Tagen im Jahr 300 asses zu verzehren, sonst aber täglich nur zehen, ohngefähr drey Groschen oder $\frac{1}{8}$ eines Thalers. Achtzehn Jahre nachher ward dieses fannische Gesetz durch das didianische allgemein gemacht, und auf ganz Italien ausgedehnet. Im Jahr 666 V. C. folgte lex Licinia, so ebenfalls dergleichen Dinge aufs neue bestimmte. Allein da der Reichthum und des-

G 3 sen

*) Macrob. Saturn. l. 2. c. 13. Athenaeus Deipnosoph. l. 6.

sen Mißbrauch fast jährlich und schnell anwuchs; so wurde die Kraft dieser Gesetze auch stets schwächer. Viele verpraßten das Ihrige außer Rom auf ihren grossen Landgütern, und obgleich Sylla selbst und noch nachher der Kaiser August diesem Uebel abhelfen wollten; so giengen doch alle gute Anordnungen endlich unter dem Kaiser Tiberius zu Grunde, und die möglichste Ueppigkeit, Pracht und Verschwendung konnte sicher ausgeübet werden *).

§. 332.

Rom kam also zu einer Opulenz, die ihres gleichen nicht gehabt, und die sich andere wol wünschten. Aber es ist auch ein Beyspiel, was aus einem Staat werden kann, wenn in demselben gute Gesetze aufhören. Es glich einem überaus fetten Wanste, der sich nicht mehr rühren kann, und zu allen heilsamen Verrichtungen immer ungeschickter wird. Florus **) wünscht daher, daß es nicht zu solcher grossen Macht und Schätzen möchte gekommen seyn; da es durch seine eigenen Kräfte ist aufgerieben worden. Diese Reichthümer haben die Sitten und die von den Lastern überschwemmte Republik zu Grunde gerichtet: Illæ opes atque divitiæ afflixere seculi mores, mersamque vitiis suis, quasi sentina, rempublicam pessum dedere. Er zeigt darauf, wie die Unruhen und innerlichen Kriege daraus entstanden, und daß insonderheit das Bestreben nach grossen Ehrenstellen aus dem grossen Reichthum, und das vom Marius und Sylla erregte Ungewitter daher gekom-

*) Tacitus annal. l. 3. sagt, quod contemtu abolitæ leges securiorem luxum fecerint. Conf. Gell. noct. att. l. 2. c. 24. und Thysius ad h. l. wie auch Lipf. admir. l. 4. c. 9.

**) l. 3. c. 12.

kommen. Jam ut speciosiora vitia tangamus, nonne ambitus honorum ab iisdem divitiis incitatus? atque inde Mariana, inde Sullana tempestas? Aut magnificus apparatus conviviorum et sumtuosa largitio, nonne ab opulentia paritura mox egestatem? Denique illa ipsa principatus et dominandi cupido unde, nisi ex nimiis opibus? *). Ein jeder Reicher wollte mehr seyn als der andere, dazu brauchte er alle Mittel, um sich des Volks Stimme und Gunst durch die prächtigsten Gastmahle, Schauspiele und Gefechte der gladiatorum und durch Bestechungen zu erwerben. Und so folgte ein Uebel dem andern, bis die Freyheit des Staats durch den Mißbrauch der Güter und unter den Ruinen der *guten* Gesetze begraben ward. Und wenn man den Mißbrauch der Reichthümer in unsern jetzigen Zeiten in einem Paris und London ansieht, und höret, wie redliche Britten öffentlich bey den Versammlungen des ganzen Volks im Parlament über den Verfall der Sobrietät, der Frugalität und des Fleißes, dieser drey Stützen eines Staats, klagen; so möchte man mit einem Florus wol wünschen, nicht zu reich zu werden. Es ist ein mittelmäßiger, wohlgenährter und agiler Cörper, den der Geist der Gesetze belebet, und nach seinem Willen brauchen und regieren kann, in der That besser, als ein allzu angefüllter und zu fetter. Es bleibt auch hier bey dem Sprichwort: medio tutissimus ibis.

Ich will diese Abhandlung mit einigen Beyspielen der römischen Pracht und Ueppigkeit beschließen, darüber alle Staatsleute, Weltweise und Gelehrte mit einem Munde geklagt, Virgilius, Horatius, Juvenalis, Martialis, Lucanus, Sallustius, Tacitus, Plinius, Seneca und andere. In ihrer Kleidung,

*) l. 3. c. 12.

Wohnung und Meubles überstieg die üppige Pracht der römischen Bürger, die Pracht unsrer jetzigen Fürsten und Könige. Seide, Sammt und reiche Stoffe sind nichts gegen ihre Zeuge. Plinius berichtet *), daß man in seiner Jugend nur violet Purpur getragen, wovon das Pfund 100 Denarien (ohngefähr 10 Ducaten) gekostet, nachher sey das tarentiner Roth und endlich der doppelte tyrische Purpur aufgekommen, purpura dibapha tyria i. e. bis tincta, wovon ein Pfund mehr als tausend Denarien oder über 100 Ducaten gekostet.

Kein königliches Schloß kann mit der Pracht vieler Palläste römischer Bürger in Vergleichung gesetzt werden. Nur das einzige zu gedenken, so wurden nach der Eroberung von Carthago zuerst die Decken im Capitolio verguldet (im Jahr 612. V. C.), nachher aber wurden sogar von Privatpersonen selbige mit Goldblech überzogen, und nachher ging die Pracht noch weiter, indem man die Cammern und Wände derselben eben so wie die Gefäße verguldet hat: laquearia, quae nunc et in privatis domibus auro teguntur, — inde in cameras quoque et parietes transiere, qui iam et ipsi tanquam vasa inaurantur **). So weit ist der Luxus auch nicht bey Königen gekommen; wir sind nur bis zur Verguldung des Holzes und Schnitzwerks gekommen u. s. w. Von der Pracht in ihren Gebäuden kann man den Plinius ***) nachlesen, worunter die amphitheatra des Scaurus und C. Curio zu bewundern. Der P. Clodius, den Milo umgebracht, hat ein Haus für 1 Million und 480 fr. Pfund gekauft und bewohnt. Ihre Speisesäle, triclinia, glänzten von Verguldungen, von golde-

*) hist. nat. l. 9. c. 9.

**) Plin. hist. nat. l. 33. c. 18. und l. 35. c. 1.

***) l. 36. c. 14. seq.

goldenen und silbernen Geschirren; alles war von Marmor. Die ältesten und kostbarsten Statüen und Mahlereyen von Griechenland dienten zur Auszierung und sogar die Fußtapeten waren von der kostbarsten Arbeit. Für eine Fußtapete *) hat man 40000 Thlr. und Nero hat gar 200000 Thlr. für eine bezahlet (a), so wie ein anderer für ein Stück feine Leinwand, woraus die vestes bessinae gemacht wurden, 50000 Thlr. bezahlet hat (b). Die Arbeit in Silber war so hoch getrieben, daß der reiche Crassus für ein Pfund künstlich gearbeitetes Silber 300 Thaler bezahlte, von welcher kostbaren Arbeit er sehr vieles Geschirr gehabt hat. Die Gemählde und Statüen waren auch in einem erstaunlich hohen Preise. Ein Venus ward 100 Talente oder 100000 Thaler geschätzt. Eine grosse Statüe des Apollo, welche Lucull vom Pont in das Capitolium bringen ließ, kostete 200000 Thlr. und er bezahlte selbst für das blosse Modell einer Venus 3000 Thaler

*) Die hier mit ihren Preisen angeführte Stücke habe ich aus des Herrn Wallace Schrift genommen, der sie vom Arbuthnot entlehnet, welcher sich die Mühe gegeben, alles auf englisches Geld zu reduciren. Ich habe ein Pfund Sterling auf 6 Thaler gerechnet, denen es sonst gleich gewesen ist.

(a) Harduinus ad Plin. hist. nat. l. 8. c. 74.

(b) Die Feinigkeit in der Arbeit der Gewande stieg aufs höchste. Es wurden sogar für das Frauenzimmer Gewande aus dem Gewebe der Spinnen gemacht, die auch bombycina genannt wurden, und die so fein und durchsichtig waren, daß man den ganzen Leib sehen konnte. Daher Plinius sagt, quod denudaverit feminas vestis, und Seneca ep. 90. in qua non dico nullum corpori auxilium sed nullum pudori est. Man nannte solche Kleider nebulas, weil man den Cörper dadurch, so wie den Himmel durch den Nebel, sehen konnte; daher es in fragm. Petronii heißt, palam prostare nudam in nebula linea. Conf. Harduini notae ad Plin. hist. not. l. 11. c. 26.

Die Verschwendung in Speisen ist unbeschreiblich groß gewesen. Ein Seefisch, Mullus genannt *), der selten über 2 Pfund gewogen, ward oft mit 3 bis 400 Thaler bezahlt, und da dem Kaiser Tiberius einst einer zu theuer gewesen, so hat ihn nach des Seneca Zeugniß ein römischer Bürger gekauft, daß auch Tiberius selbst sich darüber verwundert hat. Ein Pfauenen ward oft mit 2 Floren bezahlt. **Lucullus** bestimmte zu einer Abendmahlzeit im Saal des Apollo 9000 Thlr. Da Cicero und Pompejus von der Ueppigkeit des Lucullus so vieles gehört, so nahmen sie sich vor, ihn einmal zu überraschen, und baten sich also bey ihm unvermuthet auf ein Mittagbrodt, als sie einstens um den Mittag zusammen vom Rathhause giengen, zu Gaste. Lucull stellte sich, als wenn er sich die Ehre auf eine andere Zeit ausbitten wollte, die sie selbst wählen möchten. Da sie aber darauf bestunden, daß sie denselben Mittag bey ihm speisen wollten; so bat er nur um Erlaubniß, seinen Bedienten voran zu schicken, und er ließ seinem Haushofmeister nichts weiter sagen, als daß er im Saal des Apollo mit seinen Gästen essen würde. Diese erstaunten, als sie in so kurzer Zeit alle mögliche Delicatessen mit Ueberfluß angerichtet fanden. **Lucull** hatte mehr Speisesäle; für jeden war ein angemessener Aufwand und Zahl von Schüsseln und Kostbarkeiten, und unter denselben war das triclinium Apollinis das prächtigste, wo am kostbarsten geschmauset wurde. Ich zweifle, ob jetzt ein König in Europa das würde leisten können, was eine Ma-

*) Mullus, den die Franzosen surmulet, rouget, barbet, barbeau, mulet de mer nennen, und der von den französischen, brabantischen und andern Küsten nach Rom gebracht ward. Asinius Celer bezahlte einen mit 800 Livres. cf. **Plin.** hist. nat. l. 9. c. 30. 31. und **Harduin.** in notis.

Magistratsperson in Rom gethan hat. Apicius, einer der delicatesten Fresser in Rom, hatte für die blosse Tafel 5 Millionen Thaler verschwendet, und da er ins Gedränge kam, so daß er mit seinem Beutel rechnen muste, und fand, daß ihm nicht mehr als ½ Million Thaler übrig bliebe, so brachte er sich durch Gift ums Leben, weil er glaubte, er würde Hunger sterben müssen. Tigellius, ein blosser Sänger, verzehrete in 5 Tagen 50000 Thaler. Es läßt sich leicht schließen, daß die Kaiser es noch höher müssen getrieben haben. Dem Caligula kostete eine Abendmahlzeit meist ½ Million Thaler. Vitellius pflegte täglich viermal zu speisen, und jede Mahlzeit kostete an 20000 Thaler und jährlich kostete die blosse Tafel an 50 Millionen. Dem Heliogabalus kostete ein Abend über 140000 Thlr. Nero verschwendete an seinem goldenen Pallast mehr als ein Königreich werth ist.

Das alles läßt sich begreifen, wenn man bedenkt, was Seneca und andere bezeugen, daß man die Delicatessen vom Pont und von den parthischen Gränzen kommen lassen. Die Ueppigkeit ward bis zur Tollheit getrieben, indem man Perlen (a) zum Getränk auflösen und verschlucken ließ. Ein reicher Thor kaufte eine Menge zum Singen abgerichteter Vögel (b) mit grossen

(a) Plin. hist. nat. l. 9. c. 58. 59. Es ist nicht die grosse Hure, die Cleopatra allein, die eine Perle von einer Million französischer Livres verschlucket, sondern es hat auch solches Clodius, des Aesopi, eines Tragödienspielers, Sohn, gethan, der bey einer Schmauserey allen Gästen dergleichen aufgelößt zu verschlucken gegeben. Plinius setzt hinzu, daß nach der Eroberung von Alexandrien solches in Rom sehr gemein geworden, und daß es schon zu des Sulla Zeiten angefangen habe: Romæ in promiſcuum ac frequentem uſum venit &c.

(b) Das hat eben dieser Clodius gethan, den daher Valerius Maximus mit Recht non ſolum perditæ, ſed etiam furioſæ

grossen Kosten zusammen, und tractirte seine Gäste damit. Man wird sagen, das alles ist toll und von der Unvernunft übertrieben. Es ist wahr. Aber es ist auch ein Beweis, wohin Menschen in der Ueppigkeit verfallen können. Die reichen Schlemmer waren sonst nicht in allen Dingen toll. Crassus, Lucullus waren ansehnliche Staatsbediente und grosse Generals, aber auch unsinnige Prasser. So wie die Pracht in der Kleidung, Wohnung und in den Speisen unermeßlich war, so erstreckte sie sich auch auf alle andere Stücke der Haushaltung, davon ich nur noch ein paar Beweißthümer mittheilen will. Für einen Esel, der zum Bescheeler gebraucht ward, hat man nach Plinius (c) Bericht 20000 Thaler bezahlt, mehr als dem Alexander M. der Bucephalus gekostet, für den er 13 Talente oder ohngefähr so viel tausend Thaler bezahlte. Nach des Seneca (d) Bericht hatte Calvisius Gabinus, um das Ansehen eines Gelehrten zu haben, mehrere Anagnosten oder Vorleser in seinem Hause, deren jeder ihm meist 5000 Thaler gekostet hat. Nach dem Plinius

---

furiosae luxuriae juvenem nennet, l. 9. c. 1. n. 2. amplissimum patrimonium, tamquam amaram aliquam sarcinam quam celerrime abjicere cupientem. Er setzt aber auch noch hinzu, daß andere ihm gefolget, und in der Schwelgerey noch weiter gegangen wären, und fügt hinzu, daß ein Laster da, wo es anfängt, nicht stehen bleibe, sondern immer weiter gehe: neque enim ullum finitur vitium ibi, ubi oritur.

(c) l. 8. c. 68. Nach des Harduins Berechnung kommen nur 40000 französische Pfund oder etwa 10000 Thaler heraus.

(d) Epist. 27. Sie werden eigentlich analectae genannt, deren einer den Homer, der andere den Hesiodus, oder andere auswendig wissen muste, um daraus Stellen bey der Tafel hersagen zu können. vid. Lipf. ad. h. l.

nius (e) ist der Grammatiker Daphnis mit 24000 Thalern erkauft worden. Dieser Aufwand möchte noch am ersten entschuldiget werden können, weil er aus einer Achtung für die Gelehrsamkeit herkam, und von dem guten Geschmack zeuget. Doch dies kann genug seyn, um daraus zu erkennen, wohin es der zur Ueppigkeit, Pracht, Verschwendung, Hochmuth und Wollust gemißbrauchte Reichthum treiben könne.

Möchte man also nicht lieber wünschen, daß ein Staat mit den ersten Römern arm und tugendhaft als mit den nachherigen Römern reich und lasterhaft seyn möge? Wie wenige wissen den Ueberfluß recht zu gebrauchen, und wie wenig ist man in den meisten Staaten darum besorgt, das dem Mißbrauch und Laster vorgebeugt werde!

(e) l. 7. c. 40. M. Scaurus kaufte diesen gelehrten Sklaven vom Gnatio Pisaurense, und zwar nach Harduins Rechnung für 70000 französische Pfund, so einige 1000 Thaler weniger ausmachen, als nach dem Arbuthnot.

Achtzehntes Capitel.

Ob die christliche Religion der Bevölkerung nachtheiliger sey, als die heidnische Religion der Griechen und Römer? Dies wird gegen den Präsidenten Montesquiou geleugnet, und derselbe widerlegt.

Inhalt.

§. 333. Des Montesquiou Meynung wird mit seinen eigenen Worten angezeiget,

§. 334. Es ist nicht zu begreifen, wie der christlichen Religion beygemessen werden kann, als wäre sie eine Ursache der Entvölkerung, da sie dem Ehestande so günstig ist, und dessen Ehre und Rechte in Sicherheit setzt.

§. 335. Der Inhalt und die Stücke dieser Widerlegung werden kurz angezeiget.

§. 336. I. Wird bewiesen, daß sogar die catholische Religion an sich keine Ursache der Entvölkerung sey, ob sie schon die Vermehrung aufhält.

§. 337. II. Beweis, daß das alte Rom die Menge seiner Unterthanen nicht der Religion, sondern der politischen Verfassung und den Ackergesetzen zu danken gehabt.

§. 338. III. Die falschen Begriffe von der Menge der Einwohner in dem alten Deutschland werden gezeigt.

§. 339. Es konnte nicht so bevölkert seyn als das jetzige, weil es ihm an Ackerbau,

§. 340. wie auch an Fabriken und allen Arten der Handwerker fehlete, ferner

§. 341. selbiges in steten Kriegen lebte, und

§. 342. wüste und voll Wälder war.

§. 343. 344. Dies wird mit 2 Beyspielen der Zählung, nemlich der Helvetier und Belgier, bestätiget.

§. 345. Deutschland hat seinen itzigen cultivirten Zustand den Künsten und Wissenschaften zu danken, die mit der Ausbreitung der christlichen Religion zu uns gekommen.

§. 346. IV. Es werden die Hindernisse der Bevölkerung in dem alten Rom gezeiget, welche die Religion zugelassen, und gegen welche sie sich gar nicht gesetzet, die aber alle

durch

durch die christliche Religion abgeschaffet worden sind, dahin gehöret

§. 347. 1) die Hurerey, die keine Schande war,

§. 348. 2) das schreckliche Laster der Päderastie,

§. 349. 3) die nicht bestrafte Aussetzung der Kinder,

§. 350. 4) die unmenschlichen Rechte des Krieges und der Wegschleppung in die elendeste Sclaverey.

§. 351. Die Menge solcher Sclaven wird gezeiget.

§. 352. Wenn auch der römische Staat etwas an Menschen gewonnen; so ist doch die übrige Welt dadurch verwüstet worden.

§. 353. 354. Der greuliche Menschenmord durch die Fechterspiele wird erwiesen und berechnet.

§. 355. V. Das Verbot der Ehescheidung wird insonderheit als ein Haupthinderniß der Bevölkerung vom Montesquiou angesehen: dagegen nun erwiesen wird, daß die von Christo gemachte Einschränkung höchstvernünftig und vortheilhaft, die Leichtsinnigkeit im Scheiden aber von den übelsten Folgen sey.

§. 356. Es wird erwiesen, daß der eheliche Contract wegen der Erziehung der Kinder von Dauer seyn müsse, sodann auch

§. 357. deshalb, weil sonst allen Lastern Thür und Thor aufgethan wird. Es wird auch

§. 358. erwiesen, daß aus den steten Abwechselungen der Frauen nichts weniger als eine grosse Fruchtbarkeit erfolgen könne.

§. 359. Es wird gegen den Montesquiou bewiesen, daß die ersten Römer sehr strenge auf Treue und Glauben bey dem ehelichen Contract gesehen, und daß Ruga 500 Jahre nach Erbauung der Stadt der erste gewesen, der sich, um Kinder zu erlangen, geschieden. Deshalb aber war Rom doch fruchtbar und volkreich.

§. 360. Die übeln Folgen aus der nachher eingeführten leichtsinnigen Scheidung werden gezeiget, und zwar die größte Liederlichkeit unter dem römischen Frauenzimmer, ihre Herrschsucht und Veränderlichkeit wird erwiesen, und

§. 361. 362. diese Materie fortgesetzt.

§. 363. Daraus wird auf die Unfruchtbarkeit der Ehen und auf die elende Erziehung der römischen Jugend bey solchen Vorbildern und auf die Vortheile geschlossen, so die Welt der von Christo geschehenen Einschränkung der Ehescheidung zu danken hat.

§. 364. Des Grafen Moritz von Sachsen, der des Montesquiou Schüler gewesen, Vorschläge zur Bevölkerung werden angeführt und kürzlich widerlegt.

§. 333.

Montesquiou ist es *), der die christliche Religion beschuldiget, daß sie der Bevölkerung hinderlich sey, daß die heidnische Religion der Griechen und Römer hierin einen Vorzug vor ihr habe, daß in der christlichen ein heimliches Gift liege, welches verursache, daß das jetzige christliche Europa funfzig mal weniger Einwohner habe, als das alte und noch heidnische. Er will nicht zugeben, daß die Kriege und Pesten diese Entvölkerung veranlasset, sondern

*) In seinen persianischen Briefen num. 108. und folg. Um zu zeigen, daß ihm nichts angedichtet werde, so will ich einen Auszug seiner eigenen Worte mittheilen.

Im 108ten Briefe heißt es: „Nach einer genauen Rech„nung, so viel es nemlich hierin möglich ist, habe ich ge„funden, daß kaum der 50ste Theil Menschen von „denen, die zu Cäsars Zeiten vorhanden waren, „auf der Erde befindlich sey. Und was einen hierbey in Erstau„nen setzen muß, ist dieses, daß die Erde sich täglich entvöl„kert, und wenn das so fortgehet, so muß sie in tausend Jah„ren eine Wüsteney seyn. Ihr erkennt hieraus, mein Freund, „die allererschrecklichste Verwandelung, die sich jemals in der „Welt zugetragen hat. Man hat aber solche kaum wahrgenom„men, weil sie sich unvermerkt in dem Laufe einer grossen An„zahl von Jahrhunderten zugetragen hat. Und dieses läßt uns „auf den innern Fehler, auf das geheime Gift, „und auf die langsame Auszehrung, welche die „menschliche Natur aufreibet, den Schluß ma„chen".

In dem 109ten Briefe und in dem folgenden sucht er die Ursache aus einigen allgemeinen Ursachen herzuleiten, und er beschließt denselben mit diesen Worten: „Ehe ich dir ins„besondere auf deinen Brief, wegen der Verringerung der „Menschen, so seit 17 bis 18 hundert Jahren erfolget ist, „antworte; habe ich dir erst einige allgemeine Begriffe ge„ben wollen. Im folgenden will ich dir zeigen, daß ge„wisse

sondern er sucht diese Verwüstung lediglich in moralischen Ursachen, in Lehren der Religion, in der von unserm göttlichen Lehrer eingeschärften Vollkommenheit und besonders auch in dessen Verbot der Ehescheidung. Wäre es seiner Meynung nach bey der alten leichten Scheidung geblieben, wie sie bey den Römern und andern Völkern üblich gewesen, daß eine Frau, wie ein Ball, aus einer Hand in die andere gegangen; so würde die Welt mit Einwohnern angefüllet seyn.

Diese Beschuldigung ist neu und unerwartet, zugleich aber auch sehr hart. Hätte man sie von einem so

„wisse moralische Ursachen vorhanden sind, welche unabhängig und ohne die physicalischen (nemlich „Krieg, Pesten und andere Krankheiten) diese Wirkung allein hervorgebracht haben."

In dem 110ten Briefe heißt es von diesen moralischen Ursachen, die es allein gethan haben sollen: „Du suchst die Ursache, „weshalb die Welt weniger als ehedem bevölkert ist, und „wann du genau darauf acht giebst, so wirst du finden, daß „dieser grosse Unterschied von der Veränderung herrühre, „welche in den Sitten erfolgt ist. Seitdem sich die „christliche und mahomedanische Religion in die ehemalige „römische Welt getheilt haben, haben die Sachen eine ganz „andere Gestalt bekommen. Diese beyde Religionen „sind bey weitem nicht der Fortpflanzung des „menschlichen Geschlechts so günstig, als diejenige, welche die Römer als Herren der Welt „hatten." In dieser letztern war die Vielweiberey verboten, (aber dagegen die Hurerey, der Concubinat, der Ehebruch, die Knabenschändung, die Aussetzung der Kinder, der Mord der Menschen zum Vergnügen bey den Schauspielen, erlaubt, wie nachher wird erwiesen werden) „und hierdurch „hatte sie einen sehr grossen Vortheil vor der mahomedanischen Religion. Die Ehescheidung war nach selbiger erlaubt, „welches ihr einen andern nicht weniger beträchtlichen Vortheil vor der christlichen gab."

so schönen und scharfsinnigen Geist wol vermuthen können? Wäre sie aus einem andern und seichten Kopf gekommen; so würde ich sie kaum einer umständlichen Widerlegung würdig gehalten haben. Da aber dieser Mann künftig, wie billig, ein classischer Schriftsteller in denen Materien seyn wird, die zum Recht der Natur und der Politik gehören; so muß ich zeigen, wie viele ganz falsche Sätze aus der Feder dieses grossen Mannes in einem Zuge geflossen sind, damit nicht Halb- und um ein Drittheil Gelehrte, deren die meisten sind, sich durch dessen Ansehen blenden lassen, und nachtheilige Begriffe von der allerbesten Lehre fassen mögen. Man siehet wol, daß derselbe sich durch den Schaden, der von den vielen ehelosen Geistlichen im Pabstthum entstehet, zu diesen Sätzen verleiten lassen.

Da er aber selbst die Vorzüge der protestantischen Kirche vor der römischen in Absicht auf die Bevölkerung zugestanden; so hätte er nicht die Fehler eines Theils dem Ganzen zuschreiben sollen. Er hätte ja in dem Werke von den Absichten der Gesetze dasjenige verbessern können, was in den Briefen ohne Grund übertrieben worden.

§. 334.

Wie ist es aber möglich, in der Lehre Jesu eine Ursache der Entvölkerung zu suchen! Sie ist es 1) ja, die dem Menschen in Ansehung des Heyrathens seine Rechte und Freyheit versichert, und diejenigen Lehren für teuflisch erklärt, welche verbieten ehelich zu werden. 1 Tim. 4, 1-3. Sie ist es, 2) welche allen Ausschweifungen der Lüste und Unordnungen der Begierden des Fleisches widersteht, und die Hurerey, Ehebruch und andere Unreinigkeiten verbietet, welche der Bevölkerung so grossen Eintrag thun, wie ich (§. 238. seq.) hinlänglich erwiesen habe. Sie befiehlet, das Ehebette

bette heilig zu halten, u. s. w. 1 Thess. 4, 3. 4. Ebr. 13, 4. Weiter 3) befiehlt sie sogar den jungen Wittwen, daß sie wieder freyen sollen, um nicht in Gefahr der Versuchung zu gerathen. 1 Tim. 5, 14. Ist sie es, nicht, 4) die eine Mutter wegen des Kinderzeugens selig preiset, wenn sie nemlich dabey im Glauben und gottseligen Gesinnungen verbleibet? 1 Tim. 2, 15. Es ist klar, daß hier von dem Apostel eine vorzügliche Glückseligkeit der Mütter müsse verstanden werden, wenn sie sich als Werkzeuge der Ordnung Gottes unterwerfen, die Zeugung der Kinder nicht hindern, die erzeugten Kinder zur Tugend erziehen, und die Glückseligkeit des Staats durch viele und wohlerzogene Kinder vergrößern, und die Ehre Gottes dadurch mit befördern. Eine solche Mutter verdient auch wegen solcher Last, Gefahr und vorzüglichen Sorge und Arbeit eine vorzügliche Belohnung, nicht nur vom Landesherrn, sondern wird auch derselben bey Gott werth geachtet. Christus ist es weiter, 5) welcher sich gegen die Polygamie erkläret, und der die Rechtmäßigkeit der Monogamie erwiesen hat, welche denn auch glücklicherweise unter seinen Nachfolgern die Oberhand behalten hat. **Montesquiou** gestehet selbst zu, daß die Vielweiberey der **Mahomedaner** der Bevölkerung sehr nachtheilig sey, wie ich es auch (§. 251.) erwiesen habe, und wie es die Gleichheit der beyden Geschlechter außer allen Zweifel setzt. Hat also nicht die christliche Religion blos dadurch der Welt die größten Vortheile verschaffet? Und eben so will ich auch nachher erweisen, daß 6) die so leichte Scheidung bey den Römern die schädlichsten Folgen für die Ehen und für die Bevölkerung gehabt, daher auch Christus durch eine vernünftige Einschränkung der Scheidung der Bevölkerung grosse Vortheile verschaffet hat. Ich füge diesem 7) noch hinzu, daß die christliche Religion von ihren wahren Bekennern for-

fordert, vergnügt, mäßig und arbeitsam zu seyn, sich der eitlen und üppigen Welt nicht gleich zu stellen, noch sich zur thörichten Pracht und Verschwendung verleiten zu lassen. Sind es aber nicht diese Dinge, welche dem Entschluß zu heyrathen so viele Hindernisse legen? (§. 324. u. f.) Wenn also alle Christen nach den Lehren Christi handelten, so würde die Welt auch aus diesem Grunde mehrere und bessere Menschen haben. Was kann also die christliche Religion dafür, daß sich lange nach derselben Ursprung Menschen gefunden, die ihre übertriebene und unstatthafte Folgerungen, die sie aus der Vollkommenheit gezogen, mit selbiger vermischet haben? (§. 197.)

§. 335.

Jedoch ich will die vielen irrigen Säze nach einander widerlegen, und zeigen, I) daß die Schlüsse aus dem ehelosen Stande der Geistlichen ungegründet, II) daß zwar das alte Italien viel volkreicher gewesen, als das christliche, daß aber die heidnische Religion der Römer daran gar keinen Antheil gehabt, III) daß das alte heidnische Deutschland und angrenzende Länder nicht 50 mal volkreicher gewesen, sondern wenigstens etliche mal weniger Einwohner gehabt als anjezt, da sie christlich sind, IV) daß die Religion der Römer nachher, und etwa 150 Jahre vor Christi Geburt solche Sitten und Gebräuche geduldet, welche der Bevölkerung höchst nachtheilig gewesen, und daß wir deren Abschaffung der christlichen Religion zu danken haben, endlich V) daß eine vernünftige Einschränkung der Ehescheidung der Welt viel mehr Vortheile als Schaden gebracht, und daß die Entvölkerung des römischen Staats größtentheils aus der allzuleichten Ehescheidung, die aber selbst unter den Römern sehr spät aufgekommen ist, herrühre.

I. Be-

I. Beweis, daß selbst durch die catholische Religion die Welt nicht entvölkert werde, ob schon die Bevölkerung bey derselben einen langsamern Fortgang hat, als bey der protestantischen.

§. 336.

Diesen Satz habe ich schon (§. 202.) erwiesen. Man setze, daß in Frankreich 16 Millionen Einwohner sind; so werden jährlich in selbigem ohngefähr 440000 Menschen sterben, weil jährlich im Ganzen von 36 Personen eine stirbt. (§. 35.) Da nun die Sterbenden sich zu den Gebornen im Ganzen verhalten, wie 10 zu 12 bis 13 (§. 130.) (wegen der anderweitigen innerlichen Zerrüttung des französischen Staats, wegen der Unterdrückung des Landmannes und des Ackerbaues und der dadurch gehinderten Ehen und Fruchtbarkeit, wollen wir nur das Verhältniß setzen wie 10 zu 12), so werden daselbst jährlich 528000 Menschen geboren, folglich wird Frankreich jährlich in ordinairen Zeiten mit 88000 Recruten bereichert. Da nun die ehelosen Geistlichen an 500000 betragen, und jährlich etwa 10 bis 11000 Recruten gebrauchen, um diese Zahl zu erhalten, weil ihre Sterblichkeit nicht so groß seyn kann, als die Sterblichkeit im Ganzen, da unter ihnen keine Kinder befindlich sind; so würden nach Abzug derselben von dem Ueberschuß der Gebornen etwa 77000 überbleiben, die zur Vermehrung der Einwohner in Frankreich dienen würden. Diese 77000 sind von 17 Millionen $\frac{1}{220}$, oder jene verhalten sich zu diesen wie 1 zu 220. Folglich würde nach der Tabelle (§. 156.) die Verdoppelung der Einwohner in Frankreich noch in 153 Jahren erfolgen können. Wenn der Abzug der Recruten für die ehelosen Geistlichen nicht erfolgt; so würde der Ueberschuß der Gebornen, nemlich die 88000, sich zu 17 Millionen verhalten, wie 1 zu 193, die Verdoppelung würde also nach eben der Tabelle (§. 156.) in 133 Jahren geschehen, folglich 20 Jahr eher. Das Aussterben des Pabstthums ist also ganz ohne Grund, und es haben die Herren Politici des Pabstthums den Schaden der ehelosen Geistlichkeit durch ein Vergrößerungsglas angesehen. Wenn demnach die von der römischen Kirche übertriebene Vollkommenheit des ehlosen Standes auch zum Wesen der christlichen Religion gehörete; so würde doch die Bevölkerung, obwol in geringerem Grade, dabey statt finden. Es fällt also die angeschuldigte Entvölkerung der Welt durch die christliche Religion, als eine Chimäre, gänzlich hinweg. Der Celibat richtet in catholischen Ländern grossen Schaden an, er rottet sie aber nicht aus.

II. Daß das alte Rom die Menge seiner Einwohner nicht der Religion, sondern politischen Verfassungen zu danken gehabt.

§. 337.

Auch dieser Satz ist schon vorher (Cap. 15.) in ein hinlängliches Licht gesetzt. Es erhellet daraus, daß Rom so lange volkreich und mächtig gewesen ist, als die Ackergesetze bestanden, und als man durch eine kluge Vertheilung der Aecker vielen Familien Brodt verschaffet, und Lust zum Heyrathen gemacht. Sobald aber der reiche Adel die kleinen Güter zusammenschmolz, und durch Sclaven das Land bauen ließ, ward die Bevölkerung in eben dem Maaße verringert. Was hatte aber die Religion mit jener wahren Staatsklugheit zu thun? Des Romulus, und nachher des Licinius Gesetz, vermöge dessen einem Bür-

Bürger mehr als 7 Jugera, oder 9 hiesige kleine Morgen Land, zu besitzen und zu bauen nicht frey stund, war kein Grundsatz der Religion der Römer. Man führe dieses Gesetz des Licinius, oder gar des Romulus, der nur 2 Jugera erlaubte, in Italien, oder wo man will, wieder ein, die Religion mag daselbst seyn welche sie will; so wird eine Wüsteney bald lebhaft werden. Da aber das licinische Gesetz durch den Mißbrauch des Reichthums, und durch die damit vergrößerte Macht, Geiz und Pracht, bald nach der Zerstörung von Carthago in Verfall kam; so ist klar, daß die christliche Religion eben so wenig Theil daran hat haben können, als ihn die Religion der heidnischen Römer gehabt hat.

III. Daß das alte heidnische Deutschland nicht nur nicht funfzigmal volkreicher gewesen, als das jetzige christliche, sondern daß es wenigstens etlichemal weniger Einwohner müsse gehabt haben.

§. 338.

Montesquiou hat sowol in den persianischen Briefen, als in dem Buch von den Gesetzen *) das alte

*) L. 23. c. 18. L'Italie, la Gaule, la Germanie etoient à peu près comme la Grèce, pleines de petits peuples & regorgevient d'habitans, on n'y avoit pas besoin de loix pour en augmenter le nombre. Er redet hier von dem Zustande der Völker vor dem Aufkommen der Römer. War Deutschland zu der Zeit des Tacitus noch eben dasselbe, als vor der Römer Zeit? Es war noch in kleine Staaten und besondere Republiken eingetheilet, weil er es aus diesem Grunde schließet. War es nicht mehr dasselbe, da es doch vor den Römern noch unbezwungen war, woher weiß er solches? Vor dem Tacitus

alte Deutschland dem alten Rom an die Seite gesetzt. An dem letztern Orte giebt er zur Ursache an, weil es, so wie vormals Italien und Griechenland, in viele kleine Republiken vertheilet gewesen. Allein diese Ursache ist viel zu unzulänglich, wenn wir auf die Lebensart der alten Deutschen, Britten, Dänen, Schweden und Belgen sehen. Wenn wir jetzt Deutschland auch nur 20 Millionen Einwohner geben; so müste es, wenn es funfzigmal mehr haben sollte, ein Tausend Millionen Einwohner gehabt haben, so viel ich nachher ohngefähr dem ganzen Erdboden werde geben können. Wenn wir auch das licinische Gesetz, nebst der Frugalität der alten Römer in Deutschland einführen könnten; so würde es doch nicht den zehnten Theil fassen können. Die Unmöglichkeit ist leicht zu erweisen.

§. 339.

Denn 1) hatten die Deutschen, wie alle ihre Nachbaren, wenigen oder gar keinen Ackerbau. Sie waren zu wild und zu faul, und lebten mehrentheils von der Jagd und von der Viehzucht *). Aus Liebe zum

citus hat man wenig Nachricht von den Deutschen. War es dasselbe; wie konnte von ihm gesagt werden, daß es so volkreich als Italien und Griechenland gewesen, da dieses schon längst cultivirte Länder waren, hier aber noch alles sehr rauh aussahe? Ich werde nachher den offenbaren Widerspruch darthun.

*) Tacitus de mor. Germ. c. 14. Nec arare terram aut exspectare annum tam facile persuaseris, quam vocare hostes ac vulnera mereri, sie waren leichter zu Schlachten und Wunden als zum Ackerbau zu bringen, pigrum quinimo et iners videtur, sudore acquirere, quod possis sanguine parare, &c. Und Caes. de bell. gall. l. 6. Agriculturae non student majorque pars victus eorum lacte et caseo et carne consistit; er meldet ferner, daß keiner eigenthümlichen Acker gehabt, und

zum starken Getränke baueten sie etwas Gerste, und die am Rheine, wo sie mit den Römern am ersten bekannt wurden, fingen am ersten an Korn zu bauen, aus Noth und wegen der Kriege, die sie mit ihnen führeten. Die Fenni oben in Liefland lebten, wie die wildesten Amerikaner, und die in hiesigen Gegenden ohngefähr wie die Tartarn, nur daß sie mehr an einem Orte blieben *).

§. 340.

Sodann wusten 2) die Deutschen nichts von Fabriken, Handwerken und Künsten. Ihre Lebensart war schlecht und roh. Sie hatten keine Städte, wohneten nicht in Häusern; ihre Hütten, welche von einander abgesondert lagen, verfertigten sie sich selbst, wie die Wilden in Amerika. Tempel baueten sie auch nicht, schnitzten auch keine Bilder der Götter, weil sie dafür hielten, daß Gott weder in der Gestalt eines Menschen könnte vorgestellet, noch in Häusern eingeschlossen werden. Baumeister, Zimmerleute, und was dahin gehöret, hatten sie also so wenig, als Schuster, Schneider, Weber und dergleichen, weil die Kinder ganz, und die Erwachsenen

und daß sie zu dem wenigen Getreydebau alle Jahr andre Felder genommen. Zur Ursache gaben sie an, daß sie nicht über dem Ackerbau die Kriegskunst vergessen möchten. Conf. Cluverus l. 1. c. 18. Germ. ant.

Tacitus c. 23. Cibi simplices, agrestia poma, recens fera, aut lac concretum, wild Obst, frisch Wildpret, oder geronnene Milch, adversus sitim non eadem temperantia; — potus humor ex hordeo aut frumento in quandam similitudinem vini corruptus &c.

*) Tacitus c. 46. Fennis mira feritas, foeda paupertas, victui herba, vestitui pelles, cubile humus — id beatius arbitrantur, quam ingemere agris, illaborare domibus suas alienasque fortunas spe metuque versari.

nen meist nackend giengen. Ihre Kleidung bestand in ihren Rhenonen und Thierhäuten, womit sie sich etwas gegen Wind und Regen deckten. Und so war es mit allen andern Dingen, die zur Bequemlichkeit, Putz und Pracht gehören. Handlung trieben sie also auch nicht*).

Nun aber hat Montesquiou**) selbst gar wol eingesehen, daß eine Nation, welche meist von der Viehzucht lebet, und keinen oder doch wenig Ackerbau treibet, nicht zahlreich seyn kann, weil zur Viehzucht vieles Land der Hütung wegen gehöret, der Bau des Getreides aber viel mehrere, des Reißes und Weinstocks aber noch mehrere Menschen beschäftiget und ernähret. Er beweiset eben das von den Fabriken und Künsten, daß nemlich ein Land viel volkreicher sey, wo diese im blühenden Stande sind, als wo sie wenig oder gar nicht getrieben werden. Da nun derselbe auch zugestehet, und sich auf des Cäsars und Tacitus Zeugniß beruft, daß die Deutschen wenig oder gar nicht den Ackerbau getrieben, daß sie auch vom Luxus ganz entfernt geblieben, und daß daher die Künste und Fabriken unter ihnen nicht bekannt gewesen***): so folgt nach seinen eigenen Sätzen, daß Deutschland zu Cäsars Zeiten nicht könne sehr bevölkert gewesen seyn, bey weitem nicht so stark als das jetzige cultivirte Deutschland, und das alte Italien und Griechenland. Es ist also nicht einzusehen, wie derselbe vom Widerspruch könne losgesprochen werden.

§. 341.

*) Alle diese Dinge sind aus dem Tacitus allzu bekannt, als daß ich mehrere Stellen hier anzuführen Ursache hätte. Beym Cluver findet man von allem noch mehr Erläuterungen.

**) L'esprit &c. l. 23. c. 14. und l. 18. c. 10. Lettres pers. p. 116.

***) L. 18. c. 21. 22, 23.

§. 341.

3) Die vielen Kriege*), welche die Deutschen nicht nur mit Auswärtigen, sondern auch unter sich beständig führeten, schafften der Bevölkerung gewiß auch keine Vortheile. Was auf der einen Seite ihr später und mäßiger Gebrauch der Venus, und ihr vernünftiges Verhalten in der Ehe, und tugendhafter Abscheu vor Hurerey und Ehebruch, zu ihrer Stärke und Größe, zu der Erhaltung des Lebens, und zu der Fortpflanzung nutzte, das schadete auf der andern ihr tolles Vorurtheil von der Tapferkeit und von der Ehre, sich auf eine edle Weise einander den Hals zu brechen. Sie hielten es für eine Schande, auf ihrem Lager und in ihrer Hütte zu sterben, alles trachtete darnach, auf dem noch sogenannten Bette der Ehre sein Leben mit seinem Blute zu verspritzen. Sie suchten ihre Tapferkeit nicht blos in der Beschützung des Vaterlandes zu zeigen, sondern suchten dazu alle Gelegenheit, sollten sie selbige auch vom Zaun brechen, um sich schöne Wunden zu verschaffen, weil allein die Tapferkeit adelte. Wollten die Nachbaren nicht anbinden, so begaben sie sich zu denen hin, welche im Kriege befangen waren. Die Heruler**), die im fünften Jahrhunderte nach Christi Geburt aus ihren Sitzen in Ungarn an der Donau durch Pommern nach Schweden giengen, und da blieben, trieben diese rasende

*) Siehe die Note zum §. 339. Vocare hostes & vulnera mereri, das war ihre Sache. Und Tacitus c. 14. de mor. Germ. Si civitas longa pace & otio torpeat, ultro petunt eas nationes, quæ tum bellum aliquod gerunt, quia & ingrata genti quies & facilius inter ancipitia clarefcunt. Und histor. l. 4. c. 16. nennet sie Tacitus lætam bellò gentem, und c. 64. und l. 5. c. 19. viros ad arma natos, gentes periculorum avidas.

**) Procopius de bello Goth. l. 2.

rasende Tapferkeit am weitesten, indem sie ihre alten Väter, die nicht im Kriege hatten umkommen können, noch zu einem Zweykampf zwungen, in welchem sie durch Vergiessung des Blutes sterben musten; und zwar hielten sie dieses für eine Pflicht der kindlichen Liebe.

Kein Wunder, weil sie für die Helden einen besondern Himmel, Valhalla genannt, erdacht hatten, in welchem sie aus den Hirnschalen der Erschlagenen den besten Wein trinken, und von den schönsten Mädgen bedienet werden sollten *). Doch weiß ich nicht, ob ich diese Meynung auch unsern alten Vorfahren, den Longobarden und Semnonen, die an der Elbe, Havel und Spree gewohnet, zuschreiben soll, da sie nur denen mehr gegen Norden gelegenen Deutschen in Dännemark und Schweden eigen gewesen zu seyn scheinet. Jedoch ihre rasende Begierde zum Kriege und zur Erwerbung der Wunden, als Zeichen und Beweisthümer des Adels, war allgemein. Wie sehr muß aber nicht die Bevölkerung durch solche Triebe gelitten haben! Wie viele Jünglinge müssen nicht dadurch umgekommen seyn, daher die Jungfern lange unverheyrathet bleiben müssen! Wie viele Frauen müssen nicht zeitig Wittwen geworden seyn, insonderheit bey denen Nationen der Deutschen, die es für unerlaubt hielten, zum zweytenmale zu heyrathen! Welch ein grosser Schade muß nicht daraus für die Vermehrung entstanden seyn! (§. 183. u. f.)

§. 342.

Dieses erhellet 4) auch aus dem Zustande des alten Deutschlandes. Tacitus **) beschreibt dessen Gestalt recht

*) Conf. Keysleri antiqu. septent.

**) Informem terris, asperam coelo, tristem cultu adspectuque, nisi si patria, c. 2. de mor. Germ.

recht fürchterlich, weil es mit grossen Wäldern, Seen und Morästen angefüllt gewesen. Jetzt würde er diese Stelle ändern müssen, da es durch die Cultur des Landes eines der schönsten Länder ist, und weder von allzugrosser Hitze noch unerträglicher Kälte leidet. Die grossen Wälder *) waren nicht nur nöthig, da die Deutschen als grosse Jäger meist von Wildpret lebten, sondern sie erhielten sie auch mit Fleiß als ihre Gränzvestungen gegen die unvermutheten Ueberfälle der Nachbaren. Je grösser die Wüsteneyen und dicken Wälder zwischen ihnen waren, desto sicherer hielten sie sich.

§. 343.

Wenn man endlich 5) die aufbehaltenen Zählungen verschiedener alten Völker betrachtet; so ist klar, daß das alte Deutschland und dessen nordische und westliche Nachbarn gar nicht so volkreich gewesen, als es uns Montesquiou nebst andern ohne Grund überreden will.

Julius Cäsar **) giebt uns ein Verzeichniß von der Zahl aller Seelen, welche die mit den Bajern, Rauracken, Tulingern und Latobrigern vereinigten Helvetier ausgemacht. Es waren nicht mehr als 357000 Köpfe, worunter 92000 die Waffen tragen konnten. Diese verhielten sich also zur ganzen Summe wie 1 zu $3\frac{81}{92}$, oder meist die vierte Person im ganzen Volk war tüchtig zu den Waffen. (vergl. §. 122.) Nach der Niederlage oder vielmehr wahren Metzeley waren nicht mehr als 130000 übrig,

---

*) Pomp. Mela l. 3. c. 3. Magna ex parte silvis ac paludibus invia. Unter den Wäldern waren der hercynische, von 60 Tagereisen lang und 9 breit, der baceniſche und der ſemaniſche die berühmteſten. Caes. de bell. gall. l. 6. und Cluverus in Germ. ant. Und l'esprit de loix l. 15. c. 10.

**) De bell. gall. l. 1.

übrig, Männer, Frauen, Kinder und Gesinde zusammen gerechnet; meist $\frac{2}{3}$ waren also umgekommen.

Diese Verbundene bewohneten nicht nur die jetzige Schweiz, sondern auch einen grossen Theil von Schwaben und Bayern. Wem ists aber unbekannt, daß jetzt die eigentliche Schweiz in einigen Tagen 200000 streitbare Mann aufstellen könne? Wenn wir setzen, daß damals so, wie jetzt, jährlich einer von 36 gestorben (§. 35.); so werden von diesen vereinigten jährlich nicht mehr als 9916 gestorben seyn. Um das Jahr 1752 sturben in der Churmark Brandenburg nach einer jährlichen guten Mittelzahl 18700. (S. Tab. 22. in der Sammlung des ersten Theils). Folglich ist der ganze Schwarm dieser Alliirten den Einwohnern der Churmark Brandenburg kaum zur Hälfte gleich gewesen. Wer wollte aber jetzt ein gleiches, auch nur blos von der Schweiz, behaupten? Die Rechnung des Montesquiou ist demnach ganz unrichtig und übertrieben.

§. 344.

Cäsar hat uns noch eine Liste von der Macht der Belger aufbehalten. Die Belger waren ohnstreitig Deutsche, und ihre jetzige Sprache beweiset es noch. Sie hatten aber damals nicht nur das jetzige Holland, die österreichischen und französischen Niederlande, sondern auch einen Theil von dem jetzigen Frankreich in Besitz, und Cäsar sagt ausdrücklich, daß sie den dritten Theil von Gallien inne gehabt *). Diese Nation hielt eine allgemeine Landesversammlung, und vereinigte sich dahin, daß sie ein Heer von 324000 Soldaten gegen den Cäsar stellen wollten, und

*) De bell. gall. l. 2. im Anfange: Belgae, quam tertiam esse Galliae partem dixeramus &c.

und zwar versprachen die Bellovacer 60000, die Svessonen 50000, die Nervier auch so viel, die Condruser, Eburoner, Cäräser und Pämaner, welche mit einem Namen Germanier hießen, 40000, die Attebater, Moriner, Ammianer, Veromanduer, Velocasser und Caleter zusammen 84000 u. s. w. Wenn wir nun, wie vorher, den vierten Mann als streitbar annehmen; so würde das ganze Volk nicht mehr als 1 Million und 296000 Häupter betragen haben. Da aber die Svessonen schon damals den Ackerbau getrieben und 12 Städte gehabt haben; so wollen wir setzen, daß nur der Kern und nur der achte Mann ausgehoben worden; so würde die ganze Summe des Volks nicht viel über $2\frac{1}{2}$ Millionen betragen haben. Da nun diese Belger den dritten Theil von Gallien inne gehabt; so würde die Zahl aller Einwohner in ganz Gallien damals ohngefähr $7\frac{1}{2}$ Millionen groß gewesen seyn. Es fehlet also noch sehr viel an der jetzigen Zahl, wenn man nach dem Urtheil der neuesten und besten Schriftsteller dem jetzigen Gallien auch nur 16 bis 17 Millionen giebt, geschweige, daß es nach der Angabe des Montesquiou 50 mal volkreicher sollte gewesen seyn. Der Herr Ritter Hume ist mit mir völlig einig, und es verdient desselben gelehrte Abhandlung hierüber nachgelesen zu werden *).

§. 345.

Am unbegreiflichsten fällt es mir, wie man sich dieser Dinge zum Angriff der christlichen Religion hat dedienen können. Wenn ich nicht für den Präsident

*) Political discourses by David Hume Esq. Edinburg 1752. the second edition pag. 248. so auch in das französische und deutsche übersetzt sind.

sident Montesquiou zu viel Hochachtung hätte; so würde ich ihn für einen hämischen Feind des Christenthums erklären müssen, der selbiges durch diese falsche Beschuldigung in den Augen der Fürsten und Staatsklugen hätte verhaßt zu machen gesucht, wie es leider! viele leichtsinnige Gemüther in den jetzigen Zeiten zu machen pflegen. Denn gesetzt auch den uneingestandenen Fall, daß Gallien oder Deutschland, so lange es im Heidenthum gewesen, mehr Menschen gehabt hätte als jetzt; wie hat man denn sogleich durch einen unglücklichen Sprung auf die christliche Religion verfallen können, und zwar mit Ausschließung aller andern physikalischen oder politischen Ursachen? Hätte man nicht erst beweisen müssen, daß weder Krieg noch Pesten solche Verringerung hätten verursachen können? Wenn es nöthig wäre, ließe es sich leicht darthun, daß vielmehr die Einführung des Christenthums in diese westliche und nördliche Gegenden die gelegentliche Ursache ihres jetzigen blühenden Zustandes geworden, weil Künste und Wissenschaften desselben Gefährtinnen gewesen. Ja, das Christenthum hat nicht nur Gelegenheit zur Verbesserung dieser Länder gegeben, sondern es hat auch noch mehr geleistet. Es hat die rauhen Sitten der zwar tapfern aber doch wilden Deutschen gemildert, es hat die Vorurtheile von der falschen Ehre gehoben, den Heldenhimmel und die daher genommenen irrigen Bewegungsgründe verbannet, die Rechte des Krieges gereinigt, daß sie der Vernunft und der Menschlichkeit gemäß sind, und daß man jetzt glaubt, daß man ohne solche wilde Triebe nach Blut und Wunden edel und tapfer seyn könne.

IV. Beweis, daß die heidnische Religion viele der Bevölkerung höchst nachtheilige Gebräuche geduldet, die nachher von den christlichen Kaisern zum Besten des menschlichen Geschlechts sind abgeschaffet worden; woraus der unendliche Vorzug der christlichen Religion vor der heidnischen klärlich erhellet.

§. 346.

Ich bescheide mich, daß man viele Behutsamkeit brauchen müsse, wenn man einer Religion und deren Wesen und Lehren etwas beymessen will. Es geschehen viele unerlaubte Dinge in der Christenheit, die man aber der christlichen Religion nicht zuschreiben kann, weil sie selbige nicht lehret, sondern bestrafet. So kann man von dem lasterhaften Leben eines Alexanders VI. und anderer Lehrer in allen Religionspartheyen nicht auf die Religion selbst schliessen. Wenn aber eine herrschende Religion Laster und schädliche Gebräuche wo nicht geradezu lehret, dennoch mit kaltem Geblüte duldet, sie nicht strafet, noch dagegen eifert, und alle mögliche Mittel zu deren Abstellung anwendet; da kann man allerdings selbige ihr zurechnen. Lehret sie auch nicht die Laster, so zeiget sie doch ihre innerliche Unvollkommenheit in ihrem Mangel an solchen Sätzen, welche der Unordnung entgegen stehen. Wir können daher mit Grunde auf die Rechnung der römischheidnischen Religion die Gräuel setzen, die nur so lange bestunden, als Rom heidnisch war. Dahin gehören 1) die öffentlich geduldete und nicht einmal zur Schande gerechnete Hurerey, 2) der unnatürliche Gebrauch der Knaben, 3) die Aussetzung der Kinder, 4) die Unmenschlichkeit gegen die Sclaven, und insonderheit 5) die

Grausamkeit bey den Spielen der Klopffechter. Fast alle diese Dinge geschahen und bestunden öffentlich. Die besten Moralisten haben gegen viele dieser Unmenschlichkeiten nicht ein Wort gesagt, sondern sie gar gelobet. Die Pontifices Maximi thaten es selbst ungescheut, ihrem Character und Ehre unbeschadet, und es ist kein Gesetz dagegen promulgiret worden, bis endlich die christlichen Kaiser, aus Einsicht und Antrieb der Religionsgesetze und einer vollkommenern Moral, alles abschafften, wodurch die Bevölkerung so sehr gehemmet worden war. Ich will alles kürzlich beweisen.

§. 347.

1) Die Hurerey ward von den heidnischen Griechen und Römern nicht nur öffentlich geduldet, sondern gar nicht zur Sünde gerechnet, ja wol gar von den ehrbarsten Männern gebilliget und gelobet. Es durfte nicht nur ein Comödiant öffentlich hinschreiben:

Non est flagitium, scortari hominem adolescentulum;

sondern Horaz *) gedenket sogar des sonst so strengen Censors Cato, der ein bravo! einem jungen Menschen zugerufen, dem er begegnet, da er aus einem Hurenhause gekommen war, in diesen Worten:

Macte
Virtute esto, inquit sententia dia Catonis.
Nam simulac venas inflavit tetra libido,
Huc juvenes aequum est descendere.

Man durfte sich nur nicht mit den Töchtern der römischen Bürger abgeben, mit den Sklavinnen aber und fremden Weibspersonen, und in den öffentlichen Hurenhäusern war alles erlaubt, es war keine Sünde, keine Schande. Solon, ein Gesetzgeber, ermunterte

*) l. 1. Sat. 2. v. 31.

terte die Jugend zu Athen, sich der Miethshuren zu bedienen, damit die Frauen und Töchter der Bürger in Sicherheit blieben. Und wie konnte es zur Schande gereichen, da unter den Phöniciern und Griechen die Hurerey sogar unter den gottesdienstlichen Handlungen befindlich war? Zu Corinth wurden über tausend Mädgens im Tempel der Venus unterhalten, die mit ihrem Leibe die Kosten zum Unterhalt des Götzendienstes verdienen musten; daher die Wörter φοινιζειν, κορινθιαζειν, λεσβιαζειν, entstanden: so wie noch jetzt in Ostindien im moguliſchen Reiche die Tänzerinnen zu eben dem Zweck bey den Pagoden gehalten werden. Mehreres kann man hievon bey dem Potter finden *).

Diese Freyheit war nun aber nicht nur Ursache, daß viele junge Leute sich vor der Ehe entkräfteten, und alsdann, nach des grossen Boerhave Ausdruck, als mariti effoetam genituram uxoribus impendebant, woraus er rachitidem oder die englische Krankheit herleitet, und also wenige oder schwache Kinder erzeugten (§. 92.); sondern sie war auch die Ursache, daß sich die Römer zur Zeit des Augusts lieber mit Huren und Maitressen beholfen, als sich unter das Joch der herrschsüchtigen Damen begeben wollten, die sie ohnedem gleich wieder verließen, wenn es ihnen nicht gefiel. August sahe den Schaden, seine Gesetze aber waren zu schwach, so lange diese Freyheit der Hurerey und des Concubinats nicht konnte aufgehoben werden. (§. 234.) Die Gründe vom Patriotismus wurden durch das Laster entkräftet. Wie konnte aber dieses alles zur Sünde gerechnet werden, da die Römer an ihren Götzen, an der Venus, Mars, Jupiter und andern, die ärgerlichsten Beyspiele stets vor Augen hatten? Sie hätten ihre Götzen verdammen

 und

*) Antiquities of Greece. Vol. 2. l. 4. c. 12. p. 309.

und ihren Dienst abschaffen müssen, wenn sie diese Laster an sich hätten zur Sünde machen wollen. Mich wundert daher, wie Montesquiou die Römer wegen ihrer Ehegesetze erheben können; da klar zu Tage liegt, daß sie nichts gefruchtet, und wegen des allgemeinen Verderbens der Sitten, auch selbst wegen der Religionssätze, wenig oder nichts haben fruchten können *).

§. 348.

II) Hierzu kam die abscheuliche Schändung der Knaben. Ein Laster bleibt nicht allein, und die Lüste lieben die Abwechselung, wenn sie ihnen gestattet wird. Die alten Cretenser hatten die gute Gewohnheit, daß angesehene und tugendhafte Männer Knaben von guter Art zu sich nahmen, und zu tugendhaften Gesinnungen zu gewöhnen suchten; gegen derselben unzüchtigen Gebrauch waren scharfe Gesetze, weshalb auch die Tugend des Socrates gerettet werden kann **). Allein es verfiel nachher diese alte und schöne

*) Suetonius in Augusto c. 34. Leges sanxit de adulteriis et de pudicitia. Cumque etiam immaturitate sponsarum et matrimoniorum crebra mutatione vim legis eludi sentiret, tempus sponsas habendi coarctavit, diuortiis modum imposuit. Es wurden aber die Gesetze des Augustus eben so als die Julia eludirt, wenigstens der Zweck, die Bürger zu mehren, nicht erhalten, da die Hurerey und andere Unreinigkeiten blieben.

**) Potters antiqu. l. 4. c. 9. womit Athenæus Deipnos. l. 13. zu vergleichen, welcher diese Liebe der Cretenser und Chalcidenser von der schlimmen Seite ansieht, und ausdrücklich sagt, daß sie amores pueriles virgineo vorgezogen. Er giebt auch ein grosses Verzeichniß von Personen, die der Paederastie ergeben gewesen, insonderheit soll Alexander der Grosse dieser Unzucht auf eine rasende Weise ergeben gewesen seyn. Conf. Maximus Tyrius Differt. 8-11. wo er den Socrates rettet.

schöne Gewohnheit in den allergräulichsten Mißbrauch. Justinus *) meldet, daß ganze Heerden Knaben zum schändlichen Gebrauch feil gestanden, so wie man sonst Heerden Schaafe und ander Vieh gehalten. Tatianus **) macht den Römern den Vorwurf, daß sie darin einen Vorzug gesucht, wenn sie, so wie andere schöne Pferde, einen Stall voll der schönsten Knaben gehalten. Elmenhorst ***) bemerkte bey dem Arnobius, daß nicht nur die Knechte und infamen Personen, sondern auch die Größten und Vornehmsten unter den Griechen und Römern diesem abscheulichen Laster ergeben gewesen wären. So lange auch Rom heidnisch blieb, so lange blieb dieser Greuel im Schwange. Durch die Einführung des Christenthums ist ihm allererst Einhalt geschehen, und zwar durch harte Strafe, welche die Kaiser Constantinus und Constantius darauf gesetzt. Primi obviam iverunt infamibus hisce pædicoribus, et capitalia irrogarunt supplicia, sagt Elmenhorst, und bezieht sich auf die deshalb im Corpore Juris vorhandene Gesetze ****).

§. 349.

III) Die Aussetzung der Kinder war auch bey den Römern gar sehr im Gebrauch, so wie es ehemals erlaubt gewesen war, die monströsen Töchter oder die zuletzt gebohrnen umzubringen. Montesquiou *****) hat

*) Apol. 2. p. 70. und Clem. Alex. in pædag. l. 3. c. 4.

**) contra græcos. c. 45. p. 100. ed. Worthii.

***) In notis ad Arnobii l. 1. p. 58. cf. Clemens l. 6. und in constit. apost. c. 27. l. 7. c. 3. desgleichen Lactantius de falsa relig. l. 1. c. 10.

****) l. 3. Cod. Theodos. ad legem Juliani de adulteriis, l. 31. Cod. Just. ad. leg. Jul. de adul. Nov. 71. und 141.

*****) l'esprit des loix. l. 23. c. 22. und Potters antiq. l. c.

hat dasjenige gesammlet, was hieher gehöret, und er führet zu dem Ende den Tacitus an, welcher die Deutschen gelobet, daß sie ihre Kinder nicht ausgesetzt, und daß bey ihnen die guten Gewohnheiten mehr vermochten, als bey andern die guten Gesetze. Und da man kein römisches Gesetz wider diesen unbarmherzigen Mord der Eltern kennet; so war er auch sehr üblich. Es hat auch dieser dem menschlichen Geschlechte zugefügte Schade nicht eher, als mit der Einführung der christlichen Religion aufgehöret, als welche den Todschlag gänzlich verbietet.

§. 350.

IV) Zu diesen Unmenschlichkeiten der Römer, wodurch dem menschlichen Geschlecht so vieler Schade geschehen, rechne ich nun auch noch nicht nur die Sklaverey an sich, sondern auch die schreckliche Mißhandlung dieser unglückseligen und durch den Krieg in die Gefangenschaft gerathener Menschen. Ein Sklave war eine Person, über welche der Herr ein ganz uneingeschränktes Recht und zwar über Leben und Tod hatte; er konnte ihn zur härtesten Arbeit nicht nur brauchen, sondern auch ihn dabey zu Tode prügeln oder sonst martern, er konnte ihn verhungern lassen, und mit ihm nach Willkühr handeln. Itane servus homo est? d. i. ist ein Sklave auch ein Mensch? so antwortete jenes rasende Weib beym Juvenal *) ihrem Manne, da er einen unschuldigen Sklaven nicht nach ihrem Eigensinn gleich wollte tödten lassen. Ein Sklave ward, so lange er es blieb, aller Ehre unwürdig geachtet, wenn er gleich in seinem Lande und Volke ein angesehenes Ehrenamt geführet hatte. Ein Sklave hatte nicht das Recht zu appelliren, und den Beystand der

*) L. 3. Sat. 6, v. 223.

der Obrigkeit gegen die unerhörtesten Grausamkeiten seines Herrn zu suchen. Cato, der Censor, der sich wegen seiner strengen Gerechtigkeit einen grossen Ruhm erworben, hielt es, nach Plutarchs Bericht in desselben Leben, nicht für ungerecht, seine alten abgelebten Sklaven, wenn sie nichts mehr arbeiten und verdienen konnten, wenn sie gleich noch so treu und noch so lange gedienet hatten, aus dem Hause zu stossen und verhungern zu lassen. Als ein Sklave sich vergangen hatte, so wurden 400 andere wegen Verdacht, daß sie daran möchten Theil haben, von ihrem barbarischen Gebieter zugleich mit umgebracht. Das gemeinste Schicksal der gefangenen und erkauften Sklaven war, daß sie von den reichen Römern auf ihren Landgütern zur Arbeit gebraucht wurden, da sie denn bey Tage in Ketten das Feld und die Gärten bestellen, des Nachts aber wie das Vieh in engen Behältnissen und Kerkern, die man Ergastula nannte, verschlossen wurden. Die härteste Arbeit war in den Mühlen, wozu die genommen wurden, welche sich etwa eines Versehens schuldig gemacht hatten; daher es beym Terentius im Andria heißt: Verberibus caesum te in pistrinum. Dave, dedam usque ad necem: d. i. ich will dich zur Arbeit in der Mühle bestimmen, und dabey zu Tode prügeln lassen. Daher ward das Wort μύλωνες, d. i. Müller oder zur Arbeit in der Mühle hingegebene Sklaven, bey den Griechen als ein solches unglückliches Wort angesehen, dessen man sich nicht einmal gerne bediente *). Das Elend der Sklaven in der Türkey, sonderlich zu Algier und im Maroccanischen, möchte wol als ein Ueberbleibsel von der römischen Sklaverey können angesehen werden. Doch übertraf die römische die algierische noch darin, daß die Römer ihre Skla-

*) Potters archaeol. graeca. l. 1. c. 10.

Sclaven nicht nur bey öffentlichen Schauspielen mit wilden Thieren kämpfen und erwürgen ließen, sondern daß sie selbige insonderheit zu ihren Fechterspielen gebrauchten, wovon ich hernach besonders handeln will.

§. 351.

Der Schade, den das menschliche Geschlecht dabey erlitten, kann aus der ungeheuren Anzahl derselben in dem weiten Umfange des römischen Gebiets gar leicht beurtheilet werden. Es war kein bemittelter Römer, der sich nicht ihrer bediente, und nach Proportion seines Vermögens viele oder wenige hielt. Man brauchte sie nicht nur zur Arbeit, sondern auch zum Staat. Der reiche Crassus hatte ihrer so viele, daß darunter allein 500 Baumeister und Zimmerleute waren. C. Cäcilius Claudius Isidorus, ein bloßer römischer Bürger, hinterließ, seines grossen Verlusts im bürgerlichen Krieg ohnerachtet, doch noch 4116 Sclaven. Seneca meldet vom Demetrius Pompejanus, daß er sich täglich eine Liste von seinen Sclaven, so wie ein Feldherr von seiner Armee, geben lassen. Und Athäneus berichtet, daß einige Römer 10 bis 20000 Sclaven gehabt, und zwar nicht blos Gewinstes, sondern der Pracht und des grossen Gefolges halber *). Die römischen Scribenten nennen ihre Menge gewöhnlich legiones mancipiorum, exercitus, agmina, greges seruorum et ancillarum, ja Tacitus sogar nationes, und Seneca **) meldet, daß man die greges vinctorum in aera-

*) Plin. hist. nat. l. 33. c. 10. Sen. de tranquill. c. 8. Athenæus Deipnos. l. 6. Und beym Lipsius de magnit. rom. l. 2. c. 15.

**) de vitæ brev. c. 12.

ætatum et colorum paria vertheilet habe. Daher darf es uns nicht wundern, daß aus der Menge elend gehaltener Menschen, in deren Brust die Liebe zur Freyheit nicht erloschen war, oft groß Unheil entstanden ist. Der Geiz der Herren brachte zuweilen die auf einem Landgute befindliche Schaaren der Sclaven, weil sie zu schlecht gehalten wurden, zu öffentlichem Straßenraub. Ja die Herren selbst bedienten sich zuweilen derselben, nach Lipsius Bericht und Beweis, zu solchem Zweck, und schleppten freye und reisende Leute nebst ihren Gütern in ihre ergastula, die wir daher als die alten Raubschlösser der Grafen und Freyherren in Deutschland ansehen können, aus welchen sie in die benachbarten Gegenden auf Raub ausgiengen. Augustus und Tiberius suchten dem Uebel abzuhelfen, und ließen diese Raubnester durchsuchen, und die Gefangenen erretten *). Daher war es auch nicht schwer, daß Rebellionen und Kriege entstehen konnten; und man muß sich nur wundern, daß durch ihre Menge nicht alles umgekehrt worden ist, und daß sie nicht so, wie bey den Volsinern in Etrurien, den Meister gespielet. Florus **) sagt ausdrücklich, daß aus dem Ueberfluß der zu einer Familie gehörigen Personen die Kriege der Knechte entstanden. Der Syrer Eunus erbrach die Gefängnisse, und brachte eine Armee von mehr als 60000 Sclaven zusammen; und eben so gieng es bald hernach wieder in dem Kriege der Sclaven, den der Hirte Athenio anspann. Eben so war es in Griechenland, und es waren nach Athenäus Bericht (l. 8.) in Athen oder Attica 400000, in Arcadien 300000, in Corinth 460000, und in der kleinen Republik Aegina 470000, also zusammen in diesem

*) Sueton. in Aug. c. 32. in Tib. c. 8.

**) Florus l. 3. c. 12. l. 1. c. 21. l. 3. c. 19.

sem Theil von Griechenland 1630000, oder über $1\frac{1}{2}$ Million Sklaven. Hiervon schließe man auf das mächtige und weite römische Gebiet; so wird man über die Menge der unglückseligen Menschen erschrecken, welche der Stolz und die vermeinten Rechte machten, und im Elende erhielten, und wogegen in der Religion keine Gesetze enthalten waren. Wie viel Dank ist die Welt nicht also der Lehre Jesu auch in dieser Absicht schuldig, als wodurch die Seelen weicher und menschlicher allmählig gemacht, und die Quellen so vieles Unglücks ausgetrocknet worden sind! Nur Schade, daß die Ehre des Christenthums durch den unglücklichen Sklavenhandel, und das allzuharte Verfahren mit selbigen in Amerika in den neuern Zeiten sehr wieder beflecket wird.

§. 352.

Das römische Reich soll nun zwar, nach des Herrn von Montesquiou *) Meinung, hiedurch wieder bevölkert, und der durch die Kriege verursachte Abgang wieder ersetzet worden seyn; allein deshalb bleibt doch der Schade im Ganzen sichtbar. Rom und Italien wurden wieder mit Menschen angefüllet, aber wodurch? Durch die Ausleerung der benachbarten Länder. Paulus Aemilius zerstörte 70 Städte, und führte allein aus Epirus 150000 Sklaven hinweg: Und so wurden die Unglücklichen millionenweise aus allen Enden zusammen geschleppet. Konnte dabey wol das menschliche Geschlecht gewinnen? War der Verlust im Ganzen nicht ungleich größer, als der besondere Gewinn der Römer? Würde von solchen Weggeschleppten nicht eine viel größere Nachkommenschaft in ihrem Vaterlande entstan-

*) l'esprit des loix, l. 23. c. 19.

standen seyn, als in der Sklaverey möglich war? Gesetzt aber auch, daß von den Sklaven $\frac{1}{4}$ oder auch $\frac{1}{3}$ geheyrathet habe; so ist doch ohnstreitig gewiß, daß $\frac{2}{3}$ unverheyrathet gestorben. Und was hätte die Herren der Sklaven, und die Sklaven selbst zur Ertheilung und zum Gebrauch der Erlaubniß bewegen sollen? Die Herren konnten sie wohlfeiler kaufen, als die Erziehungskosten ausmachten. Welche Ungemächlichkeit, wenn ein Herr nicht nur 1000 Sklaven, sondern auch so viel Sklavinnen, und zweymal so viel Kinder hätte erhalten sollen? Wo Raum her für so viele Familien? Diese Elenden wurden auf den Landgütern des Nachts in den Kerkern gefänglich verwahret, mit Weibern und Kindern ließ sich dieses nicht so füglich bewerkstelligen. Was hätte aber die Sklaven selbst dazu bewegen sollen? Ihre Knechtschaft, ihre Ketten und die Prügel, waren die nicht ein genugsames Mittel gegen alle Lust? Konnten sie sich wol entschließen, Erben ihrer Knechtschaft und Elendes in die Welt zu stellen? Und warum sollten sie es thun, da sie nach dem vorgedachten Beyspiel ihrer Herren der etwanigen Lust auf andere Art konnten ein Genüge thun? Mehrere Gründe gegen die Bevölkerung des römischen Staats durch die Sklaven findet man bey dem Herrn Hume in seinem zehnten Discurse.

§. 353.

V) Ich kann nicht umhin, der unmenschlichen Fechterspiele noch besonders Erwehnung zu thun, welche nicht nur die grausame Härte der Römer, sondern auch den Schaden erweislich machen können, den die heidnischen Römer der menschlichen Gesellschaft zugefüget haben. Die Religion gab dazu nicht nur die erste Gelegenheit, sondern sie duldete sie auch nachher,

her, und war zu ohnmächtig gegen solche Verführungen der Vernunft und des Irrthums. Im Anfange wurden von den Gefangenen etliche zum Opfer für die Götter aufbehalten und geschlachtet. Dies geschah bey den Römern, Galliern, Deutschen und andern Völkern. Die Römer schafften es zeitiger ab, Die Deutschen und Gallier hatten es noch zu Cäsars und Tacitus Zeiten. Die Beschreibung, die uns Tacitus *) von dem Gottesdienst der alten Brandenburger oder svevischen Semnonen giebt, ist sonst sehr schön und fast patriarchalisch, und von der Abgötterey entfernt; nur das sieht Tacitus mit Recht als etwas barbarisches an, daß sie ihr jährliches grosses Fest mit Schlachtung eines Menschen anfingen, barbari ritus horrenda primordia. Er mochte aber wohl nicht hierbey gedenken, daß seine Landesleute es sonst auch also gemacht, daß sie nachher bey den Begräbnissen der Vornehmen ein und noch mehr Paar Fechter sich erwürgen lassen, damit es dem Verstorbenen nicht an Gesellschaft fehlen möchte, und daß sie endlich gar diese gottesdienstliche Handlungen in bürgerliche Spiele verwandelt, in ludos maxime horrendos, omni barbarie ac feritate diriores. Die gefangene Sclaven wurden als Schlachtschaafe an die lanistas oder magistros ludi heerdenweise verkauft. Diese abscheulichen Lehrmeister unterrichteten sie in den verschiedenen Arten des Kampfs, wie sie sich einander mit Schwerdtern, mit oder ohne Schild, mit Stricken und Netzen, ankommen und erwürgen könnten; daher die verschiedenen Namen der unglücklichen Lehrlinge, secutores, parmularii, restiarii, mirmillones, thraces. Der allgemeine Name war gladiatores. So oft ein römischer Candidat sich die

*) de mor. germ. c. 9.

die Gunst des Volks zur Erlangung eines Amts erwerben wollte, führte er in den gegebenen Schauspielen dergleichen Fechter auf, die sich einander die Hälse zur Ergötzung des Volks brechen mußten. Dergleichen veranstalteten auch die römischen Kaiser und Gouverneurs, und es war solches jedem erlaubt, der es thun konnte und wollte. Die Sclaven wurden nicht als Menschen betrachtet. Die, so nicht zu den Fechterkünsten geschickt waren, wurden zum Kampf mit den Thieren genommen, die daher bestiarii hießen. Bey den Banquets ließ man auch wol unabgerichtete Sclaven im Speisesaal bis auf den Tod kämpfen, durch deren Blut öfters die Gäste bespritzt wurden. Nach des Suetonius und Dio Bericht war es des Kaiser Claudius tägliches Vergnügen, daß er vor Mittage die bestiarios öffentlich kämpfen ließ, nachher und wenn das Volk entlassen war, blieb er noch sitzen, und ließ die sogenannten meridianos vortreten und sich ermorden. Das that er aber nicht allein, sondern auch andere Reiche, und es gieng dieser Blutdurst so weit, daß auch Seneca *) dagegen eiferte, ob er schon sonst die Fechtspiele an sich nicht tadelte. Die Fechter wurden nicht nur unterrichtet, sondern sie wurden auch gegen die Zeit recht gemästet, theils zur Erlangung mehrerer Stärke, theils zum bessern Ansehen, wovon Cyprians **) Worte merk-

*) epist. 7.

**) epist. 1. ad Donatum: paratur ludus gladiatorius, ut libidinem crudelium luminum sanguis oblectet. Impletur in succum cibis fortioribus corpus et arvinæ toris membrorum moles robusta pinguescit, ut saginatus in pœnam carius pereat. Homo occiditur in hominis voluptatem et ut quis possit occidere, peritia est, usus est, ars est. Scelus non tam geritur sed et docetur. Quid potest inhumanius esse, quid acerbius dici? Disciplina est, ut perimere quis possit, & gloria est, quod perimit.

merkwürdig. Und wozu geschahe das alles? Die römischen Scribenten wissen diesem Mordgeist keinen andern Anstrich zu geben, als diesen, daß die Römer sich dadurch gewöhnen möchten, Blut und Sterbende ohne Mitleiden anzusehen, um dadurch im Kriege desto unerschrockner und tapferer zu werden. Verfluchte Tapferkeit, die auf eine so elende Art erlanget ward! Die alten Spartaner und Griechen, die sich auch auf so mancherley Art aushärteten und zur Tapferkeit gewöhnten, wusten gleichwol von diesem schrecklichen Mittel nichts, und begnügten sich mit ihren olympischen, nemeischen, isthmischen und andern Spielen. Ich kann es daher dem schönen Geist des Plinius nicht verzeihen, wenn er es nicht nur an seinem Freunde Maximus billiget, daß er den Veronensern ein solch blutiges Spiel (gladiatorium munus) versprochen, sondern sogar den Kaiser Trajan deshalb lobet, diesen besten Fürsten, daß er viele Tage hindurch im ganzen Reiche viele tausend Paar Fechter kämpfen und dadurch etliche tausend Menschen umkommen lassen, weil mehrentheils wenigstens einer auf dem Platz blieb, und sehr oft auch der andere an den empfangenen Wunden umkommen mußte. Er rühmt in der Lobrede auf ihn, daß er solche Schauspiele angestellet, wodurch die Gemüther der Römer nicht weichlicher geworden, sondern wodurch sie zur Verachtung des Todes und zu edlen Wunden angefeuert worden, indem man auch an Sklaven eine Begierde nach Ruhm und Sieg wahrgenommen *). Er rühmt auch den Trajan, daß er bey allen diesen Morden ohne alle Rüh-

*) In paneg. c. 33. Visum est spectaculum inde non enerve nec fluxum, nec quod animos virorum molliret et frangeret, sed quod ad pulcra vulnera contemtumque mortis accenderet, quum in servorum etiam noxiorumque corporibus amor laudis et cupido victoriae cerneretur.

Rührung geblieben, omni adfectione aut intactus aut major. So kann auch das beste Naturell seine Fertigkeit in der Unmenschlichkeit und Härte erlangen, und es ist von den Moralisten vorlängst bemerket, daß nicht nur die an sich weichen Seelen der Helden durch die Länge des Krieges, sondern daß auch die Liebhaber der sogenannten Parforcejagden durch die an den Hirschen ausgeübte Unempfindlichkeit dahin gebracht worden, daß sie nachher auch gegen andre Menschen sich unempfindlich bewiesen. Aus eben den Gründen suchten auch die römischen Tugendlehrer, Cicero und Seneca, dieser Barbarey den Abscheu zu benehmen, und sie zu rechtfertigen *).

§. 354.

Jedoch meine Hauptabsicht ist hiebey, den Schaden zu zeigen und zu berechnen, den hiedurch das menschliche Geschlecht erlitten. Dergleichen Spiele wurden nicht nur in Rom, sondern in ganz Italien und im ganzen römischen Gebiet angestellet; auch in den eroberten Provinzen von den römischen Gouverneurs, Generals und andern reichen Leuten. Sie waren keinem verboten, wer nur Geld und Lust hatte. Viele Aemter wurden durch die Gunst uud Stimmen des Volks erlangt. Zur Erlangung dieser Gunst wurden dergleichen Spiele angestellet. Nun mache man den Ueberschlag, wie viele Menschen ausser Italien in Gallien, Spanien, Griechenland, Asien und Afrika dadurch alle Jahr auf die Schlachtbank geliefert worden sind. Ich will hier einen unverdächtigen und grossen Kenner des Alterthums die Rechnung machen lassen. Lipsius ist es, der diese Kampfspiele eine

Pest

*) Seneca de tranquill. c. 11. coll. cum Cicer. Tusc. 2. c. 17. oculis nulla poterat esse fortior contra dolorem et mortem disciplina.

Pest und das Grab des menschlichen Geschlechts nennet, die mehr Verwüstung als die blutigsten Kriege angerichtet, und er will für einen Lügner gehalten seyn, wenn sie nicht in manchem Monate unserm Europa allein 20 bis 30090 Köpfe gekostet haben *). Wenn man diese Summe auch verringern und sie jährlich nur auf 100000 setzen will; so bleibt doch der Schade allezeit erschrecklich, und es ist ein unauslöschlicher Schandfleck der römischen Sitten und ihrer Religion. Sobald die christliche Religion sich ausbreitete, ward aus aller Macht dawider geeifert, wie aus des Tertullians eigenem Buch von den Schauspielen, aus dem Tatianus, Justinus, Minucius, Lactantius, Prudentius, Augustinus und anderer Schriften zu sehen, bis endlich der gothische König Dietrich die Ueberbleibsel dieser heidnischen Gräuel völlig vertilget **).

§. 355.

Wird man nun noch wohl der heidnischen Religion der Römer den Vorzug geben können? Ich hoffe,

*) In seinen serm. saturn. l. 1. c. 12. drücket er sich deshalb mit gerechtem Abscheu also aus: Originem videtis progressumque et quam non temere a funere orta res, quæ revera funus et pestis orbis terræ. Credo, imo scio, nullum bellum tantam cladem vastitiemque humano intulisse quam hos ad voluptatem ludos. Numerum cum animis vestris recensete dierum, quos dixi, hominumque: mentior, si non unus aliquis mensis Europæ stetit vicenis capitum millibus aut tricenis. Heu mores! Neronem culpamus aut Calligulam, qui centum aliquot homines vita interfecerunt, ira sive metu: ecce unus editor homines supra mille ludens interfecit et die non toto. Atque hæc delicias vocabant et cibum oculorum: fiebantque non per unis alteriusve lasciviam, sed velut publica lege et decreto &c.

**) v. Dempsteri antiq. und Hoffmanni lex. univ.

hoffe, die angeführten Stücke werden sonnenklare Beweisthümer seyn können, daß dieses Vorgeben ein Hirngespinst sey. So klug und tugendhaft das alte Rom dachte und handelte; so sehr verfiel es nachher, und Rom ist in der That von da an als die größte Feindin des menschlichen Geschlechts anzusehen. Dieses ist dagegen der christlichen Religion den größten Dank schuldig, und wäre nur zu wünschen, daß selbige von den Flecken möchte endlich gereiniget werden, die durch die Menschensatzungen der römischen Kirche dazu gekommen, und die auch diesen Vorwurf veranlasset haben.

V. Beweis, daß die von Christo gemachte vernünftige Einschränkung der Ehescheidung nöthig und vortheilhaft, dahingegen die leichtsinnige Trennung der Römer der Bevölkerung sehr nachtheilig gewesen.

§. 356.

Das Verbot der Ehescheidung ist die Hauptsache, wodurch der Präsident Montesquiou denen Lehren Christi einen Stoß beyzubringen sucht. Die unten *) angeführten Worte desselben zeigen, daß er dieses Verbots

*) Im 112ten Briefe heißt es: Das Verbot von der im Heidenthum erlaubten Ehescheidung habe zwar anfänglich von geringer Erheblichkeit zu seyn geschienen, aber unvermerkt schreckliche Folgen nach sich gezogen, und zwar solche, die man kaum glauben sollte. Man habe dem Ehestande alle Annehmlichkeit geraubet, und die Herzen, die man mehr vereinigen wollen, getrennet. Man hätte eine Handlung, die mit der größten Freyheit verknüpft seyn sollte, in Fesseln gelegt. Der Abscheu gegen einander, der Eigensinn und die ganze ungesellige Art der Gemüther wäre für nichts geachtet wor-

bots Jesu auf eine recht feine Weise zu spotten gesucht hat. Ich weiß nicht, was für Ehen er vor Augen gehabt haben muß. Etwa die, wie sie in Paris geführet werden, wovon vorher eine Beschreibung ist mitgetheilet worden? (§. 241.) Läßt sich aber davon auf alle Oerter und Länder schließen? Und was würde dann vollends aus Paris werden, wenn die Ehescheidung so leicht wäre, wie sie in Rom war, wovon ich bald eine Schilderung geben will? Zu einiger Entschuldigung könn-

---

worden. Man hätte das Herz, das allerveränderlichste und unbeständigste Ding in der Natur, an etwas befestigen und binden wollen. (So müste also keiner ein Amt übernehmen, und es müste das Herz nicht durch einen Eid zur Haltung seiner Zusage können verbindlich gemacht werden). Indem man also Leute, die sich gar nicht zusammen schicken, auf ewig verbinde; so mache man es wie jener Tyrann, welcher die lebendigen und todten Körper zusammen binden ließ. Es sey dagegen nichts zu beyderseitiger Verbindung dienlicher, als wenn man das Vermögen hätte, sich wieder zu trennen, und wenn man wüste, daß es in seinem Vermögen stünde, die Verbindung aufhören zu lassen. Die Christen geriethen dagegen in Verzweiflung, und die Vorstellung von der ewigen Dauer ihrer Ehe verursachte den größten Abscheu, Uneinigkeit und Verachtung, welches allezeit ein Verlust an Nachkommen sey. Man hätte oft kaum drey Jahre in der Ehe zusammen gelebet, so würde schon das wesentliche in der Ehe verabsäumet, und brächte noch wol 30 Jahre in Kaltsinnigkeit gegen einander zu. Dergleichen innerliche Absonderungen wären viel schändlicher als öffentliche Trennungen, indem, wenn ein jeder für sich lebe und bleibe, dem künftigen Geschlechte Nachtheil zuwüchse. Ein Mann, welcher seiner eignen Frau müde ist, werde der Hure nachgehen, und durch diesen schädlichen Umgang zwar die Vergnügungen, aber nicht den Zweck der Ehe, zu erreichen suchen. Wenn unter Verehelichten eine Person, Alters oder eines natürlichen Fehlers halber, zur Erzeugung der Kinder nicht vermögend sey; so würden die Kräfte der andern auch unbrauchbar gemacht. Man dürfe sich

könnte ich auch noch anführen, daß vielleicht der Verfasser durch die übertriebene Strenge seiner, nemlich der römischen Kirche, zu diesen harten Beschuldigungen ist gebracht worden. Es ist auch dieses ein Beweis, wie gemeiniglich Männer von Verstande, wenn sie zur Einsicht der Vorurtheile und Irrthümer des römischen Stuhls gelangen, in das andere Extremum verfallen, und wol gar das Gold mit den Schlacken wegwerfen. Was kann aber die Sache an sich dafür,

sich daher nicht wundern, wenn die Ehen der Christen eine so geringe Anzahl Kinder lieferten. Das käme von der Abschaffung der Ehescheidung her, indem die Fehler sich nicht ändern ließen, die aus einer schlechten und übel gerathenen Verbindung entstünden, und **weil die Weiber nicht mehr so, wie bey den Römern, nach und nach in die Hände mehrerer Männer kommen könnten, da denn auf diese Weise jeder Mann sie so gut genutzet, als es seyn können.** Wenn daher ein Gesetz gemacht würde, daß **die Männer alle Jahre andre Weiber nehmen müsten, so würde daraus ein unzähliges Volk entstehen.** Es sey sehr schwer einzusehen, was für ein Bewegungsgrund die Christen zur Abschaffung der Ehescheidung gebracht habe. Die Ehe sey bey allen Völkern ein Contract, der aller Bestimmung fähig wäre, und man hätte nur die davon entfernen sollen, die dessen Zweck hätten schwächen können. Die Christen betrachteten ihn aber nicht aus diesem Gesichtspunkte, daher könnten sie auch kaum sagen, was er eigentlich sey. Er soll nicht in Vergnügungen der Sinne bestehen, ja es scheint vielmehr, daß sie selbige, so viel als möglich, daraus verbannen wollen, sondern es soll der Ehestand ein Bild, eine Figur und etwas Geheimnißvolles seyn, so sich nicht begreifen läßt. So weit Montesquiou. Man weiß nicht, ob er hier einen vernünftigen und ehrlichen Mann, oder den allerleichtsinnigsten und lasterhaftesten Menschen vor Augen gehabt, der blind in den Ehestand rennet, und der den wichtigsten Contract ohne Vernunft und Prüfung schließet. Fast alle Sätze sind falsch und übel angebracht. Sie sind ein Muster der Sophisterey und Chicane.

für, daß der Anblick der Ehen in Paris und das Gefühl des Jochs zu Rom diesen Mann zu solchen melancholischen Grillen verleitet haben? Das Ansehen desselben verbindet mich, selbige zu prüfen und zu widerlegen.

§. 357.

Es soll aber 1) der Ehestand allerdings ein Contract seyn und bleiben, vermöge des sich zwey Personen zu einem gewissen Zweck und Pflicht verbinden, nemlich zu einer zärtlichen, treuen und beständigen Liebe, und zur Beförderung ihrer und auch ihrer erzeugten Kinder Glückseligkeit und guten Erziehung. Leidet es dieser Zweck wohl, daß man gleich wieder aus einander laufe? Erlangt dieser Contract nicht daraus seine Bestimmung in Ansehung der Dauer, dieweil Kinder nicht in einem und etlichen Jahren erzogen sind, und weil die Erziehung auch beyder Theile gemeinschaftliche Liebe und Bemühung erfordert? Wie würde es aber um die Kinderzucht aussehen, wenn Eheleute sich alle Jahre verändern wollten? Wer sollte die Kinder erziehen? Wenn die Mütter nach den jetzigen Rechten die Töchter, die Väter aber die Söhne zur Erziehung behalten müsten, denn einer müste sie doch zu sich nehmen, wer würde nach etlichen Jahren eine Frau mit drey und mehr Töchtern annehmen? Wie unglücklich würden die Kinder seyn, wenn sie alle Jahre neue Stiefeltern bekommen müsten, und wenn zehnerley Kinder aus den verschiedenen Ehen zusammen kämen? Wie unendlich viele üble Folgen? Ist aber dem Staate nicht eben so viel an einer guten, wenigstens unverdorbenen Erziehung, als an der Erzeugung gelegen? Wenn die Ehe ein Miethscontract auf ein Jahr und auf eine vielleicht noch kürzere Zeit wäre, würde nicht dadurch der Ehestand, der doch nicht nur unter Christen,

sten, sondern von den allermeisten Völkern der Erde jederzeit für wichtig gehalten worden ist, in kurzem in eine allgemeine Hurerey verwandelt werden? Da also die Erziehung der Kinder mit zum Wesen dieses Contracts gehöret; folgt nicht daraus von selbst die beständige Dauer desselben? Müste nicht ein weiser Gesetzgeber diese Bestimmung der Dauer zu diesem Contracte hinzufügen, wenn sie ihm fehlete?

§. 358.

Wenn 2) eine solche uneingeschränkte Freyheit statt finden sollte; würde nicht dadurch allen Leidenschaften und Lastern Thür und Thor geöffnet werden? Wie unbändig würde die Wollust, der Stolz, der Geiz, der Zorn und Rache bey der geringsten Collision, sowol bey Männern als Weibern, werden, weil doch beyde Theile gleiche Rechte und Freyheiten haben müsten? Welche Intriguen und Nachstellungen würden nicht bey solchen Freyheiten stets statt finden? Wenn auch ein Mann seine Frau zärtlich liebte und behalten wollte; so würde er es doch nicht können, wenn sie einen andern lieb gewonnen hätte. Der Frau würde es eben so gehen, wenn ihr unbeständiger und untreuer Ehemann sich mit einer andern eingelassen hätte, die etwa schöner, reicher, liebkosender wäre. Es würde also niemals Treue, Beständigkeit und Sicherheit statt finden. Kann man also wol dem Herzen der Menschen, das nach des Verfassers Worten das allerveränderlichste und unbeständigste Ding in der Welt ist, eine solche Freiheit verstatten, die eine Quelle so vieler unsäglichen Uebel seyn müste? Muß es daher nicht eben so, wie in so vielen andern Dingen der bürgerlichen Gesellschaft, um des allgemeinen Besten willen eingeschränket werden?

§. 359.

So ist es auch 3) ein ganz ungegründetes Vorgeben, als wenn daraus eine unzählige Menge Menschen entstehen würde, wenn eine Frau, so wie ein Ball, aus einer Hand in die andere gienge, und wenn sie ein jeder nutzte, so gut wie er sie könnte. Warlich ein recht toller Einfall, den man einem Usbeck, nicht aber einem christlichen Gelehrten vom ersten Range zu gute halten kann. Es ist aber ganz falsch, daß die Vermehrung dadurch würde befördert werden. Denn wenn die Schuld der Unfruchtbarkeit am Manne läge, was würde es helfen, wenn er hundert Frauen nach einander nehmen sollte? Würde es von Seiten der Frau nicht eben so seyn? Die Unfruchtbarkeit des Mannes oder der Frau würde sich also durch die stete Veränderung nicht heben lassen. Man müste also ein Gesetz geben, daß dergleichen Personen gar nicht heyrathen sollten. Aber wer sollte es untersuchen, an wem die Schuld läge? Muß man also nicht dergleichen Ausnahmen in dem Laufe der Natur mit passiren lassen, da der Urheber der Natur sie zugelassen? In der That aber sind der unfruchtbaren Ehen zwischen jungen Leuten wenige. Die wenigen würden aber überflüßig ersetzt werden, wenn das Heyrathen zwischen alten und jungen Personen gänzlich verboten würde (§. 90.); wenn es möglich zu machen wäre, das sonderlich das weibliche Geschlecht zu rechter Zeit, nicht zu zeitig und nicht zu spät, heyrathen könnte (§. 91.), und daß viele Kinder den Eltern, wie Plinius von Trajans Regierung rühmet, eine Lust, nicht aber eine Last würden (§. 256.), als wodurch die eheliche Fruchtbarkeit gar sehr vergrößert oder verringert werden kann. Das ist gewiß besser und sicherer als der Rath, daß die Frauen wie ein Ball sollen herum geworfen werden.

Uebri-

Uebrigens ist es ja bekannt genug, daß in allen protestantischen Ehegerichten die Ehen, wo die Ursache der Unfruchtbarkeit und eine Impotenz erweislich ist, für keine Ehen erkläret, und auf Verlangen des einen Theils getrennet werden.

§. 360.

Weil aber der Präsident Montesquiou aus denen zwar gut gemeynten, aber nicht zur Ausübung gebrachten Ehegesetzen der Römer so viel Aufhebens macht, und um deswillen die heidnische Religion der Römer der christlichen vorzieht, und sowohl auf die christliche Vollkommenheit überhaupt, als besonders auf das Verbot der Ehescheidung so übel zu sprechen ist, so muß ich nun auch noch zeigen, daß er sich auch hierin sehr geirret, und daß Rom von dieser spät eingerissenen und zügellosen Freyheit nicht Vortheile sondern Schaden gehabt und haben müssen, weil dadurch vernünftige Leute vom Heyrathen abgehalten, und die Sitten des weiblichen Geschlechts äußerst verderbt worden sind.

Im Anfange war es bey den Römer auch nicht so, als es hernach geworden ist. Das erste halbe Tausend Jahre von Erbauung der Stadt Rom war unsträflich und unendlich besser, als die folgende Hälfte.

Die Römer dachten wie die alten Deutschen, von denen Tacitus sagt, daß der Ehestand mit vieler Strenge geführet worden. Romulus erlaubte, nach Plutarchs Zeugniß *), sich von seinem Weibe, um Ehebruchs, Giftmischerey und Kindermords willen, zu scheiden; geschah es aus einer andern Ursache, so

 muste

*) In vita Romuli.

muste sein Vermögen theils der Frau, theils der Ceres gegeben werden. Es war also die Ehescheidung damals zwar möglich, aber niemand machte Gebrauch davon. Die römischen Scribenten haben daher die Person und das Jahr sorgfältig bemerket, da sich Carvilius Ruga im Jahr 520. A. V. C. zuerst von seiner Frau geschieden, und zwar um ihrer Unfruchtbarkeit willen, und um Kinder zu haben. Die Sache ließ sich einigermaßen hören. Ohnerachtet aber die Ursache erträglich zu seyn schien; so ward er doch deshalb getadelt, weil die Römer dafür hielten, daß man auch nicht einmal die Begierde nach Kindern der ehelichen Treue vorziehen müsse *). Er muste

*) Repudium inter uxorem et virum a condita urbe usque ad vicesimum et quingentesimum annum nullum intercessit. Primus autem Sp. Carvilius uxorem sterilitatis caussa dimisit. Qui quamquam tolerabili ratione modus videbatur, reprehensione tamen non caruit: quia nec cupiditatem quidem liberorum coniugali fidei præponi debuisse arbitrantur. Val. Max. l. 2. c. 1. et notæ ad. h. l. in edit. Torrenii. it. Dionys. Halic. l. 2. Gellius l. 4. c. 3. Montesquiou l. 16. c. 16. suchte dieses Zeugniß verdächtig zu machen. Es soll nicht wahrscheinlich seyn, daß die Römer die Erlaubniß zur Scheidung zwar sollten gehabt, aber sich derselben nicht bedienet haben; man müste das menschliche Herz nicht kennen, und es würde ein Wunder gewesen seyn, wenn es nicht sollte geschehen seyn. Er sucht auch noch durch allerley andere Folgerungen die Wahrheit des Zeugnisses umzustoßen, wiewol vergeblich. Denn (1) war die Denkungsart der ersten Römer ganz anders, woraus auch ganz andere Wirkungen folgten. Was uns jetzt unmöglich zu seyn scheinet, geschahe damals würklich, wovon ich vorher ein Paar Beyspiele von der Vergnügsamkeit des Quinctius Cincinnatus und Attilius Regulus beygebracht habe. Welcher Dictator würde jetzt mit 7 Jugern zufrieden seyn, wenn ihm der Rath und das Volk 500 anböten? Romana fides, romana simplicitas, homo romani ingenii waren

muste sogar im Gerichte eidlich erhärten, daß dieses die einzige Ursache sey. So sehr hielten diese kluge Leute über Treue und Glauben in der Republik und in Contracten, daß sie selbige durch nichts wollten verletzen lassen. Cicero *) bezeuget auch, daß man vormals darauf gehalten, daß die Ehen fest und unverbrüchlich bestehen sollten. Wenn Eheleute in Uneinigkeit gerathen waren, so begaben sie sich in die Capelle der Göttin Viriplaca, d. i. der Versöhnerin der Männer, wo sie über die Ursache ihres Streits mit einander sprachen und sich wieder vertrugen **). Sind die Römer also bis dahin nicht noch strenger gewesen, als die Christen, da in den ersten fünf Jahrhunder-

ren bekannte Sprichwörter. Ein unbekannter Dichter thut den Ausspruch: Cive romano per orbem nemo vivit justius. Polybius als ein Grieche rühmt ihre Treue und Glauben ausnehmend, und zwar zur Beschämung seiner Landesleute. vid. Lipsius de magnitudine romana, l. 4. c. 5. Da sie nun in allen Dingen so fest über Treue und Glauben gehalten: warum nicht auch bey dem ehelichen Bunde, den sie mit gottesdienstlichen Cerimonien und auspiciis angefangen hatten? Da nun (2) die Ursache ausdrücklich angeführet wird, weshalb Carvilius getadelt worden, und da auch (3) zu dem Zeugniß dreyer Geschichtschreiber das vom Cicero noch hinzu kommt, daß die Vorfahren der Römer darauf gehalten, daß die Ehen unverbrüchlich bestehen sollten; so sehe ich nicht, wie dieses Zeugniß könne zweifelhaft gemacht werden. Es ist wahr, es findet sich in der Jahrzahl eine Verschiedenheit, sie thut aber nichts zur Sache, wovon die Commentatores in des Torrenii Ausgabe können nachgesehen werden. Es scheinet, Montesquiou habe diese Treue und Glauben bey der Ehe der ersten Römer, in Rücksicht auf das, was er in seinen Briefen von der so leichten Scheidung der folgenden Römer gesagt, zweifelhaft machen wollen.

*) de republ. l. 6. Majores nostri firmiter stabilita matrimonia esse voluerunt.

**) Val. Max. l. c.

derten von gar keinen Scheidungen etwas gehöret worden? Hat aber der Staat dadurch etwas verloren? Wusten sie nicht durch die Vertheilung der Aecker (§. 285. folg. Cap. 15.) dafür besser zu sorgen, als unser französischer Jurist? So lange Rom diesen klugen Maximen folgte, und dabey arbeitsam und frugal lebte, auf Ehre, Tugend und Treue auch im Ehestande hielt, war es volkreich und mächtig. Sobald diese Stützen des Staats durch das Laster, den Luxus, Geiz und Stolz umgeworfen wurden, und auch die Treue im Ehestande aufhörete; nahm es an Menschen ab, keiner wollte mehr heyrathen, und alle leges matrimoniales halfen nichts. (§. 234.).

§. 361.

Wir wollen aber auch nun die saubern Folgen berühren, die aus der nachher freygelassenen Scheidung bey den Römern entstanden sind. Diese werden es entscheiden, ob dadurch, daß die römischen Frauen aus einer Hand in die andere giengen, eine unzählige Menge Menschen entstanden sey.

Die leges juliæ hatten die Vermehrung zum Zweck. August aber sahe wohl ein, daß dieser Zweck durch die öftere Veränderungen des Ehebettes nicht konnte erreicht werden, daher er den Ehescheidungen ein gewisses Ziel setzte *). Es ward ein Gesetz gemacht, kraft dessen eine Frau als eine Ehebrecherin sollte angesehen werden, wenn sie mehr als acht Männer nehmen würde. Half aber das etwas? Martialis **) spottet des Gesetzes, und erwähnet der The-

*) Matrimoniorum crebra mutatione vim legis eludi cum sentiret, divortiis modum imposuit. Suet. in Aug.

**) l. 6. ep. 7. heißt es:

Julia lex populis ex quo, Faustine, renata est
Atque intrare domos jussa pudicitia est,

Aut

Thelesine, welche in 30 Tagen 10 Männer genommen. Seneca *) klagt darüber, daß viele adeliche Damen in Rom ihr Alter nicht mehr nach der Zahl der Bürgermeister, sondern ihrer Männer zähleten. Die Klage des Seneca verdient hier ganz gelesen zu werden, um von der abscheulichen Frechheit der römischen Weiber überzeuget zu werden, welche durch die Freyheit der Ehescheidung vornemlich ist verursacht worden. „Nachdem," heißt es, „einige vornehme „und adeliche Frauen ihre Jahre nicht nach der Zahl „der regierenden Bürgermeister, sondern ihrer Männer „zu zählen angefangen haben, ist seitdem noch wol ei„nige Schamhaftigkeit bey einer Frau, die von ihrem „Manne geschieden ist, übrig? So lange die Schei„dung etwas seltenes war, fürchte man sich davor. „Nachdem aber nichts mehr ohne Scheidung geschieht, „so haben sie das, wovon sie so oft gehöret, auch „thun gelernet. Schämiet man sich wol im geringsten „mehr vor dem Ehebruch, nachdem es dahin gekom„men, daß keine mehr in andrer Absicht einen Mann „hat, als nur, üm den Ehebrecher zu locken und zu „reizen? Zucht und Keuschheit ist nun ein Beweis „der Häßlichkeit. Wird man wol leicht ein Weib in „so elenden und niedrigen Umständen finden, daß ihr „ein Paar Ehebrecher sollten genug seyn? Wenn sie „nur nicht für jede Stunde einen besondern hat, ja „wie oft ist nicht einmal ein Tag für alle hinlänglich? „Diejenige Frau weiß nicht zu leben, diejenige ist „von der alten Welt, die nicht weiß, daß der Ehestand „ein beständiger Ehebruch ist. Nachdem sich dieses „weiter

Aut minus aut certe non plus tricesima lux est,
Et nubit decimo jam Thelesina viro.
Quæ nubit toties, non nubit, adultera lege est &c.

*) l. 3. c. 16. de benef.

„weiter ausgebreitet hat, so ist alle Scheu vor diesen „Lastern verschwunden."

Man wird daher dem Zeugniß des Satyrenschreibers Juvenal *) desto eher Glauben beymessen können, welcher die mancherley schädlichen Folgen mit lebhaften Farben vorgestellet hat.

Wenn ein Mann durch eine reiche Heyrath sein Glück gemacht hatte; so mußte er unterhänig seyn, oder sich gefallen lassen, daß die Frau, ehe noch der grüne Cranz trocken, und ehe noch der Schmuck vom Hochzeithause abgenommen worden, wieder davon gieng, und sich ein anderes Reich suchte, wo sie als Königin herrschen konnte **).

Wenn er nicht blindlings gehorsamen, und die unbilligsten Dinge thun wollte; so war es wenig, wenn er sich für einen Narren muste schelten lassen ***).

Er muste die Augen zumachen, wenn er sie auch gleich im Ehebruch betroffen hatte, wenn er nicht eine Hölle anzünden wollte †). Er ward auch wol etwas mit dem Pantoffel geklopft ††). Das war aber noch gnädig. Ihre Raserey trieb sie oft dahin, daß sie

---

*) l. 3. Sat. 6.

**) v. 225.

Imperat ergo viro. Sed mox hæc regna relinquit,
Permutatque domos et flammea conterit. Inde
Avolat et spreti repetit vestigia lecti.

***) v. 223.

O demens! ita servus homo est? Nihil fecerit. Esto,
Hoc volo, sic jubeo, sit pro ratione voluntas.

†) v. 284.

Clames licet et mare cælo
Confundas. Homo sum. Nihil est audacius illis
Deprensis, iram atque animos a crimine sumunt.

††) v. 610.

Et solea pulsare nates.

sie ihren Mann durch Gift suchte blödsinnig und wohl gar rasend zu machen *).

§. 362.

So war also in dem neuern und verderbtern Rom eine völlige Freyheit, wie sie Montesquiou wünschet. Alle Bänder waren zerrissen. Das Herz des Menschen, so er selbst das allerveränderlichste Ding nennet, konnte also thun und begehren, was es wollte. Aber war denn nun auch die Fruchtbarkeit dabey so groß, wie er vorgiebt, daß sie seyn würde, wenn die Frauen als Bälle sich herumtrieben? August war vom Gegentheil überzeugt, wie aus dem angeführten Gesetz erhellet; er wollte helfen, aber das Laster war stärker, als die Gesetze. Die römischen Weiber dankten für die Beschwerlichkeiten der Schwangerschaft und der Zeugung, sie wollten schön bleiben, und sich ihren Leib nicht ausdehnen und verderben lassen. Daher brauchten sie Mittel, um entweder sich bey der Unfruchtbarkeit zu erhalten, oder die Frucht gleich im Leibe zu tödten **). Wenn sie es nicht gethan, so würde

---

*) v. 611.

hic Thessala vendit
Philtra, quibus valeant mentem vexare mariti.
Inde animi caligo et magna oblivio rerum,
Quas modo gessisti. Tamen hoc tolerabile, si non
Et furere incipias &c.

**) v. 595.
Sed jacet aurato vix ulla puerpera lecto.
Tantum artes hujus, tantum medicamina possunt,
Quæ steriles facit atque homines in ventre necandos
Conducit. —
Nam si distendere vellet
Et vexare uterum pueris salientibus, esses
Aethiopis fortasse pater.
Transeo suppositos et gaudia votaque sæpe
Ad spurcos decepta lacus &c.

würde mancher Römer sogar Vater von einem kleinen Mohr geworden seyn. Andere, die sich dem Mann noch gefällig beweisen wollten, stellten sich schwanger und schoben nachher ein Kind unter.

Kann also die Zahl der römischen Bürger dadurch wohl im geringsten vergrößert worden seyn? Hat man also wohl Ursache, der heidnischen Religion der Römer Vorzüge beyzulegen? Da aber alles dieses Unglück aus der so leichten Ehescheidung entstand; hat Christus nicht der Welt den größten Dienst erwiesen, daß er diesen Quell verstopfet?

§. 363.

Und wie muß endlich bey solchem Zustande die Erziehung der Kinder beschaffen gewesen seyn? Eine Mutter, die sich durch so viel Ehen durchgehuret, konnte sie wohl ihrer Tochter ein gutes Muster der Nachfolge seyn? Wenn ein Sohn seines Vaters Laster, Lüste, Unbeständigkeit und Veränderung stets vor Augen gehabt, konnte da der Apfel wohl weit vom Stamme fallen? Juvenal spottet daher derer, die gute Kinder von solchen Aeltern erwarten wollten *).

Ist daher die Welt nicht Jesu auch in dieser Absicht den größten Dank schuldig, daß er seine Christenheit durch eine vernünftige Einschränkung der Scheidung vor solchen Gräeln zu bewahren gesucht hat? Hat er nicht dadurch dem Staat, der bürgerlichen Gesellschaft, der Erziehung der Kinder und so vielen andern Dingen die größten Vortheile verschaffet? Wie ist es denn möglich, dieses seines Verbots also zu spotten, und

*) v. 240.
Scilicet exspectas, ut tradat mater honestos
Aut alios mores, quam quos habet. Utile porro
Filiolam turpi vetulæ producere turpem &c.

und es mit solchem übel angebrachten Witz lächerlich zu machen!

§ 364.

Der Herr Marschall und Graf Moritz von Sachsen hat seine Gedanken vom Kriege und der Kunst, die Menschen zu zernichten, auch einige von ihrer Herstellung und von der Bevölkerung angehängt. Es ist aber offenbar, daß er das meiste vom Montesquiou entlehnet, indem er sagt, daß die Zahl der Einwohner in Europa seit Cäsars Zeiten abgenommen, und zwar nach dem Maaß, nach welchem die christliche Religion ausgebreitet worden sey. Er führet Frankreich zum Beweise an, dem noch Vauban vor 60 Jahren 20 Millionen Einwohner gegeben, es sey aber weit gefehlet, daß selbige sich anjetzo darin finden sollten. Wem fällt es aber nicht in die Augen, daß die seidem geführten steten Kriege zu Lande und zu Wasser, die ausgedehnte Schiffahrt und Colonien, die Unterdrückung des Landmannes, der zu einer entsetzlichen Größe gestiegene Luxus und dergleichen Dinge mehr, wovon vorher ist gehandelt worden, diese Verringerung in Frankreich verursacht haben. Die catholische Religion war zu des Vaubans Zeiten einerley mit der jetzigen. Wenn die in so kurzer Zeit etliche Millionen sollte rauben können; so müste es schon längstens wüste seyn. Der Herr Hauptmann von Bonneville, der dieses Stück aus den Reveries des Marschalls in Berlin mit einigen kurzen Anmerkungen drucken lassen, behauptet ganz recht, daß der Luxus eine Hauptursache der Unfruchtbarkeit sey. Der Herr Graf thut nachher auch noch Vorschläge, wie die Dauer des ehelichen Bundes zu besserer Bevölkerung einzurichten sey, daß nemlich die Ehe nur auf 5 Jahr zu schließen, da denn, wenn keine Kinder erzeuget wären, eine Erneurung nicht statt finden müste;

wenn

wenn aber Kinder erfolgten, und es hätten Eheleute ihren Bund dreymal erneuert, so müste er nach 15 Jahren unzertrennlich bestehen. Man siehet, daß er auch in diesem Stücke sich von dem Montesquiou einnehmen lassen, und daß er die Dauer des ehelichen Standes und das Verbot von der Ehescheidung für das größte Hinderniß der Vermehrung angesehen habe, worinn sie doch beyde geirret. Unterdessen ist er doch hiebey bescheidener als der erste, und giebt eine mehrere Einschränkung, um nicht eine allzuzügellose Wildheit zu gestatten. Jedoch da der Herr Marschall seine Gedanken selbst Träume genannt hat; so halte ich mich dabey um so weniger weiter auf, da ihre Widerlegung aus dem bisherigen einzusehen ist.

Man sieht aber auch zugleich wohl ein, daß beyde, der Lehrer und sein Nachfolger, keinen deutlichen Begriff von der Vermehrung, von der Zeit der Verdoppelung und von den wahren Ursachen der allgemeinen und der besondern Fruchtbarkeit der Ehen gehabt haben, sonst würden sie dem französischen Staat einen ganz andern Rath gegeben haben, nemlich, den Ackerbau zu verbessern, dem Luxus zu steuern, die vielen Kriege sorgfältigst zu vermeiden, die auswärtigen Colonien nicht zu weit auszudehnen, und die Mutter nicht durch die Töchter schwächen zu lassen, sondern sich an Spaniens Exempel zu spiegeln u. s. w. w. wovon ich im ersten Theile umständlicher gehandelt habe (Cap. 11. 12.).

Neunzehntes Capitel.

Ob es für die Bevölkerung vortheilhafter sey, wenn ein Land in viele kleine Staaten abgetheilet ist? Dieser Satz des Montesquiou wird erörtert.

Inhalt.

§. 365. Montesquiou sieht die Eintheilung eines Landes in viele kleine Republiken als den Hauptgrund der Bevölkerung an.

§. 366. Die Möglichkeit wird zugestanden,

§. 367. die nothwendige Folge aber geleugnet, welches mit den kleinen Republiken des alten Deutschlands und mit America bestätiget wird.

§. 368. Dagegen wird an dem Beyspiel von dem grossen China gezeiget, daß ein sehr grosses Reich auch könne volkreich seyn, wenn nur die dazu nöthigen Mittel recht gebraucht werden, und wenn es von gelehrten und tugendhaften Personen regieret wird.

§. 369. Grosse Staaten haben noch den Vortheil vor den vielen kleinen unabhängigen Staaten voraus, daß die Kriege nicht so leicht entstehen und zu besorgen sind. Das war der Grund der kriegerischen Verfassung der Lacedämonier.

§. 370. Deutschland wird als ein Muster einer guten Eintheilung und Verfassung vorgestellet, indem es in viele kleine Staaten zwar abgetheilet ist, die doch aber alle unter einem Haupte und unter sich verbunden sind.

§. 371. Es kommt also nicht so sehr und hauptsächlich darauf an, ob ein Land in grosse oder kleine Staaten eingetheilet ist, als welches ohnedem von einer höheren Regierung abhänget, sondern auf den richtigen Gebrauch der Mittel, wodurch Staaten volkreich, mächtig und vermögend werden können.

§. 365.

Der Präsident Montesquiou sucht auch in seinen Betrachtungen über die Gesetze eine Hauptursache einer guten Bevölkerung in der Eintheilung der Welt in sehr viele kleine Staaten und Republiken. Er meynet, Griechenland, Asien, Italien und andere Länder wären entvölkert worden, als die kleinen Staaten in ein grosses Reich wären verschlungen worden. Man hätte seiner Meynung nach kaum glauben sollen, daß Europa sich zu der Zeit Carls des Grossen hätte wieder erholen können, da es fast nur wie ein Reich zu betrachten gewesen. Da aber die damalige Regierungsform es mit sich gebracht, daß alles in viele kleine Staaten und Städte wäre vertheilt gewesen; so hätte alsdenn jede Stadt es eben so gemacht, wie ein jeder Besitzer eines Dorfs es machen wird, der sich angelegen seyn läßet, durch Cultur und Fleiß, die er auf seinen Grund wendet, seinen Reichthum und Macht, so viel als möglich, zu vergrößern. Dadurch habe es sich wieder erholet, daß es mehr Menschen gehabt als anjetzo *).

§. 366.

Es läßt sich aber von dieser Frage sowol, als von vielen andern, schwerlich oder gar nicht eine allgemeine Entscheidung geben, weil es auf so viele andere und besondere Umstände ankommt, deren Einfluß bey jedem Falle in Betrachtung zu ziehen ist.

Es scheinet die Eintheilung in viele kleine Staaten, so wie es in Griechenland und Italien vormals war, deshalb besser zu seyn, weil sodann jeder kleine Staat gedrungen wird, auf die Anwendung aller möglichen

*) l'esprit des loix, l. 23. c. 19. und 23.

lichen Mittel zu denken, um sich reich, mächtig und sicher zu machen, daß man daher allen möglichen Vortheil vom Lande ziehen, und daß man auch durch den Fleiß bey Fabriken sein Bestes befördern werde. Man sollte denken, es werde hier überhaupt die Regel statt finden, welcher die Römer im Anfange folgten, da sie nur jeder Familie etliche Jugern gaben, weil ein kleiner gut gebaueter Acker mehr Früchte giebt, als ein grosser schlecht bestellter. In einem grossen Reich scheinet viel dazu zu gehören, ja es scheint fast unmöglich zu seyn, daß des Herrn Auge auf alle Theile des Reiches mit gleicher Schärfe gerichtet sey.

§. 367.

So wahrscheinlich aber dieses alles auch ist: so sind es doch nicht nothwendige Folgen. Es gehöret noch ein mehreres dazu. Daß die Abtheilung in viele kleine unabhängige Staaten nicht genug sey, zeiget das alte Deutschland zu Cäsars und Tacitus Zeiten. Die Deutschen waren Jäger und Soldaten, außerdem aber faul und zum Ackerbau nicht geneigt. Das wenige, was noch gebauet ward, geschahe von ihren Frauen und wenigen Sklaven. (§. 339.) Eben das siehet man in Amerika. Die vielen und schönen Nachrichten der Jesuiten *), sonderlich von Südamerika, stellen uns ein weitläuftiges Land vor Augen, das mit einer unzähligen Menge kleiner Völkerschaften angefüllet ist, dir allesamt unabhängig sind. Hilft das aber wol etwas zu ihrer Bevölkerung, da sie sich vom Geist der Faulheit beherrschen lassen, und mit dem Wildpret, Fischen und von selbst wachsenden Kräutern sich begnügen, und dabey sich untereinander durch be-

*) In der Sammlung ihrer Briefe, in den lettres édifiances & curieuses.

ständige Kriege aufreiben? Wenn aber die Bemühungen der Missionarien ungestörten Fortgang haben, daß es ihnen gelinget, diese kleinere Nationen in grössere zusammen zu schmelzen und gesellige Menschen aus ihnen zu machen, und wenn diese von allem Eigenthum und Geitz entfernte Leute, diese ganz arme, und doch reiche und vergnügte Menschen, nicht durch die Gemeinschaft und Sitten der spanischen und portugiesischen Christen werden verderbt und lasterhaft gemacht werden: so wird es gewiß in ein paar Jahrhunderten daselbst nicht mehr so wüste aussehen. Und dahin hätten es die Jesuiten in Paraguay bringen können, wenn nicht ihre gesuchte gänzliche Unabhängigkeit und andere daraus entstandene zum größten Nachtheil der Kronen Spanien und Portugall gereichende eigenmächtige Verfassungen ihrem daselbst errichteten Reiche ein Ende gemacht hätten; wovon unter andern eine 1774 herausgekommene Schrift: das Reich der Jesuiten in Paraguay nachgesehen werden kann.

§. 368.

So ist es im Gegentheil auch möglich, daß ein sehr grosses Reich kann volkreich und glücklich seyn. Das ungeheure China, von dessen Menge Einwohner und Größe im folgenden Capitel der Beweis soll mitgetheilet werden, kann darin zum Beyspiel dienen. Wo ist ein Reich, das ihm gleich ist, und das nun schon so viele Jahrhunderte, bey allen Veränderungen der Regierung in einem blühenden Zustande bestanden? das daher billig für ein Wunder von allen muß angesehen werden. Es hat aber selbiges bey sich solche Maximen der Moral und Politik durchgängig eingeführet, daß seine Grundveste nicht wanken kann. Alle Bedienungen sind mit gelehrten Männern und Mandarinen besetzt, und werden nach dem Grad der erlangten Würde

in

in der Gelehrsamkeit ausgetheilet. Die Tugenden und Geschicklichkeiten der Bedienten des Staats werden auch genau bemerket, belohnet und ermuntert, so wie deren Laster, Geitz und Ungerechtigkeiten durch Cassation oder auf andere Weise hart bestrafet werden. Ein geringer Mandarin muß sich dort bemühen, dem höhern zu gefallen, edle und eclatante Thaten zu verrichten, damit der höhere in seiner Conduitenliste davon nach Hofe an die höchsten Reichscollegia, und diese an den Kaiser ihren Bericht abstatten können. Dieser sitzt nicht als ein lebendig Todter auf dem Throne, sondern bekümmert sich um die Reichsgeschäfte. Außer allen Collegiis sind auch noch Censores bestellet, welche die Macht haben, über die ausgehenden Reichsdecrete und Edicte öffentliche Critiken anzustellen, und die höchsten Collegia bey dem Kaiser zu verklagen, und zu zeigen, wenn durch Verordnungen und Placate wider die Grundgesetze, Gerechtigkeit oder gegen das Wohl des Staats angestossen ist; selbst wenn ein solcher General-Reichsfiscal blos nur meynet, daß es geschehen sey, darf er es ohne Scheu thun. Der Kaiser kann nicht wohl despotisch handeln, sondern er läßt alles, was unmittelbar an ihm kommt, an die hohen Reichscollegia gelangen, die denn auch ohne allen Scheu nach den Gesetzen sprechen oder auch ihr Gutachten geben, es mag nach der Absicht des Kaisers seyn oder nicht. Der Kaiser selbst ist ein Gelehrter, und hat stets die größten Staatsgelehrten um sich in seinem Pallast und auf seinen Reisen. Kurz, Gelehrsamkeit, Tugend, Gerechtigkeit und Ordnung sind die Bänder, die alle Glieder dieses grossen Cörpers zusammen halten, sie sind der Fels dieses politischen und dauerhaften Wunders. Was allda möglich ist, muß in andern grossen Staaten nicht unmöglich seyn. Die Größe an sich scheinet also nichts zu schaden, wenn sie nur auf ähnliche Weise unterstützet wird, wenn alle Provinzen und Theile durch gelehrte und redliche Leute verwaltet werden, wenn das Laster nicht zum Ansehen gelangen kann, wenn die verschiedenen Rechte der Stände und Städte nicht dem allgemeinen Wohl entgegen stehen, wenn ein grosser Staat in viele kleine Provinzen abgetheilet ist, deren jede ihre Justitz und ökonomische Collegia hat, welche alle von den höchsten Collegien abhängig sind, so wie diese durch das Auge des Herrn in Scheu erhalten werden ꝛc.

§. 369.

Bey kleinen unabhängigen Staaten findet dagegen eine überaus grosse Besorgniß statt, die bey grossen Reichen nicht so häufig ist. Die öffentliche Sicherheit geräth dort viel eher in Gefahr. An selbiger ist gleichwol alles gelegen. Die Menge des Volks hat vornemlich die Macht und Sicherheit zum Zweck. (§. 207.) Was hilft Reichthum und alles andre, wenn man den Verlust und Ruin täglich und jährlich befürchten muß? Wie leicht aber können nun nicht die Collisionen entstehen? Die Gefahr derselben ist der Menge der Staaten proportionirt. Wenn ein Land, das jetzt nur aus drey unabhängigen Staaten bestehet, in 24 vertheilet würde; so würde die Gefahr des Krieges achtmal größer seyn. Denn ein jeder Staat, er sey groß oder klein, ist eifersüchtig auf die Rechte seiner Unabhängigkeit. Da nun unabhängige Staaten keinen Oberrichter erkennen: so kann die geringste Verletzung der Gränzen ein Feuer anzünden. Wie leicht kann man sich auf andere Weise zu nahe kommen? Und da bleibt es stets dabey, quod arma sint ultima ratio regum et rerum publicarum. Mißgunst, Neid und Hochmuth sind auch fürchterliche Uebel. Es darf nur ein Staat sich die Cultur angelegen seyn lassen, er darf

sich

sich nur an Reichthum und Macht etwas mehr als andere aufnehmen, die Mittel zu seiner Sicherheit durch eine gute Disciplin im militairischen in Bereitschaft halten; so wird des Nachbars Scheelsucht erwecket. Der faule Nachbar wird deshalb andern etwas ins Ohr setzen und heimliche Allianzen machen, wenn der andere an nichts böses gedenket und sein Wohl in der Stille besorgt. Findet er sich durch Bündnisse stärker; so bricht er eine Gelegenheit vom Zaun und schlägt los. Das war die Ursache der steten Kriege unter den griechischen Republiken. Ohnstreitig war diese Besorgniß der Grund der Gesetze des Lycurgus und der kriegerischen Verfassung der spartanischen Republik, weshalb sie die Waffen allezeit in der Hand hielt, und auf die Tapferkeit eben so sehr, als ein andrer Staat auf Handlung und Fabriken sahe, und daher sogar den Ackerbau den Heloten überließ, damit sie durch nichts an der Fertigkeit in den Waffen und an der Selbstvertheidigung gehindert werden möchte. Ist es nun aber nicht in der That eine sehr mangelhafte Verfassung, wenn man stets in der Furcht eines wenigstens allezeit nahen Krieges leben muß? Bey einem grossen Reiche hat man dieses nicht so oft zu besorgen. Der Krieg kann viel eher vermieden werden, wenn man nur guten Maximen folget. Die Republik Pohlen ist ein grosses Reich, das fast in einer beständigen Sicherheit und Ruhe leben könnte, wenn es bey der Erledigung des Thrones die Factionen und Conföderationen durch eine andere Einrichtung zu vermeiden suchte, als woraus so leicht ein innerlicher Krieg entstehen kann. Sonst wird nicht so leicht einer ihrer Nachbarn sie bekriegen, indem allen an ihrer Erhaltung gelegen ist. Und wer wird und kann dem mächtigen Staat von Rußland so leicht Krieg ankündigen, wenn es den Eroberungen entsagt, und nicht Theil nimmt an auswärtigen Krie-

 gen?

gen? Seine Lage und die noch wüsten Gegenden versichern ihm den Frieden, und es hängt dessen Dauer von ihm selbst ab. Wenn es auch in seiner jetzigen Größe bliebe, und es würde ihm nur eine kleine Hülfe gegeben; so könnte es in 2 bis 300 Jahren der volkreichste Staat werden. Rußland könnte auf der Seite das werden, was China auf der andern von Asien ist.

§. 370.

Die beste Eintheilung und Verfassung scheinet im deutschen Reich zu seyn, und ihr hat selbiges ohnstreitig seinen jetzigen blühenden Zustand mit zu danken. Es ist dasselbe in viele kleine meist unabhängige Staaten vertheilet, in Fürstenthümer, Grafschaften, Baronien, Bischofthümer, Abteyen, Reichsstädte und dergleichen. Selbige sind aber allesamt als Glieder durch ein Oberhaupt verbunden. Es hat dieses Reich seine Grundgesetze und die mehresten dieser Souverainitäten stehen unter gewissen Gerichten, wo sie ihre Beschwerden gegen einander anbringen können. Dauren sie gleich lange, so sind doch die Kriege mit der Feder nicht so blutig, als wenn sich ein jeder gleich selbst Recht verschaffen will. Wenn die mächtigsteu dieser Glieder an diesem Cörper sich noch zu gewissen Einrichtungen verstehen wollten, wenn das Mißverständniß und die Irrungen, die aus der Religion entspringen, gänzlich könnten gehoben werden; so ist wol kein Zweifel, das nicht das deutsche Reich das mächtigste, sicherste und glücklichste in Europa werden, und beständig bleiben könnte. Volkreich ist es so schon, mehr als alle seine Nachbaren. Da nicht nur der Ackerbau, sondern auch Wissenschaften, Künste, Fabriken, Manufacturen und Handlung darin mehrentheils auf einem guten Fusse stehen, so befindet es sich in einem steten Fortgang der Bevölkerung, ob schon einige Theile durch

die

die vorigen Kriege etwas gelitten haben. Dieser Schade kann aber wegen der Menge der vielen andern kleinen Staaten, die nicht so viel gelitten haben, im Ganzen leicht wieder bey einem dauerhaften Frieden ersetzt werden. (§. 146.) Uebrigens thut ein kleiner Staat in Sachen, die zu seiner innerlichen Oeconomie gehören, was er will. Schläft auch einer oder der andre; so rühren sich doch die andern, und reizen ihre Nachbaren zur Nachfolge. In der oeconomia locali sind dort nicht solche Fehler, wie in Frankreich, wo sich alle Grossen des Reichs in dem einen Paris beysammen befinden und das Geld ausschütten, so sie von ihren entfernten Gütern ziehen, dadurch denn diese immer mehr verarmen. Hier hingegen sind die kleinen Residenzen vertheilet, und mit ihnen der Luxus und die davon abhängenden Folgen. Jeder Staat sucht sein Bestes, so gut er kann und weiß. Wie viele Klugheit und Sorgfalt haben nicht bis hieher die Magisträte in den Reichsstädten, in Hamburg, Bremen, Frankfurt am Mayn, Nürnberg und andern bewiesen, wodurch dieselben so blühend geworden? Nürnberg, ohnerachtet es mitten im Lande gelegen, und keine Schiffahrt hat, hat doch durch die Klugheit der Obrigkeit den Fleiß seiner Einwohner dergestalt zu ermuntern gewußt, daß dessen kleine Waaren oder sogenannter Tand noch durch die ganze Welt gehet. Fällt eine Art der Waaren; so erfindet man eine andere Art, und der Magistrat leistet Beystand, um sie in Gang zu bringen. Kurz, Deutschland befindet sich, der kleinen Mängel ohnerachtet, in einem blühenden Zustande, welcher auf den höchsten Gipfel steigen könnte, wenn es sich zu einem ewigen innerlichen Frieden vereinigen wollte. Die Wahlstaaten der Geistlichen sollten auch in Erbstaaten verwandelt werden, weil ein Geistlicher, der nur einige Jahre regieret, niemals für das zeitliche

Wohl seines Landes so sorgen wird, wie ein andrer, der sein verbessertes Eigenthum seinen Kindern überläßt. Die Klöster und Stifter haben dabey auch noch allzuviele Freyheiten, welche der Bevölkerung nachtheilig sind.

§. 371.

Jedoch, wozu helfen alle diese Betrachtungen? Die Eintheilung der Staaten und Länder stehet nicht in der Menschen und Fürsten Macht. Es ist eine höhere Hand, die alles ordnet und eintheilet. Ein Reich mag aber groß oder in kleinere Theile abgesondert seyn; so kann es doch volkreich, mächtig und glückselig werden, wenn es sich der dazu dienlichen Mittel klüglich bedienet, wenn es den Ackerbau recht treibt und zu dem Ende das Land gehörig vertheilet, wenn der Fleiß der Unterthanen in den Fabrikwaaren ermuntert wird, wenn es eine vortheilhafte, nicht aber ruineuse Handlung treibt, wenn es dem Luxus Gränzen setzt, wenn es dadurch den Unterhalt vergrößert und erleichtert, und dem Entschluß zu heyrathen keine Hinderniße legt, und alle übrige Mittel braucht, die ich vorher (Cap. X. und folg.) erkläret, wodurch sowol die besondere als die allgemeine Fruchtbarkeit eines Landes kann befördert werden.

Zwanzigstes Capitel.

Versuch, die Zahl der Menschen zu bestimmen, die auf dem Erdboden leben können, und derer, die anjetzt ohngefähr darauf leben.

Inhalt.

§. 397.

§. 372.

Dieser Versuch ist mit vielen Schwierigkeiten verknüpft. Gewißheit wird also hierin niemand fordern. Man wird auch daher nach der Billigkeit die untergelaufenen Fehler entschuldigen, und sie zu verbessern Gelegenheit geben. Die Hauptursache, weshalb hier nichts weiter als ein Versuch statt finden kann, liegt in den uns fast noch ganz unbekannten und sogenannten Südländern. Man weiß noch nicht, wie weit America sich gegen den Nordpol erstrecke, und ob es nicht mit dem obern Theil von Asien durch einen grossen Strich vesten Landes oder viele grosse Inseln nahe zusammen komme. Die Länder gegen den Sudpol sind uns auch ihrer Größe nach noch eben so unbekannt, und wir kennen nur einen vielleicht kleinen Theil von der Küste von Neuguinea und andern Ländern, und wissen nur aus den Reisen Abel Taßmanns, des Dampiers und anderer, daß sie bewohnet sind. Weiter aber wissen wir nichts. Es scheinet, daß die Republik Holland die völligen Nachrichten ihrer Seefahrer nach diesen Gegenden mit Fleiß nicht habe kund werden lassen *). Vielleicht

*) Man sehe den 27sten Theil der allgemeinen Welthistorie, S. 91. 98. u. f.

leicht daß die Academien der Wissenschaften zu London oder zu Paris so glücklich sind, daß sie durch Hülfe ihrer Souverains und der reichen Handlungsgesellschaften hierin etwas leisten können, da man auf Kosten der Cronen es sich viel kosten lassen, einen Grad auf der Erde in Norden und unter der Linie in America zu messen. Die mathematischen Wissenschaften, Physik und Geographie würden davon grosse Vortheile ziehen. (Diese Hoffnung ist zum Theil durch die Reisen der Herren Banks und Solander zu erfüllen angefangen worden.)

§. 373.

Nach der Rechnung des Canzlers von Wolff *) beträgt die ganze Fläche der Erde 9288000 deutsche Quadratmeilen.

Nach des Herrn Struycks **) Bestimmung sind die bewohnbaren Länder, bekannte und unbekannte, von der ganzen Fläche $\frac{1}{3}$, daß also $\frac{2}{3}$ vom Wasser bedecket sind. Den bekannten Ländern des Erdbodens gibt er nur $\frac{1}{4}$ von der ganzen Fläche.

Hiernach würde also $\frac{1}{4}$ von der ganzen Summe nicht mehr als 2322000 deutsche Quadratmeilen betragen.

Es hat in England vor nicht langer Zeit Herr Thomas Templemann ***) eine Ausmessung der Erdkugel drucken lassen, und er hat gegeben

der ganzen Erdfläche	—	148510627
der See und unbekannten Theilen	—	117843821
der bewohnten Erde	—	30666806

englische Quadratmeilen, deren eine $\frac{1}{16}$ einer deutschen Quadratmeile ist.

Nach

*) Anfangsgründe aller mathemat. Wissensch. Th. 3. Geographie, §. 17.

**) Inleiding tot de algemeene Geographie. p. 37.

***) A new furview of the globe, so auf 35 halben Bogen in Kupfer gestochen.

Nach dieser Rechnung würde die bewohnte und bekannte Erde beynahe nur $\frac{1}{5}$ vom Ganzen betragen, indem das Verhältniß ist, wie 1 zu $4\frac{258}{306}$. Da aber die unbekannten Südländer auch bewohnt sind; so wird man es ganz füglich bey des Herrn Struycks Satze lassen, und $\frac{1}{4}$ für die bewohnte Erde setzen können.

§. 374.

Wenn man nun ohngefähr bestimmen kann, wie viel Getreide auf einer deutschen Meile wachse, und wie viel Menschen davon leben können; so läßt sich bestimmen, wie viel Menschen auf dem bewohnbaren vierten Theil Nahrung und Wohnung haben können. Wir wollen auch hierin einen Versuch anstellen.

1) Die Länge einer deutschen Meile beträgt 23664 rheinländische Schuh, nach dem genausten Maaß, so Herr Struyck als ein Mittel aus der Abmessung eines Grades in Norden und unter der Mittellinie genommen.

2) Eine rheinländische Ruthe hält bekanntermassen 12 rheinländische Fuß, und also hat eine deutsche Quadratmeile 1972 Ruthen in der Länge, und eben so viel in der Breite, folglich hat die Fläche einer deutschen Quadratmeile 3888784 rheinländische Quadratruthen.

3) Ein ordinairer und bey allen Ausmessungen gebräuchlicher Brandenburgischer Morgen hält 180 rheinländische Quadratruthen. Eine deutsche Meile hält demnach 21604 ordinaire Brandenburgische Morgen.

4) Es ist bekannt, daß die Fruchtbarkeit des Bodens sehr unterschieden ist, es giebt Sand, Leim, Kleyland u. s. w. Auf einen Brandenburgischen Morgen säet man im Sandlande 12 Metzen oder $\frac{3}{4}$ eines Scheffels, deren 60 auf eine Danziger Last gehen; auf gutem Boden einen ganzen, und im besten wol $\frac{5}{4}$ Roggen oder Weizen. Ich nehme ferner als bekannt an, daß bey gemeiner Witterung ein Korn im Sandlande das 3te, 4te, 5te und wol mehr giebt, im mittlern Lande steigt

es

es vom 5ten bis zum 8ten und 9ten, und im besten noch höher. Die Erfahrung lehret weiter, daß sich überall eine Verschiedenheit in der Güte des Landes findet. Fast wollte ich behaupten, daß es mehr gutes als schlechtes Erdreich gebe. Wir wollen also nur ein Mittel annehmen, und setzen, daß ein Brandenburgischer Morgen durch die Bank nur das sechste Korn geben soll, oder daß von einem ausgesäeten Scheffel sechse kommen: so werden nach Abzug des einen zur Saat, fünfe zum Gebrauch übrig bleiben.

5) Da aber jedes Land mehrentheils im dritten Jahre zu ruhen pflegt, sodann auch für die Wiesen, zur Viehzucht, für das Holz, für die Seen und Ströme, für die Berge und Wege, für den Raum der Häuser, Dörfer und Städte etwas muß gerechnet werden; so wollen wir hiezu den dritten Theil des Landes abziehen, und es sollen von 3 Morgen nur 2 als tragbar angenommen werden. Oder wir wollen von den 21604 Brandenburgischen Morgen, so eine deutsche Meile hält, nur 14000 Morgen behalten, deren jeder 5 Scheffel Korn zur Nahrung giebt; so wird eine deutsche Meile, nach Abzug des Saatkornes, 70000 Berliner Scheffel oder $1166\frac{2}{3}$ Danziger Lasten geben.

6) Ein Berliner Scheffel wiegt im Mittel 80 bis 82 gemeine Pfund, deren 110 auf einen Centner gehen. Bey den königlichen Magazinen werden aus einem solchen Scheffel 75 Pfund Mehl gemahlen, die übrigen sind Kleye und Staubmehl. Hieraus werden 100 Pfund Brodt gebacken, so man Commißbrodt nennet, und welches der Soldat im Felde und Garnison isset, das gut und schmackhaft ist. Ein Soldat bekömmt täglich im Felde und sonst 2 Pfund Brodt, also jährlich 730 Pfund, wozu folglich meist $7\frac{1}{2}$, oder voll gerechnet, 8 Scheffel Roggen jährlich gehören. Es werden also von 70000 Scheffeln, die auf einer deutschen

schen Meile wachsen, nach Abzug der Saat 8750 Soldaten oder erwachsene starke Männer hinlänglich Brodt haben.

7) Da aber nicht alle Menschen, sonderlich die Kinder so viel brauchen, so scheinet es, daß man ihrer noch mehr für eine deutsche Meile rechnen müsse. Allein es muß dagegen auch in Ländern, wo kein Wein wächst, ein ansehnlicher Theil Weitzen oder Gerste zum Bier und auch Roggen zum Brandtwein angeschlagen werden, desgleichen zum Futter der Pferde, wo der Acker nicht mit Ochsen bestellet wird, ferner auch zum Mästen der Ochsen, der Schweine und des Federviehes. So muß auch etwas Land zum Flachs und Hanf, wie auch zu Hirse und Erbsen gerechnet werden, wiewol letztere in der Brache oder Ruhelande pflegen gesäet zu werden. Wenn man also das, was die Kinder, die mehr als ein grosses Drittheil aller Lebendigen ausmachen, übrig lassen, zu diesen Dingen rechnen wollte; so würde doch die Zahl bestehen können. Allein wir wollen auch hierin nachgeben, und nur 6000 Menschen statt der 8700 für jede deutsche Meile rechnen, die nicht nur Brodt, sondern auch Geträncke, Fleisch und Gemüse davon haben sollen. Bey der guten Cultur der Römer, bey ihrem Fleiß in der Baumzucht, wie auch des Weines, der Feigen, bey ihrer Frugalität und sonderlich auch um deswillen, daß sie den Acker blos mit Ochsen bestellet, (Cap. XV) hat diese Rechnung gewiß bestehen können.

§. 375.

Wenn wir also

1) für eine deutsche Meile 6000 Menschen, erwachsene, junge und Kinder zusammen genommen, rechnen; so werden

2) auf

2) auf 2322000 deutschen Quadratmeilen (§. 373.), als dem vierten Theil der Erdkugel, 13,932,000,000 oder beynahe 14 tausend Millionen Menschen leben können.

Wem dieses noch zu viel ist, dem stehts frey, 10 tausend Millionen, ja nur die Hälfte zu rechnen. Zu meinem Zweck und Beweis ists noch immer überflüssig, da ich hernach beweisen will, daß anjetzt nicht mehr als etwa ein tausend Millionen Menschen auf dem ganzen Erdboden können gerechnet werden; woraus denn folgt, daß der Erdboden noch lange nicht das Maaß seiner Einwohner habe, und daß er folglich keiner Pest, Kriege oder Hungersnoth nöthig habe, um das Gleichgewicht zu erhalten. (§. 204.)

Anmerkung. Der Marschall von Vauban *) hat, so viel mir bekannt ist, den ersten Versuch in dieser Art der Berechnung gemacht. Nach Abzug der Häuser, Gärten, Wege, Wasser, Gehölze, rechnet er auf jede französische Meile an Product 2630 Setiers Getreide. Für jede Person, alt und jung durch einander, rechnet er 3 Setiers, daß also von dem Product einer französischen Quadratmeile 876 oder wenigstens 850 Personen leben können, wenn man für die Vögel und Mäusefraß auch etwas rechnet. Da nun Frankreich beinahe 30000 Quadratmeilen hat; so könnten 25½ Millionen darinnen leben. Von den Meilen, deren Quadrate er angenommen, gehen 25 auf einen Grad, der deutschen 15; folglich verhalten sich diese zu jenem wie 3 zu 5, und und im Quadratmaaß wie 9 zu 25. Nach diesen Sätzen würden also von einer deutschen Quadratmeile 2361 Personen leben können, und also auf 2 Millionen und 322000 deutschen Quadratmeilen 5482 Millionen und etwas drüber. Auch dieses ist noch über fünfmal so viel, als jetzt würklich leben, und ist zu meinem Zweck hinlänglich.

§. 376.

*) Projêt d'une Dixme royale par Vauban, 1707. pag. 180. 197. 64.

§. 376.

Ehe ich zur Berechnung der würklichen Einwohner schreite, will ich das Verhältniß der Größen der vier Hauptttheile des Erdbodens mittheilen.

Herr Struyck *) nimmt in seiner Einleitung nachstehende Verhältnisse an. Europa soll ohngefähr $\frac{4}{275}$ von der ganzen Fläche, Asien $\frac{4}{55}$ und also fünfmal so groß als Europa, Africa soll $\frac{4}{75}$ vom Ganzen seyn. Den entdeckten und bekannten Theil von America setzt er ohngefähr siebenmal größer als Europa. Africa soll zu Asien seyn, wie 11 zu 15. Hiernach würden Europa, Africa, Asia und America sich ohngefähr verhalten, wie 1, 4, 5, 7.

§. 377.

Herr Templemann giebt folgende Verhältnisse

1. Europa hat	—	2749349	englische Quadrat-Meilen.
2. Africa	—	8506208	
3. Asia	—	10257487	
4. Nordamerica	—	3699087	
5. Südamerica	—	5454675	
Fläche des bewohnten und bekannten Landes	—	30666806	Quadratmeilen.

Es zeigt sich hier einige Abweichung vom vorigen, sonderlich bey America, das hier nicht siebenmal größer angesetzt ist. Es ist noch nicht einmal fünfmal so groß, und ist also kleiner als Asien mit seinen Inseln.

Anmerkung. Da ein Grad 15 deutsche, 25 französische und 60 englische Meilen enthält, und diese Meilen gegen einander sind, wie 3, 5, 12; so verhalten sie sich nach

*) Inleid. p. 33.

nach dem Quadratinhalt wie 9, 25, 144. Die deutsche Meile ist besonders zu der englischen wie 1 zu 4, und das Quadrat wie 1 zu 16. Da nun auf einer französischen Quadratmeile nach den Sätzen des Vaubans 850 Personen leben können; so würden auf einer englischen 147 Menschen leben können. (§. 375. Anmerk.) Nach denen von mir angenommenen Sätzen, da ich für 6000 Menschen genugsamen Unterhalt auf eine deutsche Quadratmeile gerechnet, würden auf einer englischen Quadratmeile 375 Menschen Raum und Nahrung haben.

§. 378.

Bestimmung der möglichen Einwohner in Europa.

Herr Templemann hat sich die Mühe gegeben, den räumlichen Inhalt der Länder besonders zu berechnen. Wenn man annehmen könnte, daß alle diese Länder auf eine gleiche Weise cultiviret, daß das Clima, der Ackerbau, Fabriken und Handlung von gleicher Beschaffenheit wären, daß weder die Religion noch Politik einige Hindernisse legte, daß alle Regenten für die Bevölkerung gleich besorgt wären, und daß Kriege und Pesten in einem Lande nicht mehr als im andern Schaden gethan hätten; so würde sich die Zahl der Einwohner durch dieses Maaß des räumlichen Inhalts leicht bestimmen lassen. Wir werden aber aus dem folgenden sehen, daß diese Proportion nicht statt habe. Wir wollen unterdessen annehmen, daß alle Umstände von gleicher Beschaffenheit sind, und daß auf einer englischen Meile in Spanien und Italien eben so viel Menschen leben können, als in Deutschland, um dadurch hernach Gelegenheit zu haben, die Ursachen des Unterschiedes zu untersuchen. Wir werden also in nachstehender Tabelle erstlich das Maaß des räumlichen In-

Inhalts nach englischen Quadratmeilen, und sodann die Zahl der Einwohner hersetzen, die in jedem Lande leben müßten, wenn alle Umstände gleich wären. Und da ich vorher (§. 377. Anmerkung) bewiesen, daß nach den Vaubanschen Sätzen auf einer Quadratmeile 147, nach meinen 375 leben könnten; so wollen wir hier, um leichterer Rechnung willen und um desto mehr nachzugeben, nur 200 Menschen für jede englische Quadratmeile rechnen.

Es hat aber	englische Quadratmeilen nach dem Templemann:	Wenn auf einer 200 Unterhalt haben; so sollten in allem leben:
1. Europa überhaupt —	2749349 —	549869800
2. Portugall —	47851 —	9570200
3. Spanien —	148218	
außer Majorca, Minorca, Yvica, die noch 2025 halten, zusammen —	150243 —	30048600
4. Frankreich —	131095	
außer Lothringen, Elsaß, Artois, Flandern und dem Antheil an den übrigen Niederlanden, die er auf 7742 berechnet, zusammen —	138837 —	27767400
5. Italien, nebst allem Zubehör —	75576 —	15115200
allen Inseln und dem ganzen venetianischen Gebiet in Istrien, Dalmatien, u. a. Sicilien hält 9400, Sardinien 6600, Corsica 2520		
6. Großbrittannien, und zwar		
Engelland — 49450		
Schottland — 27794		
Irrland — 27457		
mit den Inseln zusammen —	105614 —	21122800

7. Die

Es hat aber	Englische Quadratmeilen nach dem Templemann:		Wenn auf einer 200 Unterhalt haben; so sollten in allem leben:
7. Die Niederlande — davon schon etwas bey Frankreich gerechnet ist.	12968	—	2593600
8. Die vereinigten Provinzen Holland u. s. w. —	7546	—	1509200
9. Die ganze Schweiz nebst allen verbundenen —	12884	—	2576800
10. Schweden, Lappland, Finnland —	228715	—	45743000
Pommern u. Rügen — 1320			
11. Dännemark, zusammen —	163001	—	32600200
und zwar besonders Dännemark an sich — 14418			
Norwegen — 71410			
Warthus — 28460			
Island — 46000			
12. Deutschland, mit Böhmen, Schlesien und Preussen —	188684	—	37736800
13. Ungarn —	75525	—	15105000
14. Pohlen und Litthauen —	222000	—	44400000
15. Curland —	4414	—	882800
16. Rußland in Europa —	1031550	—	206310000
17. Liefland —	21525	—	4305000
18. Ingermannland —	9100	—	1820000
19. Türkische Reich in Europa —	212240	—	42448000

Wir werden aus dem folgenden sehen, daß anstatt 550 Millionen etwa 130 Millionen in Europa leben, und daß es so in Proportion überall fehle; in einigen Ländern mehr, in andern weniger, wovon wir die Ursachen bey jedem Lande, so viel als möglich seyn wird, ausfindig zu machen suchen wollen.

§. 379.

I. Portgall und Spanien.

Zu meiner ersten Ausgabe habe ich mit dem Ricciolus *), Boterus und Nicolosius beyden 9 bis 10 Millionen zugeschrieben. Höher können wir auch noch nicht kommen. Nach dem glaubwürdigen Zeugniß des Don Ustariß **) und nach einer von ihm mitgetheilten Liste hatte Spanien im Jahr 1723 nicht mehr als 1140103 Feuer oder Familien. Rechnet man nun auch für jedes Feuer 5 volle Personen; so würden nur 5700515 heraus kommen, noch nicht 6 Millionen. Wenn wir nun auch für die vielen Geistlichen, Soldaten und Bettler eine ansehnliche Zugabe setzen, auch eingestehen, daß die Zählung der Feuer etwas mangelhaft ist; so wird man doch nicht mehr herausbringen, als dieser verständige Staatsmann seinem Vaterlande gegeben, nemlich $7\frac{1}{2}$ Millionen.

Da nun nach vorstehender Templemannischen Ausmessung Portugall ohngefähr $\frac{1}{3}$ von Spanien ist; so wird man selbigem nicht mehr als $2\frac{1}{2}$ Millionen wegen ähnlicher Beschaffenheit beylegen können, daß also beyde zusammen höchstens 10 Millionen halten würden, so viel schon Ricciolus gegeben.

Nach vorstehender Rechnung (§. 378. n. 2. 3.) sollten beyde zusammen an 40 Millionen haben; so aber ist es nur der vierte Theil. Die Lage und das Clima sind auch ohnstreitig in allen Stücken der Bevölkerung so günstig, daß diese Länder die volkreichsten von Europa seyn könnten. Die Ursachen dieses Mangels findet man in den schönen Schriften des Don

*) In geographia reformata.

**) In der schon angeführten schönen Schrift: theorie du commerco &c.

Don Ustaritz und Don Ulloa. Es fehlet, sonderlich Spanien, an Geist, Trieb und Leben. So lebhaft es in einigen Seehäfen aussieht, so todt ist alles in dem Innern. Es wird (1) nicht nur der Ackerbau schlecht getrieben, sondern es fehlet auch, (2) wie schon vorher (§. 312.) erwiesen, an der Cultur aller Fabriken, und man kauft die nöthigsten Kleidungsstücke von Fremden. Daher ist (3) der Handel und die Schiffahrt nicht nur von geringem Nutzen, sondern nach dieser Männer Ausspruch gar schädlich. Hiezu kommen (4) die grossen Colonien in America und Ostindien. Diese haben seit der Entdeckung mehr als ein Spanien verschlungen, da sie von Europa aus wieder haben bevölkert werden müssen. Wenn man alle Spanier mit ihren Schätzen aus Mexico, Peru, Chili und andern Gegenden wieder nach Spanien versetzen könnte; so würde es der volkreichste, mächtigste, reichste und fürchterlichste Staat werden, da er jetzt schwach, arm an Menschen und an Gelde ist. Die Austreibung der Mohren hat ihm auch einen grossen Stoß gegeben. Es würde sich aber längst davon wieder erholt haben, wenn die neue Welt nicht dazu gekommen wäre. Die vielen ehelosen Geistlichen bringen gleichfalls nicht Vortheile, sie halten vielmehr den Fortgang der Bevölkerung auf, ob sie gleich nicht die Ursachen der Entvölkerung sind. Die Intoleranz und der barbarische Scheiterhaufen der Inquisition hat bisher auch die Fremden zurück gehalten, sonst würden diese in kurzem neue Triebe in diesem erstorbenen Cörper hervor bringen, wie wir in Lissabon und andern Seehäfen sehen, wo sie geduldet werden, und wo fast aller Handel durch ihre Hände gehet. So sehr können Staaten ihre wahren Vortheile verkennen, und es ist dieses ein Beyspiel, wie viel an einer erleuchteten Politik gelegen ist.

§. 380.

II. Frankreich. Dieses Reich hat seit einiger Zeit grossen Zuwachs an Ländern gehabt. Ein ansehnlicher Theil von den Niederlanden ist nebst Lothringen und dem Elsaß hinzugekommen. Man hat ihm schon vordem 20 Millionen Einwohner gegeben. Boterus und Nicolosius haben sie auf 15 gesetzt, Ricciolus *) aber meldet, daß er sie vermöge der von seinen Ordensleuten empfangenen Nachrichten auf 20 schätze. Zu Ende des vorigen Jahrhunderts musten alle Intendanten eine genaue Liste von allen Provinzen aufnehmen, aus welchen der Graf Boulainvillers **) einen Auszug für den Dauphin machen müssen, welcher auch nachher unter dem Titel: l'etat de la France, zu London im Druck erschienen ist. Nach dessen Rechnung hat es damals 19385378, oder meist 20 Millionen Menschen gehabt. Vauban †) meldet, daß ihn Staatskundige versichert, daß es vor dem letzten Kriege 15, zu seiner Zeit (es kam die Schrift mit dem Anfang dieses Jahrhunderts heraus) aber nur 13 Millionen gehabt, jedoch habe er nachher aus zuverläßigern Nachrichten und aus den Listen selbst gefunden, daß es nach dem letzten Kriege 19 Millionen und 94000 Einwohner gehabt habe, daß solches aber noch nicht diejenige Zahl sey, die es fassen und ernähren könnte.

Ein ganz neuer Schriftsteller ††), der schon oft gelobte gründliche Staatsmann und Patriot, giebt seinem Vaterlande in jetzigen Zeiten nicht mehr als 17 Millionen; und stellet ihm wegen der schlechten Verfassung und

*) In geogr. ref.

**) Struyks Inleid. Tom. 2. p. 326.

†) Projêt d'une dixme royale p. 20.

††) Interêts de la France mal entendus T. 1. p. 222.

und vielen Kriege ein schlechtes Prognosticon. (§. 187.) Da er neuer als Vauban ist, und da er alle Gründe der Glaubwürdigkeit hat; so ist klar, daß Frankreich noch stets auf dem Wege der Entvölkerung und Abnahme fortgehet.

§. 381.

Die Ursachen dieser noch stets fortgehenden Abnahme liegen vor Augen, und sind größtentheils schon angezeiget. Es sind 1) die vielen so schädlichen und so schlecht geführten Kriege. (§. 183. n. 2. §. 187.) Der letzte hat ihm gewiß mehr als eine Million Menschen gekostet. 2) Die Unterdrückung des armen Landmannes und der Ruin des Ackerbaues. (§. 227. u. f.) 3) Der Luxus nebst der Galanterie, Ehebruch und Hurerey. (§. 241. u. f.) 4) Die noch stets fortgesetzte Verfolgung und Ausjagung der Protestanten. Durch die erste und große bey der Widerrufung des Edicts von Nantes hat es nicht nur eine Million verloren, sondern es sind auch dadurch die Fabriken überall verbreitet worden, daher jetzt nicht mehr so viele und so vielerley Waaren von dort geholet werden, folglich fehlet es so vielen Menschen an Mitteln des Unterhalts. 5) Die seit 70 bis 80 Jahren erweiterte Schiffahrt, da das Meer viele Menschen verschlinget, und endlich 6) die zum Aufnehmen gebrachte Colonien, sonderlich in America. Hier hat es mit Spanien und Portugall gleiche Schicksale. Es würde noch ein Problem seyn: Ob nicht Frankreich, nachdem es Canada an Engelland abgetreten hat, durch die im Lande bleibende Einwohner mehr gewonnen als verloren hat, und ob der vormals dadurch erlangte Reichthum einiger Privatpersonen dem Werth der Menschen gleich zu schätzen ist, die der Staat bey dessen Besitz verloren hat?

Zu allem diesen kommt noch der Celibat der Geistlichen und der Soldaten hinzu. (§. 202. 203.)

§. 382.

Da die Provinz Elsaß ohnstreitig eine der schönsten von Frankreich ist, die bey allen obberührten Mängeln noch zur Zeit unter allen am wenigsten gelitten, und aus arbeitsamen Deutschen bestehet; so will ich die Zahl ihrer Einwohner aus dem Boulainvilliers hieher setzen. Es lebten in selbiger

	im Brißgau	im straßburgischen Gebiete	im landauischen	Summe.
Catholiken	63180	70970	37504	171654
Lutheraner	1050	45740	22258	69048
Reformirten	225	4558	7350	12133
Juden	897	1467	1801	4165
Summe	65352	122735	68913	257000

Die ganze Summe ist etwas weniges über ¼ Million. Das wird vielen wenig dünken, aber es ist in der That schon viel, und es gehöret bey unsrer jetzigen Art des Ackerbaues und bey den grossen Ackerhöfen, die nicht römisch vertheilet sind, ein grosser Raum für so viele Menschen. Ich leugne aber nicht, daß diese eroberte Provinz seit beynahe 80 Jahren nicht auch die Schäden, sonderlich durch die Kriege, sollte mit empfunden haben, nach welchen Frankreich bisher noch stets gerungen hat.

Herr Templemann giebt Elsaß 2250 englische Quadratmeilen. Jede Quadratmeile nur zu 200 Seelen gerechnet (§. 378.) müßte der Elsaß 450000 Einwohner haben, er hat aber nur etwas mehr als halb so viel, und es kommen nur etwas über 114 Seelen auf eine Meile, deren man billig wegen Straßburg, als einer ansehnlichen Stadt, mehr hätte vermuthen sollen.

§. 383.

III. Großbritannien.

Es sollte nach obiger Rechnung (§. 378. n. 6.) 21 Millionen Einwohner haben, hat aber allen Gründen nach nicht die Hälfte.

Boterus und Ricciolus fehlen sehr, wenn sie diesem ganzen Staat nur 3 Millionen Menschen geben. Chamberlayne *) giebt Engelland allein ohngefähr 5 Millionen, und setzt, daß in jedem der 9725 Kirchspiele 80 Familien wären; jede Familie rechnet er zu 7 Personen, so aber zu viel ist, da man nicht wohl mehr als $4\frac{1}{2}$ rechnen kann (§. 122.). Häuser waren im Jahr 1693 in allen 1175951. King, welcher Zutrauen verdienet, giebt $5\frac{1}{2}$ Millionen Seelen an, und Derham hält seine Rechnung für die richtigste.

In Irrland **) hat man bey Gelegenheit einer Kopfsteuer alles Volk gezählet, und 1034102, also etwas über eine Million Seelen gefunden.

Schottland ist nach der Templemannischen Messung eben so groß als Irrland, daher ihm wol nicht mehr wird können gegeben werden.

Herr Struyck scheint es also wol getroffen zu haben, wenn er Engelland, Schottland und Irrland zusammen 8 Millionen Einwohner beylegt.

Die neuern Gelehrten haben sich noch bis jetzt angelegen seyn lassen, für Engelland allein 7 bis 8 Millionen herauszubringen. Der Herr Forster und Herr Brackenridge ***) haben darüber noch kürzlich dispu-

*) Present state of England. part. 1. c. 2. p. 10. 49.

**) Philos. Trans. num. 261. p. 518.

***) Philos. Trans. Vol. 50. vom Jahr 1757. Num. 57. 58.

disputiret. Mein Zweck leidets nicht, hierüber meine Gedanken mitzutheilen, doch leugne ich nicht, daß bey diesen Untersuchungen allzuviel willkührliches mit untergelaufen zu seyn scheinet, man mag seine Rechnung auf die Zahl der Aecker oder Fenster, worauf eine Abgabe liegt, gründen.

Herr Templemann *) erwähnet des Petty, welcher zu der Zeit Carls II. die Zahl der Einwohner in Engelland ohngefähr auf 7 Millionen geschätzet, meynet aber, daß durch die Vereinigung mit Schottland, so er auf 1½ Millionen, und mit Irrland, so er auf eine Million schätzet, wie auch durch den steten Zufluß von allen Nationen, die Zahl mit gutem Recht wohl auf 8 Millionen könne gerechnet werden. Der Zusammenhang zeigt, daß er diese Zahl von ganz Großbrittannien verstehe, und also mit der Rechnung des Kings, Derhams und Struycks übereinstimme. Hierbey gedenket er noch des grossen Zuwachses in der Schiffahrt. Die Königin Elisabeth hat im Jahr 1582 alle Schiffsgefäße und Schiffsleute zählen lassen, da denn an Seeleuten, Fischern und Schiffern nicht mehr als 14295 gewesen, und die Zahl aller Schiffe und Böte hat sich nicht höher als auf 1232 belaufen, worunter nur 217 von ohngefähr 80 Tonnen befindlich gewesen, und unter selbigen haben 85 zu dem Hafen von London gehöret. Zu der Zeit der spanischen Invasion hat Engelland nicht mehr als 28 Kriegsschiffe gehabt, wovon das Admiralsschiff nicht mehr als 32 Canonen geführet. Petty hat die ganze Schiffarth zu seiner Zeit auf ½ Million Tonnen geschätzt, die aber Herr Templemann nach den davon eingezogenen besten Nachrichten auf eine Million

*) In der Note zu der fünften Kupferplatte.

lion rechnet, worunter die Schiffe nicht mit begriffen, welche Handlung nach America treiben.

Der segensvolle Wachsthum des großbritannischen Reichs liegt jedermann vor Augen, und dessen jetzige Macht zur See hat wohl nicht ihres gleichen jemals gehabt. Doch wird auch daraus folgen, daß dabey die Zahl der Einwohner in den europäischen Staaten anjetzt nicht sonderlich wachsen könne, zumal wenn man die weitläuftigen Colonien in America und Ostindien mit der erstaunlichen Schiffahrt erweget. Wenn also Engelland Canada behalten sollte, so könnte hier abermals die Frage (§. 381.) aufgeworfen werden: Ob dieser Zuwachs an ausländischen Besitzungen eine vortheilhafte Aussicht für die künftige Bevölkerung des großbritannischen Staats in Europa geben könnte, und ob es sich nicht durch die Vertheilung seiner Einwohner hier schwächen würde, da doch mehr daran gelegen wäre, daß es seine Stärke in Europa behielte. Es hat aber Engelland dieses vor Frankreich und Spanien zum voraus, daß es andere Nationen in seinen Colonien aufnimmt, und aller Rechte der Eingebornen durch Naturalisation theilhaftig macht. Und wie viel Deutsche, Dänen, Hollsteiner, Sweden, Norweger und Protestanten aus Frankreich gehen nicht jährlich dahin? Wie sehr wäre nur zu wünschen, daß man die Colonisten etwas mehr unterstützte, und daß man sich die Bekehrung der Heiden mehr angelegen seyn ließe! Die Kosten würden mit tausendfältigem Zins bald wieder kommen.

§. 384.

IV. Die gesammte Niederlande, so aus 17 Provinzen bestehen.

Nach den vorstehenden Sätzen (§. 378. n. 7. u. 8.) sollten sie 4 Millionen haben, und es ist mir wahrscheinlich,

lich, daß sie wol 5 haben. Die Niederlande, sonderlich die 7 vereinigten Provinzen, haben viele unfruchtbare Gegenden, wo gar kein Getreide wächst, dergleichen ich im holländischen Geldern und Oberyßel bis nach Amsterdam gefunden. In der Provinz Holland und andern Gegenden wird und kann das Land blos zur Weide und Viehzucht genutzet werden. Das alles wird aber durch den grossen Handel und durch die vielen Fabriken in den Städten wieder ersetzt. Wie viele tausend Familien leben nicht allein von dem Heringsfang*)? Die Tuch-, Leinwands- und andere Fabriken erhalten auch viele Menschen. Was daher dem Lande an Dörfern fehlet, das ist in den Städten beysammen. Gent, Brüssel, Antwerpen sind Beweisthümer von dem ehemaligen Handel in Brabant. Und ob er sich schon von dort wegen der Religionsverfolgung nach Amsterdam, Rotterdam, Middelburg und andern Städten gezogen; so ist doch die Handlung noch in den Niederlanden, und stehet noch im größten Flor.

Blos in den wenigen Städten, wovon ich (s. 1sten Theil, Tab. 17.) die Todtenlisten habe, in Amsterdam, Harlem, Leyden, Rotterdam, Gouda, sterben zusammen an 16000, die, mit 25 multipliciret, 400000 Einwohner geben.

Die einzige Provinz Holland hat nach Löwenhöcks**) Anzeige eine Million Seelen. Das Verzeichniß der Häuser in Nord- und Südholland bestätiget es, welches Herr Struyck***) mitgetheilet hat.

*) Hierüber ist die vortreffliche Beschreibung von Island und Grönland nachzulesen, welche der gelehrte und würdigste Bürgermeister von Hamburg, der wohlselige Anderson herausgegeben hat.

**) Arcana naturæ in epist. ad Grew. Opp. T. 2. p. 8.

***) Inleid. P. 2. p. 40.

hat. Die Summe aller Häuser in Städten und auf dem Lande war in dieser einzigen Provinz im Jahr 1732, 163462. Rechnet man sie zu 5 Personen; so kommen über 800000 Seelen. Aus selbigem Verzeichniß erhellet, wie sehr die Städte in Südholland seit 100 Jahren zugenommen, indem sie sich auf 20547 vermehret haben. Es waren Häuser

		im Jahr 1632		im Jahr 1732		also mehr
in Amsterdam	—	16051	—	26035	—	9984
Leyden	—	8374	—	10891	—	2517
Harlem	—	6490	—	7963	—	1473
Rotterdam	—	5048	—	6621	—	1573
Haag	—	3160	—	6163	—	3003
Gouda	—	2452	—	2974	—	522
Delft	—	4842	—	4870	—	28

u. s. w.

In Nordholland war dagegen eine Abnahme. Also waren

zu Enkhuisen	—	3859	—	2605, weniger	1290
Alkmar	—	2795	—	2581, weniger	214

u. s. w. Die Ursache liegt in der Veränderlichkeit der Handlung und Fabriken, die sich von einem Lande zum andern, und in einer und eben derselben Provinz aus einer Stadt und Gegend zu der andern ziehen.

Herr Struyck *) hat die Zahl der Einwohner in allen vereinigten 7 Provinzen auf 2½ Millionen angesetzt, und ich glaube, daß ihm darin zu trauen ist. Er ist mit dem Herrn Kersseboom darüber in Streitigkeit gerathen, welcher die Zahl vergrößert. Da es mich aber von meinem Zweck zu weit abführen würde; so lasse ich mich damit hier nicht ein. Dieser Streit hat

*) l. c. p. 52.

hat viele nützliche Untersuchungen und Tabellen hervorgebracht.

Wenn man nun den österreichischen und französischen Niederlanden ohngefähr eben so viel beylegt; so siehet man, daß man nicht weit von 5 Millionen entfernt bleibe. (vergl. §. 188.)

§. 385.

V. Die Schweiz nebst allen Eid- und Bundgenossen soll nach obiger Rechnung (§. 379. n. 9.) ohngefähr 2½ Millionen haben. Da sie aber voller Gebirge ist, und da in einigen Cantons meist allein von der Viehzucht gelebet wird; so läßt sich daher nichts gewisses schließen. Wenn das gegründet ist, was von so vielen behauptet wird, daß sie in einigen Tagen 200000 streitbare Mann und auch wohl drüber stellen kann, und man wollte den vierten Mann rechnen (§. 343.); so würde die ganze Summe sich etwa auf 1 Million belaufen. Da aber die Republik allen Nachbaren beständig Hülfstruppen in Sold überläßt; so ließe sich daraus schließen, daß sie mit dem erforderlichen Maaß der Einwohner, die sie ernähren kann, angefüllet sey, wenn nicht Herr D. Tyssot (s. im Anhange, n. 1.), das Gegentheil versicherte.

§. 386.

VI. Italien nebst Sicilien, Sardinien und andern dazu gehörigen Staaten. Dieses ist wohl ohnstreitig das schönste Land in Europa. Es hat nicht nur ein schönes Clima, sondern auch den fruchtbarsten Boden in der Lombardey und im Kirchenstaat, und das Neapolitanische nebst Sicilien wird gar als ein Paradies beschrieben, welches diese Länder auch seyn würden, wenn sie nicht den fürchterlichen Erdbeben und den Schrecken der beyden Vulcane unterworfen wären. Welche traurige Er-

Erinnerungen sind es aber nicht, daß dieses Paradies, dieser ehemalige Sitz der Musen, der römischen Tugend, der Beherrscher der Welt, durch die vielen Kriege seit drittehalb tausend Jahren mit so vieler Millionen Menschen Blut hat müssen bespritzet und so oft ruiniret werden?

Nach unserer obigen Rechnung (§. 378. n. 5.) sollte es 15 Millionen Menschen enthalten. Aller Vermuthung nach hat es vor Alters nicht nur so viel, sondern wol noch mehr gehabt, da eine Familie von wenigern Jugern und sehr frugal gelebet, wenn wir annehmen können, daß die andern Völker meist eben so wie die Römer gelebt, und diese nur derselben Nachfolger gewesen. Wäre hierin eine allzu große Unähnlichkeit gewesen, so würden die Römer schwerlich bis in das 6te Jahrhundert von Erbauung der Stadt haben bestehen können, zumal, da andre Republiken mit ihnen zusammenschmolzen, und also höchst wahrscheinlich ist, daß diese bürgerliche Vereinigung auch einerley Sitten zuwege gebracht habe. Livius macht aus den vielen und langwierigen Kriegen der Volscer und der andern italiänischen Staaten mit den Römern den Schluß, daß die Länder vormals mit vielen Menschen müsten angefüllet gewesen seyn, welche zu seiner Zeit Wüsteneyen hätten seyn müssen, wenn nicht die Aecker durch Sklaven gebauet würden. So läßet sich auch aus den schweren Kriegen der Insel Sicilien mit den Carthaginensern, desgleichen aus der großen Menge Einwohner, dem Handel, und den Reichthümern der Städte Syracus, Agrigent und anderer, auf den vormals blühenden Zustand dieser Insel ein Schluß machen. Daß aber Italien, dem allen ohngeachtet, nach der Meynung des Präsidenten Montesquiou, 50mal so viel Einwohner solle gehabt haben, als nach der Einführung des Christenthums, ist ganz falsch, weil es auf die Weise an 500 Millionen Menschen müste gehabt haben. Ich will der Stadt Rom gern in ihrer größten Blüthe eine Million und auch mehr Einwohner einräumen, wie weit aber bleibt man nicht dennoch von der ungeheuren Menge ab? Es müßte sodann mehr als dreymal so viel Einwohner gehabt haben, als jetzt ganz Europa hat. Sodann aber wissen wir, daß zu des Livius Zeiten, da blos die unzähligen Heere von Sklaven Italien von der Wüsteney retteten, das Christenthum noch nicht den Anfang genommen. Die verwüstenden Kriege waren alle vorhergegangen. Was hatten aber nachher die verwüstenden Einfälle der Gothen, der Longobarden und anderer Völker mit dem Christenthum zu thun, welche Rom und das ganze Land völlig zu Grunde richteten? Wenn auch das Christenthum unter einigen dieser Nationen schon bekannt worden; so war es doch damals eben so wenig, als jetzt, die Ursache der Kriege. Die nachherigen Kriege und Einfälle der Saracenen in Sicilien und im Neapolitanischen, der Normannen, der kleinen Staaten unter sich, der Deutschen, der Franzosen und der Spanier, und die untergemischten Pesten haben vornemlich gehindert, daß dieses vortrefliche Land bis jetzt nicht recht hat wieder können zu Kräften kommen. Die vielen ehelosen Geistlichen haben die Vermehrung zwar auch aufgehalten, sie sind aber nicht die Ursache der Entvölkerung (§. 336.).

Dem allen ohnerachtet trägt Ricciolus *) kein Bedenken, Italien zu seiner Zeit 10 bis 11 Millionen Einwohner beyzulegen, ob schon Boterus und Nicolosius nur bis 9 gehen, und Sabellicus nur 7 zu seiner Zeit einräumen wollen. Dem alten Italien giebt

*) Geogr. ref.

giebt Ricciolus 20 Millionen, dagegen auch wol nichts kann eingewendet werden. Er meldet, daß es vormals nach dem Bericht des Aelians 1166, nach des Guidonis im eilften Seculo 700, und daß es jetzt nur 434 Städte habe, also fast $\frac{2}{3}$ weniger als vormals. Sicilien giebt er jetzt nur $1\frac{1}{2}$ und dem Kirchenstaat $2\frac{1}{2}$ Millionen.

Im venetianischen Gebiete waren um das Jahr 1660 zu des Ricciolus Zeit 494325 Häuser, welche zu 5 Personen für jedes, 2471625 Menschen betragen.

Im Königreich Neapolis waren im Jahr 1556, nach der vom Scipio Mazzella angestellten Zählung, 483478 Feuerstätten, die, zu 5 Personen für jede, 2417390 Menschen enthalten, darunter aber nach des Mazella Erinnerung nicht die Geistlichen, Wittwen, Huren, Armen und Bettler oder andre untüchtige Leute mit begriffen gewesen sind, auch nicht die neapolitanischen Bürger, als welche von Contributionen frey sind. Neapolis aber soll allein damals 360000 Einwohner gehabt haben, die Klöster nicht mitgerechnet; zu des Nicolosius Zeiten soll es ihrer 500000 gehabt haben. Ricciolus hingegen meldet, daß es zu seiner Zeit, nach der grossen Pest, nur 250000 gezählet habe, so viel es auch jetzt noch wol ohngefähr haben möchte. Es läßt sich daraus abnehmen, daß das Königreich Neapel ohne Sicilien wol drey Millionen, und mit letzter Insel nach obigem Satz $4\frac{1}{2}$ bis 5 Millionen zusammen habe. Es ist kein Wunder, wenn so schöne fruchtbare Länder, die überdem an der See liegen und Handlung treiben, sich eher als andere wieder erholen. Die Pest im 30jährigen Kriege hat, wie in Deutschland, so auch in Italien große Niederlagen angerichtet (§. 179.). Ricciolus meldet noch, daß im Jahr 1587 in der Stadt Bologna

gewesen	91500 Einwohner
im übrigen Gebiete der Stadt	170000
im ganzen Gebiete	261500

Im Jahr 1598 waren nach der grossen Hungers-

noth in allem	207796
also weniger	53704

die meist alle aus Hunger umgekommen waren.

Im Jahr 1630 hat die große

Pest aufgerieben in der Stadt	23691 Einwohner
im übrigen Gebiete	18000
	41691

Der Hunger und die Pest hatten also zusammen 95395 Menschen aufgerieben, die mehr als $\frac{1}{3}$ von der ganzen Summe betragen, die es 1587 gehabt.

Im Jahr 1657 waren zu Ricciolus Zeiten

im ganzen Gebiete	225234 Einwohner
im Jahr 1587	261500
also weniger	36266

So war demnach in 70 Jahren die Vermehrung nicht nur weggefallen, sondern es ist aus dem noch im Jahr 1657 vorhanden gewesenen Defect klar, daß, wenn nicht neue Hindernisse und Störungen dazwischen gekommen, die erste Zahl im Jahr 1687 kaum hat können ersetzt gewesen seyn. Es ist also ein ganzes Seculum in der Vermehrung weggefallen.

§. 387.

VII. Dännemark und Norwegen. Nach dem Templemannischen Maaß (§. 378. n. 11.) sollte dieses Reich 32 Millionen Einwohner haben. Es ist aber (1ster Th. Tab. 19.) erwiesen, daß es ohngefähr 2 Millionen enthalte, folglich ohngefähr $\frac{1}{18}$ dessen, was es dem Raume nach haben könnte.

Dännemark allein hält nach dem Templemann 14418 englische Quadratmeilen. Nach dem von mir angenommenen mittlern Satz zu 200 Menschen auf eine solche Meile würde es 2883600, also meist 3 Millionen haben. Es hat aber allein, ohne Norwegen und Island, nicht viel über 1 Million (Tab. 19. 1 Th.) folglich auch nicht die Zahl, die es fassen könnte. So viel ich erfahren können, soll es den Fehler mit andern cultivirten Staaten gemein haben, daß die Bauergüter, sonderlich auf Seeland, allzu groß sind, daher der Bauer faul wird, und das Land nicht fleissig genug bestellet. Die große Schiffahrt von England und der höhere Lohn soll auch viele Menschen aus Jütland wegziehen, welches nicht soll zu ändern stehen.

Island hält 46000 englische Quadratmeilen. Der von mir (Tab. 19.) angeführte Eutropius Philadelphus giebt ihm 80000 Einwohner. Es kommen folglich noch nicht 2 volle Menschen auf eine englische Quadratmeile, weil es nur an den Küsten bewohnt werden kann.

Norwegen, Wardhus und der ganze obere Theil zusammen hat nach dem Templemann an die 100000 Quadratmeilen. Es hat aber um das Jahr 1755 ganz Norwegen jährlich im Mittel 17000 Todte gehabt, welche, mit 36 multipliciret, etwas über 600000 Einwohner geben. Hier würden etwa 6 Personen auf eine Meile kommen. In dem niedrigen und cultivirten Theil von Norwegen sind gewiß mehr, aber in dem obern Theile, in Finnmark, wieder nicht so viel, weil die Lappen blos von der Fischerey und von den Rennthieren leben.

§. 388.

VIII. Schweden, Finnland und Lappland. Es enthält auch nach dem Templemann (§. 378. n. 10.) eine ungeheure Fläche von mehr als 228000 englischen Quadratmeilen, darauf über 45 Millionen wohnen könnten, wenn es Schnee und Kälte nicht unmöglich machten. Der schwedische Baron Härlemann giebt diesem Reiche nicht mehr als 2 Millionen Einwohner, daß es also der dänischen Macht ohngefähr gleich seyn würde. Der Herr Baron Flemming *) ist ihm gefolget, und hat nicht mehr angenommen, meynet aber, daß Schweden, wenn es die vielen Kriege seit 900 Jahren unterlassen und sich auf die innere Verbesserung des Landes geleget hätte, wohl so wie Frankreich 20 Millionen haben könnte, die es auch theils durch den Ackerbau, theils durch die Fischerey und andere Mittel ernähren könnte. Ich lasse dieses an seinen Ort gestellet. Vielleicht wäre es möglich, wenn der Acker auf römische Art vertheilet und gebauet würde. Darüber klagt aber alles, daß die Bauergüter daselbst, sonderlich auch in Finnland, wo noch gutes Korn wächst und gute Viehzucht ist, von einer allzu großen Ausdehnung sind. Man findet davon viele Beweisthümer in den Sammlungen der schwedischen Akademie der Wissenschaften. Man muß es der schwedischen Nation, oder vielmehr der Akademie und den Gelehrten unter ihnen zum besondern Ruhm nachsagen, daß sie sich eine recht patriotische Mühe um die Cultur des Landes geben, und hierin andere Ge-

---

*) Dissertatio de felicitate regni Svio-Gothici arte magis quam Marte vel bello paranda, auctore Joh. Casim. Flemming, Praeside Sven Bring Londini in Scandinavia. 1756, in den göttingischen gelehrten Zeitungen vom Jahr 1756. Num. 150.

Gelehrte und Nationen beschämen. Unterdessen muß man auch betrachten, daß Schweden in dem guten Theil nicht nur viel Gebirge hat, sondern auch, daß in dem höhern Theil desselben alle Cultur fast vergeblich zu seyn scheinet, da jenseit des 60sten Grades nördlicher Breite gar kein Korn mehr zur Reife kommt. Wenn nicht der Schöpfer die Rennthiere für diese kalte Gegenden geschaffen hätte, die sich mit dem bloßen Moos begnügen, und von deren Fleisch und Milch man sich nähret, so würde alles über den 60sten Grad fast gar nicht können bewohnet werden. Des Herrn D. Büschings *) vortrefliches Werk giebt von dem allen mehrere Nachrichten, meldet auch, daß in diesem großen Reiche nur 102 Städte, und davon die wenigsten im nördlichen Theil und in Finnland anzutreffen, so daß mancher Bauer 20 bis 40 schwedische Meilen durch rauhe Wege fahren müsse, ehe er eine Tonne Getreide absetzen könne. Er führet das ungeheure Kirchspiel Paldamå in Finnland zum Beyspiel an, welches 40 geographische Meilen lang und 12 breit, und fast noch einmal so groß als die Provinz Holland sey; daß oft ein Bauerhof von dem andern 7 Meilen entfernt sey, u. s. w. Wie mag es denn nicht in den nordlichen Gegenden aussehen? Auch meldet er noch, daß die Theilung der Bauerhöfe auf dem Reichstage in Vorschlag gekommen und erlaubet sey. Da aber die Regierungsform daselbst erst seit kurzem verbessert, und bisher allzu republikanisch gewesen ist, so daß der Bauernstand sehr viel mitsprechen, und allenfalls seinen Worten Nachdruck geben konnte; so scheinet solche Verbesserung bisher blos bey Vorschlägen stehen geblieben zu seyn.

*) Neue Erdbeschreibung, 1 Th. vierte Auflage, S. 418.

Wie muß Schweden, das jetzt noch so leer ist, in den ältern Zeiten ausgesehen haben, da dessen Einwohner eben so, wie ihre Brüder die Deutschen, dachten und lebten? Und dieses Land soll gleichwol nach des berühmten Rudbecks Träumen die Pflanzschule gewesen seyn, woraus Europa alle seine Völker soll erhalten haben. In welche Vorurtheile können nicht Gelehrte verfallen!

§. 389.

IX. Rußland. Dieses große Reich hat mit Schweden und Norwegen einerley Beschaffenheit, und es ist auch nicht viel besser bevölkert. Nach dem Templemannischen Maaß hat es ohne die asiatischen Länder über 1 Million englische Quadratmeilen, und es sollte nach meinem Satze über 200 Millionen Einwohner haben; es enthält aber ohngefähr 20, aufs höchste 24 Millionen. Das darf uns nicht wundern, da es in dem nördlichen Theile mit Schweden von einerley Beschaffenheit ist, woselbst wegen der Kälte und des Schnees wenige Menschen Nahrung haben können. Daß es aber in den südlichen, wärmern und fruchtbaren Ländern so sehr wüste ist, solches beweiset offenbar den gänzlichen Mangel der Cultur. Nicht nur alle Reisebeschreibungen, sondern auch alle die, so von Petersburg nach Moscau und weiter herum gereiset sind, bezeugen einhellig, daß es überall noch sehr wüste aussiehet. Seit den Bemühungen und Zeiten des großen und klugen Kaisers Peters I. hat man einsehen gelernt, daß es Rußland an nichts fehle, was zur Cultur eines Landes erforderlich ist. Wie hat aber dieser schöpferische Geist in diesem ungeheuren Staatskörper alles in so wenigen Jahren auf einen bessern Fuß setzen können, was zu dessen Bevölkerung, folglich auch zu dessen Glückseligkeit,

Reichthum und dauerhaften Sicherheit nöthig ist? Ob aber der von ihm bewirkte Schimmer oder auch diese Morgenröthe bis zum vollen Mittagslichte hinan steigen werde, müssen Jahrhunderte lehren. Die grosse Sklaverey und die Unwissenheit in den alten Provinzen scheinen solche Hindernisse zu seyn, ohne deren Wegräumung kein rechter Fortgang kann erwartet werden. Die Akademie der Wissenschaften und die wenigen Schulen sind in einem allzu geringen Verhältniß gegen das Ganze. Die Geistlichen sind noch allzu unwissend, und man findet unter der Menge der Popen fast gar keine Gelehrte, die fast allein nur unter den Closterleuten anzutreffen. Selbige könnten gleichwol geschickte Werkzeuge zur Aufklärung des Verstandes seyn und werden, wenn sie sämtlich studiren müßten, wenn überdem der Adel auch dazu angehalten würde, und wenn die obrigkeitlichen Aemter auch vorzüglich mit Gelehrten besetzt würden. An Bewegungsgründen und Belohnungen der Gelehrten kann es bey der jetzigen Wüsteney nicht fehlen, indem zur Zeit überall so viel Land vorhanden ist, daß wol sechs und mehr hundert Morgen Land und Wiesewachs zum reichlichen Unterhalt eines Gelehrten und Bedienten in geistlichen und weltlichen Aemtern könnten gegeben werden, die noch erst müsten geradet werden. Die von dem großen Peter angefangene Cultur hat eine für das Reich höchst schädliche Folge gehabt, indem der Staat dadurch zu auswärtigen Kriegen ist gereizet worden, wodurch er seit 40 und etwas mehr Jahren viel mehr als eine Million Menschen verloren hat, und zwar solche, die das Land hätten bauen, Kinder zeugen, und die Bevölkerung vergrößern können. Rußland hat aber eine solche Lage, daß es in einem ewigen Frieden wohnen könnte. Wer kann, wer wird es jetzt angreifen? Wenn es daher die Bevölvölkerung und Cultur des Landes zu seinem Hauptaugenmerk setzte, so könnte es in 2 bis 300 Jahren der reichste und mächtigste Staat werden, vor dem Stamboul und Persien zittern, und um dessen Freundschaft sich alle christliche Potentaten in Europa bewerben würden und müsten. Ein Unterthan müste in Rußland einen viel höhern Werth haben, als in andern bevölkerten Staaten. Billig sollte allda dieses Reichsgrundgesetz gemacht werden, daß derjenige Minister für einen Feind des Staats sollte erkläret seyn, welcher ohne die größte Noth zu einem Kriege mit auswärtigen Nationen rathen würde, ehe und bevor die Bevölkerung und Cultur nicht erfolgt wäre.

Was nun die jetzige Zahl der Einwohner in den alten Staaten des rußischen Reichs anbetrift; so habe ich von einem gelehrten und curieusen Freunde, der lange Jahre in Rußland gewesen, folgende Nachricht bekommen. Zu den Kriegen vor dem Jahre 1740 musten jährlich 40000 Recruten ausgehoben werden. Hiezu ward allezeit der 125ste Mann genommen. Also waren in allen 5 Millionen Männer, welche tüchtig waren, die Waffen zu tragen, wozu man die vom 18ten Jahre an zu rechnen pflegt. Das weibliche Geschlecht ist dem männlichen gleich, folglich sind das auch 5, zusammen 10 Millionen von gleichen Jahren. Hiezu müssen nun die Kinder und die Jugend bis zu den Jahren, da sie heyrathen oder die Waffen tragen können, gerechnet werden, die nach des Halley Tabelle (wovon im Capitel von den Sterbenden nach dem Alter ein mehreres vorkommen wird) unter der Summe von 34000 Lebenden etwa 12000 ausmachen, so wie die vom 17ten oder 18ten bis zum 56sten Jahre ohngefähr 17 bis 18000 machen, und die vom 57sten Jahre bis zum höchsten Alter

Alter 4000. Da also die Kinder und die Jugend zu denen im brauchbaren Alter sich verhalten, wie 12 zu 18, oder wie 2 zu 3; so müssen gegen 10 Millionen Erwachsene ohngefähr $6\frac{2}{3}$ Millionen von Kindern und jungen Leuten unter 18 Jahren gerechnet werden. Die Alten über 57 Jahre verhalten sich zu denen zwischen 18 und 56, wie 4000 zu 18000, oder wie 2 zu 9; daher kommen noch zu obigen etwas über $2\frac{1}{5}$ Millionen für die Alten hinzu. Und so würden nach diesen Sätzen in Rußland ohngefähr beynahe 19 Millionen Menschen seyn, aus welchen Recruten gehoben werden.

Es sind aber davon ausgenommen 1) der ganze Adel, 2) alle Hofbedienten, 3) alle Cänzellisten, Schreiber, und alle Handwerker, so für den Hof arbeiten. Auch gehören nicht zu dieser Recrutenstellung 4) die eroberten Provinzen, besonders Liefland, und endlich sind auch ausgenommen 5) die Tartarn, Calmucken und Mahometaner. Diese zusammen wurden von diesem Freunde zu 2 bis 3 Millionen geschätzet.

Wenn man daher alles in allem, die eroberten Länder, die wilden und zum Theil schon zu Asien gehörigen Völker der Tartarn und Calmucken mit den alten Staaten zusammenrechnen will; so siehet man leicht, daß in allem eine Summe von höchstens 24 Millionen Menschen herauskommt; welches aber doch für die Größe dieses Reichs eine Kleinigkeit ist, und nicht den 10ten Theil beträgt, den der räumliche Inhalt zu erfordern scheinet.

Im Jahr 1758 ward in den Altonaer Zeitungen im Monat October berichtet, daß 52000 Recruten sollten gestellet, und daß dazu der 116te Mann sollte genommen werden. Dieses würde etwas über 6 Millionen, und also das Ganze 4 Millionen mehr als nach obigem Satz betragen. Wenn wir der ersten Rech-

Rechnung den Vorzug geben, so kann Rußland an sich mit dem Adel, Hof- und Canzeleybedienten füglich auf 21, mit den neuen Ländern und Tartarn aber auf 24 Millionen geschätzt werden. Herr D. Büsching *) rechnet für Rußland an sich, mit Inbegrif der Kronbedienten, des Adels und der Geistlichen nur 20 Millionen.

§. 390.

X. Liefland und Curland. Liefland war ehemals eine wichtige Provinz für Schweden, durch deren Abgang es seine Kornkammer verloren, und in eine große Schwäche gerathen ist. Durch die grosse Pest in dem 1709ten und folgenden Jahren ist es, so wie Preussen und Pohlen, gar ungemein verwüstet worden, und der damalige Krieg hat zugleich zu der Verwüstung mit gewirket, und die Entvölkerung befördert. Da nun die Leibeigenschaft dort, wie in Curland, sehr groß ist, Manufacturen und Fabriken nicht vorhanden sind, und es an dem Auge eines auf die Cültur des Landes wachsamen Fürsten fehlet; so lässet sich leicht urtheilen, daß die Zahl der Einwohner vor jetzt allda nicht sehr groß seyn möge. Es sind überdem auch noch daselbst große Waldungen, Brücher und Gewässer, die zur Wohnung der Menschen noch erst Fleiß und Kosten erfordern, wozu in halb republikanischen Ländern nicht leicht Hoffnung ist. Einem Particulier sind die Kosten zu groß; viele Adeliche unter einen Hut zu bringen, hält sehr schwer, dieweil der kleinste Eigennutz gemeiniglich die Absichten der Patrioten auf das allgemeine Wohl hindert.

Nach dem Templemannischen Maaß haben Liefland und Curland zusammen etwa 26000 englische

*) Neue Erdbeschr. I. Th. vierte Aufl. S. 601. f.

sche Quadratmeilen, auf welchen ohngefähr 5 Millionen Platz haben könnten. Wir werden ihnen aber wol schwerlich die Hälfte davon geben können. Wir haben vorher (§. 382.) gesehen, daß der Elsaß etwa 114 Menschen auf einer solchen Meile habe. Da nun diese schöne Provinz den Ackerbau nicht nur gut treibet, und freye Leute hat, sondern auch den Wein stark bauet, der auf einem kleinen Raum viele Familien unterhält, überdem aber auch wegen des Rheins artige Handlung treibet; so wird man mit mir eins seyn, daß man diesen, dieser Vortheile beraubten und durch die Pest so sehr mitgenommenen Provinzen, nicht so viel einräumen könne. Um aber nicht zu wenig zu thun, so will ich sie auf 2 Millionen zusammen setzen.

§. 391.

XI. Pohlen und Litthauen. Ein großes Reich, dessen Fläche nach dem Templemannischen Maaß etwas grösser als Deutschland, und welches über 40 Millionen Einwohner ernähren könnte, dem wir aber wol schwerlich über 10 bis höchstens 12 Millionen werden beylegen können. Ich habe keine Nachrichten finden können, die mich auf den Weg einer etwas zuverläßigen Vermuthung hätten bringen können. Herr D. Büsching *) leget diesem Reich 22 Millionen bey, so aber wol nicht wird statt finden können. Folgende Gründe sind es, weshalb ich diesem Lande, welches verschiedene fruchtbare Provinzen hat, nicht ein Drittheil der möglichen Einwohner geben kann. 1) Wird von allen Deutschen, die es durchreiset haben, und die ein fremdes Land nach dem cultivirten Deutschland zu beurtheilen gewohnt sind, versichert, daß es noch zur Zeit mit vielen ungeheuren

*) Neue Erdbeschr. I. Th. vierte Aufl. S. 924.

ren Wäldern, Sümpfen und Morästen angefüllet sey. 2) Daß sogar schöne und fruchtbare Gegenden, die Weizen tragen könnten, durch die Nachlässigkeit ihrer Besitzer, ungebraucht liegen. Dieses findet man sogar gleich, wenn man über Driesen hinein kommt, und in den Gegenden, die mit den Brandenburgischen Ländern gränzen. Hiezu kömmt 3) die große Unsicherheit der Pächter und Unternehmer von Verbesserungen. Es haben es viele Deutsche gewaget, daß sie Güter gepachtet; sobald aber ein Starost gemerket, daß sie durch die gute Viehzucht und übrigen Fleiß etwas vor sich gebracht, so haben sie fort gemußt, und haben nichts gerettet, als was sie unter der Hand vorher in Sicherheit gebracht. Das hält alles zurück. 4) Der allzu geringe Preis des Getreides ist eine weitere Hinderniß. Es wird zwar viel Getreide auf der Weichsel, dem Pregel, der Memel und der Dwina nach Liefland, Preußen und Danzig, auf den Wittinnen gebracht, nebst Hanf, Honig, Theer, u. s. w. Allein dieses Vortheils haben sich nur die Landgüter zu erfreuen, die nahe an schiffbaren Strömen liegen. Das ist aber eben auch 5) ein großer Schade für dieses große und fruchtbare Land, daß es zwar hinlängliche Ströme hat, aber sie sind theils nicht überall schiffbar wegen der Versandungen, theils sind sie nicht durch Canäle mit einander zusammengehänget. Dergleichen Verbesserungen durch Canäle und Schleusen müsten auf Kosten der Krone geschehen; aber wie hat dies bey der bekannten Regierungsform und Anarchie geschehen können? Daher wird der Ackerbau schlecht getrieben. Ein Deutscher, der einige Jahre bey dem Hofe des reichen Fürsten Sangusko gestanden, und in dessen Gefolge die schönsten Provinzen, als Podolien und Vollhynien, durchreiset, hat mich versichert, daß er auf vielen Gütern desselben Erndten von 8 bis 10 Jahren

ge-

gesehen, da das Getreide nach Jahrgängen unausgedroschen in großen Haufen gestanden hat, und daß die Güter nicht den 10ten Theil dessen eingebracht, was sie in Deutschland an Pacht geben würden. Warum soll man sich also daselbst Mühe geben, mehr Land urbar zu machen? Wenn nicht Deutschland jährlich 40, 50 und mehr Tausend pohlnische Ochsen abnähme; so würden die Einkünfte noch schlechter seyn. Außer der so schlecht bestellten Ackerwirthschaft fehlet es 6) fast gänzlich an Fabriken. Was könnte nicht durch die schöne Wolle für ein Reichthum und Unterhalt geschaffet werden? Es fehlet aber auch hier gänzlich an Sicherheit, und also an Bewegungsgründen. Es sind mir Beyspiele von Kaufleuten bekannt, welche Tuchfabriken errichtet, die aber zuletzt kaum mit ihrem Leben und Familien sich retten können. Was noch in einigen Städten vormals von Handlung gewesen, ist durch die Juden ruiniret, die von den Edelleuten für Geld unterstützet worden. Der Religionshaß gegen die Protestanten kommt hinzu. Der Deutsche wird verachtet, und sein gemeinster Name ist Kurwisyn, oder Hurensohn. Wegen Mangel der Fabriken fehlet es auch an Handlung. Kurz, es fehlet in Pohlen an liberty und property, und auch an Gerechtigkeit. (§. 277. u. f.) Der arme Unterthan hat nichts eigenthümliches, nicht einmal sein eigenes Leben, als durch die Gnade seines Herrn, der nur wenige Tympfe bezahlt, wenn er einen getödtet hat. So lange es so bleibt, wird keine Bevölkerung erfolgen können, und ich glaube genug zu thun, wenn ich ihm 12 Millionen gebe. Portugall und Spanien haben eine nicht viel kleinere Fläche, als Pohlen, und man kann ihnen doch nicht mehr als 10 Millionen geben, (§. 378. 379.) ohnerachtet doch auch in der Cultur selbst noch einiger Unterschied ist.

Ich

Ich füge diesem noch die sehr vernünftige Anmerkung eines klugen Mannes hinzu, der lange in Pohlen gewesen, und der die Ursache des großen Verfalls in die Regierung auswärtiger Könige mit gesetzt, und versichert, daß die Geschichte es bestätige, daß wenigstens die Städte vormals unter den einheimischen Königen in einem weit bessern Flor sich befunden, und zum Theil eine sehr artige Handlung gehabt. Da die Könige von den Städten ihre Einkünfte gehabt, und diese ihnen zugehöret; so hätten sie durch ihren Schutz sie in Aufnehmen zu erhalten gesucht. Seitdem aber die Könige nicht mehr im Lande gewesen, hätten sie nicht Zeit und Gelegenheit gehabt, sich darum zu bekümmern, und so wären ihre Rechte durch die Edelleute und deren Schutzjuden zu Grunde gerichtet worden. Eben derselbe fügte hinzu, daß bey der gar zu großen Freyheit es schwer hielte, daß ein kluger Fürst oder andrer großer Mann einen Vorschlag zur wahren Verbesserung des Landes thäte, weil gleich ein Verdacht auf ihn würde geworfen werden, als wenn er dabey eigennützige Absichten hätte, die andern könnten zum Schaden gereichen. So ist es z. E. eine leichte Sache, daß das schwarze Meer mit der Ostsee kann verbunden werden, wenn der Dnieper und Dniester, vermittelst des bey Lemberg fließenden und schiffbaren Bugs, durch einige Canäle vereiniget würden; dieses könnte für ein Paar Tonnen Goldes bewerkstelliget werden. Es haben große Männer die Möglichkeit zwar wohl eingesehen, aber wegen berührter Besorgnisse haben sie es bey dem Wünschen gelassen, und sich nicht getrauet, es auf dem Reichstage in Vorschlag zu bringen. Das Großherzogthum Litthauen könnte durch dergleichen Verbindungen der Ströme auch die Schiffahrt sehr vergrössern,

sern, und ungemeine Vortheile erhalten. Allein es ist bey der bisherigen Verfassung an das alles nicht zu denken gewesen.

§. 392.

XII. Ungarn. Mit diesem Lande geht es mir, wie mit Pohlen, da ich nichts von Nachrichten zur Bestimmung der Zahl der Einwohner habe finden können; wie denn auch Herr D. Büsching nichts davon hat. So viel wissen wir mit Gewißheit, daß es ein vortreffliches und fruchtbares, aber auch sehr entvölkertes Land ist. Die vielen Kriege, sonderlich mit den Türken, wodurch nicht nur viele Menschen aufgerieben, sondern viel tausend andere in die Sklaverey weggeschleppet worden, sind ein Haupthinderniß gewesen. Die öfteren Pesten haben das Uebel vollendet, und es hat dieses schöne Land, nur blos in dieser Absicht, an dem Türken den allergefährlichsten Nachbar, weil dieser, vermöge seines Vorurtheils, der Pest freyen Lauf lässet, daher dessen Staaten sowohl in Asien als in Europa, sonderlich die mit Egypten handelnde Städte, fast kein Jahr davon völlig frey sind. Es hat zwar Ungarn noch einige Provinzen, die von beyden Uebeln nicht so sehr gelitten, und die daher noch in einem mittelmäßigen Zustande sich befinden; dahingegen aber giebt es in dem flachen Lande auch wieder große Striche, wo man fast kein Dorf oder Stadt siehet, und die höchstens zur Viehzucht gebraucht werden, wodurch aber nicht vielen Familien Unterhalt verschaffet wird. (§. 340.) Das österreichische Haus hat sich zwar mehrmalen bemühet, durch deutsche Colonisten einige Gegenden wieder zu besetzen, aber es sind die von ihnen angebauete Dörfer auch alle wieder ausgestorben und leer. Ein Freund, der diese Gegenden bereiset, hat zur Ursache, vornemlich die Ausschweifung der Deutschen im Essen und Trinken angeführet, womit sie sich wegen des Ueberflusses an allen Delicatessen, an Fleisch, Fischen, und sonderlich an Wein zu der sogenannten ungarischen Krankheit, oder pestilenzialischen Petätschen, gar bald reif gemacht, wozu das Clima und die große Abwechselung der Hitze bey Tage und der Kälte bey der Nacht auch vieles mag beygetragen haben.

Aus diesen Gründen wird man mit Ungarn wohl kaum eine andre Rechnung, als mit Pohlen, anstellen können, wo es nicht gar in noch geringerem Verhältniß bevölkert ist.

Nach dem Templemmannischen Maaß hält ganz Ungarn 75525 englische Quadratmeilen, und zwar

Ungarn an sich	—	36060
Siebenbürgen	—	14400
Sklavonien	—	10000
Croatien	—	1925
Morlachien	—	2850
Servien	—	3640
Wallachey	—	2800
Temeswarer Bannat	—	3850

Nach meinen Sätzen sollte es 15 Millionen Einwohner haben. (§. 378.) Werden wir ihm aber wohl $\frac{1}{3}$ oder 5 Millionen geben können? Da anjetzt die Wallachey, Servien und andre Theile davon abgerissen sind; so möchten jetzt wohl kaum für den österreichischen Theil 3 Millionen übrig bleiben.

§. 393.

XIII. Das türkische Gebiet in Europa. Dieses ward vom Herrn Templemann zu seiner Zeit auf 212000 englische Quadratmeilen geschätzt und könnte also an 42 Millionen Einwohner fassen, da es fast so groß wie Pohlen ist. Allein es sind die bey Ungarn angeführte Ursachen hier noch größer.

In Ungarn wehret man sich doch gegen die Pest, hier aber gar nicht, daher dieser Feind nach Belieben aufräumet. Die Vielweiberey kommt dazu, die ganz gewiß der Bevölkerung nachtheilig ist, und stimme ich hierin der Meynung des Herrn Montesquiou völlig bey, welcher sie als eine Hauptursache der Entvölkerung angesehen *). Wir können daher diesem durch die Kriege, sehr häufige Pesten, Vielweiberey, Despotismus und so viele andre kleinere Ursachen an der Bevölkerung gehinderten Staate nicht $\frac{1}{4}$ von dem zueignen, was er haben könnte und sollte. Alle, die darin gereiset sind, beschreiben dessen verwüsteten Zustand einstimmig. Das ehemals so schöne und bevölkerte Griechenland ist zur Einöde geworden, und dessen berühmteste Städte sind durch Feuer und zum Theil durch Erdbeben in Schutthaufen verwandelt, daß man nur noch hier und da einige Denkmale seiner alten Pracht antrifft. Ich kann mich daher nicht überwinden, den europäischen Provinzen der ottomannischen Pforte 10 Millionen Einwohner zu geben; vielleicht sind es kaum 8, wovon Constantinopel allein wohl $\frac{1}{2}$ Million enthalten mag.

Unter den 212000 Quadratmeilen haben die Crimm, die kleine Tartarey und die budziakische Tartarey, zusammen 38000 Quadratmeilen. Wem ist aber unbekannt, wie sehr diese Länder entblößt sind? Thracien, die Bulgarey und Beßarabien haben 25000 Quadratmeilen, aber auch hier sind große Wüsteneyen.

Die Moldau hat 26000, und die Wallachey 10500, zusammen über 36000 Quadratmeilen. Ich habe es aber selbst von christlichen Kaufleuten aus diesen Ländern, daß ihnen nichts, als nur mehr Einwohner fehlen.

*) Lettres persannes, n. 108. suiv.

Macedonien hat nach dem Templemannischen Maaß 18980, Epirus 7955, Albanien 6375, Thessalonich 4650, Achaja 3420, Morea 7220, und alle Inseln in Archipelagus zusammen 5540, folglich das alte Griechenland nebst den Inseln zusammen 54140 Quadratmeilen.

§. 394.

XIV. Deutschland, nebst Böhmen, Schlesien und dem Königreich Preußen. Es wird wohl niemand leugnen, daß es in Europa den cultivirtesten und volkreichsten Theil von Ländern ausmache. Es hat nach dem Templemannischen Maaß nur ohngefähr 188000 englische Quadratmeilen, ist also nicht so groß als der türkische Staat in Europa, Pohlen, Dännemark nebst Norwegen, Schweden, und noch nicht einmal $\frac{1}{7}$ so groß als Rußland, (§. 378.) dem ohnerachtet ist es viel volkreicher als alle andre. Nach dem Satz von 200 Menschen auf eine englische Quadratmeile sollte es über 37 Millionen Einwohner haben. Nach dem Vaubanschen Satze zu 150 Menschen auf eine Meile (§. 377.) würde es 28 Millionen haben. Wir wollen aber nur mit 24 oder 25 zufrieden seyn. Da Frankreich in allem nur 138000 englische Quadratmeilen hat, (§. 378.) und doch 17 Millionen Menschen enthält (§. 380.); so werden, wenn wir nur eben das Verhältniß annehmen wollten, die 188000 Quadratmeilen von Deutschland 23 Millionen enthalten. Wer wird aber in Zweifel ziehen, daß nicht Deutschland viel besser, durchgängig bevölkert sey, und einen fruchtbaren Boden und viel größern Kornbau habe, als wovon die größte Bevölkerung abhängt? Von Deutschland gebe ich es auch zu, daß die Abtheilung desselben in kleinere Staaten nach des Montesquiou Meinung ihm sehr

vor-

vortheilhaft sey zur bessern Cultur und Bevölkerung. Es genießt auch fast durchgehends einer größern Freyheit, und der Landmann ist nicht unter solchen Druck der Pächter und harten Abgaben, sonst würden die Bauern leicht aus einem Staat in den andern laufen.

Der Herr D. Büsching *) giebt ihm über 2300 Städte und noch etwas mehr Marktflecken und etwa 80000 Dörfer. Er schätzt es deshalb auf 24 Millionen, und man wird aus Betrachtung der Gründe wohl noch eine, wo nicht mehrere zugeben können. Deutschland hat zwar auch einige gebirgigte Gegenden, sie sind aber doch alle bewohnt, und die Ebenen sind desto fruchtbarer. Die Nation ist dabey arbeitsam. Es hat guten Ackerbau, Viehzucht, Weinbau, Fabriken, Handlung und Schiffahrt u. s. w., welches alles durch eine genauere Berechnung sich erweisen liesse (vergl. §. 370.).

§. 395.

Nach den vorstehenden, meist nur wahrscheinlichen Bestimmungen, bey deren mehresten ich aber eher etwas mehr als zu wenig glaube herausgebracht zu haben, würde ganz Europa etwa 130 Millionen Einwohner haben, nemlich

1) Portugall u. Spanien	10		9) Rußland	— 24
2) Frankreich	— 17		10) Liefland u. Curland	— 2
3) Großbritannien	— 8		11) Pohlen	— 12
4) Sämmtl. Niederlande	5		12) Ungarn	— 4
5) Die Schweiz	— 1		13) Türk. Reich in Europa	8
6) Italien und Inseln	— 10		14) Deutschland	— 24
7) Dännemark	— 2½			74
8) Schweden höchstens	2½			56
	56		Summe	— 130 Millionen.

 In

*) Neue Erdbeschreibung Th. 3. in der Einleitung zum deutschen Reich, §. 12. S. 19. 21.

In meiner ersten Ausgabe dieser Schrift habe ich eine Zugabe gemacht, und die Summe muthmaßlich auf 150 Millionen steigen lassen. Da ich aber die sämmtlichen Theile anjetzt genauer durchgedacht; so kann ich mich nicht entschließen, annoch 20 Millionen zuzugeben, indem dieses eine sehr beträchtliche Menge ist. Ricciolus hat nur 99 bis 100 Millionen, Specht, dessen Herr Struyck gedacht, hat 117 Millionen für Europa angenommen, daß ich also unter allen noch das meiste habe. Der große Voßius hat nur 30 Millionen gesetzt, allein ganz ohne Grund.

§. 396.

Asia. Diesem Lande geht es, wie Europa. Die meisten derer Länder, die vormals die volkreichsten waren, sind durch die Kriege, Pesten, Vielweiberey und andere Ursachen so sehr entvölkert worden, daß sie jetzt nur ein Schatten des alten sind. Die Römer machten dazu den Anfang, der Islamismus hat es vollendet; und es ist nicht wohl möglich, daß die Länder sich wieder erholen können, die durch dessen Vorurtheile ruiniret sind, wozu noch die despotische Regierungsform hinzu kommt.

In dem heidnischen Theil von Asien findet man noch die schönsten und volkreichsten Staaten, dahin China, Japan, und andere große Inseln, zum Theil auch das Reich des großen Moguls, gehören. Das ungeheure Siberien ist nebst den Ländern, die von den tartarischen Horden bewohnet werden, denen nordischen Ländern in Europa ähnlich, und zum Theil nur eben so, zum Theil wenig besser bewohnt. Es hat also Asien wüste Striche; es hat schöne Gegenden, die vormals, so wie Ungarn und Griechenland, sehr bevölkert gewesen, aber jetzt nicht; endlich auch andere, die es noch jetzt sind.

Aus-

Aus diesen Gründen scheinet es anzugehen, daß wir den Grad der Bevölkerung in Asien eben so wie in Europa setzen. Da es nun (§. 377.) ohngefähr 5 mal größer ist: so würden, da in Europa 130 Millionen sind (§. 395.), in Asien 650 Millionen Einwohner seyn. Wir werden aus dem folgenden sehen, daß solches wohl statt finden könne.

§. 397.

Um aber sich einigen Begriff von der Größe dieses Landes zu machen; so will ich die vornehmsten Maaße des Herrn Templemanns hieher setzen, da dieses Werk wohl in wenigen Händen seyn möchte.

1. Die türkischen Staaten in Asien haben, nach seiner Ausmessung, überhaupt 510717 englische Quadratmeilen, und zwar

Natolien	—	195000
Mingrelien	—	20520
Turkomannien, oder Armenien		55000
Curdistan, vormals Assyrien		23900
Diarbeck, vormals Mesopotamien		27600
Irack, vormals Chaldäa und Babylonien	—	50400
Syrien	—	29000
Palästina	—	7600
Arabien, das steinigte	—	23500
Georgien	—	25600
Iran oder Armenien	—	25500
Adiarbeitzan	—	18800
Chusistan	—	18400
Hiezu kommen noch die asiatischen Inseln, zusammen	—	7897
wovon Cypern 6300, Rhodus 480 halten; die andern sind alle unter 300.		

 2. Per-

2. Persien	— 800000	
3. Das andere Arabien unter verschiedenen Prinzen	— 700000	
4. Das mogulische Reich, wozu Indostan, Decan, Malabar, Madure, Bisnager, Coromandel und Golconda gehören	1116000	
5. China	— 1105000	
6. Tartarey, die chinesische	644000	
7. Die moscovitische Tartarey und Syberien	— 2200000	
8. Kalmuckische Tartarey	— 850000	
9. Unabhängige Tartarn	— 778290	5250580
10. Usbeck	— 339840	
11. Gasgar	— 168000	
12. Tibet	— 185350	
13. Lassa oder Bouton	— 85100	
14. Achem, Ava, Pegu, Arachan	— 230000	
15. Siam	— 170000	
16. Malaca	— 48000	
17. Laos	— 59400	
18. Cambodia	— 60200	
19. Cochin China	— 61900	
20. Tonquin	— 112000	

21. Hiezu kommen die vielen und zum Theil großen Inseln von Asien, die er zusammen ansetzt 811980.

Unter selbigen hält

Borneo	— 228000
Japan	— 138000
Sumatra	— 129000
Celebes	— 68400

Ma=

Manila	—	58500
Mindanao	—	39200
Java	—	38250
Ceylon	—	27730
Formosa	—	17000
Anian	—	11900
Gilolo	—	10400
Timor	—	7800
Flores	—	6000
Amboina	—	400
Alle übrigen	—	46000
Die Summe von ganz Asien (§. 377.) beträgt also	—	10257487

Mehr als 2 Millionen gehen für Siberien ab, ein höchst leeres Land, das kalt und unfruchtbar, wie Lappland, ist.

Die Länder, so von den Tartarn zusammen bewohnet werden, betragen ohngefähr die Hälfte, daß also etwa 5 Millionen Meilen für die cultivirteren Länder übrig bleiben.

§. 398.

Ich kann nicht umhin, von China besonders zu bemerken, daß es für eines der cultivirtesten und volkreichsten Länder, nach aller Mißionarien und Jesuiten Zeugniß, ausgegeben wird, worin auch kein Zweifel gesetzt werden kann. Man kann hievon des P. du Halde schönes Werk, des Martiniere Lexicon, wie auch den P. Couplet, Martini, und besonders auch die lettres édifiantes et curieuses nachsehen. Allesamt bezeugen sie, daß in einigen vorzüglich cultivirten Provinzen die Heerstraßen stets so voller Menschen sind, als wenn man sich auf einem europäischen Markte befände, oder als wenn ein Kriegsheer im Marsch wäre.

wäre. Sonderlich sind die Länderenen an den Strömen mit Städten, Flecken und Dörfern gleichsam besäet. Der Handel und die Zufuhr zu den vielen und großen Städten ist dabey so groß, daß die Schiffe, wenn sie beysammen liegen, eine besondere Stadt auszumachen scheinen, und es lebt eine große Menge Menschen beständig auf selbigen. Der Reiß wird allda am meisten gebauet. Dieser erfordert aber und unterhält mehr Menschen als der Kornbau, weil er beständig gewässert, und sorgfältiger gewartet werden muß. Es ist dabey ein Glück, daß der Chineser sehr mäßig und nüchtern lebt. Dem allen ohngeachtet leben in diesem Lande mehr Menschen, als es ohne Gefahr einer Hungersnoth ernähren kann, welche bey dem geringsten Mißwachs sich gleich äußert. Dieses beweiset die zugelassene häufige Aussetzung der Kinder in Peking und überall, die von armen Eltern geschieht, und die auch daher häufig von den Jesuiten getauft werden. Da sie ein so leichtes Mittel haben, sich der Kinder zu entschütten; so macht ihnen der Entschluß zu heyrathen keine große Schwierigkeit, und sie heyrathen zeitig, daher sie auch viele Kinder haben, oder wenigstens erzeugen können. China hätte nicht nöthig, dieses unmenschliche Mittel zuzulassen, wenn es von dem Ueberfluß der Einwoher jährlich ansehnliche Colonien in die Tartarey versendete, zumal da jetzt ein so großer Theil derselben damit verbunden ist. Rom entlästigte sich vormals durch dergleichen Colonien von dem Ueberfluß armer Bürger, welche es in die eroberten Provinzen sandte. Oder man sollte nur daselbst den Leuten die Freyheit lassen auszuziehen, wohin sie wollten; so würden sie sich bald über ganz Asien, wie die Juden in Europa, ausbreiten.

Nach dem vorstehenden Maaße hat es über eine Million englische Quadratmeilen, ist also mehr als der zehnte Theil von Asien. Deutschland hat 188000. Dieses ist also noch nicht $\frac{1}{6}$ von selbigem. Wenn es nun nicht stärker als Deutschland bevölkert wäre; so würde es ohngefähr, jedoch nicht voll, 150 Millionen Menschen haben. Frankreich ist zu China, wie 138 zu 1105, es ist also $\frac{1}{8}$; nach dieser Proportion würde es also ohngefähr 136 Millionen haben können, deren Frankreich 17 hat.

Man siehet also hieraus, daß es gar nichts übertriebenes sey, wenn man nach diesen Verhältnissen China 140 bis 150 Millionen Menschen giebt. Wenn nun aber der Reißbau mehr Familien ernähren und beschäftigen kann, und wenn, wie ich fast nicht zweifle, die Cultur bey der Bestellung des Landes und bey den Fabriken aufs höchste getrieben ist; so wird man leicht bis an 200 Millionen hinansteigen können, als so viel ihm nach der Aussage der Mandarinen, von denen es die Jesuiten selbst vernommen, beygelegt werden *). Die Zählung ist auch in diesem Lande sehr leicht, da allezeit über 10 Familien ein Aufseher oder Tifang gesetzt ist, der die Liste von selbigen aufnimmt, und bey dem es auch gleich muß gemeldet werden, wenn ein Fremder bey ihnen ankommt, wie denn überhaupt ihre Policeyanstalten vortrefflich zu seyn scheinen.

Ich habe oben einen sehr leidlichen Satz angenommen, daß auf einer englischen Quadratmeile nur 200 Menschen Nahrung haben sollen, da doch wol 375 darauf leben könnten. (§. 377.) Und so würden

*) Description geogr. de la Chine par le P. Martin Martinino, in des Melchis. Thevenot relation de divers voyages. Tom. 2.

den also auf einer Million Meilen 200 Millionen Menschen leben, und es würden noch mehr in China leben, da es über eine Million Meilen hat. Wollte man nun wegen des Reißbaues auf eine Meile 300 Menschen rechnen; wie es sehr wohl geschehen kann; so würde China 300 Millionen haben, als so viel ihm der P. Bartoli gegeben hat, den aber Martiniere nicht für zuverläßig hält, von welchem Ausspruch ich dagegen den Grund nicht einsehe, da die Sache an sich nicht unmöglich ist. Die Noth hat die Chineser wohl gezwungen, auf alles zu rafiniren, da dort keine Pest und kein Krieg ist, da die Menschen alle im Lande bleiben, und da sie auch zeitig heyrathen. Wie leicht kann da eine Verdoppelung geschehen, da sie hier bey dem spätern Heyrathen in weniger als 100 Jahren geschehen kann? Und wann die Aecker in China, so wie vormals zu Rom, ausgetheilet sind; so können noch mehr daselbst Platz haben, zumal da der Reiß reichlich zuträgt.

§. 399.

Das mogulische Gebiet ist mit China fast gleich groß, aber es ist noch nie von jemanden für so volkreich, wie China, angegeben worden. Ich habe weder in dem Berichte unsrer Mißionarien noch der Jesuiten, die mehr alles durchreiset sind, hievon etwas wahrgenommen. Die Sache läßt sich auch begreifen, weil 1) hier öftere Kriege vorfallen, und zwar unter den vielen Königen, Fürsten oder Nabobs in diesem Lande, die zwar dem Kaiser zinsbar, sonst aber fast ganz unabhängig sind. Diese Leute bekriegen sich fast beständig unter einander. Am gefährlichsten sind allen Nachbaren die Maratten, die in dem gebirgigten Theil von Malabar wohnen, und oft als Räuber Ausfälle thun. Die bisherigen Nachrichten aus die-

diesem Lande haben hievon viele Beweisthümer geliefert. Dergleichen innerliche Kriege sind bey der klugen Regierungsform der Chineser ganz unbekannt und unmöglich. Sodann sind 2) diese Kriege allezeit sehr blutig und Gemetzel zu nennen, indem die Leute meist nacket, und in dem Gebrauch des europäischen Schießgewehrs nicht sehr geübt sind, wodurch die Schlachten weniger blutig geworden sind, weil mehrentheils dadurch die Entscheidung einer Schlacht in der Ferne geschiehet. Es liegt ferner 3) dieses Reich in dem heißeren Himmelsstrich, da hingegen China größtentheils im gemäßigten liegt, folglich sowohl im Bau des Landes, als in der Gesundheit mehrere Bequemlichkeiten hat. Sodann ist es 4) eine böse Gewohnheit, daß die Mädchen so sehr zeitig verheyrathet werden, und oft schon im 12ten Jahre gebären, wodurch nothwendig die Natur gar bald dergestalt geschwächt werden muß, daß sie bald aufhören Kinder zu zeugen. Die Erfahrung lehret es uns ja genugsam, wenn wir nur sehen, und dem Schaden durch Gesetze vorbeugen wollten, wie viele dadurch unglücklich werden, wenn sie von ihren unbarmherzigen Müttern im 15ten Jahre verheyrathet werden. Die alten Deutschen und Gallier waren hierin klüger, die bis zum 20sten Jahre warteten, und es für höchst schädlich hielten, jünger zu heyrathen. Sodann ist endlich 5) der Despotismus in diesem Lande so groß als möglich, und der arme Arbeitsmann wird allzusehr niedergebeuget, und durch den Geiz der Gouverneurs unterdrückt. Nach dem von dem seligen Herrn Mißionarius Schulze, welcher 22 Jahre zu Madras gewesen, empfangenen Bericht geht der Arme meist nacket, bis auf eine Binde um den Leib. Wasser und nicht überflüssig Reiß ist seine beständige Nahrung. So bald wegen der Hitze oder Austretung der Ströme, oder andern Ursachen die

Erndte

Erndte schlecht ausfällt; so reicht der verdiente wenige Lohn nicht zu, Reiß zu kaufen, und er leidet Hungersnoth, so daß viele umkommen müssen. Dergleichen Mißwachs und Noth entsteht in diesem heißen Himmelsstrich öfters, wovon die in Bengalen 1773 entstandene Hungersnoth eins der schrecklichsten Beyspiele ist.

Man wird ihm also wohl nicht mehr als etwa 100 Millionen geben können, wo das nicht schon zu viel ist.

§. 400.

Daß die türkischen Staaten wegen der vielen Kriege und Pesten schlecht bevölkert sind, erhellet aus allen Reisebeschreibungen. Daß Persien wegen der mahomedanischen Religion gleichfalls der Pest nicht widerstehe, und daß es jetzt, wegen des seit 1718 währenden Krieges und häufiger Revolutionen, sehr wüste darin aussehen müsse, wird niemand in Zweifel ziehen. Auch ist bekannt, daß die Einwohner von Arabien mehrentheils Viehhirten sind, die mit ihren Horden umher ziehen, wie die meisten asiatischen Tartarn auch so leben; daher sie zu ihrer Erhaltung viel Land brauchen. Ferner ist nicht unbekannt, daß es in allen diesen Ländern große Wüsteneyen von Sande gebe, der wie Meereswellen stets um sich greifen muß, weil in einem jetzt nicht recht cultivirten Lande dagegen keine Veranstaltungen gemacht werden. Alle diese Umstände beweisen, daß Natolien, Syrien, Arabien, Persien und die tartarischen ungeheuren Länder theils niemals nach dem Verhältniß ihres Flächeninhalts haben bevölkert seyn können, theils aber auch jetzt nicht so bevölkert sind, als sie wohl zum Theil vormals gewesen.

Außer

Außer Japan, welches so groß wie Frankreich ist, und daß auch wohl wegen seiner Lage in der gemäßigten Zone eben so volkreich seyn mag, liegen die meisten übrigen unter einem allzuheißen Himmel, so der Bevölkerung nicht eben allzu vortheilhaft ist.

Aus allen diesen Umständen läßt es sich vielleicht rechtfertigen, daß ich mit Grunde die Bevölkerung von Asien mit der in Europa in ein gleiches Verhältniß gesetzt, und daß ich ihm, da es fünfmal so groß ist, auch fünfmal mehr Einwohner gegeben habe.

§. 401.

Ich kann nicht umhin, bey dieser Gelegenheit des gelobten Landes zu gedenken, jedoch soll es nur beyläufig geschehen. Es hat nach dem Templemannischen Maaß nicht mehr als 7600 englische Quadratmeilen. Es ist bekannt, daß viele daher Gelegenheit genommen, die biblische Geschichte in Zweifel zu ziehen, weil es ihnen nicht begreiflich ist, wie in einem so kleinen Bezirk etliche Millionen Menschen haben bestehen können. Allein wenn ich (1) nur nach dem Satz, daß auf einer englischen Quadratmeile 200 Menschen leben; rechne; so haben $1\frac{1}{2}$ Millionen ganz bequem da seyn können. Wenn ich aber (2) nach der von mir (§. 375.) gemachten Rechnung genauer gehe, und einer solchen Meile 4 bis 500 Menschen gebe, wobey noch gar nichts übertriebenes ist; so erhält man schon 3 bis 4 Millionen. Will man nun aber (3) die römische Vertheilung der Aecker zu 7 Jugern oder gar zu 2 Jugern für eine Familie nach dem Maaß des Romulus annehmen; so wird man mit leichter Mühe noch eine oder zwey Millionen hinzufügen können, zumal, da man nicht Ursache hat, die Arbeitsamkeit und Frugalität der Israeliten in Zweifel zu ziehen.

Wenn

Wenn wir diesen einigen Umstand wegen der Vertheilung der Aecker unter den Römern nicht wüßten: so würde es uns eben so unbegreiflich seyn, wie so viele Menschen in dem engen Bezirk von Rom hätten bestehen, und wie sie so viele Kriege hätten führen können, zumal wenn wir sie nach unsrer jetzigen Wirthschaft und Lebensart beurtheilen wollten. Daß aber bey den Juden sich etwas ähnliches befunden, läßt sich aus dem schon oben angeführten Ackergesetz der Juden schliessen. (§. 213.). Nun sind zwar (4) anjetzt im gelobten Lande einige steinigte Gegenden und Felsen; sind sie aber stets von solcher Beschaffenheit gewesen? Kann nicht vormals fruchtbare Erde darüber gelegen haben, die nachher, da alles wüste gelegen, von den Winden weggewehet oder vom Regen abgespühlt worden? Können nicht vormals auf den Bergen die schönsten Weinberge gewesen seyn? Wie weit treibt es nicht der Fleiß der Menschen? Noch jetzt wird die Erde im Würtembergischen durch Körbe auf die Felsen getragen, wodurch die schönsten Weinberge gemacht werden. Eben das geschieht in Frankreich auch an vielen Orten. Der Fleiß und die Noth geben vielen Dingen eine ganz andre Gestalt. Und die Reisebeschreibungen Maundrells, Carl Thompsons, Rich. Pokoks und anderer versichern durchgängig, daß noch Spuren solches ehemaligen Fleißes im gelobten Lande anzutreffen. Endlich kann (5) der Handel und Wandel auch vielen Leuten Unterhalt gegeben haben. Die Lage am Meer, die Communication mit Tyrus, Egypten und Syrien kann dazu Reizung genug gegeben haben. Aus diesem Stoff wird man Gründe genug zur Vertheidigung der biblischen Geschichte hernehmen können. Der bloße Beweis der Güte des Landes ist nicht genug, wenn nicht die gehörige Eintheilung dazu kommt. Denn so hat jetzt mancher Bauer in den besten Fluren 8 Hufen oder

240 Morgen Landes; wenn aber eine Familie 10 Morgen hätte, so könnte sie auch hinlängliche Nahrung haben, und so könnten statt einer Familie 24 davon leben.

§. 402.

Afrika. Dieses Land ist jetzt durchgehends in dem schlechtesten Zustande der Bevölkerung. Selbst diejenigen Gegenden, die vormals von Völkern, Reichthümern und Gebäuden prangeten, sind jetzt größtentheils wüste und schlecht. Egypten, Carthago und die ganze afrikanische Küste, wo noch zur Zeit des nicänischen Concilii so viele Bischofthümer waren, was sind sie jetzo, nachdem sie von den Griechen, Römern, Vandalen und Arabern so oft sind heimgesucht worden?

Inwendig und in den Ländern unter und nahe bey der Mittellinie kann dieses Land, wegen der großen Hitze und wegen des vielen Sandes, niemals recht bewohnet werden. Gewiß, man bekommt keine Lust, nach Abyßinien zu reisen, wenn man die beschwerliche und gefährliche Reise lieset, die ein französischer Arzt im Anfange dieses Jahrhunderts von Cairo aus, zu Lande dahin gethan hat, und die ich in den Briefen der Jesuiten gelesen habe.

Die Abyßinier scheinen wohl die einzigen im Inwendigen zu seyn, die durch das Christenthum einigermaßen poliret sind. Ihre Nachbaren, die Galler und andre Völker, sind eben so roh und wild, als die Caffern und andre an den Küsten wohnende Völker. Und ohnerachtet das Vorgebürge der guten Hoffnung unter einem schönen und fruchtbaren Himmelsstrich liegt; so ist doch das Land nach Kolbens Beschreibung wenig bevölkert; daher die Hottentotten gerne ausweichen und weiter ziehen, wenn die Holländer neue Plätze einnehmen und bebauen.

Die beständigen Feindseligkeiten dieser rohen Völker gegen einander, die vielen wilden und giftigen Thiere, Tiger, Panther, Löwen und die vielerley schrecklichen Schlangen, wie auch die von der Hitze entstehenden pestilenzialischen Krankheiten nebst den vielen Sandmeeren, scheinen zusammen alles mögliche beyzutragen, um dieses Land in der Entvölkerung zu erhalten.

Nach dem Templemannischen Maaße (§. 377.) hat es $8\frac{1}{2}$ Millionen englische Quadratmeilen. Werden wir aber demselben nicht zu viele Ehre anthun, wenn wir es mit dem europäischen Rußland in Vergleichung setzen? Dieses Land hat auf einer Million Meilen etwa 24 Millionen Menschen. Nach dieser Proportion würde es $8\frac{1}{2}$mal so viel, oder ohngefähr 200 Millionen Einwohner haben, aber ich glaube nicht, daß man ihm über 150 einräumen könne. Denn seine Gestalt ist allzu traurig.

§. 403.

Von den Maaßen des Herrn Templemanns will ich nur einige bemerken. Er giebt

1. Egypten	—	140700
2. Barca	—	66400
3. Küste von Aber	—	30000
Summe dessen, was der Pforte in Afrika gehöret		237100 engl. Q. M.
4. Fetz und Marokko	—	118800
5. Tafilet	—	100600
6. Algier	—	143600
7. Tunis	—	54400
8. Tripolis	—	75000
9. Der Insel Madagascar	—	168000 u. s. w.

Egypten ist etwas weniges größer, als das jetzige Frankreich. Es ist also nicht nur nicht unmöglich, daß es vormals in seinem blühenden Alterthum eben so

viel

viel Einwohner gehabt, sondern es ist vielmehr wahrscheinlich, daß es viel mehrere gehabt haben müsse. Es ist nicht nur das angenehmste Land zum wohnen, sondern es hat auch die Klugheit der Alten rechte Wunder der Kunst durch die vielen Canäle und große gegrabene Seen und Wasserbehältnisse dargestellet, wodurch die Wasser des Nils überall hingeleitet, und eine Fruchtbarkeit auf dem nun wieder dürren Sande verschaffet wurde, dadurch es sogar eine Kornkammer von Italien geworden ist. Die vielen Ruinen der Städte und die Trümmern der Säulen von Granit, Marmor und Porphyr zeugen von seiner vormaligen Herrlichkeit, und machen das glaublich, was von der Macht des alten Thebens berichtet ist. Jetzt soll es nach des Mascrier Bericht etwa 4 Millionen Menschen haben. Und eben so steht es mit der ganzen africanischen Küste, die vormals sehr bevölkert gewesen ist.

§. 404.

Amerika. Dieses große Land, so nach dem Maaß des bekannten Theils über 9 Millionen englische Quadratmeilen hat, (§. 377.) und das vielleicht, ja wahrscheinlich, in Norden mit dem obern Theil von Asien zusammenhängt, ist überaus wüste und leer. Der Theil, welcher vermöge der vorhandenen Denkmale ehemals noch etwas cultiviret und mit Menschen angefüllt gewesen ist, nemlich Mexico, Peru und einige andere Gegenden, ist durch der Spanier Geiz und Grausamkeit in eine Einöde verwandelt worden, und hat durch derselben schlechte Politik, welche nach dem Zeugniß des Don Ulloa und Ustariz alle Fabriken, und sogar den Weinbau in diesen Ländern hindert, noch nicht wieder können bevölkert werden. Zu denen von mir (§. 186.) beygebrachten Zeugnissen von der Verwüstung der Spanier kann ich noch ein neueres zur

Bestätigung hinzufügen. Der P. Margat *) meldet in einem Briefe an den P. Neuville unter dem 2ten Febr. 1729, daß die schöne und große Insel St. Domingo oder Hispaniola ehedem wenigstens eine Million Einwohner gehabt, und zwar solche, deren Character gar nicht wild gewesen, und die ihre Gäste mit aller Leutseligkeit aufgenommen, die aber durch die Habsucht und Grausamkeit bis auf einige Tausend zusammen geschmolzen. Der kleine Ueberrest hat sich nachher in die unzugängliche Gebirge retiriret, die man vor nicht gar langer Zeit erst entdecket hat. Der P. Margat widerholet hiebey eine kurze Beschreibung von der Menschenliebe und dem Eifer des Bischofs Las Casas, welcher sich dieser Unmenschlichkeit aus allen Kräften widersetzt hat, und mehrmals nach Spanien gereiset ist, weshalb auch öftere Berathschlagungen bey Hofe angestellet, auch von der Isabella, dem Ferdinand und dem Kayser Carl dem fünften öftere Befehle deshalb dahin gesandt worden, die aber alle ohne einige Wirkung gewesen, indem die Gouverneurs gethan was sie gewollt, und deren Geiz nicht eher aufgehöret, als bis alles verwüstet gewesen.

Die andern Länder in Norden und Süden, wo die Spanier nicht hingekommen, befinden sich noch jetzt in solchem Zustande, daß keine Bevölkerung kann erwartet werden. Der Ackerbau ist unbekannt. Die meisten leben von der Jagd, von Fischen und von Kräutern oder Wurzeln, die von selbst wachsen. Der wahren Menschenfresser sind auch sehr viele unter diesen wilden Nationen. Der P. Detré **) berichtet von den Iquyagatos am Fluß Napo in Süd-Amerika, die ganz und gar nacket gehen, und sich vom Menschenfleisch

*) Lettres edifiantes et curieuses, Vol. 19.

**) Lettres edifiantes et curieuses, Vol. 23. p. 345.

fleisch ernähren, daß sie etwa zwey Monate vor seiner und seines Gefolges Ankunft gegen ihre Feinde ausgezogen, und 50 derselben umgebracht, die sie denn in Stücken zerhauen, gebraten und bey einem großen Feste verzehret haben. Die Brutalität gehet dort noch weiter, und er erzählet ein Exempel von den Indianern, die man Encavellados nennt, weil sie ihre Haare bis auf die Hüfte wachsen und hängen und lassen, daß kurz vor seiner Ankunft einer dieser Barbaren seine eigene Frau getödtet, und mit ihrem Fleisch seine Freunde tractiret, und daß er zur Ursache angeführet hätte, daß, weil ihm seine Frau in ihrem Leben nichts als Verdruß gemacht, indem sie ihm sein Getränke und Speise nicht recht hätte zurichten können, es billig sey, daß sie ihm nach ihrem Tode zu einem Mahl diene.

Die Gelegenheit zu denen Kriegen unter sich ist dort leicht. Es darf nur einer einmal von einer andern Nation erschlagen seyn, so wird die Feindschaft bis auf die spätesten Nachkommen fortgesetzt, und sie machen sich ein ewiges Recht daraus, die andern zu tödten und als Leckerbißlein zu verzehren. Es darf ferner nur eine Nation einen fischreicheren Strom als die andre inne haben, so ist sie den Nachstellungen der andern unterworfen, die sie alsdann sucht zu erschlagen, und sich des Fischfanges zu bemeistern. Dieses Uebel entsteht aus dem Hunger und dem Mangel des Ackerbaues.

Der P. Fernandez *) berichtet von der Völkerschaft der Chiriguanen, so eine der zahlreichsten ist, die er auf 20000 Seelen schätzet, und die einen gebirgigen Strich von etwa 50 französischen Meilen breit, und mehr als 100 lang bewohnen, daß sie keine ge-

*) Lettres edif. Vol. 25. p. 9.

gewisse Wohnungen hätten, sondern truppweise in den Wältern herumzögen, und die benachbarten Völker verheerten, selbige raubten und in ihre Länder führeten, wo sie selbige alsdann, wie die Ochsen mästeten und verzehrten, und daß sie ohne alle Gesetze und Menschlichkeit lebten. Er fügt hinzu, daß sie mehr als 150000 Indianer auf diese Weise aufgezehret hätten.

Die meisten dieser Nationen sind jetzt gering, zu 50, 100 bis 300, da sie denn schon groß sind. Sie sind durch große Wälder und Wüsteneyen mehrentheils abgesondert. Den größten Unterschied machen die verschiedenen Sprachen, da fast jede Nation eine andere redet. Ich habe nicht finden können, ob es nur verschiedene und bis zur Unverständlichkeit ausgeartete Mundarten sind. Es sey wie es wolle, so können sich doch diese Unglückselige nicht verstehen. Es fehlet ihnen also an dem Mittel, der Vortheile des Umgangs zu genießen, und in ein näheres und größeres Band der Gesellschaft zu treten, um sich mit einander durch Verträge dieses Lebens erträglich zu machen.

Zu allem diesen kömmt noch hinzu, daß diese Nackte allen Ungemächlichkeiten der Luft, den fürchterlichsten Niederlagen der Pocken, und allen Angriffen der reißenden und giftigen Thiere ausgesetzt sind. In den Strömen giebts außer den Caymanns oder Crocodilen auch schädliche Fische. Die Tiger stellen den Menschen sehr nach, und es berichtet einer der Mißionarien, dessen Namen ich nicht aufgezeichnet, daß er einem großen Tiger kaum entgangen sey, der ihm aufgelauert, und der kurz vorher an dem Orte an 50 Indianer erwürget habe. Die Löwen, Bären und die größten und giftigsten Schlangen von mancherley Art kommen hinzu; wobey die vielen kleinen Musquites und

und Insecten nicht zu vergessen sind, die sich in die Schweißlöcher einnisteln, und wohl tödtliche Krankheiten verursachen. Bey ihren schlechten Hütten, Blöße und schlechtem Gewehr sind alle diese Feinde desto fürchterlicher.

Ich entsinne mich noch einer andern Nation, welche ihre Weiber als die größten Sclaven hält; daher die Mütter mehrentheils die gebornen Töchter sogleich ersäufen, weil sie es für die größte Liebe zu ihnen halten, wenn sie selbige dadurch vor ihrem künftigen Unglück bewahren. Die mehresten dieser Umstände hat der spanische Jesuit, P. Gumilla *), in seiner vortrefflichen Beschreibung des Oronockow-Flusses berühret und wohl ausgeführet.

Dieses kann genug seyn, um uns von Amerika einen Begriff zu machen. Bey so vielen Hindernissen kann es nicht volkreich seyn und werden. Ich kann mich daher nicht überwinden, diesem Lande 100 Millionen Einwohner zu geben, so groß es auch immer seyn mag. Es ist wie Lappland und Siberien anzusehen. Will man ihm aber so wie Afrika 150 Millionen beylegen, welches doch noch einige cultivirte Gegenden hat; so wird dieses auch das allerhöchste seyn, das möglich ist, und blos in Bet-

 trach-

*) Histoire naturelle, civile et geographique de l'Orenoque par le P. Joseph Gumilla, traduite de l'Espagnol par M. Eidous, à Avignon, 1758. 3 Tomes. Sie verdienet in unsere Sprache übersezt zu werden, und könnte einem Naturforscher zu vielen schönen Anmerkungen Gelegenheit geben. Vorzüglich verdient mit allen diesen Nachrichten des Jos. Franz Lafitau moeurs des sauvages Americains verglichen zu werden, wovon die Uebersetzung im ersten Theil der allgemeinen Geschichte von Amerika (Halle, 1752) angetroffen wird.

tracht der dazu kommenden weniger bekannten Südländer zugegeben werden kann. Man darf nur die spanische Reisebeschreibung von Peru lesen, so wird man sehen, wie viele Tage man oft reisen muß, ehe man wieder zu Menschen kommt.

Die Jesuiten mögen sich demnach durch ihre eigene Schuld und gefährliche Lehrsätze in Europa so verhaßt gemacht haben, wie sie wollen; so wird man doch auch zugestehen müssen, daß ihnen die Menschlichkeit vielen Dank schuldig wäre, wenn sie durch ihre Bemühung aus diesen Unmenschen, wo nicht rechte Christen, doch wenigstens Menschen gemacht hätten. Mit der Zeit könnte auf solche Dämmerung mehr Licht folgen.

§. 405.

Nachstehende Tabelle wird uns nun also die Summe aller auf den bekannten Theilen des Erdbodens lebenden Menschen vor Augen stellen. Es kommt hier auf 100 Millionen weniger oder mehr so sehr nicht an, weil, wenn ihrer auch 1 ja 200 mehr wären, welches ich doch nicht glaube, dadurch doch die Summe derer, die auf dem Erdboden leben könnten, bey weitem nicht erreicht wird. Und was braucht es mehr Beweis, da der Augenschein es bestätiget, und da wir den Mangel der Menschen in Pohlen, Rußland, Ungarn und in so vielen großen Ländern außer Europa, wohin uns der Weg offen stehet, zugestehen müssen. Es bleibt also der Satz noch feste stehen, daß Pesten und Kriege gar nicht nöthig sind, um ein chimärisches Gleichgewicht der Menschen auf der Erde zu erhalten (§. 204.).

Herr Struyck *) hat nur 500 Millionen Einwohner auf der Erde angenommen, also noch mehr als Vossius, der nur 400 gesetzt.

Ich

*) Inleid. P. 2. p. 328.

Ich habe in dieser Tabelle die Zahlen des Ricciolus, mit dem ich in der Hauptsumme nahe zusammen komme, wie auch die vom Specht hinzugefüget, die Herr Struyck angeführt hat.

Tabelle aller Lebenden auf der Erde.

	Nach dem Ricciolus	Nach dem Specht.	Nach meinem Versuch.
1. Portugall u. Spanien	10 Mill.	6	10
2. Frankreich	20	20	17
3. Gr. Britann.	4	8	8
4. Niederlande	4	5	5
5. Schweiz	—	—	1
6. Deutschland	20	20	24
7. Dännemark u. Norwegen		8	2½
8. Schweden	8		2½
9. Rußland		16	24
10. Liefland und Curland	—	—	2
11. Pohlen	6	7	12
12. Ungarn	—	—	4
13. Italien	11	11	10
14. Türkisches Reich	16	16	8
Sum. Europa	99 od. 100	117	130
Asia	500	—	650
Afrika	100	—	150
Amerika nebst den Südländern	300	—	150
Totale Summe	1000	—	1080 Mill.

Die ganze Summe aller Lebenden auf dem Erdboden besteht also in 1000 bis 11000 Millionen. Nach obigem Beweise (§. 375.) könnten aber 13 bis 14000 Millionen leben. Da eine Verdoppelung in 84 Jahren erfolgen kann (§. 153.); so würden mehr als 400 Jahre erfordert werden, ehe die mögliche Zahl entstehen würde, und diese Jahre müßten ohne alle Störung, ohne Pest und Kriege seyn. Wird man aber dieses wohl jemals in der Welt erwarten können?

§. 406.

Ich will dieses Capitel mit einigen Anmerkungen beschließen. Zuerst dient es uns dazu, um die große Unbeständigkeit und Veränderlichkeit der menschlichen Dinge und unsers Lebens daraus zu erkennen. Ricciolus und Herr Struyck haben bereits diese Anmerkung hiebey gemacht. Es ist schon ein alter Satz, daß man einer Generation 30 bis 33 Jahre gegeben, daß also jedes Jahrhundert 3 Generationen haben würde. Nach selbigem würden also auf jeden Menschen ohngefähr 30 bis 33 Jahre nach einer Mittelzahl kommen. Man kann also annehmen, daß in jedem Jahrhundert das menschliche Geschlecht sich dreymal ganz und gar verändert, und also ohngefähr 3 tausend Millionen diesen Schauplatz betreten und auch davon wieder abtreten. Von ein tausend Millionen kommen also auf jedes Jahr 30 Millionen. An einem jeden Tage werden demnach ohngefähr 82000 sterben und auch wieder geboren werden. Auf jede Stunde kommen folglich 3400, auf jede Minute beynahe 60, und auf jede Secunde einer. So veränderlich und unbeständig ist demnach der Mensch mit allen andern Dingen auf der Erden! Jeder Tag liefert und raubt ein Heer von mehr als 80 tausend Menschenkindern. Wie gar nichts sind demnach alle Menschen, die doch so sicher leben!

§. 407.

§. 407.

Die andre Anmerkung dienet zur Widerlegung einiger thörichten Einwendungen gegen die christliche Religion. Sollte man es wohl glauben, daß der falsche Witz sogar Gelehrte auf die wunderliche und ungegründete Meynung hätte verleiten können, als wenn das menschliche Geschlecht bey der Auferstehung der Todten nicht Platz genug haben würde, auf dem Erdboden zu stehen? daher sie mit dem Thal Josaphat (Joel 3, 7. 19.) ihr Gespötte treiben. Andre sind dahin verfallen, daß sie gemeynet, die Erde würde nicht Materie genug haben, um allen Menschen in der Auferstehung so viel zu geben, daß eine Herstellung der Cörper erfolgen könne. Man hat sogar die Sache durch Rechnungen scheinbar zu machen gesucht *), um Ungeübte desto eher durch solches Blendwerk zu täuschen. Ich gestehe aufrichtig, daß ich nicht begreifen kann, wie Männer von Verstande auf solche Grillen haben verfallen und sie behaupten können. Nachstehende Rechnung wird alles in seiner Blöße darstellen.

Wenn wir

1) der gemeinen Zeitrechnung folgen und etwa 6000 Jahre annehmen, in jedem Jahrhundert 3 Generationen, und also 3000 Millionen Menschen; so werden in 60 Jahrhunderten 180000 Millionen gelebt haben. Wir wollen aber zum Ueberfluß 10000 Jahre oder 100 Jahrhunderte setzen; so werden in solchen 300000 Millionen leben können.

2) Wir wollen zum räumlichen Stehen jedem Menschen 2 rheinländische Quadratschuhe geben; so werden dazu

*) Voyages de J. Massé p. 172. Desgleichen lettres choisies de Simon Tyssot de Patot. Vol. 1. p. 298. ep. 58. Tyssot hat sich dadurch so verdächtig gemacht, daß er auch darüber von seinem Lehramt in der Mathematik zu Deventer ist abgesetzt worden, wovon Buddei hist. atheismi, p. 119. nachzusehen.

dazu in allem 600000 Millionen Quadratschuhe erfordert.

3) Eine deutsche Meile, deren 15 auf einen Grad gehen, hat (§. 374.) 23664, eine englische, deren 60 auf einen Grad gehen, und die der vierte Theil ist, hat also 5916 rheinländische Schuhe. Eine englische Quadratmeile hält demnach 34,999056 rheinländische Quadratschuhe. Da nun das gelobte Land nach der Templemannischen Ausmessung 7600 englische Quadratmeilen hat; so hat es in rheinländischen Quadratschuhen 265992,825600. Dieses ist beynahe die Hälfte von den erforderlichen Schuhen zum Stehn. Wenn man also einen Platz annimmt, der etwa 18000 englische Quadratmeilen enthält, und also $2\frac{1}{2}$mal so groß ist als das gelobte Land, so hält derselbige 629983 Millionen rheinländische Quadratschuhe, und also mehr Platz, wie alle Menschen brauchen, die in 10000 Jahren leben werden. Was ist das aber für ein Plätzchen gegen die Fläche der bewohnten Erde? Diese hat (§. 377.) 30,666806 englische Quadratmeilen. Zu selbigen sind 18000 englische Quadratmeilen wie 1 zu 1703, oder die bekannte und bewohnte Erde ist 1700 mal größer als der Platz, auf welchem alle Menschen stehen können. Blos Europa ist nach obigem Maaße 150 mal größer. Wenn also die Welt noch 150 mal länger, oder 1500000 oder $1\frac{1}{2}$ Millionen Jahre stehen sollte, so alt sie doch weder von den Egyptiern, noch Chaldäern, noch Chinesern gemacht ist, und sie bliebe in ihrem jetzigen Zustande der Bevölkerung; so hätten sie doch alle Platz, blos in Europa zu stehen.

§. 408.

4) So abgeschmackt dieser Einwurf vom Platz zum Stehen ist, eben so thöricht ist der andre von der Menge der Materie, die bey der Auferstehung zur Herstellung der Cörper würde nöthig seyn. Denn wenn wir nun auch

auch setzen, daß alle Menschen 6 Fuß hoch wären, so würde ein Parallelepipedum oder ein Stück Erde dazu gehören, dessen Basis 18000 englische Quadratmeilen hätte, und dessen Höhe 6 Fuß betrüge. Es würde aber kaum die Hälfte dazu gehören, da nicht alle Menschen so groß, und da überdem in unserm Cörper viele Höhlen sind. Wie vergeblich und thöricht ist demnach nicht des Tyssots Unternehmen, dadurch er zu erweisen gesucht, daß die Erde inwendig hohl, und daß die obere Rinde der Erde nicht sehr dicke sey. Wenn sie nur 6 Fuß dicke wäre, so würde doch nur der 150ste Theil von Europa dazu erfordert werden. Er hätte also nicht besorgen dürfen, daß Gott aus dem Monde oder einem andern Planeten würde Materie hernehmen müssen, um allen Menschen Leiber zu geben. Wohin verfallen nicht Menschen, ja Gelehrte, wenn sie erst Lust bekommen, die Religion anzugreifen?

Man möchte aber noch einwenden, daß nicht alle und jede Materie zu dem Wesen eines menschlichen Cörpers geschickt sey. Dieses sucht Massé zu behaupten. Aber womit soll dieses erwiesen werden, daß nicht eine jede Erde geschickt sey, ein Theil eines Cörpers zu werden, der da Staub und Erde ist, wenn sie erst in ihre Elemente aufgelöset worden, und hernach durch eine andre Zusammensetzung fähig wird, Fleisch, Knochen oder Blut zu werden? Und wo steht es auch geschrieben, daß unser künftiger Leib von eben dem groben Stoffe seyn werde? Ein irdischer, der sich für die jetzige Erde geschickt hat, wird gesäet, aber ein himmlischer, der sich für den künftigen dauerhaften Zustand der Seligkeit schicken wird, wird auferstehen. Es wird und muß also gewiß eine große Veränderung auch in diesem Stück mit uns vorgehen, die aber der Indentität nicht schaden wird. Es braucht weiter nichts, und die göttliche Offenbarung sagt auch nicht ein mehreres, als daß der

Geist des Menschen dereinst mit einem solchen Cörper wiederum soll vereinigt werden, welcher diejenigen Merkmale an sich haben wird, woran der Mensch selbst und auch andre erkennen werden, daß es eben derselbige Mensch ist, der er hier gewesen. Alles übrige wird von der göttlichen Weisheit der ewigen Dauer des Menschen gemäß eingerichtet werden. Ist es also nicht eben so thöricht, aus Dingen Schlüsse gegen die Religion herzuleiten, die wir gar nicht verstehen, und auch jetzt nicht deutlich einsehen können?

Diese Einwürfe sind ein Muster der Methode, der sich so viele Feinde der Religion bedienen. Man sieht eine Sache obenhin an, man giebt dem ersten Zweifel gleich Gehör, und raffet alles zusammen, um ihm einen Schein zu geben; und dann ist der Mensch leichtsinnig genug, sich und andere damit zu betrügen. Mit keiner andern Wahrheit geht man so um, als mit derjenigen, ohne deren Offenbarung wir gewiß noch alle im Dunkeln tappen würden. So machts aber der Mensch, der die Finsterniß mehr liebt als das Licht, und daher die handgreiflichsten Unwahrheiten ergreift, um nur der geoffenbarten Wahrheiten sich zu entschütten, es geschehe auch wie es wolle. Wie sehr gereicht es zur Demüthigung des menschlichen Verstandes, daß die größte Geschicklichkeit zu der größten Thorheit werden kann, wenn sie nicht von einer beständigen Liebe zur Wahrheit geleitet und regieret wird.

Ein

Ein und zwanzigstes Capitel.

Von der vortrefflichen Ordnung in der Fortpflanzung beyder Geschlechter.

Inhalt.

§. 422.

§. 422. Wird gezeiget, daß, da mehr vom männlichen Geschlecht geboren werden, auch ihrer mehr leben und auch folglich mehr sterben müssen. Dieses wird aus der 8ten Tab. durch die Todtenregister beyder Geschlechter bewiesen.

§. 423. Durch die 9te Tabelle wird dargethan, daß in der Kindheit mehr Knaben als Mädchen sterben, und daß diese zu jenen sind, wie 25 zu 27, woraus also folgt, daß um die Zeit der Mannbarkeit mehr Jungfern als Jünglinge leben, daher also

§. 424. die vom Graunt und Derham angegebene Endursache der mehr gebornen Knaben wegfällt.

§. 425. 426. Der Ueberschuß der mañbaren Mädchen wird durch eine Tabelle von holländischen Dörfern vor Augen gelegt, und gezeigt, daß die Ungleichheit nicht sehr groß sey.

§. 427. Wird aus eben dieser Tabelle der große Unterschied zwischen den lebenden Wittwern und Wittwen erwiesen, von welchen letztern weit mehr leben und unverheyrathet bleiben. Die Ursache ist, weil ein Wittwer sich leichter wieder verheyrathen kann, als eine Wittwe, die etliche Kinder hat.

§. 428. Die viel größere Anzahl der lebenden Wittwen wird durch die Listen der gestorbenen Wittwer und Wittwen bestätiget, wie auch

§. 429. durch die Listen der heyrathenden Wittwer und Wittwen, da sich diese zu jenen verhalten, wie 4 zu 5.

§. 430. Aus dem allen wird geschlossen, daß die Mehrheit der mannbaren Mädchen zur Absicht haben könne, daß Wittwer durch die zweyte Verheyrathung mit einer Junfer desto eher sich wieder zur Ehe entschließen können, da sie sonst würden ehelos geblieben seyn, wenn sie eine Wittwe mit Kindern hätten heyrathen sollen, wodurch die Bevölkerung würde gelitten haben. Daraus erwächst also wieder eine gewisse Gleichheit zwischen den Heyräthenden.

§. 431. Der Zustand des menschlichen Geschlechts und der Lebenden nach beyden Geschlechtern wird noch mehr durch einige Listen von Städten und Dörfern bestätiget, und

§. 432. durch einige Anmerkungen erläutert.

§. 433. Endlich wird mit dem Beweis, daß die Vielweiberey bey dieser ziemlichen Gleichheit der mannbaren Personen nicht könne ohne Verletzung der Rechte des männlichen Geschlechts statt haben, dieses Capitel beschlossen. Wobey die Frage erörtert wird, ob die Vielweiberey schlechterdings verboten sey, oder ob dieses Verbot sich nur blos in der Gleichheit gründe? Desgleichen, ob eine Bigamie in einem höchstdringenden Falle könne erlaubet werden, und ob die Klugheit des Gesetzgebers solche Zulassung anrathe?

§. 409.

§. 409.

Der weiseste Schöpfer hat in der Natur dieses Gesetz der Ordnung festgestellet, daß im Ganzen und Grossen jederzeit mehr Knaben als Mädgen geboren werden, und zwar ist dieses Gesetz so genau bestimmt, und so bewundernswürdig eingeschränkt, daß im Grossen allezeit und überall gegen 20 Töchter 21 Söhne, oder gegen 25 Töchter 26 Söhne geboren werden; oder, welches einerley ist, es werden allezeit aufs Hundert 4 bis 5 Söhne mehr, als Töchter, geboren, selten 3 und 6 aufs Hundert, noch seltener aber 7 bis 8 aufs Hundert. Fünf aufs Hundert, oder 50 aufs Tausend, ist das gewöhnlichste und häufigste, wie gleich soll erwiesen werden.

Dieses Gesetz der Natur hat vorzüglich alle diejenigen Eigenschaften, welche ich im ersten Theil überhaupt (§. 13. folg.) in diesen Ordnungen bemerkt habe. Es zeigt sich hier eine überaus vollkommene und allgemeine Uebereinstimmung des Gesetzes, die in grossen Zahlen nur höchst selten eine Ausnahme leidet. Sie ist sehr genau, und das Verhältniß fällt im Grossen die meistenmale zwischen 40 und 50 aufs Tausend. Die Fälle, da 100 aufs Tausend, oder 11 Söhne gegen 10 Töchter kommen, sind eben so selten, als die, da weniger Söhne als Töchter kommen. Dies Gesetz der Ordnung, so gewiß, so beständig und allgemein es ist, so sehr ist es verborgen, und scheinet sich dem äußerlichen Anschein zu entziehen. Man findet Familien, da fast nichts als Töchter, andere, da meistens Söhne vorhanden sind, bey andern aber ist es ungleich vermischet. Ohnerachtet es also bisher keinem Manne an einer Frau gefehlet, wo nicht die Polygamie im Orient einen Mangel verursacht; so hat

hat doch vormals kein Mensch an diese Ordnung in der Fortpflanzung der beyden Geschlechter gedacht, und niemand ist auf den Einfall gekommen, diese Sache durch eine Zählung und Beobachtung zu berechnen und zu bestimmen. Auch die Ordnung hat den Graunt zum Erfinder.

Dieses Gesetz der Ordnung war zur Bevölkerung des Erdbodens höchst nöthig, damit ein jeder Mann eine Frau und Gehülfin finden könnte. Nun möchte es zwar scheinen, als wenn mehr Manns- als Weibspersonen vorhanden seyn müsten, weil mehr Söhne als Töchter geboren werden; allein es wird auch nachher erwiesen werden, daß schon in der Kindheit mehr Söhne, als Töchter, wieder sterben; daher denn in den mannbaren Jahren sich beynahe eine Gleichheit findet. Wäre aber hier keine Ordnung und Gleichheit, und es wären z. E. gegen eine Frau 2, 3 und mehr Männer vorhanden; so würde daraus die Polyandrie entstehen, oder eine Frau würde mehr Ehemänner nehmen müssen, wodurch die Fruchtbarkeit der Ehen sehr verlieren würde. Ich habe schon oben (§. 251. n. 4.) angeführet, daß sich selbige unter einigen tartarischen Völkern befinde, die ihre Töchter nach der Türkey, Persien und in andere benachbarte Länder häufig zu verkaufen pflegen. Wären dagegen 2, 3, oder mehr Weiber gegen einen Mann; so würde die Polygamie daraus nothwendig erfolgen. Ich habe aber auch schon vorher (§. 251.) dargethan, daß durch die Vielweiberey die Fruchtbarkeit und Vermehrung nichts gewinne, weil die Männer sich dadurch zu zeitig ruiniren, überdem aber auch unzählige andere Uebel daraus entstehen. Gesetzt aber, daß es dem weisesten Schöpfer beliebt hätte, die Einrichtung dergestalt zu machen, daß die Fruchtbarkeit der Menge der Frauen proportioniret wäre, und daß der Mann

bey

bey Kräften bliebe; so würde alsdenn die Vermehrung und Verdoppelung allzuschnell gehen, und die Last der Erziehung und der Versorgung der vielen Kinder würde für die Eltern, und den Mann insonderheit, allzu schwer und groß werden. Beydes und alle übrige nachtheilige Folgen werden durch die Monogamie verhütet. Und da sie also in aller Absicht ohnstreitig das beste Mittel ist; so ist auch hierin der Grund zu suchen, weshalb die höchste Weisheit diese Ordnung gewählet hat, zu deren Erreichung diese Gesetze der Ordnung nöthig waren.

§. 410.

Aus denen vielen in beygefügten Tabellen enthaltenen Fällen erhellet unwidersprechlich,

1) daß in den allermeisten Fällen die Zahl der gebornen Knaben größer ist, als der Mädgen. Man darf nur hievon die Listen von den kleinen Provinzen, als Lingen, Tecklenburg, desgleichen die von den Städten, als Berlin, Wien und dergleichen nachsehen. Ich habe die Fälle, die davon abweichen, mit einem NB. bezeichnet. Bey ganz kleinen Summen aber, wo nur 50 oder 100 Kinder an einem Orte geboren werden, läßt sich diese Ordnung kaum wahrnehmen, und man kann das Verhältniß nicht bestimmen. Je größer aber die Summen werden, je regelmäßiger wird das Verhältniß. Daher denn

2) bey grossen Summen, von 20, 30 und mehr Tausend Gebornen es ein unveränderlich Gesetz wird, daß gegen 100 Mädgen 104 oder 105 Knaben geboren werden. Man findet hievon den Beweis in den Generalsummen der preußischen Provinzen (Tab. 1.), von London, Paris, in der aus des Herrn Shorts Werk genommenen englischen Tabelle u. s. w.

Das Herzogthum Magdeburg hat bey etwas größern Zahlen ein paar Ausnahmen, wobey aber der Ueberschuß so klein ist, daß er fast für nichts zu rechnen, und in dem Hauptverhältniß von den 38 Jahren dieses Herzogthums ist dennoch eine völlige Uebereinstimmung mit den übrigen.

Die Stadt Zürch giebt in noch etwas größern Summen ein Beyspiel der Ausnahme. Nach einer daselbst gedruckten, und mir von dem Herrn Doctor und Professor Geßner gütigst übersandten Tabelle, sind in 50 Jahren, von 1700 bis 1749,

copulirt	—	4249	
gestorben	—	15330	
geboren	—	14840	7424 Töchter, 7416 Söhne.

Der ganze Unterschied beträgt aber doch nur 8, und ist sehr geringe.

So waren auch bey den reformirten Kirchen in Leyden von 1720 bis 1729, in 10 Jahren, geboren 6223 Töchter, und nur 6163 Söhne, also 60 Töchter mehr. Aber diese Abweichung verschwand in den Summen von allen 50 Jahren. (Tab. 5.) Eben so würde es mit Zürch auch gehen, wenn wir noch von mehreren Jahren Tabellen hätten.

Wien hat die meisten Ausnahmen. (S. Tab. 4.) Ich gestehe, daß mich die Vielheit der Abweichungen auf den Argwohn einer Unrichtigkeit des Abschreibers dieser durch des wohlseeligen General-Feld-Zeugmeisters, des Herrn Grafen von Schmettau Excellenz, mir verschafften Liste brachte, da ich dergleichen bey den vielen andern Tabellen nicht gewohnt war, und ich war der Meynung, daß der Copist die Knaben an die Stelle der Mädgen gesetzt, welches auch nicht unmöglich ist. Da aber nachher das Generalverhältniß

niß von allen 27 Jahren dennoch den andern Verhältnissen ziemlich nahe kommt; so habe deshalb keine weitere Nachfrage anstellen wollen.

Unterdessen sind diese seltenen Fälle der Ausnahme gegen die grosse Menge der andern in etwas größern Zahlen, wo allezeit mehr Knaben kommen, fast gar nicht zu rechnen. London hat in 95 Jahren keine einzige Abweichung. Und so ists auch mit den andern Tabellen. Daher kann man mit Zuverläßigkeit die Regel als unveränderlich betrachten: daß jederzeit und überall, wo 20 bis 30 Tausend jährlich, oder auch in mehrern Jahren geboren werden, die Zahl der Knaben größer sey, als der Mädgen, und daß diese sich zu jenen verhalten, wie 20 zu 21, oder wie 25 zu 26.

§. 411.

Hiebey ist nun aber dieses das merkwürdigste, daß dieser Ueberschuß von Knaben sich fast überall in einer völligen Gleichheit findet, und daß sich hierin nicht der allergeringste Unterschied, weder unter Städten und Dörfern, noch auch unter ganzen Provinzen und Ländern, bemerken läßt. Engelland, Frankreich, Holland, Dännemark, Schweden nach des Herrn Wargentins Zeugniß, kommen mit den Städten und Provinzen von Deutschland völlig überein, wie die Tabellen erweisen. Ist wol der geringste Grund der Wahrscheinlichkeit vorhanden, daß es in Pohlen, Spanien oder Italien anders seyn werde? Ich will nachher (§. 415. folg.) darthun, daß es im Orient eben also sey.

§. 412.

Dieser Ueberschuß der Knaben befindet sich nun in recht bewundernswürdigen Schranken, dergestalt daß gegen 1000 Töchter mehrentheils 1040 bis 1050 Söhne kommen; selten kommen nur 1020 oder 1030,

 noch

noch viel seltener aber 1100 und drüber; 1200 Söhne gegen 1000 Töchter habe ich unter allen von mir berechneten Summen noch kein einzigesmal gefunden. Die Sache ist würdig, daß ich die Hauptverhältnisse der Tabellen hier vor Augen stelle.

I. Deutschland.	Verhältniß der Töchter zu den Söhnen.			
1. Kurf. Brandenburg, 9 Jahre, wie	100: 106 oder 50:53		6	p. C.
2. Königreich Preussen, 7 Jahre —	100: 104 — 25:26		4	—
3. Herz. Pommern 9 Jahre —	100: 105 — 20:21		$5\frac{1}{2}$	—
4. Neumark, 9 J. —	100: 107 — 50:54		7	—
5. Herzogth. Magdeburg, 38 Jahre —	100: 104 meist 20:21 meist		5	—
6. Fürstenth. Halberstadt, 18 Jahre —	100: 104 oder 25:26		4	—
7. Graf. Hohenstein, 9 Jahre —	100: 107 — —		7	—
8. Fürstenth. Minden 9 Jahre —	100: 106 oder 50:53		$6\frac{1}{2}$	—
9. Herzogth. Cleve, 6 Jahre —	100: 104 oder 25:26		4	—
10. Geldern, 6 J. —	100: 105 oder 20:21		5, meist 6	—
11. Mörs, 6 J. —	100: 111 oder 10:11		11	—
12. Ostfriesland, 9 J. —	100: 106 oder 50:53		6	—
13. Lingen, 9 J. —	1000:1037 meist 25:26		$3\frac{3}{4}$	—
14. Tecklenburg, 9 J. —	100: 104 — —		$4\frac{1}{2}$	—
15. Schlesien, von einigen Jahren —	100: 104 oder 25:26		4	—
16. Von allen Provinzen, in einigen Jahren —	1000:1049 meist 20:21 meist		5	—
17. Noch besonders von den Städten der Kurmark (Tab. 2.) —	100: 104 oder 25:26		$4\frac{1}{2}$	—
18. Von den Dörfern in selbiger, in 15 Jahren —	100: 104 oder 25:26		4	—

19.

	Verhältniß der Töchter zu den Söhnen.			
19. Berlin, (Tab. 3.) 40 Jahre —	100 : 105	oder 20 : 21	$5\frac{1}{8}$	p. C.
20. Wien, (Tab. 4.) 27 Jahre —	100 : 103	— —	3	—
21. Dresden, (Tab. 4.) 6 Jahre —	100 : 104	— 25 : 26	4	—
II. Frankreich.				
Paris, (Tab. 5.) in 8 Jahren —	100 : 104	— 25 : 26	4	—
ebendas. S. Sulpice, 30 Jahre —	100 : 104	— 25 : 26	4	—
III. Holland.				
Amsterdam (Tab. 5.)	100 : 105	— 20 : 21	5, meist 6	—
In holländ. Dörfern meist —	100 : 103	— —	3	—
In der Stadt und Dörfern —	100 : 104	— 25 : 26	4, meist 5	—
In Leyden, in 50 J.	100 : 104	— 25 : 26	4	—
IV. Dännemark.				
Copenhagen und Stift Seeland —	100 : 105	— 20 : 21	5, meist $5\frac{1}{2}$	—
V. Schweden.				
Nach Herrn Wargentins Angabe —	100 : 103	— —	3	—
VI. England.				
London, (Tab. 6.) 95 Jahre —	100 : 105	— 20 : 21	5, meist $5\frac{1}{2}$	—
Nach der Shortischen Tabelle in vielen Städten —	100 : 104	— 25 : 26	$4\frac{1}{2}$	—
In vielen Dörfern —	100 : 105	— 20 : 21	5, meist 6	—
In diesen Städten und Dörfern zusammen —	100 : 105	— 20 : 21	5	—

§. 413.

Man siehet hieraus die Schranken, innerhalb welchen sich der Ueberschuß mehrentheils befindet. Die Verhältnisse wie 20 zu 21 und wie 25 zu 26 sind die häufigsten, oder es werden mehrentheils 4 bis 5 p. C.

 Söh-

Söhne mehr geboren. Man kann von den Verhältnissen wählen, welches man will. Will man aber unter beyden einem den Vorzug geben, so würde ich deshalb das wie 20 zu 21 wählen, weil es auf den größten Summen von allen preußischen Provinzen in etlichen Jahren, von den 95 Jahren in London und von den Shortischen grossen Summen beruhet. Je größer aber die Summen anwachsen, je näher kommen sie den wahren Gesetzen der Natur, und desto mehr werden die Irregularitäten in kleinen Zahlen gleichsam verschlungen.

Graunt hat die Regel angenommen, daß sich die Töchter zu den Söhnen verhalten wie 13 zu 14, die er aus der Summe der gebornen Söhne und Töchter in London von 1629 bis 1661 genommen, in welcher Zeit 130866 Töchter und 139782 Söhne geboren waren, welche sich verhalten wie 1000 zu 1068, oder nahe wie 13 zu 14. Derham *) ist dieser Regel gefolgt, da die Gebornen in seinen Landpfarren damit übereingekommen, wiewol sie sich in 100 Jahren auf dem Lande eigentlich verhalten, wie 1000 zu 1050, oder wie 20 zu 21. Herr Struyck **) hat nach einer andern Summe Jahre von London das Verhältniß wie 1000 zu 1060, oder wie 49 zu 52 angenommen. Er bemerket noch den höchsten und kleinsten Fall, da nach der Londner Liste gegen 100 Knaben auf das höchste 99, und auf das wenigste 89 Mädgen gekommen sind. Herr Kerseboom ***) hat zur Regel angenommen, daß die Mädgen zu den Knaben sind, wie 17 zu 18, und er beruft sich deshalb auf die Londner Liste. Herr Moivre ****) hat sich bey seiner Rechnung auch dieses

*) Physico theologic.

**) Inleiding. Tom. 2. p. 337.

***) Eerste Verhandeling tot een proeve &c. p. 7. §. 11.

****) Essay d'analyse sur les jeux de hazard. p. 388.

ses Verhältnisses bedienet. King, der sonst nach dem Graunt zuerst vielen Gesetzen der Ordnung am nächsten gekommen, hat diese Sache zu genau gesucht, indem er angenommen, daß das Verhältniß der Töchter zu den Söhnen sey.

in London, wie	10	zu	13
in andern Städten, wie	8	zu	9
und in den Dörfern und Flecken, wie	99	zu	100

Allein es erhellet schon überhaupt aus vorstehendem Auszug aus den Tabellen, noch mehr aber aus den Tabellen selbst, daß dieser Unterschied ohne Grund sey.

Auch erhellet aus den verschiedenen Verhältnissen in der Londner Tabelle (Tab. 6.), daß sich zwischen den Verhältnissen ein kleiner Unterschied finde, nachdem man verschiedene, mehrere oder wenigere Jahre zum Grunde der Rechnung legt, daher das erste Verhältniß von 37 Jahren ist wie $\frac{1000}{1061}$, das andre wie $\frac{1000}{1057}$, das dritte wie $\frac{1000}{1047}$, und das Hauptverhältniß von allen ist $\frac{1000}{1055}$.

§. 414.

Nach dieser Regel, 20 zu 21, kann man bestimmen, wie viel unter einer gegebenen Summe von Gebornen Töchter und Söhne seyn müssen. Z. E. wenn unter 41 Gebornen 20 Töchter sind, wie viel werden unter 100 tausend Gebornen seyn? Es werden seyn 48780 Töchter und 51220 Söhne, und also werden 2440 Söhne mehr als Töchter geboren.

Will man sich der Regel bedienen, wie 25 zu 26, so würden seyn 50981 Söhne
49019 Töchter, also 1962 Söhne mehr
100000

Auf etwas mehr oder weniger wird es bey dieser Art Rechnungen niemand, der ihre Natur kennet, ankommen lassen. Will man zwischen 4 und 5 p. C. das Mittel nehmen, so würde man sich des Verhältnisses wie 1000 zu 1045 am füglichsten bedienen können, da man denn die Sätze so machen müste: Unter 2045 Gebornen sind 1000 Mädgen, wie viel sind ihrer unter 100000? Nach Abzüg der gefundenen von der Summe aller Gebornen bleiben die Knaben übrig.

§. 415.

Es frägt sich nun, ob dieses Gesetz der Natur und Ordnung, nach welchem gegen 20 Mädgen 21 Knaben geboren werden, ganz allgemein sey, und ob nicht Gründe und Erfahrungen vorhanden, nach welchen sich muthmassen lasse, daß im Orient das Gegentheil statt haben müsse? Die Sache verdient eine nähere Untersuchung, da bisher fast die mehresten Gelehrten der Meynung gewesen, daß im Orient mehr Töchter als Söhne geboren würden. Es scheinet, daß die in den meisten orientalischen Ländern übliche Vielweiberey diesen Schluß veranlasset habe, als ob sie durch die Mehrheit der Mädgen verursachet werde.

In der alten Naturlehre schloß man also: Starke Eltern zeugen starke Kinder. Nun aber sind die Knaben stärker als die Mädgen; so sind auch die orientalischen Völker schwächer als die, so in Norden und in kältern Ländern wohnen, also werden hier mehr Töchter als Söhne geboren. Der erste Satz hat seine Richtigkeit: fortes creantur fortibus, starke und gesunde Eltern zeugen starke Kinder; so wie hingegen schwache und erschöpfte Eltern schwache Kinder zeugen, wie ich bereits vorher (§. 238. n. 2.) dargethan habe. Dieses bestätiget die Erfahrung auf eine unstreistreitige Weise. Es wird aber der Untersatz nicht zugegeben, daß die orientalischen Völker sollten schwächer seyn als die, so unter dem temperirten oder kalten Himmelsstrich wohnen. Diese können mehr die Kälte vertragen, jene sind aber mehr der Hitze gewohnt, und in derselben dauerhafter, in welcher die Nordländer wie die Fliegen hinzufallen pflegen, wie es die Erfahrung von den Russen in Persien bestätiget hat. Ein armer und meist nackter Malabar arbeitet und läuft in der größten Mittagshitze, da sich kein Europäer auszugehen trauet; er kann die Hitze des Sandes und der Steine mit blossen Füßen ertragen, die ein Europäer in Schuhen mit den stärksten Sohlen nicht aushalten kann: der fette Europäer zerfließt in Schweiß, wird gleich abgemattet, und stehet wegen der insolation oder des coup de soleil in Gefahr, da hingegen ein trockner und blos vom Reiß und Wasser genährter Malabar gegen alles gesichert ist. Dieser ist also stärker und dauerhafter als ein Europäer. Dieses ist einem jeden bekannt, der zu Madras und in dortigen Gegenden gewesen ist. Eben so ist es auch ein Vorurtheil, als wenn deshalb mehr Knaben müsten geboren werden, weil sie stärker als die Mädgen sind. Wenn der weibliche Cörper auch in Vergleichung mit dem männlichen nicht scheinet zu einer gleichen Stärke aufgelegt zu seyn, wobey doch das meiste auf die Art der Erziehung ankommt; so kann doch eine Frauensperson in ihrer Art stark und robust seyn. Es würde aber auch noch zu untersuchen stehen, ob nicht die größere Stärke der Mannspersonen blos von der Uebung herrühre, da bekannt ist, daß die Muskeln dadurch ihre Stärke erhalten. Doch dem sey wie ihm wolle, so hat doch dieser unerwiesene Satz verschiedene Vorurtheile hervorgebracht. In dem apocryphischen Buch Esra, einem ohnstreitig sehr alten Buche, wird daher geschlossen, daß

daß eine Frau im Anfange mehr Söhne als Töchter zeugen müsse, weil sie noch stärker ist, als nachher, wenn sie schon einige Kinder gehabt. Allein die Erfahrung weiß hievon nichts. Der bekannte Johannes Bodinus *) hat daraus, daß er die Einwohner der warmen Länder für schwächer gehalten, den Schluß hergeleitet, daß in selbigen mehr Frauensleute geboren würden. Der fleißige Herr Schmidt **) hat dieser Meynung gleichfalls beygestimmt, und urtheilet bey Gelegenheit der Vermehrung der Kinder Israel in Egypten, daß sodann, wann das Geblüt mit überflüßiger Feuchtigkeit angefüllet und wol gar erkältet würde, mehr Töchter als Söhne geboren würden. Er gedenket auch einiger Reisebeschreiber, welche bemerket haben sollen, daß die Tartarn deshalb mehr Söhne hätten, weil sie arbeitsam und durch die öftern Feldzüge ausgehärtet wären, dahingegen die weichlichen und wollüstigen Chineser mehr Töchter zeugeten. Ich wünschte, daß er die Bücher genannt hätte, woraus er dieses genommen. Sonst aber habe ich bereits der Tartarn in Thibet (§. 251. n. 4.) gedacht, unter denen die Polyandrie im Schwange ist, nicht, weil so viel weniger Töchter geboren werden, sondern weil sie selbige an die benachbarten Völker verkaufen. So leicht kann man auf falsche Ursachen und dadurch in Vorurtheile verfallen.

§. 416.

Die Erfahrung widerlegt nun aber auch die Sache selbst. Es ist zuförderst unstreitig, daß der Bauer stärker und ausgehärteter ist, als die mehresten Einwohner in den Städten sind. Nach dem vorigen Vorurtheile sollte man also vermuthen, daß

*) In theatro naturae.

**) In seinem biblischen Mathematicus p. 41.

daß auf den Dörfern mehr Knaben als in den Städten müßten geboren werden. Allein die Shortische Tabelle von England sowol als die von den Brandenburgischen Provinzen, zeigen nicht das geringste von einem Unterschiede, und es fallen die besondern Regeln des Kings (§. 413.) gänzlich hinweg. Die Verhältnisse sind an einem Orte so, wie an dem andern.

Was aber den Orient anbetrift; so wird dieses Vorurtheil sowol durch Zeugnisse, als durch Beyspiele widerlegt. Der Herr D. Maty hat dem Herrn Porter, englischen Gesandten zu Constantinopel, die Frage vorgelegt: Ob es an dem sey, daß, nach einiger Reisebeschreiber und politischer Schriftsteller Meynung, im Orient mehr vom weiblichen als vom männlichen Geschlecht geboren würden? Worauf dieser geantwortet, daß es nicht an dem sey, und sey dieses Vorgeben mehr in der Erdichtung der Reisenden als in der Wahrheit gegründet; sie wären zu dieser Meynung durch die zahlreichen Harams einiger Reichen in grossen Städten verleitet worden; es würden aber diese mehrentheils aus christlichen Ländern jährlich, ja täglich, dahin gebracht, und wären daher nicht als Eingeborne, sondern als Fremde, zu betrachten.

§. 417.

Der berühmte Mairan *) hat den P. Parennin, Jesuiten und Mißionair in China, schriftlich befragt, ob daselbst jährlich mehr Töchter als Söhne geboren würden? Dieser meldet ihm in seiner Antwort aus Peking vom 20 Sept. 1740, wie er darüber mit verschiedenen Chinesern gesprochen habe, die der Meynung gewesen, daß die Zahl meist gleich seyn würde. Und da er

*) Philos. Transactions, Vol. 49. p. 1.

er ihnen deshalb vorgestellet, daß es, wenn solches wäre, ungerecht seyn würde, mehrere Frauen auf einmal zu nehmen, indem auf die Weise denen, die sich verheyrathen wollten, keine übrig gelassen würden: so hätten sie ihm darauf geantwortet, daß unter ihrer Nation sehr viel Verschnittene und Arme wären, welche letztere sich der Ehe, aus Furcht, daß sie keine Frau und Familie erhalten könnten, freywillig begäben. Er bemerket noch, daß unter der vorigen Dynastie der kaiserliche Hof und die Häuser der Grossen mit Verschnittenen aus guten Häusern angefüllt gewesen wären, weil viele von ihnen zu den höchsten Bedienungen des Reichs gekommen wären, und weil es damals gewöhnlich gewesen, daß man alle häusliche Besorgungen ihnen anvertrauet hätte. Anjetzt aber hätte es sich ganz geändert, indem die Tartarn ihnen nicht das geringste Ansehn ließen, da sie vormals das in sie gesetzte Vertrauen gemißbraucht, und die größten Unruhen im Reich verursacht hätten; daher man denn auch jetzt unter den Verschnittenen keine als nur vom geringsten Pöbel oder armen Bauersleuten fände, die keine Mittel hätten, um sich zu verheyrathen. Der P. Perrennin fügt noch hinzu, daß, wenn gleich unter denen zu Peking Gebornen nicht mehr Töchter als Söhne wären, es doch nichts desto weniger gewiß sey, daß unter denen nach Verlauf eines Jahres übrig gebliebenen die Zahl der Knaben sehr viel größer als der Mädgen seyn würde, weil unter der grossen Anzahl ausgesetzter Kinder fast nichts als Mädgen gefunden würden. Es geschieht selten, daß unter 100 ausgesetzten Kindern drey Knaben gefunden werden. Er beweiset dieses durch das einstimmige Zeugniß derer, die von den Mißionarien täglich ausgeschickt werden, um diese unglücklichen Opfer des Elendes ihrer Eltern oder der Grausamkeit ihrer Herren zu taufen. Er glaubt auch, daß es in andern grossen Städten, wo viele Sklaven sind, eben so seyn werde; da hingegen in kleinen Städten oder Dörfern, die nur von gemeinen Leuten und Ackerleuten bewohnet würden, die Aussetzung der Kinder nicht geschehe; und wenn sie geschehe, so wären es Mädgen oder Knaben, die dem Tode nicht entgehen könnten; zu denen Knaben aber, die sich wohl befänden, fänden sich leicht Personen, die sie an Kindesstatt aufnehmen und erzögen. Er billigt daher den Schluß des Herrn Mairan, daß, wenn so, wie in Europa, jederzeit mehr Knaben als Mädgen geboren würden, die Polygamie eine Hinderniß der Vermehrung wäre. Auf die Frage, wie der wider Willen übernommene Celibat mit dem Temperament der Chineser, die dazu nicht geneigt wären, zu vereinigen, oder wie denen daher entstehenden Ausschweifungen könne vorgebeuget werden, welche doch gleichwol von der Moral der Chineser verdammet würden, leugnet er nicht, daß nicht unter den Chinesern diese Art grober Unordnungen sollte gefunden werden, doch wären sie nicht so öffentlich, als in Japan und in der Türkey. Man dulde sie nicht in China, und wenn ein Herr einem Sklaven sollte Gewalt anthun, so würde er gestraft, und der Sklave in Freyheit gesetzt werden. Es sey überdem dort eine Infamie mit diesem abscheulichen Laster verknüpft, daher keiner auch nur den Verdacht auf sich wolle kommen lassen *).

§. 418.

Ich habe dieserhalb auch selbst an des königl. dänischen würkl. Staats-Ministers, des Freyherrn von Bernstorfs Excellenz, geschrieben, und um Listen aus Ostindien von denen dänischen Herren Mißionarien geziemend gebeten. Dieser hohe Gönner und Freund dieser

*) Lettres édifiantes & curieuses, XXVI recueil, à Paris 1743. p. 8.

ser Beobachtungen hat auch durch meinen ehemaligen Schulfreund, den Herrn Justitzrath Wassersleben, die verlangten Listen fordern und mir mittheilen lassen, welches ich mit der dankvollesten Ehrfurcht erkenne. Der Herr Mißionarius Wiedebrock hat unter dem 5ten Sept. 1758 nachstehende Liste aus Tranquebar übersandt.

Laut der Kirchenregister der tranquebarischen Mißion sind allda geboren:

Im Jahr	I. bey der portugiegischen Gemeine:		II. bey der tamulischen Stadtgemeine:		III. bey der tamulischen Landgemeine:	
	Mädgen.	Knaben.	Mädgen.	Knaben.	Mädgen.	Knaben.
1740 —	3 —	12	11 —	15	10 —	13
1741 —	6 —	6	22 —	20	24 —	19
1742 —	4 —	9	25 —	25	30 —	23
1743 —	10 —	6	25 —	14	15 —	30
1744 —	11 —	11	16 —	11	15 —	14
1745 —	6 —	10	23 —	26	24 —	21
1746 —	8 —	9	23 —	29	28 —	33
1747 —	11 —	7	27 —	42	25 —	20
1748 —	10 —	6	22 —	24	20 —	27
1749 —	5 —	3	31 —	31	21 —	21
1750 —	9 —	8	27 —	24	27 —	29
1751 —	10 —	4	22 —	25	28 —	27
1752 —	7 —	6	23 —	31	20 —	29
1753 —	11 —	7	31 —	43	24 —	35
1754 —	13 —	12	49 —	32	38 —	47
1755 —	12 —	7	24 —	25	26 —	34
1756 —	12 —	9	27 —	17	12 —	16
1757 —	8 —	9	15 —	27	27 —	15
18 Jahr —	156 —	141 —	443 —	461 —	414 —	453

Fer-

Ferner sind bey den portugiesischen und tamulischen Mißionsgemeinen zu Madras seit 1730 bis 1758, nach des Herrn Mißionairs Fabricius mitgetheiltem Auszuge,

geboren — 336 Kinder, worunter { 164 Mädchen, 172 Knaben.

Bey der Mißionsgemeine zu Cudulur sind, nach dem Bericht des Herrn Mißionairs Hüttemann, von 1750 bis 1757

geboren — 126 Kinder, worunter { 63 Mädchen, 63 Knaben.

Bey allen Gemeinen sind also geboren

	Mädchen		Knaben
	156	—	141
	443	—	461
	414	—	453
	164	—	172
	63	—	63
zusammen —	1240	—	1290

Es sind demnach nicht nur mehr Knaben geboren, sondern, welches überaus merkwürdig ist, es verhalten sich auch die gebornen Mädchen zu den Knaben just so wie in Europa, nemlich wie 1000 zu 1040, oder wie 25 zu 26. Da nun der größte Theil dieser in Ostindien Gebornen von tamulischen Eltern gewesen ist, die Stadt Tranquebar auf der Küste Coromandel aber ohngefähr unter dem 12 Grad nördlicher Breite, folglich in einem überaus heißen Himmelsstriche liegt: so erhellet daraus, daß Hitze und Kälte in dieses Gesetz der Ordnung der Natur keinen Einfluß habe, und solches zu ändern nicht vermögend sey. Aus den einzelnen Jahren siehet man auch, daß es dort eben so gehe, wie hier in Europa, nemlich, daß in kleinen Zahlen eine öftere und große Abweichung von der Regel sich finde, die aber verschwindet, wenn die Zahlen zu etwas größern Summen erwachsen.

Da nun in diesen Listen nicht eine Spur einer Abweichung von unserm Verhältniß ist; so halte ich dafür, daß das Vorgeben derer, die dem Bodinus gefolget, keine weitere Achtung verdiene.

§. 419.

Montesquiou erwehnet auch dieser Ungleichheit zwischen den gebornen Knaben und Mädchen. Er führet den Arbuthnot an, welcher behauptet, daß in Engelland mehr Knaben als Mädchen geboren würden, meynet aber, daß man Unrecht habe, wenn man daraus geschlossen, daß solches in allen Climaten eben so sey. Wenn ihm die vielen hier beygebrachten Beweise bekannt gewesen wären, würde er gewiß zugestanden haben, daß man mit Recht schließen könne, daß die Natur sich auch in diesem Stück überall gleich sey. Er führet an, daß nach dem Bericht der Reisenden *) sich zu Bantan zehn Frauensleute gegen eine Mannsperson finden sollen, und er schließet mit Recht daraus, daß dieser besondere Fall, wenn er richtig wäre, für die Polygamie seyn würde. Sodann führet er auch aus dem Kämpfer **) die Zahl der Menschen zu Miaco, der Hauptstadt in Japan, an, wo eine beträchtliche Zahl Frauensleute mehr gewesen. Der Kaiser ließ im Jahr 1674 selbige zählen, da denn der Einwohner gewesen

vom weiblichen Geschlecht	—	223573
vom männlichen —	—	182070
Summe	—	405643
Mehr vom weiblichen	—	41503

Allein

*) Recueil de voyages, qui ont servi à l'établissement de la compagnie des Indes. Tom. 1.

**) Description du Japon, Tom. 1. l. 2. c. 5.

Allein es läßt sich hieraus nichts gegen das Verhältniß der gebornen Söhne und Töchter schließen, da bekannt ist, daß in Japan die Vielweiberey üblich ist, vorzüglich aber in der Hauptstadt, wozu also mehrere Fremde weiblichen Geschlechts erfordert werden. Es können auch noch andere Ursachen bey einer Hauptstadt vorhanden seyn. Gesetzt aber auch, daß es in ganz Japan also sey; so würde die Polygamie doch noch nicht viel dadurch gewinnen. Dieser Ueberschuß von 40000 Weibern würde doch nur gegen die 180000 vom männlichen Geschlecht seyn, wie 1 zu $4\frac{1}{2}$; es würde also unter 4 bis 5 Männern nur einer zwey Frauen bekommen können, wenn sie vertheilet werden sollten. So viel würde nur daraus folgen, daß die Vielweiberey der Natur und natürlichen Gerechtigkeit nicht ganz zuwider seyn würde, wie sie es jetzt bey der Gleichheit ist.

Auf dem Bericht von Bantam läßt sich gar nicht bauen, da er nicht auf einer sichern Rechnung beruhet. Man kennet genugsam die schlechte Zuverläßigkeit vieler Reisebeschreiber, die nicht Gelehrte sind, und die sich blos durch Vorurtheile und den Anschein leiten und blenden lassen. Da nun (1) diesem Bericht das Zeugniß der Jesuiten von China, (2) das Taufregister von Tranquebar, und selbst (3) die Zählung von Miaco, wo gegen 4 Mannspersonen nur 5 weiblichen Geschlechts gewesen, entgegen stehet, so ist man berechtiget, diese Nachricht gänzlich zu verwerfen. Hierzu kommt noch (4) das Zeugniß von Thibet in Asien, woselbst mehr Knaben als Mädchen geboren werden, daher die Lamas die Polyandrie verstatten *). (§. 251. n. 4.)

*) Du Halde description de la Chine. Vol. 4. p. 461. edit. de Paris.

§. 420.

Die vom Herrn Struyck *) mitgetheilete Verzeichnisse von Ostindien werden vollends den Ungrund dieser Nachricht in ihr völliges Licht setzen. Ich kann nicht unterlassen, selbige hier mitzutheilen.

Nach der von der holländischen Compagnie alljährlich angestellten Zählung sind zu Amboina im Jahr 1708 gewesen

	Männer	Frauen	Kinder
Europäer	763	28	54
Mixtizen	71	105	269
Chineesen	125	86	170
Freye Macassern	152	229	155
Freye Schwarze	251	304	300
Amboinesen, sowohl Christen als Heiden und Mohren.	18626	18014	23873
Macassersche Sklaven	918	525	165
Allerley andere Sklaven	3277	3415	1902
	24183	22706	26888

Summe — 73777

Da die Zahl der Europäer hier nur sehr geringe ist, und noch nicht 800 beträgt, die meisten übrigen auch noch Heiden und Eingeborne des Landes sind; so sind gleichwohl weniger Frauen als Männer, also nicht 10 gegen einen Mann, wie von Bantam fälschlich vorgegeben ist. Diese Tabelle giebt noch Gelegenheit zu allerley andern Bemerkungen, z. E. daß 763 europäische Männer nur 28 Frauen haben, daher vermuthlich die Sklavinnen die Stelle der andern vertreten.

Herr

*) Nader Ontdekkingen noopens den Staat van het menschelyck geslagt pag. 104. aus der Beschryving van Amboina door François Valentyn P. 2. pag. 342.

Herr Struyck hat noch eine andre Liste von einem vornehmen Handlungsplatze der Holländer in Ostindien, nemlich Batavia, den ich auch nicht weglassen kann, da er sowohl hieher gehöret, als auch sonst allerley andre Schlüsse veranlaßt oder bestätigt.

Auf diesem vornehmen Platz sind gezählet im Jahr 1748

	Männer.	Frauen.	Söhn. über 14 Jahr	Töcht. über 14 Jahr	Söhn. unter 14 Jahr	Töcht. unter 14 Jahr
I. Innerhalb der Stadt						
Europäer — —	940	322	31	53	95	137
Mixtizen — —	132	227	36	45	85	77
Mardykers — —	408	634	120	132	132	130
Chineesen — —	710	365	16	31	103	111
Mohren und Jentiven	43	33	4	—	14	12
Maleyer u. Javanen	52	78	4	3	20	17
Baleiers u. Macassern	8	8	—	—	8	8
	2293	1667	211	264	457	492
Leibeigene — —	4838	3412	deren Kinder —			776
Summe aller in der	7131	5079	alle Kinder zusam.			2200
Stadt — —	— — 14410					
II. In den Ommelanden od. um die Stadt herum.						
Niederländer — —	168	55	6	7	25	23
Mixtizen — —	126	174	36	40	78	75
Mardykers — —	1501	1938	411	424	763	661
Chineesen — —	4162	2235	416	294	1063	896
Amboineesen — —	155	165	25	29	60	38
Mohren — —	244	240	57	47	117	118
Maleyer — —	617	532	166	111	203	201
Macassern — —	1684	1543	384	335	691	596
Baleier und Javanen	11275	9310	3090	2531	3949	3860
	19932	16192	4591	3818	6949	6468
Sclaven — —	6832	5729	deren Kinder —			2114

Das Totale in und außer der Stadt ist gewesen — 87035

Freye Personen—63334, worunter { 34433 vom männlichen / 28901 vom weibl. Geschlecht.

Diese sind zu jenen, wie 21 zu 25.

Hieraus ist die Nichtigkeit des Vorgebens von der Mehrheit des weiblichen Geschlechts im Orient abermals sonnenklar. So wie der Erwachsenen, so sind auch der Knaben über und unter 14 Jahren unter den heidnischen Völkern außer der Stadt mehr als der Mädchen.

Im Jahr 1745 waren allda gestorben 4310. Wenn wir annehmen, daß die Zahl aller Lebenden ohngefähr eben so groß gewesen; so würden sich die jährlich Sterbenden allda zu der Summe der Lebenden verhalten wie 1 zu $20\frac{1}{5}$, oder von 20 würde jährlich Einer sterben. Die Sterblichkeit würde also dort größer seyn als in Europa (§. 35.). Allein von einem Jahr läßt sich nichts gewisses schließen, da es vielleicht ein epidemisches gewesen ist.

§. 421.

Finden wir nun aber wohl in der Natur etwas, woraus sich diese so große, so allgemeine und bewundernswürdige Uebereinstimmung der Verhältnisse zwischen Mädchen und Söhnen erklären und begreifen ließe? Der allerweiseste Schöpfer muß doch nothwendig in der Natur eine gewisse Einrichtung gemacht haben, woraus diese beständige Ordnung als eine Wirkung erfolgen kann und muß? Es muß nothwendig etwas seyn, was diese stets gleichförmige Fortpflanzung beyder Geschlechter bestimmet. Es ist unmöglich, daß diese so grosse Ordnung von einem Ohngefähr und Zufall entstehen könnte. Wenn man die vielen Fälle in den Tabellen zählen wollte; so würden 2 bis 300 Fälle der Uebereinstimmung gegen eine Ausnahme und Irregularität kommen. Wenn man insonderheit diese drey wichtigen Umstände betrachtet:

1) daß in sehr großen Summen jederzeit mehr Knaben, als Mädchen geboren werden;

2) daß

2) daß in kleinen Summen dieser Ueberschuß fast gar nicht zu bemerken, indem bald mehr Knaben, bald mehr Mädchen kommen, und sich hier nichts, als eine stets abwechselnde Irregularität zeiget, die aber nachher in größern Summen verschwindet, und zu der größten Ordnung erwächset;

3) daß endlich dieser Ueberschuß der Knaben in solchen beständigen Gränzen auf das genaueste und unveränderlichste eingeschlossen ist, daß beständig 21 oder 26 Knaben gegen 20 oder 25 Mädchen kommen:

so wird wohl niemand auf den ungegründeten und unvernünftigen Gedanken gerathen können, als wenn diese beständige Ordnung von selbst, von ohngefähr, ohne einen Bestimmungsgrund in der Natur, seyn und statt haben könne. Es muß der unbegreiflich weise Schöpfer die beständige Anlage gemacht haben, daß alles so und nicht anders gehen, und daß dieses Gesetz der Ordnung, und kein anderes, jederzeit im Großen zum Vorschein kommen sollte.

Es haben daher verschiedene Mathematici, Arbuthnot in Engelland, den auch Nieuwentyt in seiner Betrachtung der Welt angeführet, Moivre und andre daher Gelegenheit genommen, die Sache zu berechnen. Herr N. Bernoulli *) hat in einem Briefe an den Herrn Moivre aus den Londner Registern der Gebornen diese Regel gezogen, daß unter 14000 Gebornen sich allezeit 7200 Söhne und 6800 Töchter befinden, oder daß jene sich zu diesen verhalten, wie 18 zu 17. (Siehe vorher §. 413.) Er zeiget weiter, daß der größte Unterschied etwa 163 mehr oder weniger sey; so daß man 226 gegen Eins

*) Essay d'analyse sur les jeux de hazard, p. 388. bey dem Kerseboom.

wetten könne, daß in zwey und achtzigmalen es nicht eilfmal geschehen solle, daß unter 14000 Gebornen 163 weniger oder mehr von dem einen als dem andern Geschlecht geboren werden.

Man nehme zwey Stücke Geld, deren das eine mit einem Creuze, das andere mit etwas anders bezeichnet ist. Wenn bey dem Werfen das mit dem Creuze allezeit oben käme, das andere aber das Zeichen allezeit unten hätte, oder wenn der letzte Fall unter zwey bis dreyhundertmalen nur etwa einmal zum Vorschein käme, würde wohl jemand sich überreden lassen, daß dieses von ohngefähr sich also zuträfe, zumal wenn dieses allezeit und beständig wäre, man möchte dieses Spiel oder Versuch wiederholen, so oft man wollte? Würde man nicht gleich auf die Vermuthung verfallen, daß in dem Stück mit dem Creuze etwas müsse verborgen seyn, so den Grund enthielte, weshalb es beständig oben käme? Und wenn man den Grund auch nicht entdecken könnte, würde man nicht den Künstler desto mehr bewundern, welcher bey der äußern Gleichheit beyder Stücke die Ursache dergestalt zu verbergen gewußt, daß sie auch der scharfsinnigste Kopf nicht entdecken, oder auch nur errathen und muthmaßen könnte? Und würde nicht dieses den Pöbel verleiten, den Künstler in den Verdacht der Hexerey zu bringen, als wenn er durch übernatürliche Mittel dieses zuwege brächte, dieweil es unmöglich ist, daß es durch einen ohngefähren Zufall so beständig geschehen könnte?

So wie nun dieser Schluß auch hier statt findet, und so wie die Beständigkeit dieser Ordnung alles Ohngefähr ausschließt, und uns nothwendig auf die verborgene Hand des weisesten Schöpfers führet, welche in der Natur und in denen zur Zeugung concurrirenden Ursachen die Einrichtung muß gemacht haben, daß das beständige Verhältniß zwischen den Söhnen und Töchtern

tern als eine Wirkung entstehen und bestehen kann; so ist nun auch die Frage, ob wir wohl etwas von der Ursache entdecken können? Ich gestehe es, daß uns hiebey kaum sehr schwache Muthmaßungen übrig bleiben, man mag hier eine Hypothese annehmen, welche man will. So wie das ganze Zeugungsgeschäfte bey Menschen, Thieren und auch im Pflanzenreiche eins der größten Geheimnisse ist, da wir von der Möglichkeit und der Art der Entstehung fast gar nichts sehen und wissen; so ist es auch mit diesem Stück der Zeugung, und mit diesem stets übereinstimmenden Verhältniß zwischen den Söhnen und Töchtern beschaffen. Die bloße Vermischung der Säfte von beyden Geschlechtern giebt nicht das geringste Licht. Die Meynung derer, als wenn das erste Saamenkorn alle übrige Auswickelungen in sich enthalte, vermehret nur die Schwierigkeit und Unbegreiflichkeit. Die Träume des Herrn Büffons und einiger Nachfolger werden gewiß niemals als erträglich angesehen werden. Die erträglichste Meinung scheinen die zu haben, welche eine Präexistenz aller Saamen annehmen. Nach selbiger würde aller Grundstoff des ganzen menschlichen Geschlechts in der Schöpfung von Gott in eben der Proportion hervorgebracht worden seyn, als es sich nachher bey der völligen Auswickelung zeiget. Dieser erste Saame würde nachher durch Speise und Trank in den dazu eingerichteten Gefäßen durch die Secretion abgesondert werden, woraus alsdenn die Saamenthierchen entstehen, deren Daseyn niemand leugnen kann, und welche den sogenannten Kuhlpadden sowohl der ersten Figur nach, als auch bey denen erfolgenden Veränderungen bis zur völligen Bildung des Menschen, völlig ähnlich sind, wie aus den Bemerkungen des Leeuwenhöck, Malpighi und Ruysch, und deren Vergleichung mit der Auswickelung dieser Padden bis zur völligen

Bildung eines Frosches, ganz und gar unleugbar ist *). Und so würde diese Ordnung in der Fortpflanzung beyder Geschlechter ihren unmittelbaren Grund in der ersten Schöpfung haben, wo Gott bereits diese Proportion in dem ersten Urstoff geschaffen hat. Hiedurch würde sich also erklären und begreifen lassen, wie es zugeht, daß bey kleinen Zahlen der Gebornen diese Ordnung unsichtbar, und daß sie nur bey größern Summen der Gebornen zum Vorschein kommt und kommen muß.

§. 422.

Da mehr vom männlichen Geschlecht gebohren werden; so müssen ihrer auch im Ganzen mehr leben, und folglich auch mehr sterben. Dieses beweisen auch die Listen der Gestorbenen nach dem Geschlecht, wovon ich eine Sammlung in der achten Tabelle mitgetheilet habe. Die Sache kann nicht anders seyn. Jedoch finden sich hier und da kleine Ausnahmen, die sich aber leicht erklären lassen, wenn man (1) bey grossen Städten betrachtet, daß wegen des Luxus und der vielen Dienstmägde die Zahl des weiblichen Geschlechts leicht größer seyn könne, weil fast jede Familie wenigstens eine Magd braucht. Doch kann dieses durch eine zahlreiche Garnison, oder auch durch viele Gesellen bey blühenden Fabriken wieder ersetzt werden. Daher findet sich hierin bey Städten nichts beständiges. Sodann muß man auch (2) bey ganzen Provinzen erwegen, ob die Zahl der Auswandernden groß oder klein sey. Die Emigrirenden sind mehrentheils vom männlichen Geschlechte, Handwerksbursche und andere, die dem

*) In Ermangelung anderer Bücher kann man hierüber die vortrefliche Kupferbibel des großen Scheuchzers nachsehen, und zwar B. 1. Taf. 23. und 125.

dem Brodte nachgehen. Es kann eine Provinz mit dem Maaß der Familien angefüllet seyn, die sie braucht, und denen sie Unterhalt geben kann. Dieses veranlasset manchen, anderswo sein Glück zu suchen. Eine weit ausgedehnte Schiffahrt kann auch viele Mannspersonen wegnehmen, da bekannt ist, daß, sonderlich auf den weiten Reisen nach Ostindien, bey denen man die Linie passiren, und von der Hitze oder auch vom Scorbut vieles ausstehen muß, sehr viele Menschen umkommen, die alle vom männlichen Geschlechte sind. Ferner muß man auch (3) die Zeiten betrachten, da große Kriege sind geführt worden; daher es denn leicht kommen kann, daß hernach mehr vom weiblichen, als vom männlichen Geschlechte sterben. Jedoch kann solches nur so lange dauern, bis die Ungleichheit wieder durch die Mehrheit der gebornen Knaben gehoben ist. Alle diese Umstände müssen wohl erwogen werden, wenn man die Zahlen der Gestorbenen von beyden Geschlechtern richtig beurtheilen will. Wenn in einer grossen Stadt mehr Frauens- als Mannsleute befindlich sind, wie ich vorher bey Miaco bemerket habe; so kann man daraus nicht gleich schließen, daß es in der Welt mehr Personen weiblichen Geschlechts gebe. Die vielen vom Lande in die Stadt hereingezogenen Mägde können es allein verursachen. Da diese Sache klar ist, so halte ich mich bey ferneren Bestätigungen und Erläuterungen besonderer Beyspiele nicht auf.

§. 423.

Einer mehrern Betrachtung sind die sterbenden Kinder würdig, indem jederzeit mehr Knaben als Mädchen sterben, und zwar ist dieser Ueberschuß der sterbenden Knaben größer als der gebornen. Wenn die sterbenden Mädchen sich zu den sterbenden Knaben

eben

eben so verhielten, wie die gebornen Mädchen zu den Knaben sind, das ist, wenn gegen 20 Mädchen 21 Knaben, oder 26 Knaben gegen 25 Mädchen stürben, so würde sich unter beyden Geschlechtern die vollkommenste Gleichheit befinden, die man nur verlangen könnte. Da aber gegen 1000 sterbende Mädchen 1080 Knaben oder 27 Knaben gegen 25 Mädchen sterben; so erhellet daraus, daß sich in diesem Theile des menschlichen Geschlechts, nemlich in der Kindheit und Jugend eine, wiewohl geringe, Ungleichheit befinde, und daß daher um die Zeit der Mannbarkeit etwas mehr Jungfern als Junggesellen vorhanden seyn müssen. Ich habe zum Beweis der Sache die mir zu Händen gekommenen Beyspiele in der zehnten Tabelle mitgetheilet.

Aus selbiger ist zu sehen,

1) daß in der Kindheit jederzeit mehr Knaben als Mädchen sterben. Dieses erstreckt sich bis auf die ungebornen Kinder. Die Sache ist natürlich, da mehr Knaben zur Welt kommen. Aber auch hier findet sich

2) eine vortreffliche Ordnung und ein beständiges Verhältniß in etwas großen Zahlen. Wen setzt es nicht in Verwunderung, wenn man hier die vortrefliche Uebereinstimmung zwischen Pommern, Wien und Paris unter den gestorbenen Mädchen und Knaben wahrnimmt? In diesen 3 Oertern und Gegenden ist nach der zehnten Tabelle das Verhältniß der gestorbenen Mädchen zu den Knaben, wie 25 zu 27.

Es ist kein Zweifel, daß dieses Verhältniß das Mittel von allen übrigen in eben so grossen Summen seyn werde, als worauf man jederzeit Regeln bauen muß.

Es

Es sterben also jederzeit $\frac{2}{25}$ oder ohngefähr $\frac{1}{12}$ Knaben mehr als Mädchen. Da aber das Verhältniß der gebornen Mädchen zu den Knaben wie 20 zu 21, oder wie 25 zu 26 ist, folglich $\frac{1}{25}$ Knaben mehr geboren wird; so wird das eine fünf und zwanzigste Theil der mehr sterbenden Knaben dadurch wieder ersetzt, und es stirbt also nur, wenn beydes gleich gesetzt wird, $\frac{1}{25}$ Knaben mehr.

Es bleiben also in der That von allen gebornen Kindern etwas mehr Mädchen am Leben, die bis zu den Jahren der Mannbarkeit kommen. Man sieht doch aber auch zugleich, daß solches nicht eben ein beträchtliches ausmache, und es nicht hindre, zwischen beyden Geschlechtern eine Gleichheit anzunehmen.

Ich kann mich hier in die Ursachen nicht einlassen, woher es komme, daß mehr Knaben als Mädchen sterben. Die Knaben scheinen stärker und dauerhafter zu seyn, und so sollte man das Gegentheil daher schliessen, das doch nicht statt hat. Ob die Ursache in den Nerven oder in andern Dingen liegt, solches überlasse ich den Herren Aerzten.

§. 424.

Graunt, Derham und andere haben die Absicht und Endursache des Schöpfers, weshalb aufs Hundert 4 bis 5 Knaben mehr als Mädchen geboren werden, darin gesucht, daß dadurch der größere Abgang des männlichen Geschlechts, so durch den Muthwillen der Knaben, durch Strapazen und gefährliche Arbeiten, durch Krieg, Schiffahrt und Emigration geschiehet, ersetzet, und die Gleichheit zwischen beyden Geschlechtern erhalten werde, damit also zu der Zeit, da man heyrathet, ein jedes Geschlecht seines gleichen finden könne. Wie soll man nun aber hiemit die vorhergehende

gehende Beobachtung (§. 423.) vereinigen, nach welcher gleich in der Kindheit mehr Knaben als Mädchen sterben, dergestalt, daß nicht nur die 4 bis 5 aufs Hundert mehrere Knaben gleich wieder durch den Tod hinweggenommen werden, sondern daß sogar aufs Hundert 4 bis 5 Mädchen mehr am Leben bleiben, und bis zu der Mannbarkeit hin leben, daß also um diese Zeit mehr Jungfern als Junggesellen vorhanden sind? Ich gestehe, daß mir diese Sache lange Zeit ein unauflösliches Räthsel gewesen, bis ich endlich dessen Auflösung in der größern Zahl der Wittwen, die wegen moralischer Hindernisse unverheyrathet bleiben, meyne gefunden zu haben. (§. 430.)

§. 425.

Damit man aber nicht denke, als wenn diese größere Sterblichkeit der Knaben sehr viel auf sich habe, so will ich, statt einer andern weitläuftigern Rechnung, die Beschaffenheit der Sache durch wirkliche Beyspiele und Zählungen von allen Altern vor Augen legen.

Der fleißige Herr Struyck hat die Zahl der Menschen in sehr vielen Dörfern in Holland aufnehmen lassen, und daraus nachstehende Liste mitgetheilet *).

In 45 holländischen Dörfern sind befindlich gewesen

Ehemänner	5709	—	5709	Ehefrauen
Wittwer	974	—	1417	Wittwen
Jünglinge über 10 Jahr	3800	—	3729	Jungfern über 10 Jahr
Knaben unter 10 Jahr	3121	—	3471	Mädchen unter 10 Jahr
Dienstknechte	759	—	873	Diestmägde
Summe —	14363	—	15199	
Totale —	29562			

Er

*) Nader Oontdekkingen, p. 87.

Er hat zum bequemern Gebrauch diese Summe auf tausend reducirt. Tausend zu einer Zeit lebende Menschen von allerley Alter werden also wohnen in 217 Häusern, und 268 Familien ausmachen, und aus folgenden Personen bestehen:

Vertraute Männer	193	—	193	vertraute Frauen
Wittwer	33	—	48	Wittwen
Jünglinge über 10 Jahr	129	—	126	Jungfern über 10 Jahr
Knaben unter 10 Jahr	105	—	117	Mädchen unter 10 Jahr
Dienstknechte	26	—	30	Dienstmägde
Summe —	486	—	514	
Totale —	1000			

§. 426.

Man wird den Zustand des menschlichen Geschlechts in vielen Stücken daraus erkennen können, nur blos die Zahl der Knechte und Mägde möchte wohl in den Gegenden größer seyn, wo der Ackerbau stärker als dort getrieben wird, auch werden 30 Mägde in Städten nicht für 268 Familien zureichen. Mein vornehmstes Augenmerk ist hiebey auf die Zahl der Jünglinge und Jungfern über 10 Jahr gerichtet, da sich vom männlichen Geschlecht mehrere finden als vom weiblichen, ohnerachtet doch unter 10 Jahr mehr Mädchen als Knaben sind, und auch nach der vorerwiesenen größern Sterblichkeit der Knaben mehrere seyn müssen. Daß aber nach dem zehnten Jahr dieses nicht fortdauret, und daß nach dem holländischen Worte mehr Vryers als Vrysters sind, kommt her von dem zeitigern Heyrathen der Mädchen, das vom 15ten Jahre angeht, da noch kein Jüngling daran denkt und denken kann, zumal da der Mann das Brodt schaffen muß.

§. 427.

Der große Unterschied zwischen den Wittwern und Wittwen fällt sehr in die Augen, da gegen 33 Wittwer 48 Wittwen sind. In einer Provinz von einer Million Einwohner wird der Unterschied noch sichtbarer, und sie verhalten sich wie 33000 zu 48000. Es ist sehr wahrscheinlich, daß dieses Verhältniß an andern Orten nicht anders seyn werde; wenigstens ist kein Grund anzuzeigen, warum dieses Stück der Ordnung anders seyn sollte. Die Ursache, daß so viel Wittwen mehr sind, ist wohl vornemlich diese, daß es schwerer hält, daß eine Wittwe wieder einen Mann, als daß ein Wittwer wieder eine Frau bekommt. Wenn eine Wittwe die Blüte ihrer Jugend verloren, nicht Geld, dagegen einige Kinder hat; so wird nicht leicht ein Mann sich um sie bewerben. Wenn aber ein Mann gleich etwas alt ist, hat aber in den Städten ein Handwerk, oder auf dem Lande ein Ackerwerk oder andere Nahrung, so wird ihm nicht leicht ein Mädchen die Ehe versagen. Daher bleiben so viel mehr Wittwen als Wittwer ehelos. Und da diese Umstände und Ursachen wohl überall, wenigstens in Europa, und nach der unter den Christen hergebrachten Art zu heyrathen und die Kinder zu versorgen, einerley seyn werden; so ist kein Zweifel, daß nicht überall auch mehr Wittwen seyn sollten.

§. 428.

Daß aber die Zahl der Wittwen nicht nur in Holland, sondern auch anderswo, sehr viel größer als der Wittwer sey, erhellet aus den Listen der gestorbenen Wittwer und Wittwen. Ich will, da auch diese Betrachtung von Wichtigkeit ist, einige hier mittheilen.

Es

Es sind in ganz Pommern gestorben (s. 1 Th. Tab. 24.)

im Jahr		Wittwer		Wittwen
1748	—	482	—	1196
1749	—	435	—	1168
1750	—	350	—	876
1751	—	367	—	1014
1752	—	369	—	983
1753	—	403	—	971
1754	—	392	—	943
1755	—	463	—	1117
1756	—	445	—	1217
		3706		9485

Die sterbenden Wittwer sind also zu den Wittwen wie 1000 zu 2559, oder wie 2 zu 5. Es sind also in Pommern $2\frac{1}{2}$ mal mehr Wittwen, als Wittwer.

In Dresden sind in 6 Jahren, von 1747—1752, gestorben Wittwer — 399
Wittwen — 1269

die sich zu einander verhalten wie 1000 zu 3180, oder nahe wie 1 zu $3\frac{1}{5}$, also mehr wie in Pommern.

In Wittenberg sind in 11 Jahren gestorben
Wittwer — 98
Wittwen — 376

also sind der letztern fast 4mal mehr gewesen.

In Gotha sind gestorben in 20 Jahren
Wittwer — 210
Wittwen — 760

verhalten sich also wie 1 zu $3\frac{3}{5}$, sind also über vierthalb mal so viel.

In Gera sind gestorben in 9 Jahren
Wittwer — 82
Wittwen — 292

das Verhältniß ist wie 2 zu 7, oder 1 $3\frac{1}{2}$, also wie zu Gotha.

Man siehet aus der Vergleichung dieser Städte mit Pommern, daß es in den Städten noch viel mehr Wittwen giebt, als auf dem Lande. Die Ursache liegt zu Tage. In Städten ist der Unterhalt einer Familie schwerer. Daher wird sich ein Wittwer schwerer entschließen, eine Wittwe, die Kinder hat, zu heyrathen. Alle andere Absichten bey dem Heyrathen legen auch mehr Hindernisse in den Weg.

§. 429.

Die Wahrheit meiner (§. 427.) geäußerten Muthmassung wird noch mehr bestätiget, und es wird nunmehro gewiß, daß die Zahl derer Frauen viel größer sey als der Männer, die nach ihrer ersten Ehegatten Tode, und zwar wegen der mehreren Schwierigkeiten und mehreren Bedenklichkeiten der Männer bey dem Heyrathen einer Wittwe mit Kindern, ehelos bleiben müssen. Folgende Tabelle der getrauten Paare setzt die Sache außer allen Zweifel.

Unter tausend Paaren getrauter Personen sind gewesen

	in Amsterdam	in Härlem	in ganz Pommern
Junggesellen mit Jungfern	704 —	555 —	683
Wittwer mit Jungfern	201 —	118 —	154
Junggesellen mit Wittwen	95 —	113 —	111
Wittwer mit Wittwen	149 —	65 —	52

Die Listen von Amsterdam und Härlem hat der Herr Struyck, die von Pommern steht §. 90. Sie gründet sich auf 7 Jahre, und ist daher ohnstreitig die sicherste, da sie ein ganzes Land in sich fasset, worin Städte und Dörfer untermenget sind.

Es

Es verhalten sich aber die wieder verheyratheten Wittwen zu den wieder verheyratheten Wittwern

in ganz Pommern	wie	100	zu	126
in Amsterdam	—	100	:	143
in Härlem	— —	100	:	102

Härlem hat die wenigsten unverheyrathet gebliebenen Wittwen. Amsterdam hat dagegen desto mehr, und mehr als Pommern. Will man aber die 7jährige Liste von ganz Pommern den Städten vorziehen, wie es billig ist; so würde man daraus diese Regel herleiten können:

Daß die wieder heyrathenden Wittwen sich zu den Wittwern verhalten wie 100 zu 126, oder wie 4 : 5. Es heyrathet also $\frac{1}{4}$ Wittwer mehr, als Wittwen.

§. 430.

Sollten wir nicht hierin die Ursache suchen können, weshalb etwas mehr Mädgen als Knaben zu mannbaren Jahren kommen? Daher kann ein Mann leichter zwey Frauen nach einander heyrathen, der sich sonst nicht zu der Heyrath mit einer Wittwe, und zur Versorgung fremder Kinder würde entschlossen haben, und der doch im Stande ist, Kinder zu zeugen. Ich will diesen Grund noch nicht für gewiß ausgeben, da ich jetzt bey der Ausarbeitung zuerst darauf komme, und durch den großen Unterschied zwischen der Zahl der Wittwer und Wittwen darauf gebracht werde. Wenn er besteht, so kann es abermals ein Beweis seyn, wie das Auge des Regierers der Welt den Zusammenhang der Welt und des moralischen Zustandes der Menschen eher als wir übersehen, und also auch dem Schaden der Bevölkerung durch die Mehrheit der mannbaren Jungfern vorgebeuget habe. Auf diese Weise und durch diese kleine Ungleichheit zwischen den Knaben und Mädgen, von welchen letztern mehr zu den mannbaren Jahren kommen, findet nicht nur ein jeder Jüngling seines gleichen, sondern es sind auch noch einige für die Wittwer vorhanden, die noch im Stande sind, Kinder zu zeugen und zu versorgen.

§. 431.

Ich will dieses Capitel noch mit einigen Listen beschließen, die ich bereits in der ersten Ausgabe meistens mitgetheilet habe, und die dazu dienen können, um den Zustand des menschlichen Geschlechts einigermaßen daraus zu erkennen.

Num. 1.

In allen Städten der alten preußischen Staaten, Geldern ausgenommen, waren im Jahr 1738, seit welcher Zeit sie sich aber so, wie Berlin, sehr vermehret haben,

Männer u. Wittwer —	137012	—	158290	Fr. u. Wittwen
Söhne —	129187	—	137505	Töchter
Handwerksgesellen —	20719			
Lehrjungens —	17909			
Knechte und Laquayen —	13850	—	51388	Dienstmägde.
Sum. männl. Geschl.	318677	—	347183	weibl. Geschl.
	347183			
Totale aller Einwohner	665860			
	28506 mehr vom weibl. Geschl.			

Num. 2.

In Berlin waren im Jahr 1737

Männer u. Wittwer —	14660	—	16337	Fr. u. Wittwen
Söhne —	11234	—	13672	Töchter
Handwerksgesellen —	3694			
Knechte und Diener —	1653	—	5198	Dienstmägde.
Lehrjungens —	1749			
Summa männl. Geschl.	32990	—	35207	weibl. Geschl.
	35207			
	68197			
	2217 mehr vom weibl. Geschlecht.			

Im

Im Jahr 1747 waren nach der vom Policeydirectorio geschehenen sehr genauen Zählung

	männl.	weibl.	
Männer u. Wittwer	— 16344 —	20984	Fr. u. Wittwen
Söhne	— 14005 —	16675	Töchter
Handwerksgesellen	— 3969 —	8279	Mägde
Lehrjungens	— 2076		
Knechte und Diener	— 2722		
Summa männl.	39116 —	45938	weibl. Geschlecht.
	45938		
	85054		

6822 mehr vom weibl. Geschlecht.

Num. 3.

In der Stadt Brandenburg in der Kurmark lebten im Jahr 1736

	männl.	weibl.	
Männer	— 1640 —	2260	Frauen
Söhne	— 1663 —	1696	Töchter
Gesellen	— 324 —	502	Mägde
Knechte	— 78		
Lehrjungen	— 183		
Summa männl.	3888 —	4458	weibl. Geschlecht.
	4458		
Totale —	8346		

570 mehr vom weibl. Geschlecht.

Num. 4.

In 4 Aemtern, wozu 50 Dörfer gehören, 8 Meilen von Berlin, lebten im Jahr 1738

	männl.	weibl.	
Männer	— 1467 —	1459	Frauen
Söhne über 12 J.	— 513 —	576	Töchter über 12 J.
Söhne unter 12 J.	— 1330 —	1184	Töchter unter 12 J.
Knechte	— 972 —	651	Mägde, große,
Dienstjungens	— 364 —	87	Dienstmädgens
Hausleute, Männer	— 260 —	441	Frauen
Alte Eltern, Männer	— 127 —	259	Frauen
	5033 —	4657	
	4657		
Totale —	9690		

376 mehr vom männl. Geschlecht.

Num. 5.

In 2 andern Aemtern, wozu 35 Dörfer gehören, bis 4 Meilen von Berlin, lebten im Jahr 1738

Männer	—	821 —	862	Frauen
Söhne über 12 Jahr	—	509 —	402	Töchter über 12 Jahr
Söhne unter 12 Jahr	—	594 —	578	Töchter unter 12 Jahr
Knechte	—	374 —	296	Mägde
		2298 —	2138	
		2138		
		4436		

160 mehr vom männl. Geschlecht.

§. 432.

Ich will einige Anmerkungen hierüber hinzufügen.

1) Man kann die Tabelle von allen Städten (Num. 1. §. 431.) zum Grunde legen, um darnach andere Städte zu berechnen, wenn man die Summe aller Einwohner hat. Z. E. wenn eine Stadt 1000 Einwohner hat, so macht man den Satz also: Wenn unter 665860 Einwohnern 147012 Ehemänner und Wittwer sind, wie viel werden dieser unter 1000 Einwohnern seyn? u. s. w.

2) Eben so kann man nach Num. 4. oder 5. das Verhältniß der verschiedenen Einwohner eines Dorfs finden, der Ehemänner und Frauen, der Kinder und des Gesindes u. s. w.

3) In Städten leben mehr Frauensleute, auf den Dörfern mehr vom männlichen Geschlecht. Die Ursache läßt sich leicht einsehen, und sie zeigt sich in der großen Menge Dienstmägde, die größtentheils vom Lande in die Städte ziehen. Der Knechte und Diener sind in Städten lange nicht so viel, wie an Berlin zu sehen. Die Gesellen und Lehrjungens bey den Handwerkern sind mehrentheils Bürgerkinder. Das männliche Geschlecht auf

auf den Dörfern bleibt größtentheils bey der Ackerwirthschaft, und ist auch dabey nöthig.

4) In den Städten ist die Zahl der Töchter merklich grösser als der Söhne. (N. 1. und 2. §. 431.) Das ist natürlich, indem die Söhne gemeiner Bürger, deren die meisten sind, gar zeitig wieder zu Handwerkern gebracht werden, daher sich ein grosser Theil derselben unter den Lehrjungens und Gesellen befindet. Die Töchter gemeiner Bürger bleiben länger in den Häusern ihrer Eltern.

Auf dem Lande sind aber mehr Söhne und Knechte, als Töchter und Dienstmägde, ohnerachtet doch vorher erwiesen ist, daß mehr Mädgen als Söhne zu mannbaren Jahren kommen. Man sieht daraus, wie groß die Zahl der Mägde sey, die in die Städte ziehen.

5) Es könnte auch noch das Verhältniß der Kinder zu der übrigen Zahl der Menschen hiedurch bestimmet werden, wenn nicht solches richtiger im folgenden Capitel von den Sterbenden nach dem Alter geschehen würde, daher ich es bis dahin verschiebe.

6) So läßt sich auch die Zahl der streitbaren und zum Dienst des Vaterlandes in Nothfall tauglichen Männer daraus ziemlichermaßen beurtheilen. Z. E. nach N. 4. §. 431. waren in 50 Dörfern, oder unter 9690 Seelen 972 Knechte. Der zehnte Lebende ist also ein Knecht. Wenn wir nun alle Wirthe und auch die Hausleute und Tagelöhner bey der Wirthschaft lassen, man läßet ihnen auch alle Söhne über 12 Jahr, worunter ebenfalls viele, ja die meisten Erwachsene sind, die den Eltern dienen; so scheinet es im Nothfall möglich zu seyn, daß der Landesherr auf $\frac{1}{10}$ aller seiner Unterthanen Rechnung machen, und diese im Kriege brauchen könne. Es ist gut, wenn es niemals dahin kommt, weil der Landmann nicht ohne Noth Knechte halten wird. Die Wirthschaft und Bestellung des Ackers würde also in dem Fall allerdings leiden, aber doch noch bestehen können, zu-

mal wenn die Frauensleute auch mit Hand anlegten, welches bey verschiedenen Arten der Arbeit wohl geschehen kann. Wenn aber mehr als der zehnte zum Dienst ausgehoben würde; so würde schon mancher Hof in der Bestellung des Ackers nicht fortkommen können.

§. 433.

Aus dem bisherigen erhellet, daß man ohne alles Bedenken zwischen beyden Geschlechtern eine Gleichheit annehmen könne, besonders in den Jahren der Mannbarkeit, da ein jeder Junggeselle seines gleichen zur Ehe haben kann.

Es ist zwar überhaupt die Zahl aller Lebenden vom männlichen Geschlecht etwas größer, weil jederzeit $\frac{1}{20}$ oder $\frac{1}{25}$ Knaben mehr geboren wird. (§. 409.) Da aber auch erwiesen ist (§. 423.), daß $\frac{2}{25}$ Knaben mehr, als Mädgen, wiederum in der ersten Kindheit sterben; so kommt $\frac{1}{25}$ Mädgen mehr zu den Jahren der Mannbarkeit. So richtig dieses ist, so ist es doch von gar keiner Erheblichkeit, und hindert uns nicht, daß wir nicht auch um die Jahre des Heyrathens eine Gleichheit sollten annehmen können; und es bleibt dabey, daß eine jede Mannsperson eben so gut eine Frau, als jede Jungfrau einen Mann bekommen kann. Es ist erwiesen,

1) daß von den Dörfern eine große Menge Weibspersonen in die Städte ziehet, und sich zum Dienen vermiethet. (§. 431. 432.) Die leichtere Arbeit gefällt ihnen besser, und es vergeht vielen die Lust zur Rückkehr auf das Land und zu der sauren Arbeit desselben. Sie bleiben also lieber bey dem Wohlleben in den Häusern reicher Bürger unverheyrathet, und der Luxus erhält viele bey dem ehelosen Leben. (§. 325.) Bey den verderbten Sitten großer Städte muß man auch etwas rechnen für die, so sich durch Hurerey zum Ehestande untüchtig machen, und dadurch ausfallen. Sodann ist auch

2) erwiesen (§. 430.), daß dieser kleine Ueberschuß der mannbaren Jungfern zur polygamia successiva überaus dienlich sey, daß ein Mann 2 bis 3 Jungfrauen nach einander heyrathen und finden kann, der sonst unverheyrathet bleiben würde, weil er sich nicht entschließen kann, eine Wittwe mit etlichen Kindern zu heyrathen; daher es denn eben kommt, daß vielmehr Wittwen als Wittwer unverheyrathet bleiben. (§. 427.) Hiedurch fällt also der Ueberschuß der mannbaren Jungfern über die mannbaren Junggesellen hinweg, und es darf keine einzige sorgen, daß sie werde ledig sitzen bleiben, wenn nicht der Luxus, Pracht und Ueppigkeit in großen Städten manche am Heyrathen hindern.

§. 434.

Können und müssen wir also um die Zeit des Heyrathens, als worauf hier vornehmlich gesehen wird, eine Gleichheit zwischen den beyden heyrathenden Theilen annehmen: so ist von selbst klar, daß die polygamia simultanea, oder die Ehe mit vielen Weibern zugleich, gänzlich hinwegfallen müsse, und daß sie kein Staat verstatten könne, wo er nicht gegen seine Unterthanen die größte Ungerechtigkeit begehen, und sich selbst dadurch den größten Schaden zufügen wollte. Gott hat die Welt und die menschliche Natur so eingerichtet, daß durch eine Gehülfin die Mühseligkeit dieses Lebens erleichtert wird. Ein jeder hat also vom Schöpfer das Recht erhalten, sich mit einer solchen Gehülfin und Freundin zu verbinden. Die Weisheit hat ferner die Triebe zur Zeugung in die menschliche Natur gelegt, und es kann keinem das Recht genommen werden, diesen Trieben in der rechten Ordnung ein Genüge zu leisten. Wer aber andern die Mittel zu diesem Vergnügen und Glückseligkeit des Lebens benimmt, der versündigt sich an den Menschen und an Gott, dem weisen Urheber der Natur. Dieses würde nun aber geschehen, wenn man die Vielweiberey, ja nur die bigamie oder die Ehe mit zwey Weibern zugleich, verstatten wollte. Zwar würden nicht alle Menschen sich zu mehr als einer Frau entschließen, weil sie die Vielheit der Kinder fürchten würden, aber es würden doch in jedem Staat sich viele Tausend dazu entschließen. Und so würde augenblicklich eine große Anzahl Menschen ohne Frauen bleiben müssen, wie es würklich in den orientalischen Ländern geschieht; oder man müßte sie aus den benachbarten Ländern rauben oder erkaufen, und dadurch würde wieder der Nachbar leiden, der übrigen schrecklichen Folgen hier nicht noch einmal zu gedenken, die ich oben (§. 251.) berühret habe.

§. 435.

Man siehet zugleich, daß die Vielweiberey nicht an sich schlechterdings (absolute), sondern nur in Betrachtung des angeführten Grundes der Gleichheit beyder Geschlechter und der allgemeinen und natürlichen Rechte der Menschheit, eine Sünde und Uebertretung der Gesetze sey (respective). Wenn daher das jetzige Verhältniß beyder Geschlechter durch eine Aenderung der jetzigen Ordnung der Natur aufgehoben würde, daß gegen einen Mann zwey Weiber vorhanden wären; so würde die Vielweiberey aufhören, Sünde zu seyn, und sie würde gar in eine Pflicht verwandelt werden. So lange aber die jetzige Ordnung der Natur bestehet; so lange kann sie nicht ohne Ungerechtigkeit verstattet werden. Jedoch will ich auch offenherzig eingestehen, daß ich auch von dem jetzigen Gesetz der Natur in höchstdringenden Fällen eine Ausnahme mit Luthern und andern großen Theologen zugestehen würde, welche dem rechtschaffenen Landgraf Philipp von Hessen die zweyte Frau erlaubten. Es sind dergleichen Fälle mehr möglich, da ein Mensch nicht anders, als durch ein solches Nachgeben

ben, aus der größten Unruhe und Angst des Gewissens kann errettet und vor anderweitigen Versündigungen bewahret werden. Ein, zehn, auch hundert Fälle würden in einem volkreichen Lande noch keine Störung der Rechte nach sich ziehen, zumal da erwiesen ist, daß etwas mehr Mädgen als Knaben zu mannbaren Jahren kommen. Es kann der Fall einem Mißionario in Ostindien, China und anderswo aufstoßen, da ein Mann sich mit seiner Familie nicht anders als unter der Bedingung zum Christenthum bekehren will, daß er seine Weiber behalte. Hier würde die Ehre Gottes, die Rettung der Seelen und die Ausbreitung der evangelischen Wahrheiten, auch das Beste der mit mehreren Weibern vorher schon erzeugten Kinder eine Ausnahme von einem Gesetze, dessen Uebertretung nicht an sich und schlechterdings Sünde ist, allerdings verstatten, wie denn auch die Praxis der ersten christlichen Kirche dem nicht zuwider ist. Das Uebergewicht des durch die Ausnahme zu erhaltenden Guten muß die Sache entscheiden. Jedoch würde bey der Ertheilung solcher Erlaubniß und bey solcher Ausnahme vom Gesetz die größte Behutsamkeit nöthig seyn. Sie müßte nicht ohne die größte Schwierigkeit und ohne den kläresten Erweis der allerdringendsten Ursachen ertheilet werden, weil sonst in kurzer Zeit der größte Mißbrauch solcher Erlaubniß statt finden, und die erwiesene Verletzung der Rechte der Menschen sehr bald einreißen würde. Die Dispensationen vom Gesetz sind mehrentheils die Ursache seiner Entkräftung, und die gut gemeynten Ehegesetze des Cäsars und Augusts verloren nachher gar bald durch die häufigen Dispensationen alle ihre Kraft und Wirkungen. Aehnliche Erfahrungen und Beweißthümer hievon finden sich in allen Reichen. Und so würde es hier auch gehen, wenn nicht die größte Schärfe, und zwar beständig, hiebey beobachtet würde. Daher noch die Frage entstehet,

het, ob es nicht besser und der Weisheit gemäßer sey, es auch in diesem Stück bey dem jetzigen allgemeinen Verbot zu lassen, und lieber einige wenige Personen etwas leiden zu lassen, als die Rechte des menschlichen Geschlechts und die Bevölkerung des Staats, die bey der Monogamie am besten statt hat, durch den besorglichen und so leichten Mißbrauch der Dispensation in die größte Gefahr zu setzen? Aus diesem Grunde würde ich also hinwiederum der Meynung seyn, gar keine Ausnahme zu verstatten, es müßte denn ein Fürst, und zwar ein Landgraf Philipp seyn, und es müßten gleich dringende Ursachen vorhanden seyn. Sonst aber müßte keinem Unterthan auch nur die Hoffnung zu einer möglichen Erlaubniß ertheilet werden, um der besorglichen Gefahr gänzlich vorzubeugen. Zu diesen Gründen des gänzlichen Verbots würde noch das Aergerniß hinzukommen, welches daher andere christliche Secten nehmen, und die ihnen Anlaß zu Lästerungen geben würden. Zur Vermeidung desselben muß ein Christ vieles unterlassen, das er an sich mit gutem Gewissen würde thun können, und das ihm sogar in manchen Fällen nützlich und nöthig seyn könnte. Und eben das war die Ursache, weshalb Luther, Melanchthon und andre so sehr darauf drungen, daß die Sache möchte ganz geheim bleiben, und daß ihr Rath blos als ein Beichtrath sollte angesehen werden, wovon Seckendorfs Geschichte nachzusehen ist. Luther kannte seine Feinde, und die papistischen Scribenten haben nachher nicht unterlassen, Luthern deshalb zu verunglimpfen, ohnerachtet man doch Lehrer ihrer Kirche entgegensetzen kann, die eben so gedacht haben.

Zwey=

Zwey und zwanzigstes Capitel.

Von der bewundernswürdigen Ordnung der Sterbenden nach dem Alter.

Inhalt.

§. 436-438. Einleitung. Vortreflichkeit dieser Ordnung in der Sterblichkeit.

§. 439. Sie wird erstlich überhaupt durch die 30jährige Liste von London erwiesen.

§. 440. Unterschied zwischen der Sterblichkeit unter den Einwohnern der Städte und Dörfer.

§. 441. 442. Es wird zu dem Ende zuerst eine Tabelle vom Absterben der Landleute und ausgesuchter Personen mitgetheilet, und erwiesen, daß die Bauern in der Mark und in Schweden mit den Benedictinern in Paris in meist gleichen Verhältnissen sterben.

§. 443. Tabelle von großen Städten, Paris, Wien, Berlin, u. s. w.

§. 444. Derselben unerwartete Uebereinstimmung wird erwiesen.

§. 445. Tabelle der in Städten Gestorbenen nach Decenniis.

§. 446. Es werden einige kleinere Städte hinzugefüget, und

§. 447. Anmerkungen darüber gemacht.

§. 448. Die Listen von zwey kleinen Städten werden noch besonders berechnet.

§. 449. General- oder Mittelverhältniß aus den Dörfern, kleinen und großen Städten, mit dem das Kerseboomische Verhältniß in Vergleichung gesetzt wird.

§. 450. Es wird die Abweichung und Uebereinstimmung des Kerseboomischen gezeiget.

§. 451. 452. Das Absterben der Kinder und Jugend in meiner Landtabelle wird durch die neunjährige Liste von ganz Pommern bestätiget.

§. 453-455. Reflexionen über vorige Listen.

§. 456. 457. Besondere Betrachtungen über die Stufen der Sterblichkeit bis zum 25sten Jahre, so durch eine Tabelle dargethan wird.

§. 458-460. Das Sterben der Kinder in den ersten Wochen und Monaten in dem ersten Jahre des Lebens.

§. 461. Es wird eine Tabelle mitgetheilt, woraus die Sterbenden und Lebenden jedes Jahres zu erkennen.

§. 462. 463. Nöthige Erläuterungen derselben, wobey ein

Ur-

§. 436.

Was ich von der Ordnung überhaupt (Cap. 1.) und von ihren Eigenschaften bemerket, welche sich in der Geburt und in den verschiedenen Veränderungen des menschlichen Geschlechts befindet: das legt sich insonderheit in dem Absterben der Menschen, nach den verschiedenen Jahren und Stufen des menschlichen Alters auf das deutlichste zu Tage. Hier zeigt sich eine Ordnung,

nung, die man mit Recht die größte, die schönste und vollkommenste nennen kann und muß. Hier finden wir allgemeine Regeln, nach welchen die Dauer des Lebens aller Menschen auf dem Erdboden auf das genauste bestimmt ist. Wenn tausend sterben, so ist darunter überall eine meist gleiche Anzahl von 20, 50, 60, 80jährigen. Die Climaten und die Verschiedenheit der Nahrungsmittel scheinen fast gar keinen Einfluß zu haben, daß sie eine Veränderung in dem Verhältniß der Sterbenden in jedem Alter zu der Summe der Gestorbenen hervorbringen können. Blos die Lebensart, die moralischen Umstände des Lebens, das Laster und die Tugend, die Weichlichkeit und die Arbeitsamkeit, verursachen einen kleinen Unterschied zwischen den Sterbenden auf dem Lande und in großen Städten. Wer sollte es aber sich wohl als möglich vorgestellet haben, daß die Benedictiner-Mönche, die Nonnen und die Tontiniten in Paris nebst den Bauern in der Mark Brandenburg und denen in Schweden, meistens einerley Regeln der Sterblichkeit sollten unterworfen seyn, und daß sich fast einerley Dauer des Lebens unter diesen so unterschiedenen und entfernten Menschen finden könnte, wie gleichwol nachher unleugbar wird erwiesen werden? Ich gestehe es, daß diese Uebereinstimmung mich nicht nur in Verwunderung gesetzt, weil sie meine Erwartung übertroffen, sondern daß mir auch deren Entdeckung ein ausnehmendes Vergnügen verursachet hat.

§. 437.

Diese Ordnung in der Sterblichkeit wird deshalb ein jeder ohnstreitig für die größte und vollkommenste halten müssen, der auf die große Verschiedenheit der Ursachen des Todes und auf die Menge der Krankheiten Acht hat, die allesamt sich zu dem Ziel vereinigen, daß sie in einem jeden Perioden des Alters die von der Hand des weisesten Regierers der Welt bestimmte und abgezählte Anzahl der Menschen dem Tode überliefern. So sehr die Krankheiten auch unter sich verschieden sind; so ist doch unter ihnen eine Uebereinstimmung zur Erreichung eines festgesetzten Zwecks. Die mancherley Arten der Fieber, Dysenterien, Geschwulsten, Wassersuchten, Geschwüre, ab- und auszehrenden Krankheiten, Masern, Pocken, convulsivische Zufälle, alle diese Feinde des menschlichen Lebens haben ihre abgesteckte Gränzen, und stehen unter der Lenkung der unsichtbaren Hand des Unendlichen, vermöge welcher sie ihre gesetzte Anzahl zu dem in jedem Alter geordneten Maaß des Todes abliefern müssen. Die Fieber sind eine allgemeine Krankheit, die sich durch alle Alter des menschlichen Lebens hindurch erstrecket, und welche Kinder, Erwachsene und Alte ohne Unterschied angreift. Es sterben aber nicht alle an selbigen, sondern es sterben nur so viele daran, als für jeden Perioden des Alters nöthig sind, um die Zahl der Todten, so nicht an andern Krankheiten gestorben, voll zu machen. Mancher Mensch übersteht die schwersten Fieber in seinem Leben oftmals, ein anderer muß gleich am ersten seinen Geist aufgeben. Wie unordentlich scheinet also nicht in diesem Stück alles zuzugehen, und gleichwol wird durch diese scheinbare Unordnung die schönste Ordnung erzeuget.

§. 438.

Werden wir daher nicht durch den Anblick dieser beständigen Proportion gezwungen werden, mit dem Apostel aus Apost. Gesch. 17, 26. zu bekennen: Gott ist es, der ein Ziel gesetzet, und zuvor versehen hat, wie lange und wie weit die Menschen wohnen sollen.

Wäre dieses nicht, würde wol diese so grosse Accuratesse in der Proportion möglich seyn können? Kann man so thöricht seyn, selbige von einem ohngefähren Zufall herzuleiten, oder sich selbigen nur in den Sinn kommen zu lassen? Hier sind alle Zahlen gegen einander proportioniret; die Proportionen sind beständig, sie sind in allen Ländern einerley, und welches ein höchstwichtiger Umstand ist, es werden alle diese proportionirte Zahlen durch eine grosse Menge Ursachen bewirket, welche sämmtlich von einander abgesondert und in sich veränderlich sind. Nach solchen Verhältnissen muß die eine Hälfte aller Menschen bis zum zwanzigsten Jahre von diesem Schauplatz wieder abtreten, die andre Hälfte braucht drey- bis viermal so viel Zeit. Kann man wol begreifen, daß diese richtige und beständige Abmessungen durch einen blinden Zusammenlauf der Materie sollen hervorgebracht worden seyn? Und da diese Verhältnisse und abgemessene Schranken des Todes zugleich das Mittel sind, wodurch die Bevölkerung des Erdbodens erhalten wird; konnte ein blinder Zufall wol solchen Zweck und Mittel mit einander in eine so schöne Verbindung setzen?

Vielmehr siehet daher ein jeder, daß diese Anordnungen von einem verständigen Wesen, ja von dem höchsten Verstande, Weisheit und Macht herrühren müssen. Gott ist es also, der Hirte der Menschen, welcher seine Heerden zählet, und der nach der unerforschlichen Tiefe seines Raths einem jeden das Ziel setzet, ein Ziel, das sowol in dem besondern Zustand eines jeden, als auch in desselben Zusammenhang mit dem Ganzen seinen Grund haben muß, ob wir ihn gleich nur sehr selten einsehen.

Da aber die Weisheit Gottes hier nicht unmittelbar wirket; so giebt uns dieses eine anbetungswürdige Aussicht in die unzähligen und unendlich vielfachen Anlagen, welche die Hand Gottes in der Natur und in den Cörpern der Menschen und in allen äußerlichen Ursachen, mit denen der Mensch in Verbindung stehet, muß gemacht haben, damit zu seiner Zeit die gesetzte und nöthige Zahl der Menschen sterben könnte, und zwar daß in jedem Jahre des Lebens vom ersten Tage und Jahre an bis zum achtzigsten und auch wol noch weiter, so viel und nicht mehr sterben könnten. Eine andere Anlage, Einrichtung und Verbindung mit allen äußerlichen und zufälligen Ursachen erforderten die, so zum kleinesten und zum Alter der Kinder, eine andere diejenigen, die zu Greisen, und eine andere die, so zum mittleren Alter bestimmt worden sind. Der moralische Zustand der Menschen, welcher in den physicalischen einen sehr grossen Einfluß hat, konnte von den Ursachen der Bestimmung nicht ausgeschlossen bleiben. Das Auge des, der alles zuvor gesehen, hat nach allen diesen Ursachen und Absichten bestimmt, wie lange ein jeder leben sollte. Welche starke Gründe der Beruhigung liegen nicht für diejenigen in dieser Wahrheit, welche sich bemühen, die Stunden ihres Lebens in einem pflichtmäßigen Verhalten gegen den Herrn des Lebens und des Todes, gegen die Welt, gegen sich selbst und ihre Mitmenschen hinzubringen?

§. 439.

Ich will nun zuerst überhaupt, sonderlich um derer willen, denen die nachherigen Betrachtungen zu weitläuftig fallen möchten, einen überaus deutlichen Beweis dieser wundervollen Ordnung in der Sterblichkeit vor Augen legen, gegen welchen nichts einzuwenden stehet. Die Gestorbenen in London in 30 Jahren will ich hiezu gebrauchen, die sich auf der zehnten Tabelle befinden.

Unter jedem Tausend Gestorbener in 30 Jahren sind gewesen

	in den ersten 5 Jahren.	in den zweyt. 5 Jahren.	in den dritt. 5 Jahren.	in den vierten 5 Jahren.	in den fünft. 5 Jahren.	in den sechst. 5 Jahren.	in allen 30 Jahren.
v. 0 bis 2 J.	379	393	350	347	348	362	364
2— 5	83	93	88	82	79	91	86
6— 10	36	37	35	36	32	31	34
11— 20	32	30	32	31	30	28	30
21— 30	77	71	79	82	85	74	78
31— 40	92	90	97	97	103	94	95
41— 50	91	89	101	105	106	96	93
51— 60	73	75	84	80	83	84	80
61— 70	64	58	60	63	67	67	63
71— 80	42	38	48	51	44	47	45
81— 90	26	22	22	22	20	23	23
91—100 und drüber	5	4	4	4	3	3	4
Totale	1000	1000	1000	1000	1000	1000	1000

Kann man wol etwas übereinstimmenderes verlangen? Man betrachte die Zahlen der Kinder, die bis zum 2ten Jahre des Lebens gestorben sind, unter welchen der größte Abstand von einander nur 46 beträgt. In den andern Perioden kommen die Zahlen in den 6 Quinqueniis sich mehrentheils ganz nahe.

Um aber die Größe dieser Uebereinstimmung noch mehr einzusehen; so bedenke man, daß dieses eine Tabelle von London ist, von der Stadt, wo alle mögliche Ursachen zur Störung der Ordnung scheinen zusammen zu kommen. Die größte Schiffahrt, die größte Handlung, der größte Reichthum und dessen Misbrauch, die größten Debauchen, die wegen der Größe des Orts von den vielen jungen Leuten und vom Pöbel unerkannt geschehen können, und wozu sich alle mögliche Gelegenheiten

heiten allda finden. Sollte man in diesem Sitz aller moralischen Unordnungen wol eine so grosse physicalische Ordnung vermuthen? Diese zeigt sich aber nicht nur, sondern sie übertrift in der That alle unsere Erwartung. Und ohnerachtet in diesen 30 Jahren auch viele epidemische Jahre mit untergelaufen, da die Pocken und die Fieber stark gewütet haben; so siehet man doch hieraus, daß die verborgene Hand des weisesten Schöpfers selbige dergestalt mit den andern gesunden Jahren zu verbinden gewußt hat, daß die daher in einzelnen Jahren entstehende Anomalien fast ganz unmerklich werden, wenn man 5 Jahre und also größere Summen zusammen rechnet. Und wenn man die Jahre der Ausschweifungen vom zwanzigsten bis zum sechzigsten Jahre ansieht; so findet man auch hier eine eben so große Zusammenstimmung der Zahlen in den 6 Quinquenniis. Dies sind die Jahre, worin London von den Sterbenden in andern grössen Städten am meisten abweicht, und mehr Todte hat, weil anderswo die Ausschweifungen nicht so groß sind. Unterdessen ist doch in London selbst und unter sich, ja man kann sagen, auch in der größten Unordnung eine Ordnung.

Anmerkung. Diese Tabelle erinnert mich abermals an die schon gemachte Anmerkung, daß man sich in diesen Berechnungen, so viel möglich, grosser Zahlen und mehrerer Jahre bedienen müsse. Wollte man aus den 30 Jahren einige einzelne heraus nehmen; so würden sich in verschiedenen Perioden merklichere Abweichungen zeigen. In Absicht auf die folgenden Tabellen ist dieses wohl zu merken. Diejenigen Verhältnisse verdienen den Vorzug vor den andern, welche ganze Provinzen, oder viele Jahre von einer Stadt, oder viele Städte, oder viele Dörfer von vielen Jahren zum Grunde haben. Daher habe ich mich in dem folgenden bemühet, zu diesem Zweck zu gelangen, so viel es mir möglich gewesen ist. Freunde und Kenner dieser Wahrheiten, die uns so sehr von der göttlichen Vorsehung

sehung und derselben Aufsicht auf unser Leben überzeugen können, werden daraus sehen, wie fernere Sammlungen von Listen der Gestorbenen nach den Jahren nützlich seyn können, um die von mir gefundenen Regeln zu bestätigen, oder zu berichtigen, und dem wahren Gesetz näher zu bringen.

Unterschied der Sterblichkeit unter den Landleuten und Einwohnern der Städte und der Dauer des Lebens.

§. 440.

Da bereits vorher (Cap. 2. und. 3.) erwiesen ist, daß sich in der Sterblichkeit unter den Einwohnern der Dörfer, der mittlern und der grossen Städte ein grosser Unterschied finde, dergestalt daß z. E. in einem London einer von 25, unter den Landleuten dagegen nur einer von 42 bis 43 stirbt; so lohnt es wohl der Mühe nachzusehen, in welchen Perioden des menschlichen Alters sich dieser Unterschied am meisten zeige, damit allenfalls der Mensch gewarnet werde, die Klippen zu vermeiden, woran er leicht scheitern und zu Grunde gehen kann.

Um nun dieses desto leichter einzusehen, so will ich

1) zuerst einige Listen vom Lande, ganzen Provinzen und ausgesuchten Personen, wie die Closterleute und Tontiniten sind, sodann

2) von einigen Städten hersetzen, und dann

3) die General-Listen von beyden in Vergleichung bringen.

§. 441.

Tabelle von den Landleuten und ausgesuchten Personen.

Unter jedem Tausend Gestorbener sind gewesen.

Alter.	Brandenb. Dörfer. A: Kirchspiel Meßow. Tab. 18.	Brandenb. Dörfer. B: Aller Dörfer Tab. 23.	Schweden C: 6. gute Provinzen.	Schweden D: Andre epidemische	Mittelverhältniß. A — D	in Paris. E: Benedictin. Mönche.	in Paris. F: Nonnen.	in Paris. G: Dominiten.	Mittelverhältniß. A — G.
v. 0 bis 1 J.	254	241	226	260	245	—	—	—	245
1 — 2	49	59	100	104	78	—	—	—	78
0 — 2	303	300	326	364	323	—	—	—	323
3 — 5	61	70	47	56	59	—	—	45	—
0 — 5	364	370	373	420	382	—	—	—	382
6 — 10	52	58	33	48	48	—	—	35	—
0 — 10	416	428	406	468	430	—	—	—	430
11 — 15	32	26	26	24	27	—	—	21	—
16 — 20	21	26	21	22	22	—	—	22	—
0 — 20	469	480	453	514	479	—	—	—	479
21 — 25	26	32	24	24	26	21	20	26	25
26 — 30	12	27	25	26	23	21	21	26	22
31 — 35	25	26	25	28	26	22	24	26	25
36 — 40	30	33	27	30	30	29	24	25	28
41 — 45	26	30	35	29	30	30	29	24	29
45 — 50	33	34	35	30	33	37	29	27	32
51 — 55	35	38	36	31	35	44	37	35	37
56 — 60	58	54	41	33	47	50	44	41	46
21 — 60	245	274	248	231	250	254	228	231	244
61 — 65	65	58	51	50	56	57	56	45	54
66 — 70	64	58	57	49	57	63	56	56	58
71 — 75	71	60	58	52	60	61	61	66	61
76 — 80	45	33	49	40	42	50	56	61	47
81 — 85	28	21	40	34	31	26	44	46	34
86 — 90	7	9	26	18	15	10	15	24	15
91 — 95	3	4	18	12	9	2	7	8	7
96 — 100	3	2	—	—	1	—	—	—	1
über 100	—	1	—	—	—	—	—	—	—
61 — 100	286	246	299	255	271	269	295	306	277
Totale	1000	1000	1000	1000	1000				1000

Anmer-

Anmerkung. Man wird sich wundern, daß ich hier Personen von so verschiedener Lebensart und Climaten zusammengesetzt habe, um daraus ein Generalverhältniß für die erste Classe von Menschen, nemlich für die, so durch Arbeit und Ordnung der Diät ihr Leben besser, als der gemeine Haufe der Einwohner in Städten, zu erhalten suchen, heraus zu bringen. Allein diese Zusammensetzung ist nicht aus vorher geschehener Muthmassung, sondern, so zu sagen, von selbst und während der Arbeit und Berechnung und Vergleichung mit denen schon berechneten Listen geschehen, und hat wegen der, obgleich unerwarteten, Uebereinstimmung geschehen können. Nimmer war ich mir dergleichen Harmonie zwischen den Closterleuten in Paris und unsern brandenburgischen Bauern vermuthen. Ich staunte, da ich sie entdeckte, und ein ausnehmendes Vergnügen über die göttliche Ordnung war die Belohnung meiner Mühe. Und also beruhet diese Zusammensetzung auf einem guten Grunde. Und da in meinen Landtabellen und in den vielen Jahren gesunde und epidemische Jahre befindlich sind; so habe ich von Schweden sowohl die gesunden als auch die andern Provinzen zusammengesetzt, so wie sie vom Herrn Wargentin in den Sammlungen der schwedischen Academien angegeben sind, damit man ein Generalverhältniß von allen durch einander gemischten Jahren bekommen möge. Nur rathe ich, dergleichen Jahre nicht zur Formirung einer Regel zu ziehen, wo die Seuchen allzugroß, oder die von einem Kriege viel gelitten, wodurch folglich in dem mittlern Alter eine merkliche Abweichung entstehen würde. Die Gestorbenen in Paris gründen sich auf die mühsamen Sammlungen des Herrn Deparcieux, und ich habe die in der Tabelle stehende Zahlen aus des Herrn Wargentins Sammlung genommen. Zu desto besserer Vergleichung ist das erste Mittelverhältniß blos aus den brandenburgischen Dörfern und Schweden, das andere aber aus diesen und den parisischen Ordensleuten und Tontiniten zusammengenommen worden, welches letztere aber eigentlich erst vom ein und zwanzigsten Jahre angeht.

§. 442.

Es erhellet aus vorstehender Tabelle, daß die Benedictinermönche in Paris, die Landleute in der Mark Brandenburg und die Schweden in einem meist gleichen Verhältniß sterben. Der Anblick der Tabelle beweiset es, und man findet sogar in manchen Quinquenniis ganz gleiche Zahlen der Gestorbenen. Hin und wieder sind zuweilen kleine Abweichungen, die aber in der That nichts bedeuten und alle verschwinden würden, wenn ich statt 31 brandenburgischer Dörfer 100 und mehr hätte berechnen können; denn je größer die Summen, je mehr verschwinden die Irregularitäten in den kleinern Theilen.

Die Tontiniten und die Nonnen kommen den märkischen Bauern vom 36sten bis 75sten Jahre nicht so sehr nahe, als die Mönche, denen 6 guten Provinzen von Schweden aber kommen sie im Ganzen desto näher. Man muß aber auch bedenken, daß bey dieser Rechnung von Schweden 6 ganze Provinzen und ein gutes gesundes Jahr in selbigen zum Grunde gelegt worden.

Die Nonnen und Tontiniten in Paris leben etwas länger, und werden älter, als die Mönche und andre Landleute. Es wird vom weiblichen Geschlecht nachher überhaupt eine etwas längere Dauer des Lebens erwiesen werden. Daß aber die Tontiniten ihr Leben etwas höher bringen, darf uns nicht wundern, da sie eine sehr ausgesuchte Gesellschaft ausmachen, indem niemand auf sein Kind Renten kaufen wird, das nicht die Pocken und andere Gefährlichkeiten passiret, und das nicht überhaupt von einer dem Ansehen nach stärkern Constitution ist.

§. 443.

Tabelle, woraus das Verhältniß der Gestorbenen in einigen großen Städten zu ersehen ist.

Unter jedem Tausend Gestorbener sind gewesen.

Alter.	in Paris Tab. II.	in Wien 4 gute Jahre Tab. II	in Berlin 4 Jahr Tab. 13.	S. Petri K. in Berlin 24 J. Tab. 14.	in Braunschw. 4 Jahr Tab 4.	Mittelverhältniß aus allen vorigen.	Breslau Verhältniß nach Halley.
v. 0 bis 1 J.	269	313	294	320	310	301	295
1 — 2	99	50	85	85	57	75	104
0 — 2	368	363	379	405	367	376	399
3 — 5	91	67	112	85	86	88	58
0 — 5	459	30	491	490	53	464	57
6 — 10	51	48	28	33	29	38	29
0 — 10	510	478	519	523	482	502	486
11 — 15	17	17	10	9	14	14	19
16 — 20	23	21	16	21	20	20	20
0 — 20	550	516	545	553	516	536	525
21 — 25	30	27	34	26	33	30	25
26 — 30	31	29	46	40	42	37	31
31 — 35	33	26	37	33	31	32	34
36 — 40	41	42	49	44	42	44	38
41 — 45	34	35	36	35	34	35	40
46 — 50	37	48	37	45	51	44	40
51 — 55	30	46	38	32	39	37	41
56 — 60	44	52	42	44	47	46	42
21 — 60	280	305	319	299	319	305	291
61 — 65	33	44	31	33	39	36	43
66 — 70	46	47	32	41	42	42	44
71 — 75	38	30	27	28	29	30	41
76 — 80	29	30	23	24	25	26	31
81 — 85	14	13	11	12	16	13	17
86 — 90	7	10	7	7	9	8	16
91 — 95	2	3	3	2	4	3	2
96 — 100	1	2	2	1	1	1	—
über 100	—	½	⅓	½	⅓	—	—
61 — 100	170	179	136	148	165	159	194
Totale	1000	1000	1000	1000	1000	1000	1010

Anmerkung. Es hätten noch einige Städte hinzugefügt werden können, wenn es nöthig gewesen wäre, um ein gutes General- oder Mittelverhältniß von großen Städten zu erhalten. Es sind aber Städte und Jahre genug, zumal da es meist volkreiche, große, nahrhafte und Handlung treibende Städte sind, worinnen auch mehrentheils Garnisonen befindlich, daß also hier eine ziemliche Aehnlichkeit der Umstände ist. Am Luxus und guten Leben fehlet es auch in keiner.

§. 444.

Auch hier zeigt sich eine grosse Ubereinstimmung, und wer hätte es sich wol vorher vorstellen sollen, daß die Menschen in Paris, Wien und Berlin nach einer Regel und nach meist einerley Verhältnissen sterben? Um der Ungeübten willen will ich aus der vorhergehenden Tabelle einen Auszug hersetzen.

Es sind unter tausend Gestorbenen gewesen

	bis zum 5ten Jahr	von 0 bis 10 Jahr	von 0 bis 20 Jahr	zwischen 20 u. 60 J.	zwischen 60 u. 100 J.
in Paris	459	510	550	280	170
Wien	430	478	516	305	179
Berlin	491	519	545	319	136
St. Petri Kirche	490	523	553	299	148
Braunschweig	453	482	516	319	165
Breslau	457	476	515	291	194
Größter Abstand	61	47	38	39	58

Die meisten Verhältnisse kommen einander sehr nahe, sonderlich in den ersten Perioden. Die Alten von 60 bis zum Ende differiren im Verhältniß fast am meisten, welches aber von den vielen Hospitälern und Gelegenheiten zur Verpflegung alter Leute leicht herrühren kann, die sich in einem Orte mehr, im andern weniger finden; daher man nicht gleich schließen kann,

daß

daß die Menschen in einer von obigen Städten älter als in der andern würden. Das kann von äußerlichen Umständen herrühren.

§. 445.

Da nicht überall die Todten von 5 zu 5, sondern nur von 10 zu 10 Jahren bemerkt sind; so will ich nun auch, um diese mit andern in Vergleichung zu setzen, eine Liste von 10 zu 10 Jahren mittheilen. Man wird daraus die Uebereinstimmung desto deutlicher wahrnehmen können.

Unter jedem Tausend Todter sind gewesen

Alter.	London 30 Jahr. Tab. 22.	Wien 4 Jahr. Tab. 11.	Berlin 4 Jahr. Tab. 13	St. Petri K. 24 Jahr. Tab. 14.	Paris Tab. 11.	Braunschweig. Tab. 14.	General-verhältniß.	Breslau nach dem Hall. v.
Unter 2 Jahr	364	363	379	405	368	367	374	399
v. 3 — 5 J.	86	67	112	85	91	86	88	58
6 — 10	34	48	29	33	51	29	37	29
11 — 20	30	38	26	30	40	34	33	39
21 — 30	78	56	79	66	61	75	69	56
31 — 40	95	68	86	77	74	73	79	72
41 — 50	98	83	74	80	71	85	82	80
51 — 60	80	98	80	76	74	86	82	83
61 — 70	63	91	63	74	79	81	75	87
71 — 80	45	60	49	52	67	54	55	72
81 — 90	23	23	18	19	21	25	22	33
91 — 100	4	5	5	3	3	5	4	2
Totale	1000	1000	1000	1000	1000	1000	1000	1010

Bey der Vergleichung dieser Verhältnisse will ich nur blos bemerken, daß die Gestorbenen in **London** in den Jahren von 20 bis 50 merklich größer sind, als in Paris selbst, in Wien und Berlin. Die Ursache liegt ohnstreitig in der sehr vorzüglich großen Menge der Personen von diesem Alter, die bey der größten

Hand-

Handlung, Schiffahrt und den andern vielen damit verknüpften Arbeiten gebraucht werden, und die sich durch den Soff und die Wollüste um das Leben bringen, wovon ich schon vorher (§. 269.) Beweisthümer beygebracht habe, die man wol nicht leicht an einem andern Orte in der Welt in solcher Art antreffen wird.

§. 446.

Ich will noch einige Städte mit diesen in Vergleichung setzen, die ich aber nicht habe brauchen mögen, um das Generalverhältniß daraus mit herzuleiten, theils weil ich nur ein oder ein Paar Jahre davon habe, theils aber auch zur Vermeidung der Weitläuftigkeit. Es werden sich aber doch dabey etliche Anmerkungen machen lassen.

Zehnjährige Perioden.	Voriges Generalverhältniß der Städte	Leipzig 5 Jahr Tab. 25.	Breslau. 3 Jahr Tab. 14.	Franz. Col. in Berlin 10 Jahr Tab. 15.	Stockholm.	Geneve 1747.	Middelburg 1752.
v. 0 bis 10 J.	499	504	589	439	458	371	529
11 — 20	33	30	20	30	46	55	59
21 — 30	69	59	45	45	107	63	66
31 — 40	79	59	57	66	108	48	70
41 — 50	82	67	62	82	75	69	75
51 — 60	82	81	74	81	64	55	92
61 — 70	75	95	80	84	68	103	47
71 — 80	55	79	57	91	50	111	39
81 — 90	22	25	13	69	19	100	9
91 — 100	4	1	3	11	5	10	6
über 100	—	—	—	2	—	—	—
Totale	1000	1000	1000	1000	1000	985	992

§. 447.

Man siehet hieraus,

1) daß in Stockholm die Zahl der Gestorbenen in den Jahren von 20 und von 30 bis 40 viel grösser ist, als selbst in London, an welchem letztern Orte doch die Schiffahrt weit grösser ist. Daher können auch nach den Jahren vom vierzigsten an dort nicht so viele sterben, als in andern Städten, wie die Vergleichung der Verhältnisse zeiget. Unterdessen da dieses Verhältniß, so aus des Herrn Wargentins Tabelle genommen ist, nur auf 1 oder 2 Jahren beruhet, in welchen vielleicht hitzige Fieber unter denen vom mittleren Alter sehr können gewütet haben; so würde aus einer Folge mehrerer Jahre zu untersuchen seyn, ob dieses etwas beständiges sey, oder nicht. Wäre das erste, so würde es ein Zeichen seyn, daß die Ausschweifungen der Jugend, und vielleicht des Schiffvolkes und Pöbels, dort grösser seyn als anderswo. In dem übermäßigen Gebrauch der starken Getränke in dieser kältern Gegend würde alsdenn vielleicht die Hauptursache der größern Sterblichkeit vom zwanzigsten bis zum vierzigsten Jahre zu suchen seyn.

2) Geneve, wovon aber der Herr Struyck nur ein Jahr aufgezeichnet hat, ist der Gegensatz von Stockholm. In den gefährlichen Jahren der Jugend, ja selbst der Kindheit, hat es weit weniger Todte, als andere grosse Städte, und vom sechzigsten bis zum hunderten Jahre hat es desto mehr Todte, weil die gesparten Männer zu einem höhern Alter gelangen. Es kommt mit der Sterblichkeit auf unsern Dörfern sehr überein, hat aber vom achtzigsten Jahre an mehr Todte, als die Closter- und Landleute. (§. 441.) Meines Erachtens hat letzteres dieses zur Ursache, daß viele Emigranten aus Frankreich sich in spätern Jahren

ren dort niedergelassen haben. Doch, da wir nur ein Jahr von dieser Stadt haben, so läßt sich nichts mit Zuverlässigkeit davon sagen. Ich wünschte mir von einem Gelehrten in Geneve mehr solche Listen von zehn und mehreren Jahren. Wenn selbige diese Verhältnisse bestätigten, so wäre es eine Ehre für die Einwohner dieser Stadt, und es würde ein Beweis seyn, daß eine ordentliche Lebensart in einer volkreichen Stadt möglich sey, und daß durch die gute Zucht und Sitten an diesem Orte dem Tode viele Schlachtopfer entrissen werden.

3) Die französische Colonie in Berlin kommt vom vierzigsten bis zum siebenzigsten Jahre dem Generalverhältniß der Städte meist gleich, nachher aber hat sie mehr Todte, und folglich mehr Alte. Dieses rühret ohnstreitig auch von den vielen Emigranten her, die im spätern Alter sich hier niedergelassen haben. Leute, so unter dem Gewissensdruck gestanden, haben auch eine tugendhaftere und ordentlichere Lebensart beybehalten, welche einen grossen Einfluß in die Erhaltung des Lebens hat, wie denn auch die Sterblichkeit in der Kindheit und Jugend geringer ist. (§. 238. n. 2.)

§. 448.

Die beyden folgenden Listen von zwei mittelmäßigen Städten der Mark (Tab. 16. 17.) kann ich nicht ungebraucht lassen. Die Lebensart unter Bürgern, die blos von ihrem Handwerke, dem Ackerbau und andern bürgerlichen Nahrungen leben, da kein grosser Reichthum, keine so grosse Ausschweifung und Reizung zu Lastern ist, läßt uns schon eine geringere Sterblichkeit vermuthen, wie bereits oben (§. 28.) erwiesen ist.

Unter tausend Todten sind gewesen

Alter.	Ruiterhausen, in 20 J. Tab. 16.	Fürstenwalde, in 29 Jahren, Tab. 17.	Mittelverhältniß aus beyden.	Von 10 zu 10 Jahren.	Generalverhältn. großer Städte §.445.	In großen mehr oder weniger.
Todgeborne	3	38	20			
bis 1 Jahr	181	187	184			
2	94	132	113			
3 — 5	144	55	100			
0 — 5	422	412	417			
6 — 10	66	54	60			
0 — 10	488	466	477	477	499	22 mehr
11 — 15	17	19	18	34	33	1 wenig.
16 — 20	16	16	16			
21 — 25	22	16	19	41	69	28 mehr
26 — 30	15	29	22			
31 — 35	28	25	26	68	79	11 mehr
36 — 40	42	42	42			
41 — 45	35	31	33	73	82	9 mehr
46 — 50	30	49	40			
51 — 55	74	45	59	114	82	32 wenig.
56 — 60	36	73	55			
61 — 65	43	40	44	96	75	21 wenig.
66 — 70	52	52	52			
71 — 75	46	31	39	67	55	12 wenig.
76 — 80	22	34	28			
81 — 85	21	14	17	27	22	5 wenig.
86 — 90	12	8	10			
91 — 95	—	3	$1\frac{1}{2}$	3	4	1 mehr
96 — 100 und drüber	1,7	1,3	$1\frac{1}{2}$			
Totale	1000	1000	1000	1000	1000	

Man

Man siehet aus der Vergleichung des Verhältnisses von kleinen Städten mit dem von grossen,

1) daß bis zum zwanzigsten Jahre schon ein beträchtlicher Unterschied sey, er wird aber

2) vom zwanzigsten Jahre an noch merklich grösser, indem vom zwanzigsten bis zum dreyßigsten Jahre nur 41, dahingegen in grossen 69, also $\frac{2}{3}$ mehr sterben. Dieses rühret wol lediglich von den viel größern Debauchen der Jugend in grossen Städten her. Vom dreyßigsten bis zum funfzigsten Jahre sterben in kleinen Städten auch noch weniger, nur ist der Unterschied nicht so groß. Daher läßt sich

3) auch die Ursachen einsehen, warum vom funfzigsten Jahre an, und in allen nachherigen Perioden, in kleinen Städten mehrere als in grossen sterben, und daß dort viel mehrere das funfzigste und sechzigste Jahr überleben und zu einem höhern Alter gelangen.

Man siehet also hieraus, wie viele Menschen durch die Unordnungen in der besten Blüthe verfallen, und dem Staat in den brauchbarsten Jahren geraubet werden.

§. 449.

Nunmehro werden wir auch die Sterblichkeit unter den Landleuten und den Einwohnern in kleinen und grossen Städten in Vergleichung setzen, und daraus ein allgemeines Verhältniß für ganze Provinzen, in welchen sich grosse und kleine Städte nebst Dörfern befinden, herleiten können. Nachstehende Tabelle wird es alles vor Augen legen. Ich habe die vom Herrn Kersebo om verfertigte Tabelle der Sterblichkeit zur Seite gesetzt, um derselben Uebereinstimmung und Abweichung von den meinigen daraus zu erkennen.

Num.

Num. 1. Unter tausend Todten sind gewesen

Alter.	auf dem Lande (§. 441. A-D)	in kleinen Städten (§. 448.)	in großen Städten (§. 443.)	Mittelverhältniß aus allen.	Herrn Kersseboms Verhältniß.
Todtgeborne und bis 1 Jahr	245	204	301	250	198
2	78	113	75	89	70
0 — 2	323	317	376	339	268
3 — 5	59	100	88	82	49
0 — 5	382	417	404	421	317
6 — 10	48	60	38	49	48
11 — 15	27	18	14	20	28
16 — 20	22	16	20	19	24
0 — 20	479	511	536	509	417
21 — 25	26	19	30	25	32
26 — 30	23	22	37	27	40
31 — 35	26	26	32	28	40
36 — 40	30	42	44	39	36
41 — 45	30	33	35	33	32
46 — 50	33	40	44	39	38
51 — 55	35	59	37	44	43
56 — 60	47	55	46	49	46
21 — 60	250	296	305	284	307
61 — 65	56	44	36	45	48
66 — 70	57	52	42	50	50
71 — 75	60	39	30	43	50
76 — 80	42	28	26	32	54
81 — 85	31	17	13	20	39
86 — 90	15	10	8	11	25
91 — 95	9	1½	3	5	7
96 — 100	1	1½	1	1	—
61 — 100	271	193	159	207	273
Totale	1000	1000	1000	1000	997

Num. 2. Nach Decenniis sind unter jedem Tausend Todten

Alter.	auf dem Lande.	in kleinen Städten.	in großen Städten.	nach einem Mittel-verhältniß.	nach dem Kerseboomischen Verhältniß.
v. 0 bis 10 Jahr	430	477	502	470	365
11 — 20	49	34	34	39	52
21 — 30	49	41	67	52	72
31 — 40	56	68	76	67	76
41 — 50	63	73	79	72	70
51 — 60	82	114	83	93	89
61 — 70	113	96	78	95	98
71 — 80	102	67	56	75	104
81 — 90	46	27	21	31	64
91 — 100	10	3	4	6	7
Totale.	1000	1000	1000	1000	997

Num. 3. Nach Perioden von 20 zu 20 Jahren

0 — 20	479	511	536	509	417
21 — 40	105	109	143	119	148
41 — 60	145	187	162	165	159
61 — 80	215	163	134	170	202
81 — 100	56	30	25	37	71
Totale	1000	1000	1000	1000	997

§. 450.

Bey der Vergleichung des von mir herausgebrachten Verhältnisses mit dem Kerseboomischen kann ich zuerst

1) die genaue Uebereinstimmung von beyden, und zwar vom 36sten Jahr an bis zum 70sten, durch alle Quinquennia hindurch, nicht unbemerkt lassen. Die Zahlen in der Kerseboomischen Tabelle sind mit den daneben

neben stehenden Zahlen meines Mittelverhältnisses von Dörfern und Städten siebenmal meist einerley. Ich gestehe es, daß diese große Uebereinstimmung alle meine Erwartung übertroffen hat. Herr Kerseboom hat die seinige in Holland verfertiget, und ohnstreitig aus lauter holländischen Listen, in die meinige ist aber keine einzige holländische gekommen. Und ob ich schon nicht mehr an der Uebereinstimmung zweifle, wenn die Zahlen sich ähnlich sind, die ein Verhältniß geben; so kann man doch so etwas genaues und gleiches nicht leicht erwarten. Man wird daraus den Schluß machen, daß diese Verhältnisse vom 35sten bis zum 70sten Jahre völlig als allgemein brauchbar für Provinzen zu gebrauchen sind, und die von mir herausgebrachte wird durch die holländische bestätiget.

2) Im Alter, nach dem 70sten Jahre, hat Herr Kerseboom mehr Todte, als in der meinigen befindlich sind, und hier kommt er den Verhältnissen vom Lande näher, wo vom 60sten bis zum 100sten Jahre 271, nach der seinigen aber 273 gestorben. Doch das ginge noch an, wenn nur nicht

3) in den Verhältnissen der sterbenden Kinder und Jünglinge bis zum 35sten Jahre hin ein gar zu großer Unterschied zwischen seiner und allen meinen Verhältnissen von Dörfern und von Städten wäre. Zwar in den Jahren vom 20sten bis zum 35sten läßt sich der Unterschied aus der Schiffahrt erklären, die in den Jünglingsjahren dort mehrere wegnimmt. Aber die so sehr geringe Sterblichkeit der Kinder bis zum fünften Jahre läßt sich nicht begreifen, und ich weiß nicht, aus was für Datis er seine Verhältnisse der Kinder genommen hat. Ich glaube, daß ich Grund genug habe, meine als gegründet und zuverläßig zu halten, weil sie sich nicht nur auf einer Menge von zuverläßigen Listen gründen, sondern auch weil die seinigen, sogar die Li-

sten vom Lande wider sich haben. Alle Landlisten haben in den ersten Jahren mehr Todte. Nach dem mittleren Verhältniß vom Lande (§. 441.) sind bis zum 10ten Jahre gestorben 430, nach der Kerseboomischen Tabelle aber nur 365, also 65 weniger, nach den Stadtlisten aber hat er an 112 und 137 weniger. Wie geht das wol zu? Ich kann es nicht beantworten. Unterdessen finde ich doch nöthig, meine Verhältnisse noch durch ein wichtiges Beyspiel, und zwar von einer ganzen Provinz, und von einem accuraten neunjährigen Verzeichniß zu unterstützen.

§. 451.

Pommern giebt mir diese unwidersprechliche Bestätigung, wovon ich bereits im ersten Theil, und zwar auf der 24sten Tabelle, das Verzeichniß mitgetheilet habe.

Nach selbiger sind in der ganzen Provinz gestorben in allen 9 Jahren, worunter 2 sehr epidemische, da die Pocken sehr viele Kinder weggenommen,

in Summa	—	85944
und also nach einem jährlichen Mittel	—	9549

Hierunter sind gewesen Kinder bis zum siebenten Jahr	—	34663
nach einer jährlichen Mittelzahl	—	3851
vom 7ten bis zum 14ten Jahr des Alters	—	4615
nach dem Mittel	—	512
also Kinder in Summa bis zum 14ten Jahr	—	39278
nach einer jährlichen Mittelzahl	—	4363

Unter tausend Gestorbenen sind also daselbst gewesen

von 0 bis zum 7ten Jahr des Alters	—	403,^{3}
vom 7ten bis zum 14ten	—	53,^{7}
Summe bis zum 14ten	—	457

Die

Die Vergleichung mit meinen Tabellen ist leicht. Wenn man die vom 10ten bis 15ten Jahr Gestorbene in 5 Theile theilet, und $\frac{4}{5}$ zu den Gestorbenen bis zum 10ten Jahre hinzuthut; so bekommt man die, so bis zum 14ten Jahre gestorben. Und wenn man die vom 6ten bis zum 10ten Jahre Gestorbene gleichfalls in 5 gleiche Theile theilet, und $\frac{2}{5}$ zu denen, so von 0 bis zum 5ten Jahre gestorben, hinzuthut; so bekommt man die, so bis zum 7ten gestorben. Die übrigen $\frac{3}{5}$ kommen sodann zu den vorher gefundenen hinzu.

Nach dieser Vergleichung sind gestorben, nach meiner Generaltabelle von Städten und Dörfern, (§. 449.)

von 0 bis zum 7ten Jahre	—	441
vom 7ten bis zum 14ten	—	44
Summe von 0 — 14 J.	—	485

Nach der Generaltabelle vom Lande und ausgesuchten Personen (441.) sind gestorben

von 0 bis zum 7ten Jahre	—	401
vom 7ten bis zum 14ten	—	50
Summe von 0 — 14 J.	—	451

Nach dem Verhältniß des Herrn Kersebooms sind gestorben (§. 449.)

von 0 bis zum 7ten Jahre	—	336
vom 7ten bis zum 14ten	—	52
Summe von 0 bis zum 14ten Jahre	—	388

Um die Sache desto leichter zu übersehen, will ich alle 4 Rechnungen in folgender Tabelle vorstellen.

Unter tausend Todten sind gewesen

	nach der Generaltabelle von Städten u. Dörfern	nach der Tabelle von Dörfern.	in ganz Pommern in 9 vermischten Jahren	nach der Kerseboomischen Tabelle.
v. 0 — 7 J.	446	402	403	336
7 — 14	41	51	54	52
S. von 0 bis zum 14 Jahr	487	453	457	388

§. 452.

Hieraus ist deutlich zu sehen,

1) wie die Kerseboomischen Verhältnisse von der pommerschen und meiner Landtabelle, noch mehr aber von der Generaltabelle der Städte und Dörfer abweichen. Wenn ich auch annehmen wollte, daß der Herr Kerseboom gerade lauter gesunde Jahre zur Berechnung gebraucht hätte; so stimmet es doch nicht mit andern Listen. Ich habe die 2 epidemischen Jahre aus der pommerschen Liste weggelassen, und die 7 gesunden Jahre allein berechnet, da denn in selbigen unter tausend Todten gewesen

von 0 bis 7 Jahr — 368
von 7 bis 14 — 49
Sum. von 0 — 14 — 417

Und so stimmet sie auch nicht mit diesen ausgesuchten guten Jahren. Ich zweifle also, ob man dem Urtheil des Herrn Deparcieux werde können beytreten, welcher die Kerseboomische Tabelle für eine allgemeine gehalten, die man für ganze Provinzen brauchen könne. Für die Kindheit und Jugend ist sie nicht brauchbar, da sie so vieles gegen sich hat, dahingegen selbige vom

35sten

35sten bis zum 70sten Jahre mit andern sehr zusammen stimmet. (§. 449. Num. 1.)

Dahingegen ist nun

2) die Uebereinstimmung der 9jährigen Liste von Pommern mit meiner Landtabelle überaus merkwürdig, da die Summen der Gestorbenen bis zum 7ten Jahre nur um eins, die vom 7ten bis zum 14ten Jahre aber nur um drey unterschieden sind, so als nichts anzusehen. Diese genaue Harmonie hätte ich mir abermals nicht vorgestellet.

3) Von der Generaltabelle der Städte und Dörfer aber ist die pommersche unterschieden, und hat dreyßig Todte bis zum 14ten Jahre weniger. Die Ursache ist, weil in Pommern lauter mittelmäßige und kleine Städte sind, das einzige Stettin ausgenommen, so doch aber mit London, Paris, Wien und Berlin, der Zahl der Einwohner und der Lebensart nach, nicht zu vergleichen, die gleichwol bey Anfertigung der Tabelle von grossen Städten gebraucht sind. Ich schliesse noch daraus,

4) daß meine Generaltabelle vom Lande und ausgesuchten Personen (441.) zum allgemeinen Gebrauch die dienlichste sey, wenn nicht in einer Provinz grosse Städte sind, worin ein Hoflager, starke Handlung und viele Fabriken sind.

§. 453.

Ehe ich weiter gehe, will ich über die bisherigen Beobachtungen einige Reflexionen machen.

1. Man erkennet hieraus zuerst den Generalplan der göttlichen Oeconomie in Absicht des menschlichen Lebens. Nach der Tabelle (§. 449.) ist die eine Hälfte der Menschen schon gegen das zwanzigste Jahr wieder verstorben, die andere Hälfte stirbt vier bis fünfmal langsamer, nemlich vom zwanzigsten bis zum achtzigsten

oder bis zum hunderten Jahre hin. In dem zweyten Zwanziger von Jahren, nemlich vom zwanzigsten bis vierzigsten, stirbt etwas mehr als $\frac{1}{9}$ des Ganzen, im dritten Zwanziger von vierzig bis sechszig geht es schon wieder schneller, und es sind 165 Todte unter tausend, so $\frac{1}{6}$ des Ganzen sind. Das vierte Vicennium von sechszig bis achtzig nimmt etwas mehr als $\frac{1}{5}$, und läßt noch einen kleinen Rest, der nur $\frac{1}{27}$ ausmacht. Dieses wird unten aus einer andern Tabelle noch deutlicher erhellen.

Auf dem Lande geht es damit etwas langsamer, und die erste Hälfte ist erst mit dem vier und zwanzigsten Jahre abgestorben. Was ist nun aber die Ursache, daß Gott die eine ganze Hälfte wieder absterben läßt, ehe sie Gott und der Welt nützliche Dienste leisten können? Alle Arbeit und Mühe, so die Geburt und Erziehung giebt, scheinet vergeblich zu seyn. Es ist schwer, wo nicht unmöglich, einen hinreichenden Grund anzuzeigen, wenn wir blos bey dieser Welt stehen bleiben wollen. Die göttliche Offenbarung giebt uns aber einen Aufschluß, indem sie die Zeit und die Ewigkeit in Verbindung setzt, und uns belehret, daß dieses kurze Leben blos eine Zeit der Uebung und Zubereitung auf die Ewigkeit sey. Da nun das Verderben und die Verführung in der Welt so sehr groß ist; so bringt Gott die eine Hälfte in Sicherheit, und eilet mit ihnen aus diesem Leben, daß, nach dem schönen Ausdruck des Buchs der Weisheit c. 4, 10. 11. die Bosheit ihren Verstand nicht verkehre.

§. 454.

2. Sodann ist aus der Vergleichung der Tabellen vom Lande und von Städten (§. 449.) klar, daß die Menschen auf dem Lande nicht so früh sterben als in Städten, und daß jene ein höheres Alter erreichen.

Die-

Dieses zeigt sich durch alle Perioden von der Kindheit an bis zum sechszigsten Jahre hin, da überall auf dem Lande weniger sterben. Es bleiben folglich mehr übrig, die 60 Jahr und drüber erreichen. Da also mehrere alt werden, so ist nothwendig, daß alsdann, wenn es mit uns allen zu Ende zu gehen anfängt, auch zwischen 60 bis 80 mehrere sterben müssen. Bis zum fünften Jahre des Lebens sind unter tausend Todten auf dem Lande 382, in grossen Städten aber 464, also 82 mehr; sogar in kleinen Städten sind ihrer mehr als in Dörfern.

Von 20 bis 60 sind auf dem Lande auch weniger. Vom sechszigsten an aber sind auf dem Lande ansehnlich mehr. Gegen 271. sind in grossen Städten nur 159, und in kleinen nur 193. Also sind ihrer über 100 in Städten weniger.

Wer sieht aber nicht, daß die Ursache dieses merkwürdigen Unterschiedes lediglich in der Lebensart zu suchen sey, dessen schon oben (§. 38.) erwehnet ist?

§. 455.

3. Aus der Tabelle (§. 441.) erhellet auch, daß die Mönche und Nonnen in Paris nicht sonderlich länger leben, als die Bauern in der Mark Brandenburg. Was sie etwa in der Diät zum voraus haben, das fehlet ihnen dagegen an der Arbeit und frischen Luft. Eins ersetzt das andre, und also entstehet daraus die Gleichheit, die man nicht ohne Vergnügen wahrnimmt.

Die Tontiniten zu Paris scheinen länger zu leben, als die Mönche und Landleute. Die Ursache kann darin liegen, weil keine andere als ausgesuchte unstarke Leute in diese Gesellschaft treten. Es kann aber auch wol seyn, was Herr Struyck bereits angezeiget hat, daß die Administratores der Casse in den ersten Jahren und bis gegen das Ende hin es nicht so genau untersuchen, ob einer noch am Leben sey, oder nicht. Der König verlieret dabey nichts, sondern nur die Tontiniten, deren Einkünfte durch jeden Tod einen Zuwachs bekommen sollten, wornach jene aber nicht viel fragen, und nur wachsam werden, wenn es mit der Gesellschaft zu Ende geht.

Man siehet aus eben der Tabelle, daß die Tontiniten sogar älter werden als die Nonnen, da doch das weibliche Geschlecht durchgehends länger lebet als das männliche, welches ich noch nachher zeigen werde. Dieses bestärket den Verdacht wegen der Tontiniten.

Besondere Betrachtung über die Sterblichkeit in der Kindheit und Jugend.

§. 456.

Diese Sache verdienet wohl eine besondere Aufmerksamkeit. Man kann die Stufen in der schnellen Abnahme der Sterblichkeit und in dem Wachsthum der Lebenskräfte schon aus der Tabelle (§. 441.) erkennen. Ich habe es der Mühe werth geachtet, ein mittleres Verhältniß von Städten zu verfertigen, da ich von den sterbenden Kindern des Landes kein Verzeichniß von Jahr zu Jahr habe. Jedoch habe ich die gestorbenen Kinder von Pommern und von den Dörfern darnach proportioniret, wie aus folgender Tabelle zu ersehen.

Unter tausend Todten sind gewesen

Alter.	nach dem Mittelverhältniß einiger großen Städte.	in Pommern (9 Jahr §. 451.)	nach dem Verhältniß der Dörfer (§. 441. A-D)	nach dem Verhältniß v. Städten u. Dörfern (§. 449.)
v. 0— 1	285	251	245	250
2	81	60	78	89
3	46	29	29	43
4	29	23	19	25
5	17	15	11	14
v. 0— 5	458	378	382	421
6	1	13	10	14
7	10	12	10	11
		403		
8	7	12	10	9
9	6	11	9	8
10	5	9	9	7
v. 6—10	39	57	48	49
11	4	8	7	5
12	3	5	6	4
13	3	5	6	4
14	2	4	4	4
		54		
15	2		4	3
v. 11—15	14	—	27	20
16	3		4	3
17	4		4	4
18	4		4	4
19	4		5	4
20	5		5	4
v. 16—20	20		22	19
21	5		5	5
22	6		5	5
23	6		5	5
24	6		5	5
25	6		6	5
v. 21—25	29		26	25

Anmer-

Anmerkung. 1. In dem Generalverhältniß der Städte sind die in der Tabelle §. 443. befindliche Verhältnisse großer Städte nebst der französischen Colonie zu Berlin, und dem von Berlin des Jahrs 1746 (Tab. 15.) zum Grunde gelegt worden.

2. Pommern hat in den Jahren von 8 bis 14 mehr Todte als in den Städten und Dörfern in denselben Jahren sind, nemlich 54, (§. 451.) daher die Vergleichung so gar genau nicht ausfallen können.

3. Will man weiter als bis 25 Jahre diese Staffel der Sterblichkeit fortführen; so darf man nur die in jeden fünf Jahren Gestorbene mit 5 dividiren, so bekommt man die von jedem Jahre, weil nach dem siebenten Jahre das Fallen und Steigen nicht so schnell mehr geht.

§. 457.

Der merkwürdigste Abfall, den man einen Sprung nennen kann, findet sich im zweyten Jahre, da schon drey bis viermal weniger, als im ersten Jahre sterben, folglich ist die Lebenskraft im zweyten Jahre drey bis viermal größer, als im ersten, und die Gefahr zu sterben so vielmal geringer. Im dritten Jahre sterben nur halb so viele als im zweyten, und acht bis neunmal weniger, als im ersten. Die Hoffnung zu leben ist also auch im dritten Jahre noch einmal so groß, als im zweyten, und acht bis neunmal so groß, als im ersten, u. s. w.

Gegen das funfzehnte Jahr verschwindet fast der Tod, indem sodann unter tausend Todten in Städten nur zwey, und auf dem Lande 3 bis 4 gestorbene Kinder sich befinden. Dies ist also die Zeit der rechten Blüthe und der größten Munterkeit im menschlichen Leben.

Gegen das zwanzigste Jahr fängt die Sterblichkeit schon wieder an allmählig zu steigen, da man denken sollte, daß sodann die Lebhaftigkeit noch fortdauern sollte. Allein es fangen alsdenn bey dem männlichen Geschlecht schon die Unordnungen und schweren Arbeiten an, und vom weiblichen Geschlecht sterben alsdann schon

manche

manche Frauen im Kindbette, oder an üblen Folgen desselben.

§. 458.

Es wird nicht überflüßig seyn, die Stufen der sterbenden Kinder im ersten Jahre in nachstehender Tabelle zu bemerken.

Im Jahr 1746 sind gestorben in ganz Berlin (T. 15. 39.)

vom männlichen Geschlecht	—	1830
vom weiblichen —	—	1604
Summe	—	3434

Hiervon sind gestorben im ersten Jahre — 884

und zwar sind gewesen	Knaben	Mädgen	Summe
todtgeborne —	83 —	59 —	142
in der ersten Woche gestorb.	57 —	38 —	95
zweyten — —	39 —	45 —	84
dritten — —	13 —	14 —	27
vierten — —	11 —	12 —	23
im ersten Monat —	203 —	168 —	371
zweyten — —	50 —	40 —	90
dritten — —	34 —	33 —	67
im ersten Vierteljahr —	287 —	241 —	528
zweyten — —	79 —	55 —	134
dritten — —	63 —	45 —	108
vierten — —	60 —	54 —	114
im ersten Jahre —	489 —	395 —	884

Die gestorbenen Mädchen sind zu den Knaben wie 1000 1238.

§. 459.

Herr Struyck in Holland hat auch eine solche Tabelle von Broeck mitgetheilt. Es waren daselbst von 1654 bis 1741 lebendig geboren 951 Knaben und 916 Mädchen, zusammen 1867. Die Todtgebornen sind darunter nicht befindlich, da nur ausdrücklich der Lebendiggebornen gedacht wird. Aus

Aus selbiger sind gestorben

	Knaben	Mädgen	Summe
im ersten Monat — —	179 —	112 —	321
zweyten — —	71 —	48 —	119
dritten — —	56 —	33 —	89
vierten — —	30 —	17 —	47
fünften — —	15 —	8 —	23
sechsten — —	8 —	18 —	26
siebenten — —	9 —	5 —	14
achten — —	7 —	14 —	21
neunten — —	5 —	8 —	13
zehnten — —	4 —	6 —	10
elften — —	6 —	5 —	11
zwölften — —	6 —	2 —	8
Summe, im 1sten Jahr	396 —	306 —	702

Die gestorbenen Mädchen sind zu den Knaben wie 1000 : 1294.

Man kann hiebey nachsehen, was §. 423. bereits vom Unterschied der sterbenden Mädchen und Knaben bemerket ist.

§. 460.

So wie vorher erwiesen ist, daß die Gewalt des Todes im ersten Jahre drey bis viermal stärker ist als im zweyten; so ist es auch beynahe in den ersten beyden Monaten des menschlichen Lebens, da sich nach diesem holländischen Dorfe die Gestorbenen des ersten Monats zu denen im zweyten verhalten, wie 321 zu 119, oder wie 100 zu 37.

In Berlin verhielten sie sich, wie 371 zu 90, oder wie 100 zu 24.

Und so nimmt die Gefahr des Lebens mit jedem Monat merklich ab, oder es wächst die Hoffnung des Lebens von Monat zu Monat.

Fer-

Fernerer Gebrauch der Verhältnisse der in jedem Perioden unter tausend Gestorbenen, zur Bestimmung der Lebenden, der Wahrscheinlichkeit des Lebens, und andern nützlichen Folgerungen.

§. 461.

Ich will zuerst die Tabelle, und sodann die nöthigen Erläuterungen derselben mittheilen.

Jahre. A	Staffel der Sterblichkeit. B	Von 1000 Gebornen sind übrig u. leben in jedem Jahre. C	Summe aller Lebenden in jedem Jahre nebst denen, die drunter sind. D	Es stirbt jährlich Einer von E
0—1	250	1000	1000	4
1—2	89	750	1750	8
3	43	661	2411	15
4	25	618	3029	25
5	14	593	3622	42
6	12	579	4201	48
7	11	567	4768	51
8	9	556	5324	62
9	8	547	5871	68
10	7	539	6410	77
11	5	532	6942	106
12	4	527	7469	132
13	4	523	7992	131
14	4	519	8511	130
15	4	515	9026	129
16	4	511	9537	128
17	4	507	10044	127
18	4	503	10547	126
19	4	499	11046	125
20	4	495	11541	124

Jahre. A	Staffel der Sterblichkeit. B	Von 1000 Gebornen sind übrig u. leben in jedem Jahre. C	Summe aller Lebenden in jedem Jahre nebst denen, die drunter sind. D	Es stirbt jährlich Einer von E
21	5	491	12032	98
22	5	486	12518	97
23	5	481	12999	96
24	5	476	13475	95
25	5	471	13946	94
26	5	466	14412	93
27	5	461	14873	92
28	5	456	15329	91
29	6	451	15780	75
30	6	445	16225	74
31	6	439	16664	73
32	6	433	17097	72
33	6	427	17524	71
34	6	421	17945	70
35	6	415	18360	69
36	7	409	18769	58
37	7	402	19171	57
38	7	395	19566	56
39	7	388	19954	55
40	7	381	20335	54
41	7	374	20709	53
42	7	367	21076	52
43	7	360	21436	51
44	7	353	21789	50
45	7	346	22135	49
46	7	339	22474	48
47	8	332	22806	41
48	8	324	23130	40
49	8	316	23446	39
50	8	308	23754	38
51	9	300	24054	33
52	9	291	24345	32
53	9	282	24627	31
54	9	273	24900	30
55	9	264	25164	29
56	9	255	25419	28
57	9	246	25665	27

Jahre. A	Staffel der Sterblichkeit. B	Von 1000 Gebornen sind übrig u. leben in jedem Jahre. C	Summe aller Lebenden in jedem Jahre nebst denen, die drunter sind. D	Es stirbt jährlich Einer von E
58	9	237	25902	26
59	9	228	26130	25
60	9	219	26349	24
61	9	210	26559	23
62	9	201	26760	22
63	10	192	26952	19
64	10	182	27134	18
65	10	172	27306	17
66	10	162	27468	16
67	10	152	27620	15
68	10	142	27762	14
69	10	132	27894	13
70	10	122	28016	12
71	9	112	28128	12
72	9	103	28231	11
73	9	94	28325	10
74	8	85	28410	10
75	8	77	28487	9
76	7	69	28556	10
77	7	62	28618	9
78	6	55	28673	9
79	6	49	28722	8
80	6	43	28765	7
81	5	37	28802	7
82	4	32	28834	8
83	4	28	28862	7
84	4	24	28886	6
85	3	20	28906	7
86	3	17	28923	6
87	2	14	28937	7
88	2	12	28949	6
89	2	10	28959	5
90	2	8	28967	4
91	1	6	28973	6
92	1	5	28978	5
93	1	4	28982	4

Jahre. A	Staffel der Sterblichkeit. B	Von 1000 Gebornen sind übrig u. leben in jedem Jahre. C	Summe aller Lebenden in jedem Jahre nebst denen, die drunter sind. D	Es stirbt jährlich Einer von E
94	1	3	28985	3
95	1	2	28987	2
96	1	1	28988	1
97		0		

§. 462.

Zur Erläuterung dieser in Folgerungen recht fruchtbaren Tabelle ist zu wissen nöthig,

1) daß auf der zweyten Reihe B sich diejenigen finden, die unter tausend Todten sich in jedem Jahre befunden haben. Diese Staffel der Sterblichkeit, so hier durch alle Jahre durchgeführet ist, gründet sich auf die vorhergehenden Beobachtungen, und zwar habe ich hier das Mittelverhältniß der Gestorbenen in großen und kleinen Städten, wie auch in Dörfern, welches in der Tabelle (§. 449.) befindlich ist, gebraucht, und sind bey allen Berechnungen, woraus dasselbe gezogen ist, die übrig bleibenden Brüche genau mit einander verglichen, und diejenigen, so über die Hälfte betragen, für voll gerechnet worden, um allenthalben die Summe von 1000 Todten vollständig zu haben, daher keine anderweitige Berichtigung, vielweniger eine willkührlichere Verminderung der Verhältnisse der in der Kindheit Gestorbenen nöthig gewesen.

2) Diese in der Scala befindliche Todte sind in der Reihe C von der vorstehenden Summe der Lebenden abgezogen, wodurch man diejenigen erhält, welche in jedem Jahre des Alters leben. Z. E. im Anfang des Lebens

bens sind tausend Geborne, welche hier als gleich mit den Gestorbenen angenommen werden. Von selbigen sterben bis zum ersten Jahre des Alters 250, folglich kommen nur 750 bis über ein Jahr hinüber, die man als ein Jahr alt, oder als solche betrachten kann, die zwischen dem ersten und zweyten Jahre leben. In diesem sterben wieder 89, nach deren Abzug bleiben nur 661, die zwey Jahr alt sind, und sich im Lauf des dritten Jahres befinden, u. s. w. Und so erhellet aus dieser Tabelle, wie viel in jedem Jahr des Lebens von tausend Gebornen noch übrig sind.

3) Wenn man nun die im ersten und zweyten Jahre Lebende zusammen addiret; so zeiget die Zahl 1750 die Summe derer an, die im ersten und zweyten Jahre zusammen leben. Wenn man zu dieser Summe 1750 die Zahl derer, die zwey Jahr alt sind, hinzuthut, nemlich 661; so zeigt die Summe 2411 alle die an, die zwey Jahr passiret, oder so alt sind. Auf die Weise sind die Summen in der Columne D gemacht, und zeigt die bey jedem Jahre stehende Zahl in D die Summe aller derer an, die in selbigem und in allen vorhergehenden Jahren leben. Z. E. 6410 enthält die Summe aller derer, die von 0 an bis zum Ende des zehnten Jahres am Leben sind. Die letzte Zahl 28988 bey dem sechs und neunzigsten Jahre begreift die Summe derer, die 96 Jahre und drunter alt sind, oder die Zahl aller, die in einem Orte leben, wo tausend geboren werden, und auch eben so viele wieder sterben.

4) Die letzte Columne E zeiget, der wievielste in jedem Jahre des Alters die Schuld der Natur bezahlen muß. Man findet sie, wenn man die in der Columne C Lebende durch die im selbigen Jahre Sterbende, so in der Columne B stehen, dividiret. Z. E. es sind 750 ein Jahr alt, vom ersten bis zum zweyten Jahre sterben

 89;

89; also stirbt von denen, die ein Jahr alt sind, bis sie zwey Jahr alt werden, der achte bis neunte.

§. 463.

Zur weitern und nöthigen Erläuterung dieser Tabelle (§. 461.) muß ich nun auch noch hinzufügen,

1) daß hiebey angenommen ist, daß die Gestorbenen und Gebornen sich einander gleich sind. Nun ist aber hinlänglich bewiesen (Cap. 7.), daß solches im Ganzen nicht statt finde, und daß gegen zehn Sterbende jederzeit 12 bis 13 geboren werden. In einigen Städten findet sich solches nur, und doch selten; indem in volkreichen ihrer weniger geboren werden, als sterben. Das hindert aber deshalb nicht ihren Wachsthum, wie wir an London und andern ähnlichen Städten sehen, wo der Handel und die Fabriken mehr Leute hinziehen, oder auch wegzuziehen zwingen, nachdem selbige steigen, oder fallen. Der Fall ist also in der That ein seltener Fall, wo die Gestorbenen und Gebornen einander gleich sind, und auch lange Zeit so bleiben, und wo weder durch Emigrirende, noch durch Colonisten die Zahl der Einwohner eines Orts verändert wird, welches hier der angenommene Fall ist. Aus dieser Ursache muß man die aus dieser Tabelle hergeleitete Folgen nicht als völlig zutreffende, sondern als nahe kommende Versuche ansehen. Durch das Beyspiel des Halley, Simpsons, Smarts, Kerseebooms, Struycks, Hogdsons und Deparcieux habe ich mich dazu bewegen lassen, von meinen Tabellen einen gleichen Gebrauch zu machen.

2) Man wird auch einsehen, daß die in der Columne C und D befindliche Summe der Lebenden von der

der in der Columne B befindlichen Staffel der Sterblichkeit abhängen. Wenn man also eine andere Staffel der Sterblichkeit zum Grunde legt; so werden auch die Summen der in jedem Jahre Lebenden anders ausfallen. Da nun vorher erwiesen ist, daß auf dem Lande in der Kindheit und auch im männlichen Alter weniger sterben als in Städten, sonderlich in volkreichen, und daß daher auch auf dem Lande und unter ausgesuchten Personen mehr Personen 60 Jahr und drüber alt werden (§. 454.); so ist klar, daß durch den Gebrauch einer Staffel der Sterblichkeit vom Lande alles etwas anders ausfallen muß, als durch die von mir gebrauchte gekommen ist, die aus Städten und Dörfern als ein Mittel genommen ist. Es ist aus Vergleichung der Tabelle von London mit andern großen Städten (§. 445.) zu ersehen, daß daselbst vom dreyßigsten bis zum sechszigsten Jahre mehr sterben, daher von dem sechszigsten an auch wiederum weniger sterben müssen als in andern. Eben so ist auch aus den Tabellen zu ersehen, daß das Verzeichniß der Tontiniten ein längeres Leben giebt, welches nicht nur die Dauer des Lebens der Landleute und der Mönche in Paris, sondern auch sogar der Nonnen daselbst übertrifft, ohnerachtet doch das weibliche Geschlecht, noch mehr aber die Closterjungfern, das männliche in der Dauer des Lebens übertreffen (§. 442.); daher denn auch Herr Struyck*) die Richtigkeit der abgestorbenen Tontiniten in Verdacht ziehen wollen (§. 455.). Hieraus läßt sich nun

3) urtheilen, was man den verschiedenen Tabellen dieser Art für einen Werth und Gebrauch einräumen könne.

*) Nader Ontdekkingen, p. 196.

ne. Die Herren Hogdson, Simpson und Smart haben bey ihren Tabellen lediglich die in London Verstorbene zum Grunde gelegt. Da nun vorher (§. 439.) erwiesen ist, daß sich unter den Sterbenden in London, in dem Orte, wo die größte Unordnung im Leben ist, die größte Ordnung im Tode finde, wie die dreyßigjährige Tabelle unleugbar darthut; so scheinet es, daß man daher mit Grunde schließen könne, daß diese Tabellen des Herrn Hogdsons und andere für London völlig brauchbar sind, aber auch nur allein für die Einwohner dieses Orts können und müssen gebraucht werden.

Halley hat seine Rechnung blos auf 5 Jahre von Breslau gegründet, und er hat Recht, daß diese Stadt nicht solchen grossen Veränderungen unterworfen ist, als London; jedoch scheinet es fast, als habe er sich Breslau allzu regulair vorgestellet. Es treibet auch einen blühenden Handel mit Pohlen in vielen schönen Artickeln, und der Luxus ist daselbst nicht gering. Diese Tabelle gilt also auf die Weise nur für Breslau und ähnliche Städte, nicht aber für die Einwohner von London. Man vergleiche die Tabelle (§. 443.); so wird man sehen, daß die 5 Halleyschen Jahre von Breslau gar sehr von London unterschieden sind: es hat viel weniger Gestorbene vom zwanzigsten bis zum funfzigsten Jahre, und vom funfzigsten hat es viel mehr Gestorbene und Alte, als London. So wie sie von London differiret, so kommt sie dagegen mit Paris, Wien und Berlin näher zusammen, und scheinet eher auf diese Städte, als auf London, applicabel zu seyn. Da aber die ordinairen und epidemischen Jahre leicht eine grosse Abweichung in der Sterblichkeit, mehr als in andern Umständen, verursachen können; so ist es gut, wenn man aus vielen Stadtlisten, und aus vielen Jahren derselben, ein Generalverhältniß zu erhalten

halten und zum Grunde zu legen sucht, so wie ich eins (§. 443.) angehängt habe. Wenn man noch mehr Jahre von grossen Städten erhalten wird; so wird das Generalverhältniß noch genauer ausfallen.

Aus dem, was ich von der grossen Abweichung der Kerseboomischen Tabelle in der Kindheit (§. 449. 450. n. 3.) erwiesen, läßt sich leicht urtheilen, daß seine Tabelle für die Kindheit und Jugend ganz anders ausfallen müsse, und daß sie weder mit den Dörfern noch mit den Städten übereinkommen könne. Vom sechs und dreyßigsten Jahre bis zum siebenzigsten trifft sie mit meinem Generalverhältniß meist zusammen, (§. 450. n. 1.) und blos von dieser Zeit kann sie als allgemein brauchbar angesehen werden.

Was nun endlich die Tabelle des Herrn Deparcieux anbetrifft, so gründet sie sich auf die abgestorbenen Glieder von Tontiniten. Da aber aus der Tabelle (§. 441.) zu sehen, daß die Tontiniten zu Paris nicht nur die Closterleute allda, sondern auch die Landleute in der Dauer des Lebens zu übertreffen scheinen, wenn nicht die Ursache in denen unrichtig geführten Registern (§. 455.) zu suchen ist; so würde die darauf gegründete Rechnung blos auf die Landleute applicabel seyn. Wenn man die gestorbenen Tontiniten in den ersten Jahren vom dritten bis funfzehnten Jahre mit denen in der neunjährigen pommerschen Provinzialtabelle (§. 451.) vergleicht; so hat doch diese mehr Gestorbene. Unter den Tontiniten sind auch mehr Alte vom sechszigsten Jahre an, als unter den Closter- und Landleuten. Ohnerachtet aber in die Tontinen lauter auserlesene Kinder und Jünglinge kommen, so leben sie doch in der Welt, in Paris, wo sie unmöglich von den Unordnungen des Lebens frey bleiben können. Daher also die Deparcieusianische Rechnung blos für die ausgesuchteste Gesellschaft gelten kann, und eben daher läßt sich schließen, wie sehr sie von der Rechnung abgehen müsse, die sich blos auf London gründet, wo alle mögliche Unordnungen zusammen kommen, daher diese Tabellen von Tontiniten und von London als die beyden Extrema anzusehen sind. (S. Tab. 26.)

§. 464.

Ich komme nun zu dem Gebrauch meiner Tabelle und zu denen daraus herzuleitenden Folgerungen, erinnere aber nochmals, daß der sowol bey meiner als allen übrigen jetzt gedachten Rechnungen angenommene Fall fast nirgends als würklich anzusehen, indem im Ganzen überall die Zahl der Gebornen größer als der Sterbenden ist, woraus eine beständige Vermehrung entstehen muß.

1) Was ich von der göttlichen Oeconomie im menschlichen Leben vorher (§. 453.) erwehnet, wird durch die Tabelle in der Columne C (§. 461.) bestätiget. Gegen das zwanzigste Jahr leben nur noch 500 von 1000, und es ist also die Hälfte der Gebornen schon hinweg. Ohngefähr gegen das acht und dreyßigste Jahr leben nur noch 400, um das ein und funfzigste nur noch 300, um das zwey und sechszigste noch 200, um das zwey und siebenzigste noch 100, um das neun und siebenzigste noch 50, um das vier und achtzigste noch 25, um das neun und achtzigste noch 10, und mit dem sechs und neunzigsten sind die Tausend ganz weg.

Es sterben also

vom 1sten bis zum 19ten Jahre,	in 19 Jahren,	500
vom 19ten bis 37sten,	in 18 Jahren,	100
vom 37sten bis 51sten,	in 14 Jahren,	100
vom 51sten bis 62sten,	in 11 Jahren,	100
vom 62sten bis 72sten,	in 10 Jahren,	100
vom 72sten bis 79sten,	in 7 Jahren,	51
vom 79sten bis 84sten,	in 5 Jahren,	25
vom 84sten bis 90sten,	in 6 Jahren,	16
vom 90sten bis 96sten der Rest		8
		1000

Die zweyte Hälfte der Menschen braucht also meist viermal so viel Zeit zum Absterben, als die erste. Vom 20sten bis gegen das 40ste Jahr, also in dem zweyten Zwanziger, sterben nur etwas über 100; also sterben in dem ersten Zwanziger fast fünfmal so viel als im zweyten. Nachher werden die Perioden für jedes Hundert kürzer. Um das 79ste Jahr sind nur noch 50 von Tausend übrig, also nur $\frac{1}{25}$. Um das 89ste Jahr sind nur noch 10 von Tausend, also nur $\frac{1}{100}$ vorhanden.

§. 465.

2) Durch Hülfe der Columne D in der Tabelle (§. 461.) kann man die Anzahl der Lebenden in jeder Abtheilung des menschlichen Alters erkennen. Es ist bereits vorher (§. 462. n. 3.) gezeiget, daß die bey jedem Jahre stehende Zahl die Summe aller enthält, die in selbigem und in allen vorhergehenden Jahren leben. Will man also z. E. die Zahl aller wissen, die zwischen 70 und 80 leben; so darf man nur die 70jährigen und drunter von den 80jährigen abziehen, so zeigt die Differenz die verlangte Zahl. Wenn man die 60jährigen von der letzten Summe abzieht; so bekommt man die, welche 60 Jahr und drüber alt sind.

Auf diese Weise ist nachstehende Tabelle verfertiget worden.

In einem Lande, wo tausend sterben und auch tausend geboren werden, oder wo in allem 28988 Menschen leben, befinden sich

Kinder bis 4 Jahre voll 3029		
Kinder bis 7 Jahre voll 4768		
Kinder und Jünglinge bis 16 Jahre voll — — —		9537
Diese sind meist $\frac{1}{3}$ der ganzen Summe.		
Im 38sten Jahre leben	19566	
im 16ten — —	9537	
also zwischen dem 16ten und 38sten	10029 —	10029
Diese sind etwas mehr als $\frac{1}{3}$.		
Im 96sten Jahre leben	28988	
Im 38sten — —	19566	
also zwischen dem 38sten und 96sten —	9422 —	9422
Diese machen das kleinste Drittheil aus.		
		28988

Andere Abtheilung:

Es leben bis 20 Jahre voll	—	11541
zwischen dem 20sten und 30sten Jahre	—	4684
zwischen dem 30sten und 40sten Jahre	—	4110
zwischen dem 40sten und 50sten Jahre	—	3419
zwischen dem 50sten und 60sten Jahre	—	2595
zwischen dem 60sten und 70sten Jahre	—	1667
zwischen dem 70sten und 80sten Jahre	—	749
zwischen dem 80sten und 90sten Jahre	—	202
zwischen dem 90sten und 96sten Jahre	—	21
	Summe	28988

Fer=

Fernerer Gebrauch dieser Tabelle.

Unter 28988 oder rund unter 29000 Menschen leben

über	50 Jahr alt	—	5234
—	60 Jahr alt	—	2639
—	70 Jahr alt	—	972
—	75 Jahr alt	—	501
—	80 Jahr alt	—	223
—	85 Jahr alt	—	82
—	90 Jahr alt	—	21

Auch siehet man aus dieser Columne, daß ohngefähr das 26ste Jahr die ganze Summe aller Lebenden in zwey gleiche Theile abtheilet, so daß die eine Hälfte drunter und die andere drüber lebt. Die ganze

Summe aller ist	—	28988
Vom Anfang bis zum 26sten J. leben	—	14412
Die andere Hälfte ist	—	14576

§. 466.

3) Man kann hierdurch ferner die Zahl der Ehen in einem Lande und die Zahl der Kinder, so daraus geboren werden müssen, folgendergestalt überschlagen. Die Zahl aller, so zwischen 20 und 40 leben (§. 461.), beträgt 8794, wir wollen 9000 setzen, wenn wir ein Jahr drüber oder drunter dazu nehmen. Diese 9000 in zwey gleiche Theile getheilt geben 4500 Ehen. Aus diesen 4500 Ehen müssen 1000 Kinder geboren werden, die nach unserer Hypothesi den Sterbenden gleich sind. Es geben also 45 Ehen 10 Kinder, oder 9 geben 2, oder aus $4\frac{1}{2}$ Ehen kömmt eins, oder eine Ehe giebt in $4\frac{1}{2}$ Jahren ein Kind.

Dieses stimmt ziemlich genau mit dem zusammen, was ich vorher (§. 118.) von Holland und Schweden aus der Erfahrung gezeigt habe. In 35 holländischen Dörfern hatten 66 Ehen 15 Kinder gegeben,

ben, oder es waren meist 2 Kinder aus 9 Ehen gekommen, oder die Kinder waren allda zu den Ehen wie 1 zu $4\frac{2}{5}$. Auch dieses kommt also mit dem vorigen sehr genau zusammen. Für Schweden rechnet Herr Wargentin meist 5 Ehen auf ein Kind (§. 120.), so auch nicht viel unterschieden ist.

§. 467.

4) Es läßt sich auch aus dieser Tabelle (§. 461.) bestimmen, aus wie vielen einer ein gegebenes und gewisses Alter erreicht. Aus der Columne C erhellet, daß von tausend Gestorbenen oder Gebornen um das ein und funfzigste Jahr nur noch 300 übrig sind, um das sieben und funfzigste 246, oder rund 250, das ist $\frac{1}{4}$, um das 62ste noch 200 oder $\frac{1}{5}$, um das sechs und sechszigste noch 160 oder $\frac{1}{6}$, um das zwey und siebenzigste noch 100 oder $\frac{1}{10}$, gegen das 79ste noch 50 oder $\frac{1}{20}$, gegen das 84ste noch 25 oder $\frac{1}{40}$, und um das neun und achtzigste noch 10 oder $\frac{1}{100}$.

Hieraus erhellet, daß

von	3	Personen	Eine alt wird	47	Jahr
—	4	—	—	57	—
—	5	—	—	62	—
—	6	—	—	66	—
—	10	—	—	72	—
—	20	—	—	79	—
—	40	—	—	84	—
—	100	—	—	89	—
—	1000	—	—	96	—

Wenn man größere Summen Gestorbener von etlichen Tausenden hat; so siehet man, wie einer und der andere diesem Schiffbruch gleichsam entrinnet, und ein noch höheres Alter erreicht, welches ich noch nachher besonders zeigen will.

§. 445.

So viel erhellet hieraus, daß das Gesetz der Sterblichkeit noch jetzt eben dasselbe ist, dessen schon im 90sten Psalm v. 10 gedacht wird: Unser Leben währet 70 Jahre, und wenns hoch kommt, so sinds 80 Jahre. Es mag Moses oder ein anderer geistlicher Dichter dieses schönen Liedes Verfasser gewesen seyn; so müssen wir doch demselben ein Alter beylegen, das an die 3000 Jahre hinansteigt. So alt ist demnach dieses Gesetz. Und so war es im Orient, in Syrien und im dortigen viel wärmern Himmelsstrich. Im Occident und bey uns ist es noch eben also beschaffen.

Das siebenzigste Jahr erreicht nur einer von acht Gebornen, das achtzigste Jahr aber nur Einer von 23. Wie klein wird alsdann schon die Hoffnung? Vom achtzigsten Jahre an verringert sich die Lebenskraft und mit ihr die Hoffnung zu leben mit grosser Geschwindigkeit, dergestalt, daß die Sterblichkeit von Jahr zu Jahr verdoppelt wird, bis endlich keiner mehr zum Sterben übrig ist. Würde man sich aber wol in einer Lotterie Hoffnung zum Gewinnst machen, wenn unter 20, noch mehr, wenn nur unter 50, 100 und 200 Loosen ein Treffer oder gutes Loos wäre? Wenn man demnach die Zahlen des Psalmisten, 70 und 80, als runde Zahlen ansieht, wie es in solchen Rechnungen geschehen muß, dabey es auf etwas mehr oder weniger nicht ankommt; so ist deren genaueste Uebereinstimmung mit unserer Rechnung ganz klar und unleugbar.

Die Erfahrung bestätiget es gleichfalls. Ich habe selbst nun schon auf so viele Beyspiele alter Leute in meiner Gemeine und unter andern Bekannten Acht gehabt. Die Erfahrung beweiset die Regel: Sechszig Jahr gehts Alter an. Man nennet alt, wenn die Kräfte und die Munterkeit Leibes und der Seelen anfangen merk-

merklich abzunehmen. Viele, ja die meisten empfinden es schon vor dem sechszigsten Jahre. Kommt es gegen das siebenzigste Jahr, so wird der Abfall der Kräfte noch viel merklicher, und oft sehr plötzlich, daß es um das siebenzigste Jahr auf keine Weise mehr fort will, wenn es ein paar Jahre vorher noch ziemlich gegangen ist. Je mehr die Uebriggeblieben sodann fortrücken, je mehr verfallen die Kräfte. Die Zähne fallen aus, das Gesicht wird verdunkelt, das Gehör verlieret sich, die Nerven werden geschwächt, der Kopf fängt an zu wanken und zu zittern, die Schlagflüsse stellen sich ein, und das Geblüt steht stille. Das sind die Jahre, da die allermeisten aus dem Pred. Salom. c. 12, 1. folg. sagen müssen: Sie gefallen mir nicht; da die Hüter im Hause zittern und sich krümmen die Starken, da die Müller müßig gehen, und die Gesichte finster werden durch die Fenster, und da alle Lust vergehet. Bey den meisten ist es wahr, was Cicero sagt: Senectus ipsa morbus est, d. i. das Alter ist schon an sich selbst eine Krankheit. Wenige sind auserwählt, die solches nicht merklich empfinden. Die wenigsten werden wünschen, höher zu steigen, und es müssen die meisten, wenn sie Greise sind, wegen der Schwachheiten auch des Lebens satt seyn; es müßte denn seyn, daß ihnen ein besserer Zustand nach diesem Leben ganz unbekannt wäre, da sie alsdenn doppelt unglücklich zu nennen sind; doch gehört die ängstliche Anhänglichkeit am Leben auch mit zu den Schwachheiten des Alters.

§. 469.

5) Man siehet auch aus dem vorhergehenden (§. 461.), wie viel alte abgelebte Personen sich unter 28988 Einwohnern eines Orts befinden.

Im Jahr 1751 ward bey der königl. Tafel die Frage aufgeworfen, ob sich wol in Berlin 50 Personen

nen befinden möchten, die 80 Jahr und drüber alt wären? Es ward sogleich durch die Policey- und Kirchenbediente eine Nachsuchung gethan, und in ein paar Tagen ein nur in der Eil aufgenommenes Verzeichniß überreicht, das sich über 400 belief. Weil der Frage damit ein Genüge geschehen, so ward nicht weiter nachgesucht, und es waren nur die bekanntesten aufgezeichnet. Da nun unter 28988 Lebenden 266 achtzigjährige und drüber sind; so mußten unter 125000 Seelen, so viele Berlin damals enthielt, (s. ersten Theil, siebente Tabelle) 1147 achtzigjährige und drüber seyn, wiewol ich glaube, daß die alten Soldaten hier eine Verringerung machen, die im Alter in das Invalidenhaus oder in ihre Heimath gehen, wo sie den Gnadengehalt verzehren. Die bürgerlichen Einwohner allein betrugen damals an 100000, die also etwas über 900 achtzigjährige betragen mußten. Die französische Colonie allein gab ein Verzeichniß von mehr als 200 achtzigjährigen Greisen ein, da sie doch kaum den zwölften Theil der Einwohner ausmacht. Doch sind auch unter derselben verhältnißmäßig mehr Alte, als unter der Totalität. (§. 447. n. 3.)

§. 470.

6) Es läßt sich hiedurch auch die Größe der Stadt Ninive zur Zeit des Propheten Jonas bestimmen. Es heißt Jonä 4, 11: Mich sollte nicht jammern Ninive, solcher grossen Stadt, in welcher sind mehr denn hundert und zwanzig tausend Menschen, die nicht wissen Unterschied was recht oder link ist, dazu auch viel Thiere? Man hat nicht Grund zu zweifeln, daß hierunter blos die Kinder zu verstehen sind. Wie viele Jahre kann man aber annehmen, ehe die Kinder recht und mit Fertigkeit zu unterscheiden wissen, was recht oder link sey?

Wir

Wir werden nicht wider die Erfahrung handeln, wenn wir alle Kinder bis zum vierten oder gar fünften Jahre hierunter begreifen. Einige sind zwar witziger, die meisten aber bleiben bis dahin noch in einer ziemlichen Dummheit. Wir finden in obiger Tabelle im vierten Jahre 3029; diese sind zu 28988 ohngefähr wie 1 zu 9, oder der neunte Theil aller Einwohner. Wenn demnach 120000 mit 9 multipliciret werden; so hat Ninive eine Million und 80000 Einwohner gehabt. Wollte man nun die Kinder bis zum dritten Jahr des Alters annehmen; so sind nach der obigen Tabelle unter 28988 Einwohnern 2411 Kinder solches Alters. Das Verhältniß würde also seyn, wie 1 zu 12, folglich würde Ninive 1440000, meist $1\frac{1}{2}$ Millionen Seelen enthalten haben. Man mag aber diese oder die vorige Summe annehmen; so bleibt Ninive bey einer Million Einwohner allezeit eine ungemein grosse und volkreiche Stadt, daher es mit Recht Jonä 3, 3. von ihr heißet: Ninive war eine grosse Stadt Gottes, 3 Tagereisen groß. Wenn es mehr in die Länge am Strom, als in die Runde gebaut gewesen ist, und nach orientalischer Art viele Gärten in seinen Ringmauern gehabt hat, die wenigstens bey den Pallästen der Grossen um der Hitze willen zu seyn pflegen; so darf es uns nicht wundern, wenn man drey Tage lang zugebracht hat, um es zu endigen, zumal da man in heißen Ländern nicht so grosse Tagereisen als in temperirten Ländern thun kann, und selbige auch bey allen Schriftstellern nicht sehr hoch gerechnet werden.

§. 471.

7) Man kann ferner daraus die Macht eines Landes und die Anzahl streitbarer Männer beurtheilen. Wir wollen mit andern hiezu die Zeit zwischen dem achtzehnten und sieben und funfzigsten Jahre nehmen.

Nach

Nach der Tabelle Col. C. leben

im 18ten Jahre — — —	10547
im 57sten Jahre — — —	25665
also zwischen beyden — —	15118

Da nun von den 15000 Personen die Hälfte das weibliche Geschlecht ausmacht; so bleiben 7500 Mann übrig, welche tüchtig sind die Waffen zu tragen. Diese verhalten sich also zur Summe aller Lebenden, wie 1 zu $3\frac{4}{5}$, sind also noch nicht voll der vierte Theil von allen. Hiermit stimmt das oben (§. 343.) angeführte Beyspiel überein. So konnte man vor Alters unter den Deutschen und Galliern rechnen, die den Ackerbau nicht trieben, und da alles fechten mußte, was nur irgend konnte. Bey jetziger Verfassung der Staaten, und bey jetzigen langwierigen Kriegen, da die Entscheidung nicht von einer Schlacht abhängt, wie vormals, läßt sichs nicht so rechnen, wenn der Ackerbau, die Fabriken, die Handlung und andere bürgerliche Handthierungen nicht Noth leiden oder gar zu Grunde gehen sollen. Man möchte wohl kaum die achte Person in Anschlag bringen können.

Man kann unterdessen die Zahl des ganzen israelitischen Volks, das aus Egypten zog, hieraus beurtheilen. Es zogen aus nach einer runden Zahl 600000 streitbare Mann, 4 Mos. 1, 46. vergl. 2 Mos. 12, 37. Diese mit 4 multipliciret, da doch nicht der 4te Mann für streitbar zu rechnen ist, geben 2 Millionen und 400000 Mann. Wenn wir die Leviten, die nach v. 47. nicht mitgezählet waren, besonders rechnen; so möchten ihrer in allem ohngefähr $2\frac{1}{2}$ Millionen gewesen seyn, zumal wenn wir von der Zahl der streitbaren Männer die Krüppel, Lahme, Blinde, Ungesunde und Unbrauchbare abrechnen, als die nicht mit dazu gerechnet worden seyn können. Ueberdem mußten nur diejenigen ge-

gezählet werden, welche 20 Jahr alt geworden, des termini ad quem ist nicht gedacht worden. Wollen wir nun annehmen, daß sie bis zum 70sten Jahre hin sind mitgezählet worden, wie wir denn noch jetzt sowol Officiers als Gemeine bey allen Kriegesheeren bis zum 70sten Jahre hin finden, so würde die Zahl des ganzen Volks sich nicht einmal so hoch belaufen. Nach der Tabelle Col. D leben

11541, welche 20 Jahre und drunter,
28016, die 70 Jahre und drunter alt sind;
16475, Differenz. So viele leben also vom 20sten bis zum 70sten Jahre.

Hiervon ist die Hälfte 8237. Diese sind zur Summe der Lebenden überhaupt, wie 1 zu $3\frac{1}{2}$; und also würde nach solchem Verhältniß die Summe des ganzen Volkes, ohne die Leviten, aus etwas mehr als 2 Millionen Häuptern bestanden haben. Volks genug, um ihnen den Auszug schwer zu machen. Die Egyptier sind wegen ihrer Weisheit und klugen Staatsverfassung bekannt und berühmt. Wer kann also zweifeln, daß die Landesregierung nicht sollte die großen Vortheile und den Verlust eingesehen haben, die aus 2 Millionen Unterthanen, mehr oder weniger, erwachsen? Und dieses um so mehr, da sie die Israeliten durch schwere Abgaben und Dienste hart druckten und aussaugten. Hierin liegt also die Ursache, weshalb Pharao die Israeliten so ungern wollte fahren lassen, und daß er sich durch das Staatsinteresse zum Ungehorsam gegen den durch so viele Wunderwerke authorisirten Befehl Gottes verleiten ließ.

§. 472.

8) Die Columne E (§. 461.) zeigt, der wie vielste aus jedem Perioden davon muß. Ich will die vornehmsten Jahre hier vor Augen stellen.

Bis

Bis zum 1sten Jahre des Alters stirbt Einer von			4
im 10ten Einer von	—	—	77
im 12ten — —	—	—	132
um das 20ste Einer von	—	—	124
um das 30ste —	—	—	74
um das 40ste —	—	—	54
um das 50ste —	—	—	38
um das 55ste —	—	—	29
um das 60ste —	—	—	24
um das 65ste —	—	—	17
um das 70ste —	—	—	12
um das 75ste —	—	—	9
um das 80ste —	—	—	7
um das 90ste —	—	—	4
um das 95ste —	—	—	2

Wahrscheinliche und mittlere Dauer des Lebens der Menschen in jedem Jahre des Alters.

§. 473.

Diese Untersuchung ist von Wichtigkeit, und enthält den Grund von der Bestimmung der Leibrenten. Wenn man weiß, wie lange ein Mensch von einem gegebenen Alter noch wahrscheinlich zu leben hat, oder wie die mittlere Dauer des Lebens der Menschen, die 20 oder 30 Jahre alt sind, beschaffen ist; so läßt sich sodann auch der Zins oder die Rente bestimmen, die man einem geben muß, wenn man ihm das gegebene Capital nebst Zinsen, und nebst den Zinsen von Zinsen wiedergeben will.

Halley nennet die Probabilität des Lebens diejenige Zahl der Jahre, bis zu welchen die Hoffnung zu leben und die Furcht zu sterben gleich groß sind, oder, da sich die Hoffnung und Furcht verhalten wie 1 zu 1. Um dieses Verhältniß zu finden, so halbiret man die Zahl derer, die in einem gewissen Jahre leben, und siehet sodann in der Tabelle nach, wenn die Hälfte ausgestorben, da denn die Differenz zwischen beyden Jahren die Zeit anzeigt, die man noch wahrscheinlicher Weise zu leben hoffen kann, oder da die Hoffnung zur Furcht ist wie 1 zu 1. Z. E. in der Tabelle Col. C sind von 1000 Gestorbenen noch im 19ten Jahre übrig 499, so viele leben also in dem Alter von 19 Jahren. Will man nun die Probabilität wissen, wie lange einer von dem Alter noch hoffen könne zu leben, und wie lange Hoffnung und Furcht einander gleich seyn werden, so siehet man in der Tabelle nach, wo sich die Hälfte, nemlich 250 findet. Bey dem Jahre 57 zeigen sich 246, welche Zahl der gesuchten am nächsten kommt. Wenn man nun 19 von 57 abzieht; so zeigt die Differenz 38 die Jahre, die einer noch wahrscheinlich zu leben hoffen kann. Das 38ste Jahr ist es also, da Furcht und Hoffnung gleich groß sind. Bis dahin ist es zwar möglich, daß man sich bereits unter den Todten befinden könne, es ist aber auch gleich möglich, daß man noch am Leben seyn könne, und es verhält sich die Hoffnung zur Furcht wie 1 zu 1. Vor dem 38sten Jahre war die Hoffnung zu leben größer als die Furcht, nach dem 38sten Jahre aber wird die Hoffnung von der Furcht überwogen.

Die Sache läßt sich durch eine Lotterie erläutern. Wenn in einer Lotterie die Zahl der Nieten und der Treffer gleich groß ist; so ist die Hoffnung des Gewinnstes und die Furcht des Verlusts gleich groß, und sie verhalten sich wie 1 zu 1. Die Wahrscheinlichkeit ist von beyden Seiten gleich groß. Dieses ist der vorige Fall, da bis zum 38sten Jahre Gewinn und Verlust, oder Furcht und Hoffnung gleich groß sind. Wenn aber in einer Lotterie 2 Treffer gegen eine Niete seyn könnten: so wäre die Hoffnung zu gewinnen zu der Furcht zu verlieren, wie 2 zu 1, oder noch einmal so groß. Umgekehrt aber ist es, wenn 2 Nieten gegen einen Treffer sind, da ist die Hoffnung des Gewinnstes nur halb so groß, als die Furcht des Verlustes: jene ist zu dieser, wie

wie 1 zu 2. Wenn 4 Nieten gegen einen Treffer sind; so ist die Furcht viermal größer als die Hoffnung, und diese ist zu jener, wie 1 zu 4. Wo 8 Nieten sind, da ist die Hoffnung 8mal kleiner als die Furcht u. s. w.

So kann man die Grade der Furcht und Hoffnung der Lebenden bestimmen. Z. E. wenn man wissen will, wie viel man in einer Wette setzen kann, daß eine Person von 25 Jahren in einem Jahre nicht sterbe; so sieht man in der Tabelle nach, wie viele im 26sten Jahre noch am Leben sind; diese dividiret man durch die Zahl derer, die in dem einen Jahre abgestorben; das Verhältniß des Quotienten zu eins zeigt alsdenn die Wahrscheinlichkeit, daß einer in einem Jahre nicht sterben werde. Z. E. nach unsrer Tabelle leben nun 471 Personen in dem Alter von 25 Jahren, 466 sind im folgenden übrig, und es sind 5 gestorben, diese sind zu den Lebenden von 26 Jahren, wie 5: 466 oder wie 1 zu $93\frac{1}{5}$. Man kann also 93 gegen eins wetten, daß einer in selbigem Jahre nicht sterben werde, oder die Hoffnung zu leben ist 93mal größer, als die Furcht zu sterben. Eben so ist die Hoffnung zu der Furcht wie 17 zu 1, daß einer noch nicht im 30sten Jahre werde gestorben seyn. Im 40sten Jahre leben noch 381 von denen 471, die 25 Jahre alt sind; gestorben sind also bis dahin 90: diese verhalten sich zu 381, wie 1 zu 4. Die Hoffnung nimmt also immer mehr und mehr ab, bis sie endlich der Furcht völlig gleich, und nachher von ihr gar überwogen wird.

§. 474.

Nach dieser erklärten Methode habe ich folgende Tabelle verfertiget, in welcher die zweyte Columne die Jahre zeiget, die einer in jedem Jahre noch wahrscheinlich zu leben hoffen kann. Die dritte Columne zeigt das ganze vermuthliche Alter eines Menschen in jedem Jahre, das man erhält, wenn man zu denen noch zu hoffenden Jahren die schon gelebten hinzu thut.

Jahre.	Künftige Lebenszeit.	Vermuthlich. Alter.	Jahre.	Künftige Lebenszeit.	Vermuthlich. Alter
0—1	19	19	33—34	28	61
1—2	40	41	34—35	27	61
2—3	45	47	35—36	26½	61½
3—4	47	50	36—37	26	62
4—5	47½	51½	37—38	25½	62½
5—6	47	52	38—39	25	63
6—7	47	53	39—40	24	63
7—8	46½	53½	40—41	23½	63½
8—9	46	54	41—42	23	64
9—10	45½	54½	42—43	22	64
10—11	45	55	43—44	21½	64½
11—12	44	55	44—45	21	65
12—13	43	55	45—46	20	65
13—14	42½	55½	46—47	19½	65½
14—15	41½	55½	47—48	19	66
15—16	41	56	48—49	18½	66½
16—17	40	56	49—50	18	67
17—18	39½	56½	50—51	17	67
18—19	38½	56½	51—52	16½	67½
19—20	38	57	52—53	16	68
20—21	37	57	53—54	15½	68½
21—22	36½	57½	54—55	15	69
22—23	35½	57½	55—56	14½	69½
23—24	35	58	56—57	14	70
24—25	34	58	57—58	13½	70½
25—26	33½	58½	58—59	13	71
26—27	32½	58½	59—60	12½	71½
27—28	32	59	60—61	12	72
28—29	31	59	61—62	11½	72½
29—30	30½	59½	62—63	11	73
30—31	30	60	63—64	10½	73½
31—32	29	60	64—65	10	74
32—33	28½	60½	65—66	9½	74½

Jahre.	Künftige Lebenszeit.	Vermuthlich. Alter.	Jahre.	Künftige Lebenszeit.	Vermuthlich. Alter.
66—67	9	75	82—83	5	87
67—68	9	76	83—84	5	88
68—69	8½	76½	84—85	5	89
69—70	8	77	85—86	4¾	89¾
70—71	8	78	86—87	4½	90½
71—72	7½	78½	87—88	4	91
72—73	7½	79½	88—89	4	92
73—74	7	80	89—90	4	93
74—75	7	81	90—91	4	94
75—76	6½	81½	91—92	3½	94½
76—77	6	82	92—93	3	95
77—78	6	83	93—94	2½	95½
78—79	6	84	94—95	2	96
79—80	5½	84½	95—96	1	96
80—81	5½	85½	96—97	0	96
81—82	5½	86½			

§. 475.

Die mittlere Dauer des Lebens nennet und findet man, wenn man die Summe aller Jahre, die eine gewisse Anzahl Personen gelebet hat, addiret, und nachher durch die Zahl der Personen dividiret. Der Quotient ist die mittlere Zahl der Jahre, die ein jeder gelebt hat und gelebt haben würde, wenn ihre Lebensjahre alle gleich gewesen wären. Z. E. wenn von 3 Personen die eine 3, die andere 5, die dritte 7 Jahre gelebt hätte; so würde die Summe der von ihnen durchlebten Jahre 15 betragen, und ein jeder würde 5 Jahre bekommen; und dieses wird das mittlere Alter genannt.

Diese mittlere Dauer des Lebens erfordert also, daß man die Zahl der Jahre von einem jeden Gestorbenen wisse, und sodann auf beschriebene Art verfahre. Man siehet leicht, daß diese Methode mühsam sey.

 Der

Der Herr Deparcieux hat sich ihrer bedienet, und solche umständlich und deutlich erkläret.

Meiner Einsicht nach ist aber diese mühsame Arbeit nicht nöthig, da die vorangeführte Methode des Halley, die wahrscheinliche Hoffnung des Lebens zu finden, mit dieser Methode in Bestimmung der mittleren Dauer mehrentheils beynahe einerley Facit giebt. Die von dem Herrn Deparcieux angeführte Halleysche Tabelle, wobey derselbe ausdrücklich das mittlere Leben zur Rubrik macht, giebt eine völlige Uebereinstimmung. Bey den Ordnungen der Absterbenden in den Klöstern trifft sie auch mehrentheils zu. Blos bey der Ordnung, die auf die Liste der gestorbenen Tontiniten sich gründet, ist in der Kindheit und Jugend ein Unterschied von etlichen Jahren.

Damit man die Abweichung und Uebereinstimmung beyder Methoden desto deutlicher einsehe, so will ich die Deparcieusianischen Listen mit der meinigen und der Halleyschen in nachstehender Tabelle vor Augen legen.

Jahre.	Nach meiner Tabelle.	Nach der Halleyschen.	Kerseboomische Verhältniß.	Londonsche nach dem Smart.	Deparcieusianische. Nach den Tontiniten.	Nach den Benedictinern.	Nach and. Benedictinern.	Mönche v. S. Genevieve.	Andere Mönche.	Nonnen.
A	B	C	D	E	F	G	H	I	K	L
0	19		$34\frac{1}{2}$	$19\frac{1}{3}$	—					
1	40	$33\frac{1}{2}$	$41\frac{1}{4}$	$27\frac{1}{4}$	—					
2	45	38	$42\frac{2}{3}$	$32\frac{3}{4}$	—					
3	47	$39\frac{1}{4}$	$43\frac{1}{2}$	35	$47\frac{1}{2}$					
4	$47\frac{1}{2}$	$40\frac{1}{2}$	44	36	48					
5	47	41	$44\frac{1}{2}$	$36\frac{1}{4}$	48					
6	47		$44\frac{1}{4}$		48					
7	$46\frac{1}{2}$		44		48					
8	46		$43\frac{3}{4}$		$47\frac{2}{3}$					
9	$45\frac{1}{2}$		$43\frac{1}{4}$		$47\frac{1}{3}$					
10	45	$40\frac{1}{2}$	$42\frac{2}{3}$	35	$46\frac{5}{6}$					

Jahre.

Jahre.	Nach meiner Tabelle.	Nach der Halleyschen.	Kerseboomische Verhältniß.	Londonsche nach dem Smart	Deparcieuxanische. Nach den Tontinten.	Nach den Benedictinern.	Nach and. Benedictinern.	Mönche v. S. Genevieve.	Andre Mönche.	Nonnen.
A	B	C	D	E	F	G	H	I	K	L
11	44		42		$46\frac{7}{1}$					
12	43		$41\frac{1}{2}$		$45\frac{1}{2}$					
13	$42\frac{1}{2}$		41		44					
14	$41\frac{1}{2}$		$40\frac{1}{4}$		44					
15	41	$37\frac{1}{2}$	$39\frac{1}{2}$	32	$43\frac{1}{2}$					
16	40		39		$42\frac{5}{6}$					
17	$39\frac{1}{2}$		$38\frac{1}{3}$		$42\frac{1}{6}$					
18	$38\frac{1}{2}$		$37\frac{1}{2}$		$41\frac{1}{2}$					
19	38		37		$40\frac{5}{6}$					
20	37	$34\frac{1}{6}$	$36\frac{1}{4}$	29	$40\frac{1}{4}$	$38\frac{1}{3}$	$38\frac{1}{2}$	$36\frac{1}{2}$	$39\frac{1}{3}$	$40\frac{1}{2}$
25	$33\frac{1}{2}$	31	$33\frac{1}{4}$	26	$37\frac{1}{6}$	$34\frac{3}{4}$	35	33	$35\frac{3}{4}$	$36\frac{2}{3}$
30	30	28	$30\frac{1}{2}$	$23\frac{3}{4}$	34	$30\frac{5}{6}$	$31\frac{1}{2}$	$29\frac{1}{2}$	$32\frac{1}{6}$	$33\frac{1}{6}$
35	$26\frac{1}{2}$	25	$28\frac{1}{3}$	$21\frac{1}{2}$	31	$27\frac{1}{2}$	$27\frac{2}{3}$	26	$28\frac{1}{2}$	$29\frac{2}{3}$
40	$23\frac{1}{2}$	$22\frac{1}{3}$	$25\frac{1}{2}$	$19\frac{1}{2}$	$27\frac{1}{2}$	24	24	23	$24\frac{3}{4}$	$26\frac{1}{4}$
45	20	$19\frac{2}{3}$	$22\frac{1}{7}$	$17\frac{5}{6}$	24	$20\frac{1}{2}$	$20\frac{1}{2}$	$19\frac{2}{3}$	$21\frac{1}{2}$	23
50	17	$17\frac{1}{4}$	$19\frac{1}{2}$	$15\frac{5}{6}$	$20\frac{1}{2}$	$17\frac{1}{4}$	$17\frac{1}{6}$	17	18	$19\frac{1}{2}$
55	$14\frac{1}{2}$	$14\frac{5}{6}$	$16\frac{3}{4}$	14	$17\frac{1}{4}$	$14\frac{1}{3}$	$14\frac{1}{6}$	$14\frac{2}{3}$	15	$16\frac{1}{4}$
60	12	$12\frac{1}{2}$	14	$12\frac{1}{6}$	$14\frac{1}{4}$	$11\frac{2}{3}$	$11\frac{1}{3}$	$11\frac{1}{2}$	$12\frac{1}{6}$	$13\frac{1}{4}$
65	$9\frac{1}{2}$	$9\frac{11}{12}$	$11\frac{1}{2}$	$10\frac{1}{6}$	$11\frac{1}{4}$	9	$8\frac{3}{4}$	9	$9\frac{1}{2}$	$10\frac{5}{6}$
70	8	$7\frac{1}{2}$	$9\frac{1}{6}$	$8\frac{1}{2}$	$8\frac{2}{3}$	$6\frac{2}{3}$	$6\frac{1}{2}$	7	$7\frac{1}{4}$	$8\frac{1}{2}$
75	$6\frac{1}{2}$	$5\frac{1}{2}$	$6\frac{5}{6}$	$6\frac{1}{4}$	$6\frac{1}{2}$	5	$4\frac{5}{6}$	$5\frac{1}{6}$	$5\frac{1}{4}$	$6\frac{1}{4}$
80	$5\frac{1}{2}$	$4\frac{1}{7}$	5	$4\frac{2}{3}$	$4\frac{2}{3}$	$3\frac{1}{3}$	$3\frac{1}{2}$	$3\frac{1}{2}$	$3\frac{2}{3}$	$4\frac{1}{2}$
85	5	$3\frac{1}{7}$	$3\frac{1}{3}$	—	$3\frac{1}{6}$	$2\frac{2}{3}$	$2\frac{1}{4}$	3	$2\frac{3}{4}$	4
90	4	—	$2\frac{1}{6}$	—	$1\frac{3}{4}$	$2\frac{1}{2}$	$2\frac{1}{3}$	$2\frac{1}{2}$	$1\frac{5}{6}$	$3\frac{1}{4}$
95	1	—	$\frac{1}{2}$	—	—	—	—	—	—	2

§. 476.

Man mag die Methode des Halley zur Bestimmung der wahrscheinlichen, oder des Deparcieux zur

 mitt-

mittlern Dauer des Lebens gebrauchen; so wird man abermals über die Uebereinstimmung in vielen und den meisten Theilen in Verwunderung gesetzt werden. Die Sache ist werth, selbige näher nachzuweisen, und mit Anmerkungen zu erläutern.

1) Meine Tabelle in der Columne B stimmt mit den Tontiniten Col. F bis zum 10ten Jahre fast gänzlich überein, nachher aber hat sie stets 2, 3, auch 4 Jahre mehr bis zum 70sten Jahre hin, da die Dauer wieder meist gleich ist. Diese Tontiniten haben sogar 1 bis 2 Jahre mehr, als die Nonnen in der Col. L. Sollte man wohl davon die Ursache blos darin suchen können, daß die Tontiniten eine ausgesuchte Gesellschaft sind, in die keiner kommt, als der eine dauerhafte Constitution zeiget; oder sollte der Verdacht nicht dadurch bestärket werden, daß die Verwalter der Casse im mittleren Alter nicht so scharf das Absterben untersuchen? (§. 455.) Die Mönche, welche sie alle in den Jahren übertreffen, sind auch ausgesuchte Personen, die bey dem Eintritt keinen äußerlichen oder innerlichen Schaden an sich haben müssen. Und da das weibliche Geschlecht das männliche in der Dauer übertrifft, wie gleich soll erwiesen werden: so giebt dieses den meisten Grund zum Verdacht einiger Fahrläßigkeit, die aber doch in der Hauptsache nicht viel beträgt. So genau läßt sich die Sache unmöglich noch zur Zeit bestimmen, daß es auf ein oder ein Paar Jahre ankommen sollte.

2) Es kommt meine Tabelle Col. B mit den Benedictinern der beyden Columnen G und H ausnehmend überein, und finden sich bis zum 75sten Jahre mehrentheils gleiche Zahlen. Die andern Ordensgeistlichen in den Columnen I und K sind auch wenig unterschie-

schieden. Dieses wird hoffentlich einen hinlänglichen Grund geben, daß ich meine Tabelle, die aus dem Absterben der Dörfer und Städte gemacht ist, für allgemein brauchbar werde halten können.

3) Bis zum 40sten Jahre hat die meinige auch stets 2, 3 bis 4 Jahre mehr als die Halleysche in der Col. C. In der Kindheit differiren sie noch mehr. Von dem 45sten Jahre an bis zum 75sten ist die Uebereinstimmung so groß, als man sie wünschen kann. Die Ursache des Unterschiedes in der Kindheit und bis zum 45sten Jahre liegt darin, daß Halley nur 5 Jahre von 1687 bis 1691, und zwar nur von einer Stadt zum Grunde seiner Berechnung gelegt hat, in meiner aber sind nicht nur mehr Städte, und zwar kleine und große, und mehr Jahre, sondern auch so viele Dörfer von sehr vielen Jahren, überdem aber auch das Absterben in Schweden gebraucht worden. Die Summen der Gestorbenen sind also viel beträchtlicher, und sie sind fast von allen möglichen Arten von Menschen und Jahren genommen. Da ich nun schon oben (§. 439. Anmerk.), gezeiget, daß, je größer und mannigfaltiger die Summen werden, je näher kommen die daraus hergeleiteten Verhältnisse den Gesetzen der Ordnung der Natur: so wird man hoffentlich meiner Tabelle den Vorzug vor der Halleyschen zugestehen. Es ist noch dieser Umstand bey der Halleyschen zu bemerken, daß er die Gestorbenen unter ein Jahr weggelassen, und daß er die Zahl der Gestorbenen von eines Jahres Alter größer gesetzt, als sie sich in einer der übrigen Tabellen wirklich befindet. Aus dieser Aenderung hat gar leicht eine merkliche Abweichung in der Kindheit entstehen können.

4) Eben

4) Eben so hat auch meine Tabelle bis zum 30sten Jahre hin eine längere Dauer, als die Kerseboomische in der Col. D. Nachher kommen sie beyde ganz nahe zusammen, doch hat die Kerseboomische mehrentheils 1, $1\frac{1}{2}$ bis 2 Jahre mehr, welches aber nichts beträchtliches ist. (§. 450.)

5) Die Londonsche in der Col. E ist durch alle Perioden, bis zum 60sten Jahre hin, von allen Tabellen unterschieden, und hat eine viel kürzere Dauer des Lebens, 8 ja 10 Jahre weniger. So wie die Tontiniten in Paris die längste Dauer haben, so hat diese die kürzeste Dauer. Die Ursache läßt sich aus obigen Tabellen (§. 439.) leicht einsehen, aus welchen zu erkennen, daß die Sterblichkeit in den männlichen Jahren vom 20sten an dort viel größer ist, als in andern Städten, indem sich so viele Menschen, sonderlich vom Schiffsvolke und dem übrigen Pöbel, durch ihre Ausschweifungen, durch den Soff und die Wollüste umbringen, der Punsch auch viele vom bessern Stande tödtet. Daher kann die Dauer des Lebens um diese Zeit nicht so groß seyn. Es bleibt also diese Smartische Tabelle von London blos dieser Stadt eigen, und kann bey andern Oertern nicht gebraucht werden.

§. 477.

Der Herr Strunck hat sich auch viele Mühe gegeben, die Stufen der Sterblichkeit aus den Registern der Leibrenten in Holland zu bestimmen. Ich halte es für unnöthig, die von ihm beygebrachten Beobachtungen hier weitläuftig anzuführen, da die bereits angeführten hinlänglich sind. Ich will mich daher nur mit einem Beyspiel begnügen, welches zugleich einen Beweis giebt, daß das Leben der Frauensleute durch alle Perioden von einer längern Dauer

ist,

ist, als der Mannspersonen, und daß daher auch unter dem weiblichen Geschlecht mehr ganz alte müssen gefunden werden. Nach einem von ihm gemachten Auszuge aus den Registern der Leibrenten sind die Glieder derselben nach folgendem Verhältniß gestorben:

Alter und Jahre.	Manns-Personen.	Frauens-Personen.	Beyde durcheinander.	Nach dem Halley.	Nach meiner Tabelle.	Die Nonnen in Paris.
5	$40\frac{1}{2}$	$46\frac{1}{2}$	$43\frac{1}{2}$	$41\frac{1}{4}$	47	—
10	$38\frac{1}{4}$	$43\frac{1}{4}$	$40\frac{3}{4}$	$40\frac{1}{2}$	45	—
15	$34\frac{1}{4}$	$39\frac{1}{4}$	$36\frac{3}{4}$	$37\frac{1}{2}$	41	—
20	$30\frac{3}{4}$	$35\frac{1}{2}$	33	$34\frac{1}{6}$	37	$40\frac{1}{6}$
25	$27\frac{1}{2}$	32	$29\frac{3}{4}$	31	$33\frac{1}{2}$	$36\frac{2}{3}$
30	$24\frac{1}{4}$	$28\frac{3}{4}$	$26\frac{1}{2}$	28	30	$33\frac{1}{6}$
35	$21\frac{1}{4}$	$25\frac{1}{2}$	$23\frac{1}{2}$	25	$26\frac{1}{2}$	$29\frac{2}{3}$
40	$18\frac{1}{2}$	$22\frac{1}{4}$	$20\frac{1}{4}$	$22\frac{1}{3}$	$23\frac{1}{2}$	$26\frac{1}{4}$
45	16	$19\frac{1}{4}$	$17\frac{3}{4}$	$19\frac{2}{3}$	20	23
50	$13\frac{1}{2}$	$16\frac{1}{2}$	15	$17\frac{1}{4}$	17	$19\frac{1}{2}$
55	$11\frac{3}{4}$	$14\frac{1}{4}$	13	$14\frac{5}{6}$	$14\frac{1}{2}$	$16\frac{1}{4}$
60	10	12	11	$12\frac{1}{2}$	12	$13\frac{1}{4}$
65	$8\frac{1}{2}$	$9\frac{3}{4}$	9	$9\frac{11}{12}$	$9\frac{1}{2}$	$10\frac{5}{6}$
70	7	$7\frac{1}{4}$	7	$7\frac{1}{2}$	8	$8\frac{1}{2}$

Hieraus erkennet man,

1) daß das weibliche Geschlecht durch alle Perioden länger als das männliche lebt; jedoch leben die Frauensleute in Holland nicht so lange, als die Menschen durcheinander, nach meiner Generaltabelle von Städten und Dörfern.

2) Die Nonnen in Paris leben auch länger, als das weibliche Geschlecht in Holland. Die Ursache ist, weil jene lauter ausgesuchte Personen sind, die sehr ordentlich leben müssen. Unter denen in Hol-

la..d

land sind wol ohnstreitig die meisten aus Städten und von bemittelten Eltern, die auch vielleicht im Anfange nicht so sehr mögen ausgesucht seyn. Die Frauenspersonen in der Welt müssen auch Kinder zeugen, und sind viel mehreren Ursachen des Todes ausgesetzt, als in den Klöstern.

3) Beyde durch einander leben nach dem 15ten Jahre nicht so lange, als die in Breslau nach der Halleyschen Tabelle, und noch weniger als die nach meiner Tabelle.

Man sollte daraus schließen können, daß die Dauer des Lebens in Holland nicht so groß sey, als anderswo. Man sollte vielleicht auf die Ursache fallen, daß die feuchte Luft in einem am Meer liegenden Lande, das auch an sich einen feuchten Boden hat, dem Leben nachtheiliger sey, als eine reine und trocknere Luft in erhöheten Gegenden. Allein die vom Herrn Strunck zum Grunde gelegten Zahlen der Abgestorbenen sind zu klein, als daß man mit Sicherheit diesen Schluß sollte machen können. Des Herrn Kersebooms Tabelle ist auch aus den holländischen Registern der Renten genommen, hat aber doch mehr Lebensjahre. Das kommt von der größern Menge her, die er berechnet hat.

§. 478.

Herr Kerseboom hat auch noch eine Tabelle von abgestorbenen Knaben und Mädgen bis zum 15ten Jahre mitgetheilet, die ich hier nicht weglassen kann, um dadurch noch mehr zu bestätigen, daß das weibliche Geschlecht 3 bis 4 Jahre länger lebt, als das männliche.

Tabelle

Tabelle der Knaben.

Jahre des Alters.	Anzahl der Knaben.	Summe der halben Jahre, so sie zusammen gelebt.	Summe der ganzen Jahre.	Mittelzahl der halben Jahre.	Mittelzahl der ganzen Jahre.	Die Mädgen haben mehr Jahre gelebt.
1	177	12695	6347½	71,72	35,8	
2	194	14972	7486	77,17	38,6	
3	188	15411	7705½	81,97	41	
4	189	14489	7244½	76,66	38,3	
5	196	14503	7251½	74	37	
1—5	944	72070	36035	76,34	38,2	
6	179	12660	6330	70,72	35,3	
7	171	12036	6018	70,39	35,2	
8	167	11418	5709	68,37	34,2	
9	151	10782	5391	71,4	35,7	
10	152	10676	5338	70,23	35,1	
6—10	820	57572	28786	70,21	35,1	
11	121	8101	4050½	66,95	33,5	
12	132	8555	4277½	64,86	32,4	
13	105	6358	3179	60,55	30,3	
14	98	6456	3228	65,88	32,9	
15	92	5859	2929½	63,68	31,8	
11—15	548	35329	17664½	64,47	32,2	

Tabelle der Mädgen.

Jahre des Alters.	Anzahl	Summe der halben Jahre	Summe der ganzen Jahre	Mittelzahl der halben Jahre	Mittelzahl der ganzen Jahre	Die Mädgen haben mehr Jahre gelebt
1	152	11413	5706½	75,08	37,5	3,36
2	173	15164	7582	87,65	43,8	10,48
3	161	13474	6737	83,69	41,8	1,72
4	186	14893	7446½	80,07	40	3,41
5	168	13392	6696	79,71	39,8	5,71
1—5	840	68336	34168	81,35	40,7	5,01
6	183	14476	7238	79,1	39,5	8,38
7	159	11798	5899	74,2	37,1	3,81
8	174	13867	6933½	79,7	39,8	11,33
9	176	14522	7261	82,51	41,2	11,11
10	139	10624	5312	76,43	38,2	6,2
6—10	831	65287	32643½	78,56	39,3	8,35
11	115	9108	4554	79,2	39,6	12,25
12	116	8684	4342	74,86	37,4	10,5
13	106	7403	3701½	69,84	34,9	9,29
14	85	6219	3109½	73,16	36,5	7,28
15	87	5874	2937	67,52	33,7	3,84
11—15	509	37288	18644	73,26	36,6	8,79

Es

Es ist hieraus

1) die längere Dauer des Lebens der Mädgen zu 3 bis 4 Jahren klar.

2) Uebrigens ist noch zu bemerken, daß die mittlere Dauer des Lebens der Kinder bis zum 15ten Jahre von der andern des Herrn Kersebooms merklich unterschieden ist, welche sich in der vorstehenden Tabelle von ihm befindet. (§. 475.) Nach selbiger ist das mittlere Alter der Kinder merklich größer, als nach dieser. Die Wahrheit aber zu gestehen, so ist auch hier die Zahl der Personen zu klein, worauf sich diese Tabelle gründet, daher man darauf nicht rechnen kann. Sie ist aber zum abgezielten festen Beweise hinlänglich, daß die Mädgen einige Jahre länger leben als die Knaben.

§. 479.

Zu eben diesem Beweise habe ich auch das männliche und weibliche Geschlecht in denen Kirchspielen, wo sie waren bemerket worden, in der hinten stehenden 24sten Tabelle besonders vor Augen gestellet, die das vorige beweiset.

§. 480.

Hieraus folgt, daß, wenn man bey der Einrichtung der Leibrenten und Tontinen mit aller möglichen Accuratesse verfahren will, dieser Unterschied der Dauer des Lebens zwischen dem männlichen und weiblichen Geschlecht müsse beobachtet werden. Jedoch wird man nicht viel fehlen, wenn man nach einer allgemeinen Tabelle alles durch einander rechnet.

§. 481.

Ich muß nun auch noch der seltenen Greise, welche eine Ausnahme von der Regel machen, und von

von denen ich es unentschieden lasse, ob sie glücklich oder unglücklich zu nennen sind, als welches von den besondern Umständen ihres Alters abhängt, etwas umständlicher gedenken. Ich will zuerst derer erwehnen, deren hohes Alter gewiß gewesen.

Engelland liefert uns mit Gewißheit die beyden ältesten. Heinrich Jenkins ist nach D. Robinsons Bericht *) im Jahr 1670 zu Ellerton in Yorkshire gestorben: bey der Schlacht zu Flowdenfield im Jahr 1513 den 9ten Septemb. ist er 12 Jahr alt gewesen, hat also 169 Jahre gelebet. Aus den Registern der Canzeleyen und anderer Gerichtshöfe ist seit 140 Jahren bekannt gewesen, daß er Eide abgelegt habe. Er war zuletzt ein Fischer, und man wuste, daß er noch oft in Strömen geschwommen, da er schon über 100 Jahr alt gewesen.

Ihm kommt Thomas Parre **) am nächsten, ein armer Bauersmann zu Shropshire, von da er vom Herzog von Arundel nach London ist gebracht worden, wo er auch in einem Alter von 152 Jahren und 9 Monaten gestorben ist, nachdem er unter 9 Regenten gelebt hatte. In seinem 120sten Jahre hat er sich noch mit einer Wittwe verheyrathet, nach deren Geständniß er ihr noch 12 Jahre ehelich beygewohnet. Alle seine inneren Theile sind beym Anatomiren gesund befunden worden, daß er daher nach der Aerzte Urtheil wol noch länger hätte leben können, wenn er nicht die Luft und die Diät verändert gehabt hätte. Bis in sein 130stes Jahr hat er noch alle Arbeit im Hause verrichtet, und sogar gedroschen. Einige Jahre vor seinem Tode haben

*) Philos. Transact. No. 221. Baddam's memoires Vol. 3. p. 174.

**) Phil. Trans. No. 44. Baddam. Vol. 1. p. 164.

ben ihn die Augen und das Gedächtniß verlassen, das Gehör und der Verstand aber sind gut geblieben.

Der Herr M. Alberti berichtet in seinen schönen Briefen*) aus des Harley miscellaneis B. 6. n. 8, daß im Jahr 1648 Thomas Damme zu Minshual in seinem 155sten Jahre gestorben, welches nicht nur auf dessen Leichenstein allda, sondern auch in dem Kirchenbuche des Orts mit Unterschrift einiger Zeugen bemerket worden. Er gedenket auch aus des D. Hoock philosophischen Experimenten einer Frau, welche vor einiger Zeit in Cornwallis im 154sten Jahre ihres Alters gestorben.

Die öffentlichen Zeitungsblätter aus London**) gedachten vor einiger Zeit des Johann Effinghams, welcher den 6ten Febr. 1757 in der Grafschaft Cornwallis, in einem Alter von 144 Jahren gestorben. Er war unter Jacob des ersten Regierung von armen Eltern geboren, und von Kindheit auf zur Arbeit gewöhnt, hat als Soldat und Corporal lange gedienet, zuletzt noch der Schlacht bey Höchstädt beygewohnt, und endlich als Tagelöhner in seinem Geburtsort gelebt. Er hat in der Jugend niemals hitzige und gebrannte Wasser getrunken, und allezeit mäßig gelebt, hat auch selten Fleisch gegessen. Vor seinem hunderten Jahre hat er wenige Krankheiten gehabt, und noch acht Tage vor seinem Ende hatte er eine Reise von drey Meilen gethan.

Herr D. Richardson***) gedenket zweyer alten Schwestern, die zu Northbierley in Yorkshire in zwey Jahren nach einander verstorben, davon die eine 107, die andere aber 140 Jahre alt gewesen. So haben

*) 1ster Theil, S. 25.

**) Hamburger Correspondent im Jahr 1757. Num. 38.

***) in natural history at North-Bierley; in Baddam's mem. Vol. 6. p. 41. Philos. Trans. No. 337.

ben auch die öffentlichen Nachrichten von dem bekannten Normann Christian Jakob Drachenberg gemeldet, daß er den 9ten Oct. 1772 zu Aarhus in Jütland im 146sten Jahre gestorben. Er war geboren den 11ten Novemb. 1626.

§. 482.

Der grosse Naturforscher Plinius *) hat eine merkwürdige Sammlung von alten Leuten aufbehalten. Er meldet, daß bey denen römischen Schatzungen (censibus) auch das Alter in die libros censuales oder vasaria sey eingetragen worden, und daß zu der Zeit, da die beyden Vespasiane das Censoramt geführet, in der achten Region Italiens, zwischen dem Po und dem apenninischen Gebirge, und zwar in dieser einzigen Gegend, 54 Personen von 100 Jahren, 14 von 110, 2 von 125, 4 von 130, 4 von 135 bis 137, und 3 von 140 Jahren gefunden worden. Ferner meldet er, daß in eben demselben Censu zu Parma 3 von 120 und 2 von 130, zu Placenz einer von 131, zu Flavenz eine Frau von 135 Jahren gewesen, und zu Bononien haben damals L. Terentius, und zu Arimini M. Aponius jeder 150 Jahre gezählet. In dem Städtgen Veja, so auf dem Gebirge nicht weit von Placenz gelegen, sind 6 Personen von 110, 4 von 120 und M. Mucius von 140 Jahren angezeichnet worden. In dem Censu unter dem Kaiser Claudian ist C. Fullonius Bononiensis in einem Alter von 150 Jahren erfunden worden, welches der Kaiser, weil er der Sache hat gewiß seyn wollen, besonders untersuchen lassen. Plinius erzählet dieses als bekannte und unleugbare Sachen. Es können uns diese Nachrichten auch nun um so weniger zweifelhaft vorkommen, da wir aus den neuern Zeiten die Möglichkeit unleugbar wissen,

 daß

*) hist. natur. l. 7. c. 49.

daß man 150 ja 160 Jahr alt werden könne. Höher als 150 Jahre muß aber doch damals in Italien keiner gekommen seyn, weil es Plinius nicht unbemerkt würde gelassen haben. Schwerlich aber wird man dagegen weder in Cornwallis, noch unter andern Bergwohnern so viele Beyspiele alter Leute von 130 und mehr Jahren in einer kleinen Gegend zugleich beysammen finden.

§. 483.

In London sind in 30 Jahren, von 1728 - 1757, gestorben 750322 (S. Tab. 10.), worunter 242 von 100 Jahren und drüber gewesen. Also ist unter 3100 einer von 100 Jahren und drüber gewesen. Unter solchen waren

49	von	100	Jahren,	unter	100000	$6\frac{1}{2}$
34	—	101	—	—	—	$4\frac{1}{2}$
39	—	102	—	—	—	5
32	—	103	—	—	—	4
18	—	104	—	—	—	2
28	—	105	—	—	—	meist 4
18	—	106	—	—	—	2
7	—	107	—	—		nicht voll Einer
5	—	108	—	unter einer	Million	meist 7
2	—	109	—	—	—	meist 3
3	—	110	—	—	—	meist 4
2	—	111	—	—	—	meist 3
2	—	112	—	—	—	meist 3
2	—	116	—	—	—	meist 3
1	—	138	—	—	—	Einer

Sum. 242. Unter 100000 Todten sind also 32, die 100 Jahre und drüber alt geworden sind, oder unter 3125 ist Ein Hundertjähriger.

§. 484.

In Pommern sind in 9 Jahren, von 1750 bis 1759, (das 1756ste Jahr ausgenommen, wovon ich

das

das Verzeichniß jetzt nicht bey der Hand habe) 103335, gestorben, worunter die letzten Jahre besonders epidemisch gewesen. Unter selbigen sind 25 von 100 Jahren und drüber, also einer unter 4133, folglich weniger als in London gewesen. Allein diese Jahre gehören nicht mehr zur Ordnung, und sind seltene Ausnahmen ohne Regel. Unter selbigen waren von

Jahren.	Männer.	Frauen.	Summe.
100	6	2	8
101		3	3
102		1	1
103	1		1
104	1		1
105		1	1
107		1	1
108	2	1	3
109		1	1
111		2	2
114	1	1	2
115		1	1
	11	14	25

§. 485.

Nach den Generallisten der brandenburgischen Provinzen (Th. 1. Tab. 20.) waren in 6 Jahren, von 1718 bis 1723, gestorben 351959, worunter 1 von 114, 1 von 115, 1 von 120 und 1 von 125 Jahren befindlich gewesen.

§. 486.

Ist es aber möglich, sein Alter noch höher als auf 169 Jahre, welches das Alter des Jenkins (§. 481.) war, zu bringen? Ich sehe keine Unmöglichkeit, obschon die Seltenheit immer größer wird. Es könnte also einer noch wol 200 Jahre alt werden. Wüßten wir es nicht mit Gewißheit, so würde es uns eben so unmöglich scheinen, daß einer 150 ja bis 170 Jahr sollte alt werden können. Man kann folglich nicht gleich alle Nachrichten neuerer Zeiten in Zweifel ziehen, die noch älterer Leute gedenken, ob man schon ohne genugsame Urkunden nicht gleich alles glauben muß. Ich will daher auch noch einiger ungewisserer Alten erwehnen. D. Kundmann *) gedenket des breslauischen Rectors Gryphius, welcher einer Nonne 200 Jahre beygelegt. Dies sind nur 31 Jahre Unterschied vom Alter des Jenkins. Die Erzählungen aber von dem ewigen Juden und von dem Betrüger Hultazob, der sich für 500 Jahr alt und für einen americanischen Prinzen ausgegeben, gehören offenbar unter die Unwahrheiten. Er gedenket auch noch eines Irländers, Wilhelm Leland, welcher im Jahr 1732 den 13ten Decemb. im 140sten Jahre verstorben, desgleichen eines Marquis von Varenne im Herzogthum Maine, welcher zwar nur 101 Jahr alt geworden, aber deshalb merkwürdig ist, weil er einige Jahre hindurch den ganzen Zins von einer Tontine, nemlich 35500 französische Livers, gezogen.

§. 487.

Der Herr Professor Hanow **) in Danzig hat auch einige Beyspiele von außerordentlichen Alten gesammlet, und mit nützlichen Anmerkungen begleitet. Er gedenket unter andern auch einiger alten Bauern in Ungarn, die zu ihrer Zeit viel Aufsehens gemacht, und deren Gemählde man auch herumgeschickt, die man auch, wo ich nicht irre, in Kupfer gestochen. Johann Rovin bey Caransebes soll im Jahr 1727 bereits 172, und

*) in museo rar. nat. & artis, p. 1300.

**) in seinen Seltenheiten der Natur. 1r Band. S. 120.

und seine Frau Sara Desson 164 Jahr alt gewesen seyn; beyde sollen 147 Jahre im Ehestande gelebet haben, und ihr jüngster Sohn 117 Jahr alt gewesen seyn. Ein anderer Bauer, Peter Zorton, im Temeswarer Bannat, ist dem Berichte nach den 5ten Jan. 1734 im 185sten Jahre gestorben, von dem ein Sohn noch gelebet, der auch bereits 150 Jahr alt gewesen ist. Er erwehnet auch der Schrift des kaiserl. Feldarztes D. Cramer *), der in Ungarn viele alte Leute bemerket. Bey Temeswar hat dieser 2 Brüder von 110 u. 112 Jahre gesehen, die noch alle beyde Kinder erzeuget. Zu Caransebes hat er unter den Wallachen einen Mann von 190 Jahren gefunden. Herr Prof. Hanow vermuthet, daß dieses der vorgedachte Rovin gewesen, und denn würde dieser im Jahr 1740 erst 185 Jahr alt gewesen seyn.

Diese Seltenheiten sind nicht unmöglich, wie ich schon vorher gedacht; nur wäre zu wünschen, daß ein Gelehrter in Ungarn die Sache gründlich untersucht und mit Urkunden bestätiget hätte, oder daß es nach dem Beyspiel der englischen Academie noch geschehen möchte, um dadurch das höchste Ziel zu bestimmen, das noch jetzt zu erreichen möglich ist.

§. 488.

Plinius**) gedenket auch noch einiger Alten aus anderer Zeugnissen. So giebt der Dichter Anacreon dem Könige Arganthonius 150, dem cyprischen Könige Cinyrä 160, und dem Aeginus 200 Jahre. Theopompus hat dem Epimenedi Gnoßio 157 Jahre beygelegt. Hellanicus hat berichtet, daß unter den Epiern in Aetolien einige Leute 200 Jahr alt würden, dem auch Damastes nicht nur beygestimmet,

*) in append. ad medicin. castrens. de climate hungarico.

**) hist. nat. l. 7. c. 48. §. 49.

met, sondern noch hinzugefüget, daß aus selbigen Pictoreus 300 Jahre gelebet. Was aber von dem Dando in Illyrien, der 500 Jahre gelebt haben soll, wie auch von dem Alter eines Königes auf der Tyrier Insel, der 600 und dessen Sohn gar 800 Jahre erreicht haben soll, berichtet wird, erkläret Plinius selbst für Früchte des unwissenden Alterthums, die ihren Ursprung aus den verschiedenen Zeitrechnungen gehabt, indem vormals die Jahre der Arcadier aus 3 Monaten, anderer Völker ihre aus einem Sommer, der alten Egyptier ihre gar nur aus einem Mondschein bestanden haben. Aus dieser Ursache mag ich hier nicht mehrerer gedenken. Es haben auch Phlegon Trallianus und Lucianus kleine Abhandlungen von Macrobiis oder Personen geschrieben, welche sehr alt geworden; letzterer insonderheit hat vieler alten Regenten und Philosophen Erwehnung gethan, allein das gehöret nicht zu meinem Zwecke.

§. 489.

Aus dem bisher angeführten erhellet mit Gewißheit,

1) daß unter etlichen tausend Menschen nicht nur Einer hundert Jahre übersteige, sondern daß auch unter Millionen einige ihr Alter noch viel höher bringen; (§. 483.)

2) daß es noch jetzt nicht unmöglich sey, 150, 160 bis 170 Jahre alt zu werden. Dieses ist gewiß. Von denen, die 180 und 200 Jahr alt geworden, fehlen gewisse und untrügliche Urkunden. Gegen die Möglichkeit läßt sich nichts mit Grunde sagen.

3) Fast alle Beyspiele solcher seltenen Greise haben sich unter den Landleuten, und zum Theil unter den Einwohnern erhabener und bergigter Gegenden gefunden.

Man

Man sucht die Ursache davon 1) in der reinern Luft, und 2) in der Mäßigkeit und Arbeitsamkeit. Allein meiner Einsicht nach ist sie nebst dem wol 3) vornemlich in dem stärkern Gebäude des Cörpers zu suchen. Sonst müßten diejenigen, die 110, 130 und mehr Jahre erreichen, unter den Landleuten, die auf einerley Weise, nemlich mäßig und arbeitsam leben, häufiger seyn, als sie in der That sind. Unter allen erhaltenen Landlisten bleiben die hundertjährigen immer eine Seltenheit. Ohnstreitig ist die Arbeit und Mäßigkeit der Landleute die Ursache, daß sie älter werden, als die Einwohner der Städte, wie die Tabellen beweisen; aber zu einem Alter von 100 und von 150 Jahren gehöret noch ein weit mehreres, das ich nirgends, als in dem vorzüglich stärkeren und dauerhafteren Bau des Cörpers zu suchen weiß, womit aber die Mäßigkeit im Genuß der Speisen und Arbeitsamkeit verknüpft seyn muß, weil ohne selbige auch der stärkste Cörper bald zu Grunde gerichtet werden kann.

§. 490.

Ich muß nun noch der Stufenjahre gedenken. Es ist eine alte und gemeine Meynung, daß jederzeit das siebente Jahr eine solche Stufe oder Klippe sey, an welcher das Leben mehrerer Menschen scheitern soll. Insonderheit hat man dem drey und sechszigsten Jahre, so aus 7 mal 9, aus der Multiplication zweyer vermeinten heiligen Zahlen, enstehet, eine besondere Gefahr beygelegt. Es giebt in der That viele Leute, auch sonst verständige, die sich durch diese Meynung in Furcht setzen lassen, und die wieder ruhig werden, wenn sie diesen vermeinten Berg überstiegen haben, da doch die Gefahr zu sterben im vier und sechszigsten Jahre wirklich größer ist, als im drey und sechszigsten, und im fünf und sechszigsten noch größer, indem unsere Lebenskraft mit jedem Jahre abnimmt, wie aus dem obigen zu ersehen, nach welchem im drey und sechszigsten Jahre von 19 einer, im vier und sechszigsten aber schon einer von 18 stirbt. Die Gefahr wächst also mit jedem Jahre des Alters. Gleichwol fürchtet man sich nach dem drey und sechszigsten Jahre weniger, da man mehr zu fürchten Ursach hätte. Das macht das Vorurtheil und der Mangel einer rechten Gemüthsbeschaffenheit. Die Tabellen widerlegen auch völlig diesen Irrthum, nach welchen im drey und sechszigsten Jahre keine vorzügliche Mortalität zu finden ist.

In meiner ersten Ausgabe dieser Schrift hatte ich mich durch die Listen verleiten lassen, jeden zehnten Jahren etwas vorzügliches beyzulegen, und selbige in die Stelle der siebenten Jahre zu setzen. Der Grund hiezu war die größere Zahl der Gestorbenen im dreyßigsten, vierzigsten, funfzigsten, sechszigsten und folgenden zehnten Jahren. Ich habe aber nachher das, was bereits gute Freunde dagegen erinnert hatten, bey den verfertigten Auszügen aus den Sterberegistern selbst wahrgenommen, und die Küster, so mehrentheils die Aufzeichnung besorgen, haben es bestätiget, daß die gemeinen Leute nicht allezeit das genaue Alter der Verstorbenen wüßten, sonderlich im Alter, daher sie sich einer runden Zahl bedienten, und die, so z. E. 58, 59, oder auch 61 Jahre alt wären, als sechszigjährige angäben. Ich nehme also jetzt meine Anmerkung zurück. Ob nun aber gleich eine solche genaue Einschränkung auf ein gewisses Jahr, vermöge der Erfahrung, sich nicht machen läßt; so bleibt doch dieses hinwiederum der Erfahrung gemäß, daß es gewisse Zeiten und Jahre giebt, in deren Bezirk das Leben mehrerer Gefahr unterworfen ist, die sich in der That vermindert, wenn man sie zurück gelegt hat. Dahin gehören die anni pubertatis, sonderlich bey dem weiblichen Geschlecht, wie auch die Zeit und das funfzigste

Jahr,

Jahr, wenn die Reinigung anfängt und aufhöret. So ist auch ohnstreitig, daß um das sechszigste Jahr das Alter anfängt, bey einem eher, bey andern später, da die Kräfte des Leibes und der Seele in einen merklichen Abfall gerathen. Es ist auch eine vorher erwiesene Wahrheit, daß unser Leben 70 Jahre währet, und 80, wenn es hoch kommt. Jedoch diese Stufen sind von den sogenannten Stufenjahren unterschieden, und sie sind von einem weitläuftigeren Umfange, als diese, die in den fälschlich vermeinten Geheimnissen der Zahlen, sonderlich der siebenten ihren Grund haben sollen.

§. 491.

Niemand wird wol hiebey den Schluß machen, als wenn dergleichen Rechnungen den Menschen zur Sicherheit verleiten könnten. Wer kann wol sicher auf etwas unsicheres bauen? Ist gleich die Hoffnung zu leben in der Blüte unsrer Jahre groß, und übertrifft sie die Furcht zu sterben; so ist doch der Tod zu allen Zeiten möglich. Auch dann, wenn die Kraft des Lebens am größten ist, liefert ein jedes Jahr sein bestimmtes Contingent zum Tode. Wer giebt aber dem Menschen die Gewißheit, wer kann ihm die Gewähr leisten, daß ihn nicht der Tod für das künftige Jahr auf seiner Liste haben könnte? Es würde also die größte Unvernunft seyn, bey der allerungewissesten Sache, wie der Tod in Ansehung seiner Zeit und Stunde ist, sein Herz von den Betrachtungen und Gesinnungen abzuziehen, die uns allein zur freudigen Erwartung des Todes geschickt machen können.

Diese Tabellen können und sollen uns dagegen, nach des Halley Anmerkung, zum Lobe unsers Schöpfers, und zur Beruhigung des Herzens ermuntern, wenn wir aus selbigen die grosse Anzahl der in der Kindheit Verstorbenen erkennen. Mit dem neunzehnten Jahre ist schon die Hälfte aller Gebornen wieder verstorben. Um das acht und dreyßigste Jahr sind schon $\frac{3}{5}$ hinweg, u. s. w. Wenn uns nun aber der gütige Schöpfer diese Jahre glücklich überleben läßt, und wenn wir vierzig, funfzig und mehr Jahre leben, ohne die vielerley Krankheiten und das Elend des menschlichen Lebens sonderlich empfunden zu haben, können wir uns alsdann nicht als Auserwählte im Reich der Natur betrachten? Soll uns das nicht zur Dankbarkeit gegen den erwecken, der uns ein vorzüglich gutes Loos hat zufallen lassen? Soll es uns aber auch nicht zugleich zur vorzüglichen Beobachtung unserer Pflichten antreiben, daß wir gute und dem Schöpfer gefällige Weltbürger und Menschenfreunde seyn mögen, damit es uns am Ende unserer Tage nicht gereuen möge, in der Welt lange gelebt zu haben? Wem viele Jahre anvertrauet sind, der muß auch von mehreren, als andre, die kürzer gelebt haben, Rechenschaft geben. Wohl uns, wenn wir mit jeglichem Jahre guten Saamen ausgestreuet haben, der auch nach dem Tode noch gute Früchte auf Erden und im Himmel bringen kann!

Drey und zwanzigstes Capitel.

Kurze Nachricht von Leibrenten und Tontinen, deren Einrichtung auf den Stufen der Sterblichkeit nach dem Alter beruhet.

Inhalt.

§. 492.

So wie die im vorigen Capitel bewiesene Ordnung in der Sterblichkeit, und die durch so viele Beyspiele aus der Erfahrung bestätigte wahrscheinliche und mittlere Dauer des menschlichen Lebens, wie auch die recht bewundernswürdige Uebereinstimmung der Summen der Sterbenden in den verschiedenen Perioden des menschlichen Alters ganz ungemein die Weisheit Gottes verherrlichet, und wie uns der Anblick solcher übereinstimmenden Gesetze der Sterblichkeit auf das lebhafteste überzeuget, daß das alles unmöglich von einem ohngefähren Zufall, und von der an sich todten Natur, sondern von der Hand dessen nothwendig herrühren müsse, der alles in der ganzen Natur nach Weisheit regieret und einrichtet, und der alle natürliche Ursachen in Verbindung setzet und erhält, woraus solche vortreffliche Ordnung und Uebereinstimmung der Gesetze der Sterblichkeit überall gleichförmig erfolgen kann: so hat nun auch diese Ordnung in der bürgerlichen Gesellschaft ungemein grosse Vortheile für den Staat und allerley nützliche Einrichtungen im menschlichen Leben, indem sie unter andern den Grund enthält und die Regeln zeiget, nach welchen die

die Leibrenten und die Tontinen mit Sicherheit einzurichten und zu bestimmen sind.

§. 493.

Da seit noch nicht 100 Jahren in Renten, besonders die auf das Leben eines Menschen erkauft werden, desgleichen in Tontinen, sowohl einfachen als zusammengesetzten, und auf verschiedene andere Weise in Lotterien ist gehandelt worden, und die Bedürfnisse des Staats darin ein grosses Hülfsmittel gefunden haben, ohne daß die Unterthanen durch schwere Auflagen oder auf andere Weise darunter haben leiden dürfen; so will ich mich bemühen, von allem einen kurzen und so viel möglich deutlichen Begriff mitzutheilen.

Die Renten, so die Engelländer annuities nennen, sind vornehmlich von zweyerley Art.

Es sind 1) gewisse vest stehende jährliche oder Zeitrenten, so in dem jährlichen Abtrag des Capitals und der Zinsen zugleich in einer gesetzten Zeit bestehen; da z. E. ihrer zwey mit einander sich dahin vergleichen, daß einer dem andern ein Capital leihet, unter der Bedingung, daß dieser dem andern nicht nur jährlich die verabredeten Zinsen zu 4, 5 oder 6 von hundert giebt, sondern daß er ihm auch zugleich jährlich einen Theil des Capitals wiederum abträgt, dergestalt daß auch das Capital in der verabredeten Zeit zugleich getilget und wieder abgetragen sey, in 10, 20 oder in so viel Jahren als man will.

2) Die andere Art heißet Leibrenten, rentes viageres, vitalitium, annuities upon lives. Hierunter verstehet man diejenigen, die auf die ganze Zeit des Lebens eines Menschen gegeben werden, es mag der Mensch bald sterben oder sehr alt werden. Die erste Art der Renten hat ihren Grund in der willkührlichen Verabredung. Von den Leibrenten aber liegt der Bestimmungsgrund in der Dauer des Lebens eines Menschen, so von der Ordnung

nung der Sterblichkeit, nicht aber von der Willkühr der Contrahenten abhänget. Wenn also der Käufer sowol als der Verkäufer einer Rente, das ist, sowol der, so es übernimmt, ein ihm geliehenes Capital nebst den verabredeten Zinsen, dem andern auf die Zeit seines Lebens in gewissen jährlichen Zahlungen wieder zu geben, als auch dieser, der jenem das Capital geliehen hat, nicht einen merklichen Verlust leiden sollen; so muß man hier einen gewissen Grund haben, und man muß wissen, wie lange der andre leben werde.

Hiebey ist nun aber dieses zu merken, (1) daß eine von einem andern erkaufte jährliche Zeitrente die ganze Zeit von Jahren über, welche verabredet ist, bezahlet werden muß, und es geht die Rente auch auf die Erben des Käufers; dahingegen (2) bey einer Leibrente die Hebung mit dem Tode des Käufers aufhöret. Wenn z. E. 100 Personen, die alle von gleichem Alter sind, in eine Gesellschaft zusammentreten und auf sich Leibrenten kaufen, und zwar dergestalt, daß das gegebene Capital mit den Zinsen in 20 Jahren von dem Verkäufer soll ausgezahlet seyn: so sterben sehr viele Glieder dieser Gesellschaft von dem Jahre an, da die Hebung der Rente anfängt, bis zu dem zwanzigsten Jahre, deren Rente folglich aufhöret, und nicht auf die Erben gehet. Dahingegen leben auch andere länger als 20 Jahre, 10, 20 und mehr Jahre drüber. Die einmal festgesetzte und erkaufte Leibrente geht aber immer fort bis an das Ende des Lebens, da denn diese folglich viel mehr heben, als ihr Capital samt den Zinsen ausmacht. Das, was die vor dem 20sten Jahr Verstorbene zu wenig empfangen, holen die letztern nach, und der Verlust der ersten wird der Gewinn derer, so das Glück haben, länger zu leben. Hieraus ist klar, (3) daß bey einer Gesellschaft solcher Renteniers ein gewisser Hazard befindlich sey, da die Glieder gleichsam eine Wette eingehen, wer von ihnen långer als der andere leben werde, und da sie unter sich verabreden, daß die frühzeitiger Sterbende den andern, die långer leben, ihren Theil der Rente, so sie nicht empfangen, überlassen. Dieses alles wird aus dem folgenden deutlicher werden.

§. 494.

Aus der Erfahrung weiß man, daß es nicht möglich ist, das Ziel des Lebens und das Alter eines Menschen in einzelnen und wenigen Fällen zu bestimmen. Dagegen ist aber auch bisher hinlånglich erwiesen worden, daß in grössern Summen der Menschen sichs bestimmen låßt, wie viele von 1000, noch sicherer wie viele von 10000, von 100000, u. s. w. zu einem gewissen Alter kommen, und es ist vorher (§. 464.) erwiesen, in welchen Jahren $\frac{3}{10}$, $\frac{5}{10}$, $\frac{6}{10}$ u. s. w. von allen Menschen gestorben sind. Hierdurch hat man die Wahrscheinlichkeit der Hoffnung zu leben oder die mittlere Dauer des Lebens bestimmen können, wovon man die vornehmsten Ordnungen im 475sten Paragraphen und in der 26sten Tabelle nachsehen kann. Weiß man das mittlere Alter von einer genugsam grossen Gesellschaft; so zeiget solches die Zeit an, auf welche man in Abtragung des Capitals und der Zinsen seine Rechnung machen kann und muß. Z. E. wenn das Leben von 100 Personen zusammen gerechnet wird, und es wird diese Summe durch die Zahl der Personen dividiret; so zeigt alsdann der Quotient, wie viel Jahre nach einer Mittelzahl auf eine jede Person kommen. Man setze, daß von 100 Gebornen 20 bis zum 20sten Jahre des Lebens sterben, 10 sterben von da bis zum 40sten, 10 andre bis zum 50sten Jahre, u. s. w. so daß alle zusammen 3000 Jahre leben; so kommen auf einen jeden, wenn man sie alle gleich setzen will, 30 Jahre. Wenn also der Verkåufer einer Leibrente auf das Leben von hundert Gebornen contrahiren will; so muß er seine Rechnung so machen, als wenn er einem jeden in 30 Jahren das Capital und Zinsen wieder abtragen wollte. Einige von dieser Gesellschaft scheiden zwar eher aus, und werden nicht 30 Jahr alt, andere aber leben auch viel länger. Was der Verkäufer bey den frühzeitig Sterbenden zu profitiren scheint, das muß er denen mehr geben, die 60, 80 und mehr Jahre alt werden. Der Verkäufer soll und muß also in der That nichts profitiren, und er hat blos die Bequemlichkrit, daß er das Capital nebst den Zinsen allmählig wieder abträgt.

§. 495.

Man siehet hieraus, 1) daß es thöricht seyn würde, Leibrenten auf eine oder einige wenige Personen zu verkaufen. Der Hazard ist für beyde Theile zu groß und zu unvernünftig, weil wenige zusammen bald sterben, oder auch ein hohes Alter erreichen können. Wenn aber etliche Hunderte oder Tausende in eine Gesellschaft zusammen treten, so zeigt die Erfahrung und die im vorigen Capitel mitgetheilte Verzeichnisse der Gestorbenen, daß sich sodann überall Ordnung und Regeln wahrnehmen lassen. Unter 200 oder wenigstens unter 100 Personen sollte sich daher billig keiner in einen solchen Contract von Leibrenten einlassen.

Sodann ist es 2) ein wesentliches Stück bey allen diesen Arten Renten, sie mögen auf eine gewisse Zeit verabredete oder Leibrenten seyn, daß in der gesetzten oder durch die Ordnung der Sterblichkeit gefundenen Zeit von Jahren nicht nur die Zinsen, sondern auch zugleich das Capital abgetragen werden muß. Es ist also ein falsches Vorurtheil, als wenn der Verkäufer der Rente wo nicht das ganze, doch einen grossen Theil des Capitals behielte. Dasjenige, was über den verabredeten Zins gegeben wird, ist ein Theil

des

des Capitals. Ich will es nach dem Beyspiel des Herrn Deparcieux erläutern. Wenn ein Capital und Zinsen nach 1 Jahr soll bezahlt werden, so muß man nach der 30sten Tabelle, die Zinsen zu 5 pr. C. gerechnet, 105 Livres bekommen. Der Verkäufer behält nichts. Wenn es in 4 Jahren geschehen soll, so bekommt man jährlich nach eben der Tabelle 28 Livres und 4 Sous oder $\frac{1}{5}$ eines Livres. Man kann es aus nachfolgender Rechnung am besten erkennen *).

L.	S.	D.	
100 L.	0 S.	0 D.	Capital, so im ersten Jahr Zinsen trägt.
5 L.	0 S.	0 D.	Zinsen, so am Ende des ersten Jahrs zu geben sind.
105	0	0	Summe, so der Verkäufer nach dem 1sten J. schuldig ist.
28	4	0	Erster Abtrag oder Auszahlung.
76	16	0	Rest nach dem ersten Jahre, so im 2ten J. Zinsen trägt.
3	16	9	Zinsen am Ende des zweyten Jahrs.
80	12	9	Schuldige Summe am Ende des zweyten Jahrs.
28	4	0	Zweyte Auszahlung.
52	8	9	Rest oder Capital, so im dritten Jahre Zinsen trägt.
2	12	5	Zinsen am Ende des dritten Jahrs.
55	1	2	Schuldige Summe am Ende des dritten Jahres.
28	4	0	Dritte Auszahlung.
26	17	2	Rest, so im vierten Jahre Zinsen trägt.
1	6	10	Schuldige Zinsen am Ende des vierten Jahres.
28	4	0	Schuldige Summe am Ende des vierten Jahres, welches gerade die zur vierten Zahlung nöthige Summe ist.

Die 4te Tabelle des Hrn. Deparcieux (Tab. 30.) enthält alle Jahre bis zum funfzigsten einzeln; von da an sind die gewissen Renten nur von 5 zu 5 Jahren berechnet, indem es sonst eine unnöthige Weitläuftigkeit würde geworden seyn. Die Methode, die jährlichen Renten in einer gewissen verabredeten Zeit zu finden, ist in der vierten Aufgabe bey dem Herrn Deparcieux zu finden.

*) Deparcieux essay &c. p. 25.

§. 496.

Es läßt sich auch leicht einsehen, daß die Größe des jährlichen Abtrags oder gewisse Rente erstlich von der Zahl der Jahre, dann aber auch zweytens von dem verabredeten Zins abhange. Wenn der Zins 5 p. C. ist, so muß die jährliche Rente größer seyn, wenn Capital und Zinsen in 10 Jahren sollen abgetragen werden, als wenn es in 20 Jahren geschehen soll. Nach der vierten Tabelle des Herrn Deparcieux, so auf meiner dreyßigsten stehet, bekommt man, wenn die ganze Zahlung mit dem 10ten Jahre geendiget, und wenn 5 p. C. bezahlt werden soll, jährlich 12 L. 19 S. wenn es in 20 Jahren geschehen soll, 8 L. 6 D. Wenn die Auszahlung in 100 Terminen oder Jahren geschehen soll, so bekommt man nur 5 L. u. 9 Deniers, oder ohngefähr $5\frac{1}{24}$ Livres. So klein dieser Ueberschuß über 5 p. C. ist, so ist er doch hinlänglich, in 100 Jahren Capital und Zinsen abzuführen.

Wenn aber die Zinsen verschieden sind, die jährlich gegeben werden, so müssen auch die jährlichen Renten unterschieden seyn. Z. E. in Holland sind nur $2\frac{1}{2}$ Zinsen üblich, oder man giebt 1 von 40. Wenn ein Capital und Zinsen von 100 Livres in 20 Jahren soll abgeführet werden; so ist die jährliche Rente 6 L. 8 S. 4 D. In der Reihe zum 20sten Pfennig oder 5 p. C. stehen bey dem 31sten Jahre 6 L. 8 S. 3 D. so mit der vorigen fast gleich ist. Dieser Unterschied ist beträchtlich. Wenn der 16te Pfennig oder $6\frac{1}{4}$ p. C. Zinsen gegeben werden, so finde ich in der Columne zum 16ten Pfennig bey dem 60sten Jahre 6 L. 8 S. 4 D. Folglich dauert daselbst die Abtragung des Capitals und Zinsen dreymal länger, oder ich habe den Genuß so vielmal mehr.

Diese beyde Anmerkungen sind der Leibrenten wegen zu wissen nöthig. Man muß dabey nicht nur auf die Zinsen, sondern auch auf die mittlere Dauer des Lebens sehen, die verschiedentlich bestimmt wird, wie ich sowol bey meiner sechs und zwanzigsten als bey der zwey und dreyßigsten Tabelle bemerkt habe.

Bey gleichen Zinsen giebt Engelland jährlich eine größere Leibrente, als Frankreich. Die Ursache ist, weil die mittlere Dauer des Lebens in Engelland kürzer gerechnet ist als in Frankreich, worüber ich auch meine Gedanken am Ende der zwey und dreyßigsten Tabelle eröffnet, und zugleich die Gefahr des Schadens erwiesen habe, den der Staat, als welcher mehrentheils der Verkäufer der Leibrenten ist, dabey gar leicht laufen kann.

§. 497.

Der würkliche Werth der gewissen und willkührlich der Zeit nach verabredeten Renten stehet in der vierten deparcieusianischen oder meiner dreyßigsten Tabelle.

Die Leibrenten sowol nach des Hrn. Deparcieux als Hogdsons Berechnung stehen auf meiner zwey und dreyßigsten Tabelle.

Wenn man die mittlere Dauer des Lebens hat, wie solche auf der sechs und zwanzigsten Tabelle zu sehen: so sollte man glauben, daß sich die jährliche Leibrente durch die dreyßigste Tabelle bestimmen lasse. Z. E. nach der Deparcieusianischen Ordnung von den Tontiniten (Tab. 26.) ist die mittlere Dauer eines Menschen von 20 Jahren 40 Jahr und etwas drüber. Hiernach sollte also die Auszahlung des Capitals und der Zinsen von 100 Livres zu 5 p. C. geschehen, und in 40 Terminen oder Jahren vollendet seyn. Nach der dreyßigsten Tabelle muß einer, der ein Capital und Zinsen nach einer fest verabredeten Zeit wieder haben soll, und der in vierzig gleichen Terminen bezahlt seyn will, jährlich empfangen 5 L. 16 S. 7 D. die Zinsen zu 5 p. C. gerechnet. Nach der zwey und dreyßigsten Tabelle, worauf die würklichen Leibrenten stehen, bekommt einer, der 20 Jahr alt ist, mehr, nemlich 6 L. 8 S. 6 D. also 11 S. 11 D. mehr. Woher kommt solcher Unterschied zwischen einer Leibrente und einer willkührlich festgesetzten? Der Herr Deparcieux *) giebt hiervon zur Ursache an, weil die Nutzung des Capitals der zeitig Verstorbenen gerechnet werden, und dem Rentenier zu gute kommen muß. Man setze, daß von 100 Personen, die alle im zwanzigsten Jahre sich eine Leibrente gekauft haben, und die allesamt 40 Jahre lang solche heben sollten, die Hälfte bereits vor dem Ablauf der 40 Jahre wieder verstorben sey, und daß ihre Hebung mit dem Tode aufgehört habe; so ist leicht zu erkennen, daß diese aufhörende Renten zusammen bis zum vierzigsten Jahre hin ein ansehnliches ausmachen müssen. Dieses ersparte Capital muß wieder Zinsen tragen, und den Rentenirs zu gute gerechnet werden. Und daher kommt es, daß die Leibrente größer ist, als die Zeitrente, die auf 40 Jahre verabredet ist, und die auch an die Erben dessen bis zur verabredeten Zeit bezahlt werden muß, der sie von dem andern erkauft hat.

§. 498.

Was die Geschichte der Renten anbelangt, so ist es möglich, daß die erste Art der jährlichen Renten, die auf eine gewisse beliebige Zeit zwischen dem Käufer und Verkäufer festgesetzt wird, und die auch auf die Erben des Käufers geht, schon vor Alters im Gebrauch gewesen seyn mag. Den Leibrenten aber hat es bis gegen das Ende des vorigen Jahrhunderts an einem sichern Grun-

*) Essay &c. p. 107.

Grunde gefehlet. Halley ist der erste gewesen, welcher sich der in Breslau von dem Doctor der Theologie, Caspar Neumann, vom Jahr 1678 bis 1691 verfertigten Verzeichnisse bedienet, aus welchen er eine Ordnung der Sterblichkeit hergeleitet, und zuerst einen sichern Grund der Leibrenten gelegt hat.

Nach ihm hat man sich in Holland sehr angelegen seyn lassen, dem Alter der Sterbenden nachzuspüren, und es haben die bereits oft angeführten Herren Struyck und Kerseboom sich um das Jahr 1740 hierin vor andern hervorgethan.

Die Gelehrten in Engelland und Frankreich haben nicht weniger hierin Fleiß angewendet. Im Jahr 1746 gab der Herr Deparcieux seinen Versuch heraus, worin man fast alles beysammen findet, was hieher gehöret.

Außer den Bemühungen der Herren Simpson und Smart gab auch im Jahr 1747 Herr Jacob Hogdson, Mitglied der Societät der Wissenschaften in London und Director der königlichen mathematischen Schule, eine kleine Schrift auf 48 Seiten in 4to unter dem Titel heraus: The valuation of annuities upon lives deduced from the London bills of mortality by J. Hogdson.

Beyde, sowol der Herr Deparcieux als Hogdson, haben eine kurze und deutliche Anweisung zur Bestimmung der Leibrenten gegeben. Da aber mein Zweck nicht zuläßt, solche hier mitzutheilen; so habe ich mich blos begnüget, die Resultate des Herrn Deparcieux in den angehängten Tabellen mitzutheilen, und ich verweise den Leser, der die Methode sie zu verfertigen wissen will, auf das Buch selbst, oder auch auf das englische Werkchen.

§. 499.

Von Tontinen, sowol einfachen als zusammengesetzten.

Tontine ist eine andere Art der Negotiation oder des Contracts, die im vorigen Jahrhundert von einem Italiäner, als Erfinder, Laurenz Tonti *) den Namen haben soll, da eine Gesellschaft sich unter der Bedingung vereiniget, daß ihr das Capital und die Zinsen so lange sollen ausgezahlt werden, bis der letzte verstorben, und da die Portionen der Absterbenden denen, so am Leben bleiben, zufallen: daß also die Rente jährlich einen Zuwachs erhält, bis zuletzt einige wenige, und endlich wol gar nur einer, die Renten der ganzen Gesellschaft allein hebet. Die vorhingedachten Leibrenten bleiben beständig einerley, diese Leibrenten aber wachsen jährlich, weil kein Jahr hingeht, da nicht einer oder mehrere nach der Größe der Gesellschaft sterben.

Diese Art der Renten hat vor allen viel vorzügliches, und sie sind leicht zu bestimmen. Es ist zwar auch ein Hazard damit verknüpft für den, der bald stirbt, aber die Hoffnung des Gewinstes überwiegt den Verlust ungemein sehr. Man setze z. E. daß die Gesellschaft aus 300 Personen, und jede Actie, oder das Einkaufsgeld, aus 50 Thalern bestehen soll; so wird das zusammengebrachte Capital 15000 Thaler betragen, die zu 5 pro Cent gerechnet, jährlich 750 Thaler Zinsen geben. Diese müssen jährlich an die Glieder der Gesellschaft ausgetheilet werden, aber nicht allein das, son-

*) Er soll dem König Ludwig XIV. den ersten Plan davon gegeben haben; jedoch ist es sehr wahrscheinlich, daß diese Art der Leibrenten schon vorher in Italien bekannt und üblich gewesen sey.

sondern es muß auch jährlich ein Theil des Capitals zugleich mitgegeben werden. Wir wollen setzen, die ganze Gesellschaft soll nur 20 Jahre bestehen, und es soll die Rechnung darnach gemacht werden. Die dreyßigste Tabelle zeigt, daß von 100 Livres zu 5 pro Cent, wovon in 20 Jahren Capital und Zinsen abgetragen seyn sollen, jährlich 8 L. und 6 D. bezahlt werden müssen, oder um eine runde Zahl zu nehmen, so müssen jährlich 8 von 100 gegeben werden, also 80 von 1000, und also 1200 Thlr. von 15000 Thlr. eingesetztes Capital. Wir wollen ferner setzen, daß nach 15 Jahren nur noch 24 Personen übrig seyn sollen; so hebt jeder jährlich 50 Thlr. so viel er an Einkaufsgeldern gegeben. Im achtzehnten Jahre sollen noch 6 leben; so bekommt jeder 200 Thlr. Der letzte hebt endlich die 1200 Thaler allein. Der Verlust für den, der im ersten Jahre stirbt, ist der größte, und höchstens 50 Thlr. Der Gewinnst kann aber zwanzig und mehrmal grösser seyn. Es ist daher klar, daß diese Art der Leibrenten viel vortheilhaftes, vorzügliches und reizendes habe.

§. 500.

Die Bestimmung dieser jährlichen Rente ist leicht, und braucht nicht so vieler Rechnung als bey den Leibrenten. Der Staat oder der Verkäufer ist auch keiner Gefahr, eben so wenig als der Käufer, unterworfen, wie ich bey der zwey und dreyßigsten Tabelle durch den Unterschied der Pariser und Londoner Leibrenten gezeiget habe.

Die Erfahrung lehret es, (§. 467.) daß tausend Personen gegen das neunzigste bis höchstens fünf und neunzigste Jahr allesamt ausgestorben sind; selten, daß einer drüber kommt. Die Anzahl muß schon viel beträchtlicher seyn, wenn einer 100 und mehr Jahre erlangen soll, wie ich vorher (§. 483.) erwiesen habe.

Man darf nur sämtliche Tabellen der Gestorbenen, so wol von den Städten als vom Lande (Tab. 10 — 23.) nachsehen; so wird man davon hinlänglich überzeugt werden. Wenn wir also 20 verschiedene Classen einer grossen Gesellschaft von 10000 Personen annehmen, wovon jede aus 500 Gliedern besteht; so kann man sicher setzen, daß sie allesamt mit dem 92, 93, oder höchstens 95sten Jahre ausgestorben seyn werden. Gesetzt auch, daß in einer oder zwey Classen einer hundert Jahre und drüber alt wird; so werden doch die meisten übrigen eher, und noch vor dem neunzigsten Jahre erloschen seyn. Folglich wird der Verkäufer dabey nichts hazardiren, wenn er fünf und neunzig Jahre, als das äußerste Ziel der Dauer aller Classen, annimmt.

Wenn man also die erste Classe von Kindern formiret, die alle fünf Jahr alt sind; so wird selbige noch 90 Jahre bestehen. Eine Classe von dreyßigjährigen wird 65, eine von sechzigjährigen wird noch 35 Jahre bestehen u. s. w. Diese Dauer der Classen, die so sehr der Erfahrung gemäß ist, ist nun der Grund, wodurch die jährliche Rente eines jeden Gliedes von jeder Classe, durch Hülfe der dreyßigsten Tabelle, bestimmt wird, wenn Capital und Zinsen wieder abgetragen seyn sollen. Z. E. eine Classe von sechzigjährigen bestehet noch 35 Jahre. Diese 35 Jahre sind also die Zeit, in welcher Capital und Zinsen abgetragen seyn müssen. In der dreyßigsten Tabelle stehen bey dem 35sten Jahre 6 L. 2 S. 2 D. die jährlich von 100 Livres, zu 5 pro Cent gerechnet, müssen gegeben werden, um Capital und Zinsen abzuführen.

Hiernach ist also die siebenzehnte Tabelle bey dem Herrn Deparcieux, so bey mir die vier und dreyßigste ist, verfertiget worden; dabey nur dieses noch zu merken ist, daß immer 5 Jahre für eine Classe zusammen genom-

genommen, und daß alle Glieder derselben so angesehen sind, als wenn sie just das mittlere Alter zwischen diesen Jahren hätten. Die also, so zwischen 10 und 15 Jahren leben, sind betrachtet, als wenn sie alle $12\frac{1}{2}$ Jahr alt wären, weil einige 11, andere 12, andere 14 Jahr alt sind. Will man aber die Rente von einem jeden einzelnen bestimmen, so macht es mehr Weitläuftigkeit.

§. 501.

Es ist leicht zu urtheilen, daß es mit vielen Inconvenienzen würde verknüpft seyn, wenn man alle Glieder einer Tontine von allen Altern mit einander vermischen wollte. Die jüngern würden allein dabey profitiren, und die alten beständig verlieren. Solche Vermischung würde eine Ungerechtigkeit seyn. Es lassen sich aus eben dem Grunde nicht einmal Classen von 20, auch nicht von 10 Jahren machen. Wenn man eine Classe von Personen machen wollte, die zwischen 10 und 20 Jahren lebten, so würden die von 10 und 11 Jahren viel mehr Hoffnung zu leben haben, als die vom 17ten und 18ten Jahre. Daher ist wol diese Eintheilung der Classen von 5 zu 5 Jahren die billigste, die bequemste, und auch die leichteste bey der Berechnung und bey der Verwaltung.

§. 502.

Sodann hat man auch in Frankreich, wo im Jahr 1746 schon 9 Tontinen im Gange waren, die sich seitdem mit einigen vermehret haben, die Zahl der Glieder einer Classe nicht allzugroß gemacht. Wenn z. E. 1000 Kinder zwischen 1 und 5 Jahren vorhanden sind, die alle eine Rente kaufen wollen; so theilet man sie in 5 oder mehr Classen, jede etwa zu 150 bis 200 Personen. Es geschieht dieses wol ohnstreitig zu einer desto

größern

größern Sicherheit des Staats, als des Verkäufers der Renten, damit, wenn eine oder mehrere Classen das äußerste Ziel überschreiten, und langer als nach der Rechnung bestehen, dieser Verlust durch die andern ersetzt werde, welche früher ausgehen. Wenn aber ein Staat, wo dergleichen Negotiationen noch nicht so sehr bekannt sind, die Liebhaber desto mehr durch einen größern Gewinn locken will; so kann man leicht die Glieder jeder Classe nach Belieben vergrößern. Wenn eine solche Tontine aus hundert tausend Gliedern bestehet, da kann man wol eine jede Classe zu 500 oder 1000 Gliedern machen, und es werden die 100 oder 200 Classen sich doch einander compensiren.

§. 503.

Wenn eine Classe z. E. von denen, so zwischen 5 und 10 Jahr alt sind, 1000 Glieder enthält, und man theilet sie in 5 Unterclassen, jede zu 200 Personen; so stehet es einem frey, daß er sich in alle 5 Classen zugleich einkauft. Dem Verkäufer und den Gliedern der Classe kann es gleich viel seyn, mit wem sie associiret sind. Derjenige aber, so dieses thut, kann dabey desto mehr gewinnen, wenn er das Glück hat, in mehreren Classen dieses Alters einer der letztern zu seyn.

§. 504.

Den Werth der Renten in zusammengesetzten Tontinen zeigen die fünf und dreyßigste und sechs und dreyßigste Tabelle. Die Verfertigung und Zusammensetzung ist leicht, und aus der Tabelle selbst zu erkennen. Nur dieses ist zu bemerken, daß die daher entstehende Rente ein Mittel zwischen der blossen Leibrente und der Rente von einer einfachen Tontine ist. Z. E. die Classe zwischen dem zwanzigsten und fünf und zwanzigsten Jahre empfängt von einer Actie oder dem Kaufgelde

gelde von 300 Livres, in blossen Leibrenten 19 L. 8 S. 6 D. (Tab. 33.) in einer einfachen Tontine 15 L. 10 S. 3 D. (Tab. 34.) von einer zusammengesetzten, da die Hälfte mit dem Tode aufhöret, 17 L. 9 S. 5 D. Diese stehet also zwischen den beyden ersten in der Mitte. Wenn das Viertel mit dem Tode des Renteniers abstirbt, so ist die Rente etwas kleiner, und trägt nur 16 L. 9 S. 1 D. wie die beyden Tabellen nachweisen.

Herr Deparcieux meldet, daß bey der pariser Tontine vom Jahr 1734 das eine Viertel, bey der von 1743 die Hälfte mit dem Tode des Inhabers der Rente aufgehöret habe.

Es ist dieses wol blos zur Veränderung geschehen. Der Verkäufer profitirt dabey eben so wenig, als bey den einzelnen Renten. Die Bequemlichkeit in der Bezahlung wird auch nicht grösser. Die Renteniers bey der einfachen Tontine werden es auch lieber sehen, wenn die ganze Rente eines sterbenden Gliedes den übrigen allen zuwächst, als daß die Hälfte der Rente aufhöret. Sämtliche Glieder bekommen zwar etwas mehr, aber die Hoffnung zum Gewinn für die zuletzt übrig bleibende Glieder wird verringert; daher wol die allermeisten eine einfache Tontine vorziehen werden.

§. 505.

Der Herr Deparcieux gedenket noch einer besondern Art der Renten, da man nemlich gewisse Jahre warten muß, bis man jährlich so viel an Renten empfängt, als der ganze Einsatz oder Einkauf beträgt. Er widerspricht der zwar allgemeinen, aber ganz ungegründeten Sage, als wenn die Banke in Venedig an Kinder gleich nach der Geburt Renten verkaufte, und zwar unter der Bedingung, daß sie an die, so am Leben bleiben, nach dem zehnten Jahre eine Leibrente bezahlete, die dem Einsatz gleich ist. In der That ist sie auch ganz und gar unmöglich. Denn wenn auch von allen Gebornen die Hälfte bis zum zehnten Jahre, wieder verstorben ist, so kann doch der Einsatz von allen Gebornen bis zum zehnten Jahre, wenn man auch den Zins von Zinsen oder das Interusurium rechnet, nicht so hoch erwachsen seyn, daß er so viel, ohne den größten Schaden der Banke, abgeben könnte.

Unterdessen hat er sich doch die Mühe gegeben, die Sache zu berechnen, und die Zeit in der sieben und zwanzigsten Tabelle vor Augen zu legen, die man nach den verschiedenen Jahren des Alters noch warten muß, wenn man eine Rente auf Zeitlebens, die dem Einsatz gleich ist, heben will. Die Sache ist durch Hülfe der Tabellen leicht zu berechnen.

Nach der Ordnung der Sterblichkeit der Tontiniten in Paris (Tab. 26.) leben im sieben und zwanzigsten Jahre 758 Personen. Jede soll 100 Livres geben, die zu 5 p. C. Zinsen gerechnet werden sollen. Wie lange müssen sie warten, bis dieses Capital nebst den Zinsen von Zinsen so groß geworden, als diejenigen zusammen geben müßten, welche die Zeit erleben, um jährlich 109 Livres Renten zu heben? Man setze, daß sie 32 Jahre warten solle, so zeigt die sieben und zwanzigste Tabelle, daß 100 Livres am Ende dieser Zeit 476 Livres 10 S. geworden sind. Der Fond von den 758 Personen, die 27 Jahr alt sind, wird also zu 361187 L. erwachsen seyn. Die Käufer der Rente werden nach 32 Jahren 59 Jahr alt seyn. Von den 758 Käufern werden aber alsdenn nicht mehr als 476 Personen übrig seyn. (Tab. 26.) Nach der ein und dreyßigsten Tabelle muß einer, der 59 Jahr alt ist, 950 Livres bezahlen, wenn er von da an auf Zeitlebens jährlich 100 Livres empfangen will. Diese 950 Livres, multiplicirt mit denen übrig gebliebenen denen 476 Renteniers, so 59 Jahr alt sind, geben zum Product 452200 L. So viel müßten also diese 476 Personen zusammen bringen, um sodann jährlich 100 Livres zu bekommen. Allein es beträgt das, was die 758 Renteniers, die 27 Jahr alt gewesen, an Kaufgeld zusammen gegeben haben, nur 361187 L. also 91000 L. weniger als es seyn sollte, damit die 476 Renteniers jährlich 100 L. haben könnten. Sie müssen also noch mehr als 32 Jahre warten. Wenn sie 34 Jahre warten, so sind zu Ende derselben 100 L. zu 525 L. 6 S. 8 D. erwachsen, welche mit 758 multiplicirt 398202 L. 13 S. 4 D. zum Product geben. Die Renteniers werden sodann 61 Jahr alt geworden seyn, und es werden in diesem Alter von den 758 nur noch 450 übrig seyn (Tab. 26.). In dem Alter von 61 Jahren muß einer 898 L. bezahlen, welcher sich eine Leibrente von 100 L. kaufen will (Tab. 31.). Diese mit der Zahl 450, die 61 Jahr erreicht, multiplicirt, geben zum Product 404100 L. Es machen aber die Kaufgelder der 758 Renteniers nach 34 Jahren nur 398202 L. also noch 6000 L. weniger, als sie geben sollten. Weil aber nach des Herrn Deparcieux Urtheil der Unterschied nicht groß ist, und dabey allezeit den Renteniers zum Vortheil gerechnet wird; so kann man setzen, daß die Renteniers von 27 Jahr alt 34 Jahre warten müssen, bis sie eine Rente heben können, die dem Einsatz gleich ist. Da aber eine Rente nicht eher als ein Jahr nach dem Einkauf kann gehoben werden, so müssen sie 35 Jahre warten, ehe sie zur Hebung kommen.

Auf eben diese Weise läßt sich auch leicht berechnen, wie lange man warten muß, wenn die Rente der Hälfte oder dem dritten und vierten Theil des Kaufgeldes gleich seyn sollte.

§. 506.

Die letzte Art der Rente hat für die Käufer nichts unangenehmes, aber für den Verkäufer scheint sie viel Beschwerlichkeit mit sich verknüpft zu haben. Wenn ein Vater auf jedes seiner Kinder 2 oder 300, oder nach Proportion seines Vermögens mehr setzt, oder eine solche Rente kauft; so hat ein Kind nach etwa 40 Jahren jährlich eben so viel zu heben. Es ist dieses eine gute Vorsorge für die Kinder, daß sie in ihrem Alter nicht darben dürfen, zumal wenn ein Vater Kinder hat, denen er eine gute Oeconomie nicht zutrauen kann. Diese werden dadurch gegen sich selbst und gegen andere Unglücksfälle in Sicherheit gesetzt.

Aber wer soll der Verkäufer der Rente seyn, da hiebey der Zins von Zinsen gerechnet ist? Für den Staat würde das nicht zu rathen seyn, weil selbiger das Geld nicht so nutzen, und die ersparten Zinsen gleich wieder anwenden kann. Wenn in einem Staate eine Banke wäre, die Gelder ausleihet, so gienge es an. Eine Handlung oder Gesellschaft von Kaufleuten könnte es auch leisten. Aber wo findet man leicht ein Haus, das 80 und mehr Jahre im Flor bleibet, und wie kann es so leicht für so grosse Summen Caution machen?

§. 507.

Der Gebrauch der bisher berechneten Renten ist mannichfaltig und groß. Ein Magistrat einer ansehnlichen Stadt, wie schon in Paris geschehen, die Landstände, ein pium corpus, oder der Landesherr selbst, wie es bisher in Frankreich, in Engelland und in Holland geschehen, gebrauchen in gewissen Bedürfnissen eine ansehnliche Summe Geldes. Diese finden hier die vornehmsten Arten, wie selbige dergestalt

stalt kann aufgenommen werden, daß sie nicht ewig Schuldner bleiben, sondern daß die geliehenen Capitalien nebst den Zinsen den Gläubigern in einer gewissen Zeit können wiedergegeben, und also die Schuld getilget werden.

Hier frägt es sich nun, welche Art des Anlehns und der Wiedererstattung wohl die rathsamste sey? Es sind hier fünferley Arten vorgestellt, welche ohnstreitig die besten, leichtesten und ungekünsteltsten sind, da der Gläubiger oder Käufer gleich die Treue und Glauben des Verkäufers oder Aufnehmers des Capitals einsehen kann. Es ist 1) die Zeitrente, oder die, da man in einer abgeredeten Zeit von 10, 20 oder mehr Jahren Capital und Zinsen wiedergiebt. Sodann sind 2) viererley Arten der Leibrenten, deren die erste aus blosen Lebensrenten besteht, 3) die zweyte Art der Leibrente findet sich bey einer einfachen Tontine, 4) die dritte bey einer zusammengesetzten Tontine, und endlich 5) ist die vierte Art der Leibrenten, da man eine gewisse Zeit warten muß, bis man eine Leibrente empfängt, welche dem gegebenen Capital gleich ist, worüber ich aber auch schon im vorhergehenden (§. 506.) mein Bedenken gegeben habe.

Die erste Art der Renten, die man Zeitrenten nennen kann, zum Unterschiede von den andern, hat viel Gutes. Der Staat kann eine Zeit zum völligen Abtrag bestimmen, die er will, 10, 20, 30 und mehr Jahre, nachdem er es am rathsamsten und bequemsten findet. Will er die Schuld bald tilgen, so kann er 10 Jahre wählen. Ist das Capital von etlichen Millionen; so scheinet eine kurze Zeit besser, als eine lange Zeit zu seyn. Es wird sonst eine grosse Menge Geldes dem Umlauf und der Handlung durch das Anlehn entzogen. Auch ist nicht zurathen, allzuviel Zinsen zu geben, weil sich darnach die Capitalisten bey Ausleihung der Gelder zurichten pflegen. Daher können die Zinsen so lange nicht niedriger werden, als ein solches grosses Anlehn bestehet, welches doch in einem Staat, wo viele Fabriken und Handlung sind, zu deren Aufnehmen zu wünschen ist, die aber nicht recht zu einem blühenden Zustand gelangen können, so lange die Zinsen hoch, und wenigstens viel höher als in benachbarten Landen sind.

§. 508.

Die blossen Leibrenten und die in Tontinen scheinen vor allen den Vorzug zu haben, und mich dünkt, daß die Leibrenten in einfachen Tontinen vor allen gewählet, und zum Behuf des Staats gebraucht zu werden verdienen. Die Ursachen sind, 1) weil man hiebey am sichersten geht, und wegen der Ordnung der Sterblichkeit nicht besorgt zu seyn braucht, als woher der Unterschied zwischen den blossen Leibrenten in Paris und London entsteht (Anmerk. zur Tab. 26.). Darin aber stimmen alle Erfahrungen überein, daß eine Gesellschaft von 200 Personen mit dem fünf und neunzigsten Jahre zu Ende geht, und wenn in einer Tontine viel mäßige Classen sind, so ersetzt die eine den kleinen Schaden der andern, in welcher etwa jemand 95 Jahre überlebt. Sodann hat auch 2) eine Tontine deshalb mehr reizendes, weil die Leibrenten jährlich durch das Absterben einiger Glieder wachsen. Es ist zwar aus den Tabellen 33 und 34 klar, daß eine blosse Leibrente etwas größer ist, als eine aus einer einfachen Tontine, welches von der verschiedenen Dauer herrühret; aber der Wachsthum bey der letztern hat dagegen einen grossen und mehr anlockenden Vorzug. Sodann ist 3) bey einer einfachen Tontine die Summe der jährlichen Zahlung gewiß, und es braucht nicht so viel

Rech-

Rechnens und so scharfen Untersuchens der Beweisthümer von dem fortdaurenden Leben eines Renteniers. Wenn bey einer Tontine auch die Verwalter nicht so sehr accurat sind oder betrogen werden; so leidet zwar die Gesellschaft einen kleinen Verlust, weil die Rente des Abgestorbenen vielen zuwächst; bey einer blossen Leibrente fällt aber der Betrug und Schade auf den Verkäufer allein. Genug, wenn nur bey einer Tontine gegen die Zeit des Ablaufs alle mögliche Accuratesse gebraucht wird. Von dem Leben eines oder der beyden letzten Glieder einer Classe in einer Tontine läßt sich auch leichter Gewißheit einziehen, als von sehr vielen Gliedern bey blossen Leibrenten, zumal wenn sie sich in auswärtigen Ländern aufhalten.

§. 509.

Frankreich hat sich seit etwa 80 Jahren der einfachen Tontinen in allen Bedürfnissen des Staats zu bedienen angefangen, und sie sind sonderlich seit 30 Jahren dort sehr in Gebrauch gekommen, so daß schon im Jahr 1746 nach der Anzeige des Herrn Thomas 9 im Gange waren, die seitdem mit etlichen sind vermehret worden. Nur kann man die publicirten Plans um deswillen nicht zur Nachahmung gebrauchen, weil in selbigen 7, 8 und wol mehr von hundert sind gegeben worden. Dieser hohe Zins ist ohnstreitig gegeben worden, um dadurch grosse Capitalien aus Holland und Engelland zu ziehen. Es ist auch dem Staat allezeit dergestalt gelungen, daß gleich etliche Tage nach der Publication alle Actien vergriffen gewesen sind, indem die Generalpächter und andere Capitalisten alle an sich gekauft, um damit nachher wieder Handlung zu treiben, und durch den Verkauf an andere zu profitiren. Und da der Staat bisher hierin Wort gehalten, und auch die Unterthanen feindlicher Mächte ihre Renten richtig empfangen haben; so hat es niemals an auswärtigen Liebhabern gefehlet. Wer siehet aber nicht, daß die Krone Frankreich durch den hohen Zins sehr grossen Schaden leide? Und da dieses Hülfsmittel der Tontinen allzu oft gebraucht wird; so ist es ein sicheres Zeichen der schlechten Staatswirthschaft und des Mangels am Gelde in den königlichen Cassen.

Vormals suchte sich Frankreich in den schweren Kriegen durch Verringerung der Münzsorten zu helfen, und es wurde allmählig die Zahl der Livres vermehrt, die aus einer Mark Silber geprägt wurden. Unter dem Kaiser Carl dem Grossen bis auf Ludewig VI. *), vom Jahr 782 bis 1113, galt eine Mark Silber 15 Sous. Um das Jahr 1150 galt sie schon 2 L. 13 S. 4 D. Um das Jahr 1350 war der Werth schon bis 5 Livres gestiegen, und unter Ludewig XI., im Jahr 1460, hundert Jahre darnach, war es schon wieder verdoppelt, und sie galt 10 Livres. Unter Franciscus I. und II. ward die Mark zu 14 bis 15 Livres ausgeprägt; unter Heinrich IV., von 1589 bis 1611, zu 20 L. und 15 S.; und so stieg es allmählig, bis unter Ludewig XIV von 1643 bis 1715 die Mark zu 40 Livres ausgeprägt ward. Unter dem Schwindel der mißisippischen Betrügereyen stieg der Werth von 1715 an bis 1720 sogar bis auf 120 Livres, bis endlich unter der vorigen Regierung von 1720 an der Werth bis auf 49 L. 16 S. wieder herunter gesetzt worden ist, wobey es auch bis jetzt geblieben und auch wol bleiben wird, weil Frankreich den grossen Schaden empfunden hat, den der König sowol, als der Unterthan und die Handlung dabey gelitten haben; wovon die Abhand-

*) Struyck nader Ontdekkingen, p. 202.

handlung des Abts Saint Pierre nachgelesen zu werden verdienet. Und da es sich durch die errichteten Tontinen und Leibrenten zu helfen gewußt und gekonnt hat; so hat es zu dem gefährlichen Mittel der Münzveränderung nicht mehr seine Zuflucht genommen, dessen sich vormals auch die Römer, sonderlich zur Zeit der punischen Kriege, bedienen müssen, wovon des Plinius *) Bericht nachgesehen werden kann, das sie aber dergestalt einzurichten wußten, daß der Staat dabey profitirte, der Bürger und Soldat aber nicht litte. Die Römer konnten auch das alles zu Stande bringen, weil Rom damals so lebte und sich so kleidete, daß es von andern fremden Nationen keine Bedürfnisse und Waaren kaufen, und mit ihnen Handlung treiben durfte; daher es der Republik gleich viel seyn konnte, wie das Verhältniß des Erztes zum Silber und Gold auswärtig beschaffen wäre.

§. 510.

Durch Hülfe der dreyßigsten Tabelle kann man bey grossen Anlehnen des Staats leicht die Summe finden, die man jährlich anschaffen und auszahlen muß, wenn man in 10, 20 oder 30 Jahren Capital und Zinsen abzahlen will. Z. E. man setze, daß das Capital aus 6 Millionen Livres und 12000 Actien, jede zu 500 Livres, bestehe; so braucht man, wenn es zu 5 p. C. gerechnet und in 10 Jahren oder Terminen abgetragen seyn soll, jährlich 777000 Livres, indem nach der Tabelle 100 Livres jährlich 12 L. 19 S. geben. Diese Summe wird alsdenn unter die Gläubiger nach Proportion vertheilet.

Der Herr Deparcieur **) hat auch noch eine andre Art vorgeschlagen, wie diese Abzahlung der 777000 L. gesche-

*) hist. natur. l. 18.

**) essay &c. p. 30.

geschehen kann. Wenn man nemlich davon erstlich die jährliche Zinse zu 5 p. C. von 6 Millionen an die Actionisten bezahlt, die hier 300000 Livres betragen; so bleiben sodann 477000 übrig. Mit diesen Summen können 954 Inhaber der Actien gänzlich ausgezahlet werden. Im folgenden Jahre bleiben also noch 11046 Actien übrig, davon die Zinsen 276150 machen; nach deren Abzug von 777000 bleiben noch 500850 übrig, womit beynahe 1002 Actien können getilget werden; und so geht es in dem folgenden weiter, wie die acht und dreißigste Tabelle zeiget. Er hält diese Art der Auszahlung sehr bequem für das Publicum, und meynt, daß ein jeder selbst die Classe von den Jahren machen könne, welche ihm am bequemsten zu seyn scheint, oder man könnte nach vollbrachtem Anlehn die Auszahlung der Classen nach den Jahren durch das Loos bestimmen lassen.

§. 511.

Die ein und dreyßigste Tabelle zeigt, was einer in einem gegebenen Alter zahlen muß, um jährlich eine Rente von 100 Livres zu haben.

Hiervon kann ein sehr nützlicher Gebrauch bey Anstalten oder Häusern, wo man sich die Kost, Wohnung und Feurung, nebst andern zum Unterhalt gehörigen Dingen erkauft, und sich dadurch gegen allerley Noth im Alter in Sicherheit setzt, gemacht werden. Dergleichen Häuser sollen in Holland befindlich seyn, und es wäre zu wünschen, daß sie überall eingeführet würden, und daß wenigstens in jeder Provinz eines Landes ein solches Haus für 50 bis 100 Personen befindlich wäre, damit die Wittwen von königlichen Bedienten, Predigern und dergleichen Personen darin ihren Aufenthalt und Kost erkaufen könnten. Dergleichen Per-

Personen bleiben mehrentheils schlecht bemittelt zurück, weil der Mann selten von seinem Gehalt etwas hat erübrigen können. Behält eine Wittwe auch noch etwa 500 Rthlr. übrig, wie kann sie davon leben, zumal in einer grossen Stadt, in welcher ihr Mann ein Bedienter gewesen, und in der alles theuer zu seyn pflegt? Ausserhalb solcher Stadt und an Oertern wo es wohlfeil ist, ist sie selten bekannt, und weiß also nicht, wo sie sich hinwenden soll. Sie läuft Gefahr, um ihr kleines Capital zu kommen, wenn sie es unterbringen will, und nicht genug Vorsicht zu brauchen weiß. Bringt sie es auch zu 5 p. C. unter, was soll sie mit 25 Rthlr. anfangen, wo Wohnung und Holz fast allein so viel kostet? Wenn aber eine solche Art von Hospital in einer wohlfeilen Gegend angelegt würde, wo Holz, Fische und Getreide wohlfeil sind; so würde sie für 50 Thlr. ganz füglich können unterhalten werden. Wir wollen setzen, daß sie 50 Jahr alt wäre; so würde sie sich nach der ein und dreyßigsten Tabelle für 1158 Livres eine Leibrente von 100 Livres oder ohngefähr 25 Thlr. erkaufen. Für eine Rente von 200 L. oder ohngefähr $52\frac{1}{2}$ Thalern würde sie das doppelte bezahlen müssen, nemlich 2316 L. oder meist 607 Thlr. Durch die Regel de Tri kann man leicht finden, wie viel zu geben ist, wenn alles zusammen 40, 60 und mehr Thlr. kosten sollte. Ist sie älter als 50 Jahre, so kostet es weniger, mehr aber, wenn sie jünger ist. Wenn ein solches Haus in einer Provinz ist, wo 6 p. C. üblich sind, so kostet es auch weniger, wie aus eben der Tabelle zu ersehen, mehr aber, wo das empfangene Capital nur zu 4 p. C. genutzt werden kann. Ich sollte glauben, wenn eine solche Einrichtung einem Landesherrn vorgeschlagen würde; so würde er sich willig finden lassen, ein solches Haus zum Besten der Wittwen und auch der Waisen seiner Bedienten an einem wohlfeilen Ort

 nicht

nicht nur aufbauen zu lassen, sondern ihnen auch Freyheit von allen Abgaben, freyes Holz, nebst einem Platz zum Garten, worin jede Person ihren hinlänglichen Raum und etwas Wiesen hätte, damit auf eine jede eine Kuh gehalten werden könnte, zu bewilligen. Dieses würde eine grosse Ermunterung zur Treue seyn, und den Mann von vielen Sorgen entledigen. Wenn andere Wittwen sich einkaufen wollten; so könnte etwas mehr für diese königliche Wohlthaten gerechnet werden. Wenn sodann noch gesorgt würde, daß dergleichen Wittwen eine ihren vorigen Umständen und Kräften gemäße Arbeit mit Nähen, Spinnen, mit dem Seidenbau und dergleichen, verschafft würde; so könnten sie sich auch ihre Kleidung damit verdienen. Doch kann auch von einem Particuliere dergleichen unternommen werden.

§. 512.

Es kommen auch noch bey den Leibrenten andere Fälle vor, die durch diese Tabellen aufgelöset werden können.

Herr Deparcieux setzt den Fall, daß ein Herr im Jahr 1728 seinem Bedienten, der 46 Jahr alt gewesen, eine Leibrente von 100 L. jährlich vermacht habe. Aus der ein und dreißigsten Tabelle ist zu sehen, daß eine solche Rente im sechs und vierzigsten Jahre mit 1243 L. müsse erkauft werden. Es ist also eben so, als wenn er ihm dieses Capital geschenkt hätte. Wenn aber im Jahr 1745 der Erbe, der die 100 L. zahlen muß, mit dem Bedienten einig wird, ihm dieses Vermächtniß oder Rente auf die übrige Zeit abzukaufen; so frägt es sich, was muß er ihm an Capital dafür geben? Eben so viel, als der Bediente selbst bezahlen müßte, wenn er sich in solchem Alter, das er nun hat, eine Leibrente von

von 100 L. erkaufen wollte. Im Jahr 1745 ist der Bediente 63 Jahre alt. Im drey und sechszigsten Jahre müßte er aber nach der ein und dreyßigsten Tabelle 843 Livres bezahlen. Eben so viel muß also auch der Erbe ihm dafür entrichten.

Es kann der Fall auch bey dem vorgedachten Hause vorfallen, daß eine Person, die sich in die Kost gekauft hat, wiederum herauswill, da denn auf eben die Weise würde verfahren werden. Wenn sie 10 Jahre in demselben gewesen wäre, und sie wollte im funfzigsten Jahre wieder heraus; so würde ihr dasjenige wieder gegeben werden müssen, was die stipulirte Rente im funfzigten Jahre kosten würde.

§. 513.

Es hat auch Herr Deparcieux*) gezeigt, wie man zu verfahren hat, wenn man die Rente auf das Leben zweyer oder dreyer Menschen zugleich bestimmen will. Z. E. Mann und Frau, 2 Geschwister oder Freunde können auf sich zusammen eine Leibrente kaufen, dergestalt, daß nach dem Tode des einen der Ueberlebende beyde Renten in der noch übrigen Zeit seines Lebens allein genießen könne. Hiebey aber wird als nothwendig erfordert, daß beyde von gleichem, oder doch nicht sehr verschiedenem Alter seyn müssen. Diese Renten geben zwar nicht so viel Hoffnung zum Gewinn als die Tontinen, sie haben aber doch etwas sehr gefälliges für die Gesellschaft. Sie halten ein gewisses Mittel zwischen den blossen Leibrenten und den Leibrenten der Tontine. Zu derselben Bestimmung wird also geschlossen:

Man setze, daß zwey Personen, beyde von 32 Jahr alt, auf sich beyderseits Leibrenten kaufen wollen; so erhellet

*) Essay &c. p. 124.

hellet aus der Ordnung der sterbenden Tontiniten (Tab. 26.), daß im sieben und sechszigsten Jahre noch eine am Leben seyn müsse. Wenn diese Person von 67 Jahren eine Leibrente kaufen wollte, so müßte sie so viel bezahlen, als wenn sie noch 9 Jahre, oder in allem 76 Jahre leben würde. Wenn man davon 32 Jahre abzieht, so bleiben 44 Jahre übrig. So viele Jahre muß also diese gesellschaftliche Rente von beyden bezahlt werden. Es ist also eben so anzusehen, als wenn beyde ihr Geld liehen, um in 44 gleichen Zahlungen oder Jahren Capital und Zinsen wieder zu erhalten. Nach der dreyßigsten Tabelle bekommen sie also jährlich von 100 L. zu 5 p. C. 5 L. 13 S. 3 D. Will man wissen, wie viel man geben muß, um eine Rente auf das Leben dreyer Personen, 20 Jahr alt, zusammen zu kaufen; so nimmt man von der Zahl derer, die 20 Jahr alt sind, den dritten Theil (Tab. 26.). Dieses Drittel sind 271. Diese Zahl findet sich bey dem zwey und siebenzigsten Jahre, das ist, von den 3 Personen, so 20 Jahr alt gewesen, ist noch eine im Alter von 72 Jahren am Leben. Eine Person aber von 72 Jahren, die eine Leibrente kaufen will, muß noch für 7 Jahre bezahlen, und dieses bringt zu dem Alter von 79 Jahren. Hievon 20 Jahre abgezogen, bleiben noch 59 übrig. Dieses ist also die Zahl der Jahre, bis dahin die Rente auf das Leben dreyer Personen von allen dreyen bezahlt werden muß. Auf eben die Weise können 4, 5, 6 und mehr Personen in Compagnie treten, und auf sich Renten kaufen, so daß der letzte alle Renten zusammen bis an sein Ende genießt. Es ist nicht zu leugnen, daß diese Gesellschaft viel reizendes haben würde. Wahr ist es, die Rente wird etwas kleiner, aber zuletzt genießt einer beyde oder drey und mehrere zusammen. Wenn also Eltern mehrere Kinder haben, zwey zwischen 0 und 5 Jahren, drey zwischen 5 und 10 Jahren, zwey zwischen 10 und

15 Jahren; so können sie betrachtet werden, als wenn die ersten $2\frac{1}{2}$, die andern $7\frac{1}{2}$, die letztern $12\frac{1}{2}$ Jahr alt wären, und so kann ein Vater machen, daß der letzte es gut habe in seinem Alter. Jedoch scheinet eine einfache Tontine diesen Zweck noch besser zu erreichen, weil die Rente viel größer werden kann; überdem ist sie auch ungekünstelter, und beruht in gewisserer Erfahrung.

§. 514.

Ich will zum Beschluß noch etwas von der Moralität dieser Renten hinzufügen. Ich schließe aus der Rechtfertigung der Sache, die man bey dem Herrn Deparcieux findet, daß sie in Frankreich muß angegriffen und für sündlich erklärt worden seyn. Es scheint, daß man sie mit Hazardspielen müsse zusammen gesetzt haben. Er gesteht, daß man sie Spiele oder Lotterien nennen könne, wo man wettet, wer länger als der andere leben werde, wobey der Verkäufer der Rente der Depositarius von dem aufs Spiel gesetzten Gelde ist, welcher den Spielern die Rechnung führet, und den Gewinst auszahlet. Allein bey diesem Spiel gewinnet der nichts, der gleichsam die Banke hält, er lebt auch nicht auf Unkosten der Spieler, sondern er nimmt sogar die Last auf sich, die Unkosten zu bezahlen, u. s. w. In der That ist nicht einzusehen, wie man die Sache tadeln oder für sündlich erklären könne. Ein bemittelter Mann legt einen Theil seines Vermögens an Renten, um für sich oder die Seinen einen erlaubten Vortheil zu erhalten. Wer den hunderten, funfzigsten oder dreyßigsten Theil, oder wenn einer, der 10000 Rthlr. im Vermögen hat, 100 oder 200 Rthlr. in eine Tontine setzt, und zwar auf Gewinn oder Verlust, oder wenn er den zehnten oder gar fünften Theil auf seine Kinder bey Lebzeiten in Renten vertheilet, und auf die

Weise

Weise einsetzt, ohne sich selbst dadurch zu schaden; wird wol jemand daraus etwas sündliches erzwingen können? Alles Spiel wird sündlich, wenn es so beschaffen ist, daß es die Leidenschaften eines Menschen, sonderlich eines jungen Menschen, bey dem der Zunder wegen der Lebhaftigkeit desto leichter Feuer fängt, erregen und leicht in Flammen setzen, besonders zum Verdruß, zum Zorn, zum Geiz, Habsucht und dergleichen Affecten leicht bringen kann. Das Spiel ist und wird sündlich, wenn das dabey vorgegebene Vergnügen einen Menschen verleitet, die Zeit, so er andern Menschen schuldig ist, dabey zu verschwenden, und endlich, wenn es den Menschen so fesselt, daß er Geld auf das Spiel setzet, dessen er zur andern Nothdurft gebraucht, dadurch er sich wol gar ruiniret, oder das andern gehöret, daß also mit dem Spiel gar ein förmlicher Diebstahl oder doch eine grobe Verletzung sein selbst verknüpft ist. Die Erfahrung lehret es, welche Pest das Spielen für junge Leute ist, und wie viele durch diese verfluchungswürdige Sucht auf Abwege gerathen, und gar in die Grube des zeitlichen Verderbens gestürzt werden. Die Erfahrung lehret es, daß der Ehrgeiz sich oft darin mischet, und nicht nur die besten Freunde, Brüder und Ehegatten entzweyet, sondern wol gar bis zur Wuth ausbricht, woraus Mord und Todschlag entstehet. Die grossen Hazardspiele sind insonderheit fruchtbare Quellen aller dieser schädlichen und schrecklichen Folgen, daher die Weisheit der Regenten es allerdings erfordert, dergleichen ungerechte, verführerische, diebische und mit solchen schrecklichen Folgen begleitete Spiele zu verbieten, und den Staat vor solchen Tyrannen zu bewahren, die so viele von der leichtsinnigen Jugend in die unseligste Sclaverey stürzen, blenden, und bis zur Raserey bringen können. Es sollten aber dergleichen Spiele nicht nur in Privathäusern, sondern auch bey allen öffentlichen Versammlungen,

Assem-

Assembleen, Redouten, bey Hofe und überhaupt, auf das allerschärfste verboten werden; es müßten auch die härtesten Strafen, nicht nur Confiscation der Spielgelder, sondern auch Gefängnißstrafe, Degradation und wol gar Infamie, damit verbunden und von der Strenge des Gesetzes und der Strafen niemals und in keiner Absicht etwas nachgelassen werden. Durch solche Strenge hat Ludewig XIV. den Mordgeist aus Frankreich verbannet, und die sonst unter seiner Nation so sehr gemeinen Duelle gänzlich unterdrückt. Die grossen Geld- und Hazardspiele sind eben solche Feinde des Staats, und verdienen eben die Schärfe; und billig sollten auch alle öffentliche Spielhäuser gänzlich aufgehoben werden, weil sie in einer Republik der Weg zum Verderben der Sitten und der Jugend sind, die dadurch allmählig in die Schlingen hinein geräth, und von den Affecten gefesselt wird. Vom kleinen fängt man an, bey grossem hört man auf. Dieses alles sind Sachen der Erfahrung. Philosophie und Politik stimmen hierin mit dem Christenthum völlig überein. Wer das Wohl seiner Mitbürger und seiner Unterthanen liebt, kann nicht anders denken: daher auch die Strenge, womit die Republik Venedig im Jahr 1774 dergleichen Spiele ausgerottet hat, lobenswürdig ist.

Will man nun aber diesen Handel mit Renten im weitläuftigen Verstande ein Spiel nennen, so glaube ich nicht, daß man das geringste von allem, was ein Spiel sündlich machen kann, dabey zeigen könne, daher sie folglich von allen dergleichen Beschuldigungen frey zu sprechen sind.

Es hat auch der gelehrte Herr Professor Hanow*) zu Danzig vor einiger Zeit eine gründliche Dis-

*) Mich. Christoph. Hanovii opusculorum pars I, editore Jo. Dan. Titio. Halae Magdeb. 1761. pag. 244.

Dissertation von der Moralität der Tontinen und Leibrenten geschrieben, die der berühmte Herr Professor Titius zu Wittenberg mit andern kleinen Abhandlungen hat zusammen drucken lassen, worin die Tontinen von allen Seiten betrachtet werden. Es wird darin gezeigt, wie ein Staat durch allzu hohe Zinsen Schaden leiden, und der Käufer einer Rente sich in Unglück bringen könne, wenn er unbesonnen sein ganzes Vermögen hazardiren wollte. Uebrigens aber wird dieser Handel gegen alle ungegründete Anschuldigungen gerettet, und nicht nur als billig und nützlich, sondern auch als nöthig in grossen Bedürfnissen des Staats angepriesen. Ich finde auch von ihm Marpergers montes pietatis, die zu Leipzig 1715 herausgekommen, angeführt, die vieles zu enthalten scheinen, was zur Geschichte einiger errichteten Tontinen, derselben Einrichtung und Privilegien, auch denen dabey im ersten Anfang vorgefallenen Fehlern gehöret. Ich kann mich aber hiebey nicht weiter aufhalten, da ich glaube, daß diese hier nach Anleitung des Herrn Deparcieux mitgetheilte Begriffe die ganze Sache in ein hinlängliches Licht setzen können.

§. 515.

Der einzigen von dem Herrn Prof. Hanow eingeschalteten Frage will ich nur noch zum Beschluß gedenken, ob nemlich der Staat in einer wichtigen Bedürfniß, im Kriege, oder auch, um ein Capital zum Besten des Vaterlandes zu bekommen, seine Unterthanen, sonderlich die Bemittelten, zwingen könne, Leibrenten zu kaufen, oder in eine Tontine ein proportionirliches Quantum auf sich oder auf anderer Leben einzusetzen? Man setze den Fall eines Krieges, da der Fürst zur Beschützung des Vaterlandes Geld braucht.

Hier

Hier ist kein Zweifel, daß die Frage zu bejahen sey. Ein Fürst ist berechtigt, in solchen Fällen von seinen Unterthanen ausserordentliche Contributionen durch Kopfsteuer oder auf andere Weise zu fordern, ohne daß er nöthig hat, ihnen die Wiedererstattung zu versprechen. Dieses Recht des Staats gründet sich in der Erhaltung des eigenen Wohls und seines Vaterlandes, wozu sich ein Land verpflichtet hat. Und ist der Unterthan verbunden, mit Aufopferung seines eigenen Lebens das Vaterland zu beschützen, und im Nothfall die Waffen zu tragen; wie vielmehr ist er also verbunden, dem Vaterlande mit seinem Gute, so geringer als das Blut ist, zu Hülfe zu kommen, ohne eine Wiedervergeltung zu fordern? Die Pflicht der bürgerlichen Gesellschaft kann von uns Gut und Blut fordern, und wenn die Staatsverfassung auch noch so frey und republicanisch ist. Davon kann uns nichts freysprechen. Wenn aber nun ein Krieg führender Landesherr so väterlich gegen seine Kinder gesinnet ist, daß er den Theil des ihm gegebenen Guts allmählig nicht nur an sich, sondern sogar mit desselben Früchten oder Zinsen, die sie mittlerweile davon hätten haben können, wiedergeben will: kann man da wol zweifeln, ob es recht sey, die dennoch unerkenntliche und widerspenstige Gemüther zum Beytrage durch dienliche Mittel anzuhalten? Diese Art, ein ansehnliches Capital durch Zinsen bald zusammen zu bringen, hat zwar an sich so viel reizendes, daß kein Zwang dabey nöthig zu seyn scheint. Die Erfahrung lehret es ja genugsam, daß viele Deutsche sich in auswärtigen Gesellschaften, in **Holland**, **Engelland** und **Frankreich**, Renten kaufen. Da aber die Unwissenheit, oder auch wol der Geist der Verleumdung und Bosheit die besten Absichten des Staats durch erweckte Vorurtheile und ungegründete Besorgnisse anschwärzen, und die Freywilligkeit im Bey-

trag

trag zu einem solchen Anlehn hindern oder aufhalten kann; so sind alsdann nicht nur Zwangsmittel erlaubt, sondern auch nothwendig. In wie vielen, ja unzähligen andern Fällen muß nicht das allgemeine Gute durch die Strenge der Gesetze erhalten werden? Zu denen oben angeführten Gründen kommt noch hinzu, daß durch dieses schöne Hülfsmittel einer Tontine das Land und sonderlich der ärmere Theil, welcher gewiß allezeit ¾ des Volks ausmacht, von der an sich so beschwerlichen Last der Contribution befreyet wird, deren Regulirung ohnedem mit so vielen Unsicherheiten verbunden ist. Die Erfahrung hat es zu allen Zeiten gelehret, daß nichts schwerer sey, als gewisse Principia auszufinden, wodurch der Beytrag dergestalt zu proportioniren, daß keinem zu nahe geschehe, und die Gerechtigkeit nicht verletzet werde. Durch ein solches Anlehn bleibt der Arme ganz verschont, der mittlere Stand und die Reichen übernehmen den Beytrag allein. Der vernünftigere Theil giebt freywillig und mit Freuden, wegen der Hoffnung des Gewinstes; der finstere, der allezeit unzufriedene, der furchtsame und geizige Theil muß es thun, und kann sich dem Vaterlande nicht entziehen, hat auch keinen Grund zur Beschwerde, da er Capital und Zinsen wieder erhält, und bey einer Tontine vielfach wieder zu erhalten Hoffnung hat.

Da aber Auswärtige bey Tontinen sich gern einzukaufen pflegen; so ist es allezeit besser, wenn die Sache ohne Zwang kann zu Stande gebracht werden. Für selbige kann aber doch auch noch ein anderes Reizungsmittel gebraucht werden, wenn ihnen nemlich ein pro Cent mehr, als den Einheimischen gegeben wird. Doch genug hievon.

§. 516.

§. 516.

Von denen in Frankreich bisher errichteten Leibrenten will ich noch etwas hinzufügen. In der im Jahr 1744 errichteten Leibrentengesellschaft, die theils aus blossen Leibrenten, theils aus Leibrenten in einer einfachen Tontine bestand, war die Einrichtung folgendermaßen gemacht:

I. In einer Tontine.

	Classe	Zahl der Actien, jede zu 300 Livres	Jährl. Rente von jeder Actie in Livres	Jährliche Ausgabe in Renten	Das macht jährlich von hundert
von 0—5 J.	2	600	20	12000	$6\frac{2}{3}$
5—10	3	900	21	18900	7
10—20	4	1200	22	26400	$7\frac{1}{2}$
20—25	5	1500	23	34500	$7\frac{2}{3}$
25—30	6	1800	24	43200	
30—35	8	2400	25	60000	$8\frac{1}{3}$
35—36	9	2700	27	72900	9
36—40	10	3000	29	87000	$9\frac{1}{3}$
40—45	11	3300	30	99000	10
45—50	12	3600	31	111600	$10\frac{1}{3}$
50—55	10	3000	32	96000	$10\frac{2}{3}$
55—60	7	2100	34	71400	$11\frac{1}{3}$
60—65	6	1800	36	64800	12
65—70	4	1200	37	44400	$12\frac{1}{3}$
70 und drüber	3	900	39	35100	13
Summe der Actien		30000		877200	
Capitalien		9000000			

II. In blossen Leibrenten.

	Classe.	Summe des Capitals, so in jeder Classe auf- und angenommen wird.	Zinsen sind gerechnet zum Pfenning	oder p. C.	Summe der Zinsen in Livres.
v. 1 — 10	1	156000	13 —	$7\frac{10}{13}$ p. C.	12000
10 — 20	2	216000	12 —	$8\frac{1}{3}$	18000
20 — 30	3	770000	11 —	$9\frac{1}{11}$	70000
30 — 40	4	1600000	10 —	10	160000
40 — 50	5	1350000	9 —	$11\frac{1}{9}$	150000
50 — 60	6	340000	$8\frac{1}{2}$ —	$11\frac{13}{17}$	40000
60 — 70	7	144000	8 —	$12\frac{1}{2}$	18000
70 und drüber	8	84000	7 —	$14\frac{2}{7}$	12000
		4660000			480000
		9000000			877200
Summe des Anl.		13660000	Summe der Zinsen	—	1357200

Der König hatte in allem 1,357200 Livres von seinen Einkünften zur Hypothek gesetzt, und damit ein Anlehn von 13 Millionen und 660000 Livres negotiiret. Und zwar waren 480000 Livres zu bloßen Leibrenten, und 877200 L. zu den Leibrenten in einer Tontine bestimmt. Diese Renten wurden alle halbe Jahre ausgezahlt, und sind gegen alle Ansprüche, Abgaben und Bekümmerungen völlig gesichert. Um die mittlere Zeit des menschlichen Alters sind mehr Classen geordnet, weil um selbige Zeit die Zahl der Käufer am größten ist, da ein jeder über sein Vermögen disponiren kann.

Die Hauptsache, warum ich dieses anführe, ist nicht sowol, um ein Muster zu geben, weil die Einrichtung ein jeder machen kann, wie er will, sondern nur, um die hohen Zinsen daraus zu erkennen, welche Frankreich an die Käufer der Renten giebt. Um sich davon zu überzeugen, so darf man sie nur mit den Rechnungen des

des Herrn Deparcieux vergleichen. Ich will nur einige Jahre hersetzen.

Eine Actie von 300 Livres soll jährlich an Leibrenten empfangen

	nach der Pariser Tontine vom J. 1744	nach des Herrn Deparcieux Bestimmung in der 34sten Tabelle								
		zum 20. Pf. oder 5 p. C.			zunt 18. Pf. oder $5\frac{5}{9}$ p. C.			zum 16. Pf. oder $6\frac{1}{4}$ p. C.		
		L.	S.	D.	L.	S.	D.	L.	S.	D.
von 0 — 5 J.	20 L.	— 15	3	9	16	16	6	18	16	6
5 — 10	— 21	— 15	4	9	16	17		18	17	3
30 — 35	— 25	— 15	17		17	6	9	19	5	
40 — 45	— 30	— 16	8	6	17	17		19	14	
60 — 65	— 36	— 19	10	3	20	15		22	7	6
70 u. drüb.	39	— 24	1	6	25	4	3	26	13	9

Hieraus sieht man deutlich, daß zwar bis zum 10ten Jahre hin der Unterschied nicht so sehr groß sey, als er im 25sten und folgenden Jahren wird. Wenn man auch $6\frac{1}{4}$ p. C. rechnet, so ist doch der Abstand von einander sehr groß. Es müssen also 8, wo nicht mehr pro Cent zum Grunde dieser Berechnung gelegt seyn. Dieses ist aber eine schwere Last für den Staat. Entweder ist es geschehen aus Mangel der Einsicht in diese Arten der Rechnungen, da des Herrn Deparcieux schöne Schrift erst im Jahr 1746, also 2 Jahre nach der Creation dieser Renten, herausgekommen ist; oder der Staat muß es aus Noth thun, um die Käufer desto mehr aus fremden Ländern zu locken, die sich auch häufig finden, weil noch bis jetzt hierin ein unverbrüchlicher Glaube ist gehalten worden.

Im Jahr 1759 ward durch eine königl. Verordnung eine blosse Tontine errichtet, wozu der König 3 Millionen Livres versetzte. Zu 5 p. C. hätte er damit ein Anlehn von ohngefähr 40 Millionen Livres negotii-

 ren

ren können. Jede Actie ward zu 200 Livres gesetzt, es wurden nur 8 Classen gemacht, und es empfingen

die in der ersten Classe	von	0 — 10	Jahren	14 Livres
zweyten	—	10 — 20	—	15
dritten	—	20 — 30	—	16
vierten	—	30 — 40	—	18
fünften	—	40 — 50	—	20
sechsten	—	50 — 60	—	21
siebenten	—	60 — 70	—	22
achten	—	70 u. drüber	—	24

Die Zinsen sind von denen in der vorhergehenden Tontine wenig oder gar nicht unterschieden, wie ein jeder durch die Regel de Tri leicht finden kann. Der Staat leidet also eben so wie vorher durch den hohen Zins, die Käufer aber verlieren dabey zum Theil, weil die Alter für jede Classe zu groß angenommen sind, wie schon oben (§. 501.) erwiesen ist. Z. E. die, so 10 Jahr und 1 Monat alt sind, kommen mit denen von 19 Jahren und 11 Monaten in eine Classe, haben also 9 Jahre und 10 Monate mehr zu leben Hoffnung, als die letztern: folglich können letztere sich fast gar keine Rechnung machen, daß sie die letzten in der Classe seyn, und den gehofften Gewinn erlangen werden. Die Unbilligkeit liegt also klar vor Augen, und ich kann nicht begreifen, warum die Directeurs dieser Tontine nicht der Anweisung des Herrn Deparcieux gefolgt sind, die auf erweislichen Sätzen beruhet, und dabey der König und die Renteniers am besten fahren. So schwer hält es, sein System zu verlassen, und guten Rath anzunehmen! Vielleicht sind die Directeurs selbst Käufer vieler Actien, und dann gefallen ihnen viele pro Cente freylich besser, als wenigere.

Im Jahr 1758 im November wurden durch ein königl. Edict für 3 Millionen und 600000 Livres, so der König dazu jährlich ausgesetzt hatte, blosse Leibrenten negotiiret, worin die vorigen Plans geändert und etwas versteckt wurden. Diese Leibrenten wurden nur in 6 Classen vertheilt, und zwar dergestalt, daß für tausend Livres Capital und Kaufgeld die

in der ersten Classe	von 0 bis 50 Jahr	voll	100	Livres em-
zweyten —	51 — 55	—	105	pfangen.
dritten —	56 — 60	—	110	
vierten —	61 — 65	—	120	
fünften —	66 — 70	—	130	
sechsten —	71 u. drüber	—	140	

Anbey ward auch freygegeben, daß man eine Leibrente auf 2 Köpfe zusammen nehmen könnte, und zwar ohne Unterschied des Alters oder der Classen; eine solche doppelte Rente ward aber nur überhaupt anf 80 Livres von Tausend, oder 8 pro Cent, ein für allemal festgesetzt. Ein Mann von 50 Jahren konnte also auf sich und seine Frau von 20 Jahren zusammen eine solche Rente kaufen, und obschon nicht dabey ausdrücklich die Erklärung hinzugefügt ist, daß der überlebende Theil die ganze Rente der 80 L. allein nach des andern Tode bekommen sollte; so versteht es sich doch von selbst. Die Anweisung zu dergleichen doppelten Renten hat Herr Deparcieux auch gegeben.

Sonst sieht man aber, daß diese Einrichtung zwar künstlicher, dem Staat aber eben so beschwerlich wegen der hohen Zinsen sey. In dergleichen wichtigen Dingen ist aber die Einfalt allezeit besser, und erweckt mehr Zutrauen. Sobald die Gründe, nach welchen die Einrichtung gemacht ist, schwerer zu entdecken sind, so erweckt es bey dem Publico Verdacht, als wenn ein Betrug darunter verborgen liege, ohnerachtet Frankreich hierin noch allemal mehr zum Vortheil der Käufer der Renten, als des Verkäufers oder des Königs die Einrichtung gemacht hat.

Vier und zwanzigstes Capitel.

Von der Ordnung der Sterbenden nach den verschiedenen Krankheiten, wie auch nach den Jahreszeiten.

Inhalt.

§. 517.

Da im vorhergehenden die große Ordnung im Tode in Absicht auf das Alter, und überhaupt auch auf die Zahl der Lebenden erwiesen ist (Cap. 22): so läßt sich daher schon zum voraus der Schluß machen, daß in den Krankheiten sich gleichfalls eine Ordnung finden müsse. Wenn sie sich in den Ursachen nicht fände, so könnte sie auch nicht in den Wirkungen seyn. Diese Ordnung in den Ursachen des Todes ist nicht weniger rührend und bewundernswürdig, als die übrigen bisher erklärten Ordnungen.

Es wird hier erwiesen werden, daß die Sterbenden in Ansehung der Krankheiten, woran sie sterben, in gewisse Classen abgetheilet sind. Eine gewisse Anzahl ist für die Convulsionen, Zahnkrankheiten und Pocken bestimmt, den Fiebern ist eine andere bestimmte Zahl angewiesen, die Schwindsuchten und Auszehrungen, die Wassersucht, die Schlagflüsse u. s. w. haben einen andern abgemessenen Beytrag zum Tode. Jede Krankheit hat gleichsam ihre festgesetzte Ablieferung zum Grabe. Wer sollte sich dieses als möglich vorstellen,

 und

und wer hat wol vormals an die Möglichkeit gedacht? Sonst müßte man vorlängst diese Ordnung gekannt haben.

Man betrachte die vielfachen zufälligen Ursachen der Krankheiten, und überlege es sodann, ob man sich wol dabey eine Ordnung vorstellen sollte? Z. E. wie vielerley sind nicht die Ursachen der Fieber, Erhitzungen, Erkältungen, Uebermaaß im Essen und Trinken, eine allzufeuchte und naßkalte Witterung, eine mit schädlichen Dünsten angefüllte Luft, und dergleichen? Wer sollte es für möglich halten, daß alle diese verschiedene Ursachen in dem Maaße und Proportion wirken sollten, nicht mehr, nicht weniger, daß beständig nach Mittelzahlen von vielen Jahren unter 1000 Sterbenden 170 Personen durch die Fieber dem Tode sollten überliefert werden?

Es ist wahr, daß gewisse Krankheiten zuweilen epidemisch und ansteckend werden, dahin vornehmlich die Fieber, die Pocken und die Dissenterien gehören; wenn man aber dergleichen irregulaire Jahre mit den ordinairen, deren viel mehrere sind, zusammenrechnet, und eine gute Mittelzahl daraus nimmt; so findet sich alsdann das Maaß der Todten, welches eine Krankheit anfüllet.

§. 518.

Ob ich schon diese Ordnung nachher erweisen werde: so gestehe ich doch zum voraus, daß wir noch nicht die wahre Ordnung der Natur erweisen können. Diese wird man erst durch vieljährige Verzeichnisse der Krankheiten vom Lande und von verschiedenen ganzen Provinzen näher kennen lernen. Unter den Landleuten ist ohnstreitig die Lebensart der Erhaltung der Gesundheit und des Lebens vergleichungsweise am gemässesten. Hier

könnte

könnte man am ersten die Krankheiten kennen lernen, welche aus der Einrichtung des ganzen Baues unsers Cörpers, das ist, aus der Natur desselben, entstehen, und man könnte auf die Weise das Maaß, in welchem sie zum Absterben des menschlichen Geschlechts beytragen, eher bestimmen. In Städten, zumal in reichen und großen, wo man unordlicher lebet, hat der verderbte Wille und die Unordnung der Begierden einen allzu großen Einfluß und Antheil an den Kranheiten, dadurch die Ursachen des Todes sehr vermehret werden. Allein es fehlet noch zur Zeit gänzlich an solchen Verzeichnissen vom Lande und ganzen Provinzen. Wir müssen uns daher mit den Listen von großen Städten, vornehmlich von London, begnügen. Man kann folglich die daraus hergeleitete Ordnung nicht anders als eine vermischte betrachten. Man wird vielleicht nicht unrichtig schließen, wie hoch jede Krankheit steigen könne, wenn zu den natürlichen Ursachen die allergrößte Unordnung hinzukommt. Es ist im vorhergehenden Capitel (§. 445.) erwiesen worden, daß in London die Sterblichkeit unter Personen vom 20sten bis zum 50sten Jahre viel größer sey, als in andern Städten und auf dem Lande. Die Ursache hievon liegt zunächst in den häufigeren Krankheiten. Es müssen also gewisse Krankheiten unter den Einwohnern in London, durch der Einwohner dieser Stadt selbsteigene Schuld und Ausschweifungen, so viel häufiger seyn, als anderswo. Vielleicht würden unter 1000 Sterbenden statt 170 nicht 100 oder 120 seyn, so durch die Fieber hinweggenommen werden. Jedoch es läßt sich hierin noch nicht der Unterschied genau zeigen, und eine Vergleichung mit Zuverlässigkeit anstellen. Wir wollen also anjetzt auch nur von denen Verzeichnissen, so gut als möglich, einen Gebrauch machen, und wenigstens die Verhältnisse und Grade der Krankheiten unter Einwohnern in einer durch die steten Dämpfe der Steinkohlen *) sehr ungesunden, und durch die moralischen Unordnungen noch ungesunder gemachten Stadt zu zeigen suchen.

§. 519.

Ich will zu dem Ende eine 73jährige, und dann auch eine 30jährige Liste der Gestorbenen in London mittheilen.

Mittelzahlen der in 73 Jahren in London Gestorbenen nach den Hauptkrankheiten.

Krankheiten.	1675 : 1684 10 J.	1685 : 1694 10 J.	1695 : 1707 10 J.	1708 : 1717 10 J.	1718 : 1727 10 J.	1728 : 1737 10 J.	1738 : 1747 10 J.	1748 : 1750 3 J.
Unzeit. Geb.	99	833	667	678	765	622	558	557
Convulsion.	2877	4115	5472	6353	7568	8025	7038	5971
Zähnkrankh.	1093	1291	1299	1187	1781	1464	1304	1106
Kinderpokk.	1738	1651	911	2051	2376	2155	1891	1881
Masern :	65	22	81	110	205	150	197	142
Kopfkrankh. bey Kind.	505	358	421	281	324	219	219	176
Husten :	48	47	55	60	100	107	128	101
Schwämme	100	47	43	77	100	83	140	134
Coliken :	3047	2318	1206	825	953	456	232	193
Wassersucht	1265	1327	1283	1080	1305	1266	1229	1032
Podagra :	21	18	42	43	75	68	74	62
Steinschm.	66	59	51	58	63	51	41	43
Auszehrung	3525	3751	3329	3257	3945	4682	5264	5210
ven. Krankheit	97	85	56	72	83	111	99	73
Fieber :	2892	3876	3070	3469	3723	3810	4271	4289
Pleurisie :	18	13	29	33	35	57	48	48
Kropf u. Geschwüre :	409	439	306	253	220	189	158	118
im Kindbette	300	276	239	231	268	247	219	208
Schlagfluß	115	124	147	184	235	247	264	319
Schlafsucht	80	70	82	151	257	273	338	312
vom Alter	1109	1314	1483	1926	2359	2003	2112	2002
Allerley zufällige Unglücksfälle	325	335	277	258	344	429	415	380
Mittelzahl aller Gestorb.	20695	22379	20555	22648	27095	26725	26247	24370

Un=

*) Shorts new observ. in der Vorrede.

Unter tausend Todten sind demnach verstorben

an Krankheiten	1675-1684 10 J.	1685-1694 10 J.	1695-1707 10 J.	1708-1717 19 J.	1718-1727 10 J.	1728-1737 10 J.	1738-1747 10 J.	1748-1750 3 J.
Unzeit. Geb.	47,8	37,1	32,4	29,9	28,2	23,2	21,2	22,8
Convulsion.	139	183,8	266,2	280,8	279,3	300,2	268,1	245
Zähnkrankh.	52,8	57,6	63,1	52,4	65,7	54,7	49,6	45,4
Kinderpokk.	83,9	73,8	44,3	90,5	87,6	80,6	72	77,1
Masern	3,1	0,9	3,9	4,8	7,5	5,6	7,1	5,3
Kopfkrankh. bey Kind.	24,4	15,9	20,4	12,4	11,9	8,1	8,3	7,2
Husten	2,3	2,1	2,6	2,6	3,6	4	4,8	4
Schwämme	4,8	2,1	2	3,3	3,6	3,1	5,3	5,4
Coliken	147,2	103,5	58,6	36,4	35,1	17	8,5	7,9
Wassersucht	61,1	59,2	62,4	47,6	48,1	47,3	46,5	42,3
Podagra	1	0,9	2	1,8	2,7	2,5	2,8	2,5
Steinschm.	3,1	2,6	2,4	2,5	2,3	1,9	1,8	1,7
Auszehrung	170,3	167,6	161,9	143,8	145,5	175,2	200,5	213,7
ven. Krankh.	4,6	3,7	2,7	3,1	3	4,1	3,7	2,9
Fieber	139,7	173,1	147,3	153,1	137,4	142,8	162,7	175,9
Pleurisie	0,8	0,5	1,4	1,4	1,2	2,1	1,8	1
Kropf u. Geschwüre	19,7	19,6	14,8	11,1	8,1	7	6	4,8
im Kindbet.	14,4	12,3	11,6	10,1	9,8	9,2	8,3	8,5
Schlagfluß	5,5	5,5	7,1	8,1	8,6	9,2	0	13
Schlafsucht	3,8	3,1	3,9	6,0	9,4	10	12,8	12,8
Altershalb.	53,5	58,7	72,1	85	87	74,9	10,4	82,1
Unglücksf.	15,7	14,9	13,4	11,3	12,6	16	15,8	15
Totale	998,5	998,4	998,5	998,3	998,2	998,8	998,7	998,3

Anmerk. 1. Dies ist die erste Tabelle aus des Herrn Corbyn Morris observations on the past growth and present state of the city of London, so 1751 in Folio daselbst herausgekommen, und aus dessen drey letzten Tabellen genommen ist, die ich nachher auf tausend reducirt habe. Ich habe aber dieses Verzeichniß darin geändert, daß ich die Kinderkrankheiten meistens beysammen gesetzt, und allezeit zehn Jahre zusammen genommen. Die bey Berechnung der einzelnen Krankheiten weggelassene Brüche machen, daß die Mittelzahlen aller Gestorbenen etwas größer sind, als die Summen der an Krankheiten Gestorbenen herauskommen würden.

2. Es hat derselbe die Zahl der Rubriken verringert, und viele Krankheiten unter einen Namen gebracht. Z. E. Zur Colik rechnet er alle Krankheiten der Gedärme, Durchlauf, Blutfluß, Bluten, Erbrechen; zur Auszehrung

zehrung oder Consumtion die Schwindsucht, Hectic, Gelbesucht, Diabets und fallende Sucht; zur Wassersucht alles Schwellen, Verstopfung des Magens; zu dem king's evil oder zu dem Kropf rechnet er die Krätze, den Aussatz, die Rose und alle Arten von Geschwüren der Drüsen: zu den Fiebern zählet er die Fieber an sich, Calentures oder eine hitzige Krankheit der Seefahrer, Inflammation, die Bräune, und dergleichen. Hier wundert es mich, daß er die Pleurisien nicht dazu gerechnet. Zu dem Podagra, englisch gout, zählet er die sciatic, Rheumatismus und dergleichen. Head mold shod, so ich Kropfkrankheiten der Kinder genannt, begreift in sich, wenn die suturæ cranii nicht schließen wollen, hydrocephalum, rickets oder rachitis, oder von uns so genannte englische Krankheit, desgleichen Brüche und dergleichen. Unter der lethargie oder Schlafsucht fasset er zusammen, Erstickte im Fett, Kopfweh, (meagrom und head ach) alle hypochondrische und hysterische Zufälle, Wahnsinnige u. s. w. Zu den Pocken hat er auch purpuram und Fleckfieber gerechnet, die er wol eher zu den Fiebern hätte zählen sollen ꝛc. Da aber nicht allen mit diesem Zusammenziehen der Krankheiten möchte gedienet seyn, so will ich nachher noch ein genaueres Verzeichniß mittheilen, zuvor aber einige allgemeine Betrachtungen über die in dieser Tabelle enthaltene Krankheiten anstellen.

§. 520.

Man siehet aus der Tabelle, daß man die Krankheiten in drey Classen eintheilen könne, und zwar in die **mehrentheils beständigen**, in die **abnehmenden** und dann auch in die **zunehmenden**.

1) Zu den mehrentheils beständigen Krankheiten und Ursachen des Todes lassen sich zählen die Zähnkrankheiten, die Wassersucht, die Pleurisien, auch fast die ganze Classe der Fieber, die unglücklichen Zufälle und einige andere kleinere Krankheiten. Besonders halten die an den Zähnen Gestorbene eine genaue und beständige Proportion, so daß unter 1000 Todten mehrentheils

55 sind; oder sie sind $\frac{1}{18}$ des Ganzen. Unter 18 Todten ist allezeit ein Kind, so an den Zähnen gestorben.

2) Zu den abnehmenden Krankheiten gehören die Coliken, die Krankheiten der Kinder am Kopfe und von der unordentlichen Bildung der Hirnschale, die tödtlichen Zufälle der Kindbetterinnen, das Königsübel oder der Kropf; so wie sich auch die Zahl derer verringert hat, die entweder unzeitig zur Geburt gekommen, oder die bey der Geburt verwahrloset worden. Die an der Colik Gestorbenen sind von 170 bis auf 7 unter tausend Todten verringert worden; die Krankheiten der Drüsen von 19 bis auf 4, die in den Wochen Gestorbenen von 14 bis 8 u. s. w.

Läßt uns dieses nicht den Schluß machen, daß die Ursache dieser Abnahme in der gestiegenen Wissenschaft der Medicin und Chirurgie zu suchen sey? Kann die Ehre der Medicin nicht durch solchen Beweis gegen ihre Verächter, gegen die witzigen Spöttereyen eines seichten La Mettrie in seiner Penelope und gegen die gerettet werden, die deshalb das Kind mit dem Bade ausschütten, weil die Medicin nicht allmächtig ist, weil der Arzt nicht allen helfen kann, wenn zumal die Menschen lange Jahre an dem Ruin ihres Körpers gearbeitet, und ihn zur Herstellung unfähig gemacht haben?

3) Es sind endlich auch Krankheiten, welche stets zuzunehmen scheinen, und zwar durch der Menschen eigene Schuld. Dahin gehören die Convulsionen bey Kindern, die Auszehrungen und Schwindsuchten, die Schlagflüsse und Lethargie.

Die Convulsionen sind von 139 bis auf 250, ja bis auf 280 und 300 gestiegen. Dieses kann nicht wol davon hergeleitet werden, weil sie epidemisch werden könn-

könnten. Die Fieber sind es nebst den Pocken auch sehr oft. Man siehet aber, daß sie wieder zu einer ziemlichen Gleichheit kommen, wenn man eine Mittelzahl von 10 Jahren nimmt. Die convulsivische Zufälle bey Kindern sind in der Größe geblieben, zu der sie hinan gestiegen, ja es sterben jetzt fast noch einmal so viele daran, als vormals. Ich bin daher sehr geneigt, die Ursache dieses dem Staat so schädlichen Wachsthums in dem Wachsthum des Verderbens der Sitten zu suchen. Die ausschweifenden Lüste der Jugend erschöpfen die Kräfte, daher kommen schwache Kinder im Ehestande, deren Nerven nicht den Bau des Körpers hinlänglich unterstützen können, daß er also wie ein zarter Keim wieder vertrocknet und umfällt. Die Sache ist von Wichtigkeit. Man erschrickt, wenn man in voriger Tabelle sieht, daß unter einer Summe von 25 bis 26000 Todten sich allein 7 bis 8000 Kinder befinden, die an Convulsionen gestorben, und die meist $\frac{1}{3}$ von allen ausmachen, da vormals bey noch nicht so allgemeiner Frechheit und Geringschätzung des Lasters ohngefähr 4000 daran sturben. London begräbt also jährlich 3 bis 4000 Kinder mehr, als geschehen würde, wenn es so tugendhaft wäre, als es reich und groß ist. Ist das nicht abermals ein heller Beweis von der natürlichen Selbststrafe des Lasters der unordentlichen Wollüste? der Rache, so die Tugend an ihren Verächtern ausübet? O wie wünschte ich, daß die Regenten unserer Zeit diesen Beweis möchten kennen lernen, um nicht mit der Hurerey zu spielen, und nicht allen Muthwillen zu verstatten!

Diese Schlüsse werden durch den Wachsthum der auszehrenden Krankheiten, welche die Engelländer unter dem Worte Consumtion zusammen fassen, und welche die Schwindsucht, Hectic und dergleichen enthält, bestätigt. Es ist schrecklich, wie auch die Macht die-

dieses Feindes des menschlichen Geschlechts von 160 und 170 bis auf 200 und 213 gestiegen, und noch stets zu steigen scheint. Kann man hiervon wol eine andere Ursache, als das steigende Verderben der Sitten angeben? Es ist schon (§. 271.) aus dem Graunt bemerkt worden, daß alle die, so sich ein wenig in guten Umständen befinden, die Untersucherinnen der Krankheiten durch ein Glas Ale verfinstern und bestechen, daß sie die, so an der Venusseuche umgekommen, zur Vermeidung der Schande zu denen zählen, so an der Auszehrung gestorben, daher die venetischen Krankheiten nach der Tabelle nicht zugenommen haben. Nur der geringste und ganz zerfressene Pöbel kommt in diese Rubrik.

Die Schlagflüsse sind von 5 bis auf 13 unter Tausend gestiegen, so wie die Lethargie von 4 auf 12, fast in einerley Grade, als Geschwisterkinder; alles von der Verschlimmerung der Lebensart und Sitten.

Hier kann aber kein Arzt steuren. Gegen Gewalt vermag nichts. Und wenn die Wissenschaft der Arzeney nicht so sehr seit eines Sydenhams, Stahls, Hoffmanns und sonderlich Boerhavens Zeiten wäre verbessert worden; so würde der Wachsthum aller dieser und ähnlicher Krankheiten noch größer geworden seyn.

Diejenigen haben sich auch vermehret, welche Alters halber verstorben. Das hat aber mit dem allen nichts zu thun, und rühret blos von der Vermehrung der Hospitäler und Verpflegungshäuser her, deren Zahl sich seit 100 Jahren sehr vermehret hat, wovon Maitlands Geschichte von London nachgesehen zu werden verdient.

§. 521.

Um derer willen, die nun auch die mancherley Feinde unsers Lebens und Gesundheit näher möchten kennen lernen, will ich nun auch noch ein umständlicheres Verzeichniß der Krankheiten hersetzen, woran die Menschen sterben, so wie es in den Londner Listen von der Sterblichkeit pflegt aufgeführt zu werden, und wovon die Mittelzahlen von 5 zu 5 Jahren, 30 Jahre hindurch, in den zusammen gedruckten Zetteln der Gestorbenen befindlich sind. Ich habe in der ersten Ausgabe dieser Schrift eine 20jährige Liste aus dem Graunt, und eine von mir selbst aus den einzelnen Listen von 10 Jahren ausgezogene zu meinen Reflexionen gebraucht. Da aber diese 30jährige Liste beständig einerley Rubriken gehabt hat, welches zu des Graunts Zeiten noch nicht so regelmäßig und beständig war; so habe ich jetzt diese an jener beyden Stelle gesetzt. In dem englischen stehen die Namen der Krankheiten nach alphabetischer Ordnung; ich habe mich aber bemühet, die Krankheiten besser nach dem Alter und nach der Verwandtschaft oder Theilen zu rangiren: daher findet man die Kinderkrankheiten im Anfange meist alle beysammen. Auch habe ich der Tabelle die Erklärung der englischen Namen angehängt. Man wird auch den Gebrauch der Decimalbrüche leicht einsehen. Wenn z. E. 0,2 stehet, so zeiget das Zero, daß es an einer ganzen Zahl fehle, und daß nur $\frac{2}{10}$ oder $\frac{1}{5}$ von einem Ganzen unter 1000 Todten sey, oder unter 5000 Todten ist ein Einziger, der an der Krankheit stirbt. 0,01 bedeutet $\frac{1}{100}$ oder unter 100000 stirbt nur einer. 0,001 ist so viel als $\frac{1}{1000}$, ein Tausendtheilchen, oder unter einer Million Todter ist nur einer daran gestorben u. s. w.

Unter tausend Todten sind gestorben

an Krankheiten	von 1728 = 1732, 5 J.	1733 = 1737, 5 J.	1738 = 1742, 5 J.	1743 = 1747, 5 J.	1748 = 1752, 5 J.	1753 = 1757, 5 J.	Mittelverhältniß von 30 Jahren, 1728 — 1757.
Unzeitig = und Todtgeborne	$23,^{3}$	$23,^{5}$	20	$22,^{5}$	24	27	23
Convulsionen	$295,^{8}$	305	271	264	252	271	277
an den Zähnen	56	$53,^{3}$	52	$47,^{5}$	46	41	50
an den Pocken	$80,^{57}$	80	66	78	89	95	80
Windpocken	$0,^{15}$	$0,^{01}$	—	—	—	$0,^{06}$	$0,^{01}$
Masern =	$4,^{5}$	7	11	3	5	8	7
Husten, Stick = Husten =	$2,^{4}$	$4,^{5}$	5	4	7	9	5
an Würmern	$0,^{83}$	$0,^{3}$	$0,^{5}$	$0,^{35}$	$0,^{2}$	$0,^{5}$	$0,^{5}$
an der englisch. Krankheit a)	$3,^{1}$	$3,^{1}$	$2,^{9}$	$1,^{24}$	1	$0,^{5}$	2
an Krankheiten der Köpfe b)	4	$4,^{9}$	5	6	4	$2,^{5}$	4
Schwämme, Aphthæ: canker	$0,^{5}$	$0,^{4}$	$0,^{2}$	$0,^{15}$	$0,^{2}$	$0,^{3}$	$0,^{3}$
Schwämme, Aphthæ: rash c)	$0,^{15}$	$0,^{07}$	$0,^{5}$	$0,^{2}$	$0,^{2}$	$0,^{1}$	$0,^{1}$
Schwämme, Aphthæ: trush	2	$2,^{8}$	4	5	5	4	4
unz. Wochen d)	$0,^{15}$	$0,^{1}$	$0,^{15}$	$0,^{15}$	$0,^{2}$	$0,^{1}$	$0,^{2}$
im Kindbette	9	$9,^{2}$	$8,^{0}$	8	8	9	8
Kopfweh, Migraine =	$0,^{07}$	$0,^{01}$	$0,^{02}$	—	$0,^{01}$	$0,^{05}$	$0,^{03}$
Unsinnige, lunaticks =	1	1	$2,^{5}$	3	3	4	3
Apoplexie =	8	8	8	9	9	11	9
Lethargie =	$0,^{35}$	$0,^{3}$	$0,^{25}$	$0,^{25}$	$0,^{4}$	$0,^{3}$	$0,^{3}$
Paralysie, pally = =	$1,^{22}$	$1,^{5}$	$1,^{5}$	2	4	$2,^{5}$	2
fallende Sucht	$0,^{01}$	$0,^{01}$	$0,^{03}$	$0,^{02}$	—	$0,^{01}$	$0,^{01}$
Auszehrung e)	$134,^{8}$	$162,^{5}$	165	180	187	197	170
Engbrüstigk. u. Schwindſ. f)	$20,^{5}$	$22,^{5}$	26	21	20	16	21
Herz. Angst g)	$0,^{6}$	$0,^{5}$	$0,^{4}$	$0,^{25}$	$0,^{2}$	$0,^{3}$	$0,^{4}$
erstickt im Fett	—	—	—	—	—	$0,^{01}$	$0,^{002}$

Unter tausend Todten sind gestorben

an Krankheiten	1728–1732, 5 J.	1733–1737, 5 J.	1738–1742, 5 J.	1743–1747, 5 J.	1748–1752, 5 J.	1753–1757, 5 J.	Mittelverhältniß von 30 Jahren, 1728–1757.
Fieber, hitzige, Fleck Purp F. h)	152,2	130	168	150	157	126	148
kalte Fieber, ague	0,8	0,15	0,1	0,3	0,4	0,2	0,3
Rheumatismus i)	1	0,62	1	0,6	0,7	0,5	0,8
Fluß von Erkältung, cold.	0,03	—	0,02	0,08	—	0,02	0,02
Inflammation	0,35	1,5	1,5	2,5	1,5	3	2
Pleurisie	2	2	2	2	1,5	1	2
Bräune, quinsy k)	0,5	0,8	0,65	1	0,5	0,7	0,6
kalte Brand, mortification	8,0	7,2	10	9	10	10	9
Krebs, canker	2,2	2	2	2,5	2	2	2
Geschwür, Absceß l)	1	1	0,8	1	1	0,6	1
Fistelschaden	0,55	0,54	0,5	0,45	0,04	0,4	0,5
Kropf m)	1,22	1,1	1	0,9	0,7	0,8	1
an der Rose n)	0,1	0,07	0,15	0,08	0,2	0,2	0,1
Blutfluß o)	0,7	0,4	0,4	0,5	0,2	0,3	0,4
Hämorrhoiden p)	—	—	0,01	—	—	—	0,006
Verblutung q)	0,15	0,15	0,1	0,1	0,2	0,2	0,2
monatl. Reinigung r)	0,86	0,8	0,65	1,5	1	0,4	1
Bleichsucht s)	—	—	—	0,01	—	0,01	0,002
Geschwüre t)	1,21	1,1	0,9	1	1	1	1
Halsgeschw. u)	—	0,01	0,06	0,08	0,2	0,4	0,1
Krätze	0,9	0,05	0,15	0,15	0,1	0,1	0,1
Aussatz v)	0,15	0,2	0,15	0,15	0,2	0,1	0,2
grindiger Kopf	0,07	0,01	0,1	0,12	0,1	0,1	0,1
Scorbut	0,07	0,07	0,04	0,08	0,2	0,1	0,1

Unter tausend Todten sind gestorben.

an Krankheiten	von 1728 = 1732, 5 J.	1733 = 1737, 5 J.	1738 = 1742, 5 J.	1743 = 1747, 5 J.	1748 = 1752, 5 J.	1753 = 1757, 5 J.	Mittelverhältniß in 30 Jahren, 1728—1757.
Colik w)	16,5	12,5	9	6	6	4	9
Verstopfung d. Magens x)	7,73	6,3	6	4	1	1	5
Ueberladung d. Magens y)	0,15	0,1	0,15	0,15	0,07	0,1	0,1
Erbrechen und Durchlauf z)	1,5	0,7	0,4	0,15	0,3	0,4	0,6
Leberkrankh. aa)	0,25	0,25	0,15	0,05	0,06	0,1	0,2
Milz u. Mutterkrankheit bb)	1,21	0,7	0,4	0,15	0,2	0,1	0,5
Wassersucht cc)	38,8	40	38	45	42	41	41
Diabetes	0,1	0,03	0,05	0,05	0,04	0,02	0,06
Schwulst	0,07	0,07	0,15	0,15	0,1	0,2	0,1
gelbe Sucht	4,5	5,5	5	5	6	5	5
Steinschmerz.	1,73	2		1,5	1	1	1
Podagra, gout	1,73	1,8	2	2,55	2	3	2
Sciatic dd)	—	0,01	—	0,16	—	0,02	0,01
Bruchschaden	0,6	0,7	0,8	1	0,5	0,5	0,7
Bettlägrig ee)	0,25	0,4	0,4	0,15	0,2	0,2	0,3
Alters halber	82,6	68,2	77	85	78	77	78
Durch Unglücksfälle, casualtiies.	15,9	16,3	15	16,8	15	16	16
Totale	1000	1000	1000	1000	1000	1000	1000

Erklärung der englischen Namen der Krankheiten.

a) Englische Krankheit, rickets, lat. rachitis, fr. nœud, noué, wenn die Kinder auswachsen, lahm sind, eher reden als gehen können. Sie soll in Engelland sonderlich sehr häufig seyn, daher sie auch von den Deutschen die englische Krankheit genannt wird, muß also auch hier vormals unbekannt gewesen seyn, mag aber wol jetzt nicht mehr so selten seyn, da die Ursache häufiger

 ist;

ist, indem sie nach den schon angeführten Worten des großen Boerhave a semine maris effœto entstehet. Sie ist also auch eine natürliche Strafe der jugendlichen Unordnung. Die Kinder tragen und büßen die Sünden der Väter.

b) Headmouldschod begreift alle Krankheiten der Köpfe der Kinder in sich, ist eigentlich, wenn die suturæ cranii über einander wachsen, und die meninges und das Gehirn drücken. Cf. Chamber's universal dictionary. Es gehöret auch dazu horse-shoe head, wenn der Kopf sich nicht schließen will, woraus den water in the head, oder hydrocephalus entsteht. Graunt hat diesen Titel gar nicht, es müssen also diese Krankheiten damals zu jenen gerechnet worden seyn.

c) Trush, rash, canker, sind nur dem Grade nach unterschieden, wenn die Schwämme mit Fiebern und andern äusserlichen Geschwüren verknüpft sind. Einer nennet sie trush, der andere canker, cf. Chamber's cyclopædie, und Schaw's new practice of physic. p. 556. In den alten Verzeichnissen steht aber trush und gangrene oft zusammen, auch steht fistula dabey.

d) Miscarriage, im englischen, bedeutet das Umwerfen der Schwangern vor der Zeit, unzeitige Wochen, fausse couche. Es könnte auch heißen, wenn man sich von einer starken Last was verbricht.

e) Consumtion begreift alle auszehrende Krankheiten in sich, Hectic, Schwindsucht, Dörrsucht, oder atrophie. Es ist aber schon (§. 271.) bemerket worden, daß in London viele unter diese Rubrik kommen, die an der lue venerea gestorben sind, daher diese Rubrik daselbst größer seyn muß, als anderswo.

f) Dieser Titel heißt im englischen asthma and tyssick. Letzteres Wort ist phtisis, und also scheint es, daß sie die eigentliche Schwindsucht von der consumtion absondern, die doch wol zusammen stehen könnten.

g) Grief im englischen. Ich habe keinen andern Begriff weder aus dem Schaw noch Chamber von dem Wort erhalten können, als was wir durch Herzweh ausdrücken. Es sollte vielleicht wol unter dem Titel asthma und unter den Stickflüssen zu stehen kommen.

h) Die Fieber sollten auch ague, oder das kalte Fieber in sich fassen; ich weiß nicht, warum man sie abgesondert hat.

i) Diese

i) Diese und die folgende Rubrik rheumatism und cold, so man im deutschen unter dem Namen Flußfieber zu begreifen pflegt, sollten auch zu den Fiebern gesetzt werden, weil sie allezeit damit verknüpft sind. Dadurch werden nur die Rubriken ohne Noth vermehrt. Will man sie aber genauer bestimmen, so würden sie in hitzige Fieber ohne Flecken, mit Flecken und Frieselfieber, in kalte Fieber, in Fluß- oder Catharralfieber abgetheilt werden müssen. In des Graunts Liste steht noch ein besonderes, calenture, so ein hitziges Fieber der Seefahrer ist, das sie sonderlich im mittelländischen Meere trifft. In Ungarn, im Oesterreichischen, und auch schon in Schlesien und Böhmen, sind die sogenannten Petätschen, oder ungarische Krankheit, die nächste Schwester der Pest, einer besondern Bemerkung würdig, die von den Fleckfiebern, spotted fever, darin unterschieden sind, daß die Flecken oft wie der Nagel am kleinen Finger groß und schwarz werden, auch vielmals mit Beulen begleitet sind, die, wenn sie epidemisch werden, schrecklich wüten, wovon (§. 170.) nachzusehen ist.

k) Qvinsy oder esqvinancie heißt im englischen überhaupt die Bräune, ein böser Hals, angina. Ich habe bewiesen (§. 265.), daß sie seit einigen Jahren allhier epidemisch gewesen, und auf dem Lande unter Kindern bis zum 10ten Jahre grossen Schaden gethan hatte. Die Bräune befällt sonst mehrentheils nur Erwachsene. und diese ist auch wol hier gemeint. Wenn man daher genau gehen, und diese anginam gangrænosam besonders bemerken wollte; so würde man sie in anginam ordinariam und gangrænosam unterscheiden müssen.

l) Im englischen steht imposthume, so nichts anders ist als apostema; könnte auch zu den andern Geschwüren, sores and ulcers, gesetzt werden. Eben so könnten die Fisteln auch darunter begriffen seyn. Vermuthlich werden hier größtentheils fistulæ ani et hæmorrhoidales verstanden.

m) Kropf, im engl. steht evil, king's evil, oder Königsübel, weil bekannt ist, daß man von den Königen von Engelland und Frankreich vormals glaubte, daß sie die strumas und scrophulos blos durch das Anrühren mit

mit ihrer Hand heilen könnten. Diesen abergläubischen Vorzug glaubt man wol jetzt nicht mehr, daher auch die jährliche und solenne Vorführung der Kropfigten, so viel mir wissend ist, jetzt aufgehöret hat. Vielleicht sind alle Gewächse der Drüsen an den parotidibus und andern, hier unter dem evil zu verstehen.

n) Die Rose, erelypelas, im engl. S. Antony's fire.

o) Bloody flux, so ich den Fluß des Geblüts übersetzt habe, begreift nach der Erklärung des D. Schaw allein nimium fluxum hæmorrhoidum, mensium, vomitum & mictum cruentum in sich, desgleichen das Verbluten an Wunden und Geschwüren. Graunt hat noch scouring and flux verbunden. Scour heißt ein starker Bauchfluß des Geblüts.

p) Piles heißen hæmorrhoides. Diese stehen aber schon unter dem vorigen Titel. Es wäre indessen nicht übel, wenn diese Krankheit ganz besonders angemerkt wäre.

q) Bleeding kann kein ander Verbluten, als durch die Nase in sich fassen, da die andern Arten schon unter bloody flux begriffen sind.

r) Flux habe ich durch monatliche Reinigung übersetzt, wenn selbige zu stark fließet; so man im Deutschen eigentlich Blutgang, Blutfluß nennet. Sie gehöret auch eigentlich zum bloody flux. Wenn man genau gehen wollte; so müßte man den Titel Blutfluß abtheilen, in das Verbluten (1) von der güldenen Ader, (2) von dem Ueberfluß der weiblichen Reinigung, (3) vom Blutspeyen, (4) von der Nase, (5) von andern Geschwüren. Will man das nicht, so wäre ein Generaltitel genug.

s) Green ficknefs. grüne Krankheit, habe ich durch Bleichsucht übersetzt, so das weibliche Geschlecht betrifft.

t) Sores and ulcers habe ich überhaupt Geschwüre gegeben, es sollte bey impofthume stehen; so auch

u) Sore throat, Halsgeschwüre. Alle drey könnten zur Abkürzung unter der Rubrik, Geschwüre, stehen.

v) Leprofy habe ich durch Aussatz übersetzt, ich weiß aber nicht, welche Art man in London darunter versteht. Die Krätze kann in Waisenhäusern unter den Kindern bis zu einer Art des Aussatzes kommen, der unheil-

unheilbar ist, und wie ein weißer Schorf die Hände bedeckt, wie ich hier aus der Erfahrung weiß. In Deutschland am Rhein giebt es noch einen wirklichen Aussatz, und werden die damit Befallenen in die lepren-Häuser gebracht, und bleiben von allem Umgang abgesondert. Itch; leprosy, scaldhead, und scurvy könnten unter einem Titel zusammen stehen.

w) Colick. Beym Graunt steht colick and winds. Das ist die eigentliche Colik; es scheint aber, daß man jetzt darunter alle Krankheiten der Gedärme versteht, weil es heißt colick and twisting of the intestines, gripes. Gripes, griping in the guts, beym Graunt the plague of the guts, Bauchweh, machte vormals einen eigenen Titel aus, und wird vom Schaw und Chambar zu den Kinderkrankheiten gezählt, und vom zurück gebliebenen meconio und Würmern hergeleitet, woraus auch Convulsionen entstehen.

x) Stoppage of the Stomach. Mir ist im Deutschen kein besonderes Wort bekannt, daher ich es durch Magenverstopfung übersetzt habe. Es heißt beym Schaw und Chamber, wenn man sich den Magen mit Essen und Trinken überladen oder verdorben hat, und wird hergeleitet vom vielen Fressen, vom schlechten und dünnen Getränke im Sommer, von vielem Obst und Gurken, wie auch von schleuniger Abkühlung im Sommer, wodurch die Ausdünstung plötzlich gehemmet wird. Nach diesem Begriff ist es klar, daß

y) Surfeit, die Ueberladung des Magens, bey den Pferden Ueberfressen, völlig dazu gehört. Daher kommt es, daß beym Graunt vom surfeit sehr viele, in dem neuern Verzeichniß aber wenige daran gestorben sind, weil der eine es so, der andre anders nennet.

Hierbey fällt mir das von den Deutschen so genannte miserere ein, sphacelus, in den Gedärmen, womit übel tractirte Coliken sich zu endigen pflegen, da endlich alles oberwärts fortgeht. Vermuthlich ist diese schreckliche Ursache des Todes unter der Rubrik der Coliken mit begriffen; so aber wol eine besondere Anmerkung verdiente. Es kommt auch aus vieltägiger obstructione alui.

z) Vomiting and loosenefs. Loosenefs heißt eigentlich fluxus ventris, im Deutschen, Durchlauf; also gehören

 alle

alle diarrhoen und dysenterien, so wir überhaupt rothe Ruhr nennen, hieher. Billig sollte diese vom Erbrechen abgesondert werden.

aa) Liver grown ist eigentlich, wenn die Leber allzu groß wird.

bb) rising of the ligths. Ligth heißt eigentlich die Lunge; dieses sogenannte Aufsteigen der Lunge nennen wir das Aufsteigen der Mutter, und soll wol alle Milz- und Mutterkrankheiten in sich fassen, affectus hystericos und hypochondriacos, spleen, vapours.

cc) Diabetes, wenn man den Urin nicht halten kann, das Gegentheil von strangury, so zu gravel oder Stein gerechnet wird.

dd) Gout und sciatic gehört wol wieder zusammen. Ich möchte wissen, ob pally, so paralysis, Lähmung der Glieder ist, auch die arthriditem, Gicht, in sich fasse? Dann müßten diese drey Titel beysammen stehen.

Sciatica wird im Englischen auch hipgout genannt, deutsch Hüftweh, von hip, Hüfte.

ee) Bedridden, so ich bettlägerig übersetzt habe, soll wol alle langwierige Krankheiten in sich fassen, die keinen rechten Namen haben.

Vormals wurden auch hierunter mitgezählt, die sich verbrühet, verbrannt, Arm oder Bein zerbrochen, zerquetscht ꝛc. hatten. Jetzt werden sie aber alle zu den casualties gerechnet.

§. 522.

Es wäre wol zu wünschen, daß an allen Orten, wo die Krankheiten bemerkt werden, wie in Braunschweig, Breslau, Wien, Berlin und anderswo, einerley Namen gebraucht würden. Es geht uns im Deutschen, wie im Englischen. Ich weiß noch bis jetzt nicht, wodurch man in der Wiener Liste Lungenbrand, Lungencatharr, Lugendampf, Lungenfäulung, Lungendefect, unterscheidet, desgleichen, was Glafen und Mutter- Darm- Kopf- Nieren- Steck- und hinfallender Fraiß heißen soll. Durch dergleichen Verschiedenheit

heit des Ausdrucks werden die Verzeichnisse der Krankheiten großen Theils unnütze, sonderlich für Auswärtige. Man kann keine Vergleichung anstellen. Man weiß nicht, ob an einem Ort besondere Arten von Krankheiten herrschen, oder neue entstehen. Man sollte aber lieber den lateinischen Namen dabey setzen, den die Aerzte wenigstens kennen. Diese, sonderlich die Herren Stadtphysici, sollten diese kleine Mühe einer guten Einrichtung übernehmen, da die Arbeit von den Küstern ohnedem geschehen muß. Man sollte diesen einen kleinen Unterricht geben, um gewisse Krankheiten genau zu bemerken. In Braunschweig geht man in der Bemerkung des Unterschiedes sehr weit. So werden z. E. besonders bemerkt, die, so an den Masern, und nachher an der auf die Masern erfolgten Hectic, so auch, die an der Hectic nach den Pocken gestorben; alle Arten der Fieber werden auch allda unterschieden. Es ist aber zu besorgen, daß ein allzu genauer Unterschied nicht allezeit von denen, die den Tod anmelden, werde gemacht werden. Meiner Einsicht nach müßten nicht zu viel und nicht zu wenig Rubriken gemacht werden.

§. 523.

Der königl. Hofrath und Hofmedicus, Herr D. Lesser, hat allhier im Jahr 1750 ein Verzeichniß der Krankheiten, woran die Einwohner gestorben, verfertigen lassen, wobey er das Alter sogleich auf einer Tabelle bemerkt hat. Ich habe nach diesem Muster auch einen Auszug vom Jahr 1746 und 1757 machen, und alle drey Jahre in einem Sendschreiben an die Herren Gelehrten in Göttingen, von den Ursachen der epidemischen Krankheiten im Jahr 1757, Seite 30, drucken lassen. Ich will nur die zu einerley Nenner reducirte Zahlen hier mittheilen, und mit denen zu London in Vergleichung setzen, so viel als es möglich ist.

Unter 10000 Todten sind gestorben

an Krankheiten	in Berlin. 1746 Tab. 39.	1750	1757	Alle drey Jahre	in London in 30 Jahren.
Todtgeborne	414	431	308	384	230
an Convulsionen	1692	2038	1688	1806	2770
an Zähnen	635	877	752	755	500
an Pocken u. Masern	888	876	1185	983	87
mehrentheils Kinder	3629	4222	3933	3928	4371
Catharralfieber	1520	1395	1876	1597	—
hitzige Fieber	792	602	693	695	—
an Fiebern	2312	1997	2569	2292	1000
Schwindſ. u. Hectic	1806	1385	1220	1470	1700
am Schlagfluß	588	566	738	631	90
am Stickfluß	210	243	343	265	210
an der Dysenterie	239	120	213	190	6
an der Wassersucht	419	419	505	448	411
an äussern Schäden	312	204	77	198	149
in der Geburt und Sechswochen	90	149	86	108	82
Gicht und Gichtcolik	93	106	21	73	90
Blutstürzungen	29	40	49	39	16
Steinschmerzen	17	14	7	12	10
gelbe Sucht	12	9	9	10	50
Alters halben	186	486	171	281	780
Unglücksfälle	58	57	51	55	160
Totale	10000	10017	9992	10000	—

Ob zwar hier nur 3 Jahre von Berlin vorhanden sind; so sieht man doch schon, daß noch zur Zeit allzu wenig Accuratesse in der Anfertigung der Verzeichnisse herrsche, als daß man aus der Vergleichung Schlüsse herleiten könnte. Die an Convulsionen, Zähnen, Pocken, Fiebern, Stickfluß und der Wassersucht Gestorbene möchten sich noch brauchen lassen, und näher zusammen kommen, wenn man von Berlin statt 3 Jahre, so wie von London, 30 oder auch nur 10 hätte.

Aber

Aber welch ein Unterschied ist zwischen denen am Schlagfluß Gestorbenen in Berlin und London! Dort sind unter 10000 nur 90, hier fast 600, also über sechsmal mehr. Mich dünkt, man könne die Ursache dieses Unterschiedes gleich finden, und zwar in denen, so Alters halber gestorben, deren in London 780, meist 800, hier aber nur 2 bis 300, also an viermal weniger sind. Ohnstreitig wissen die in London ordentlich bestellte Searches oder Untersucherinnen der Todten marasmum senilem und apoplexiam besser zu unterscheiden, als der gemeine Mann hier weiß, der daher das allermeiste zum Schlagfluß rechnet. Daher wäre eine Anweisung nöthig. So sind auch hier 190 an der Dysenterie gestorben unter 10000, dagegen sind in London nur unter dem Artikel Erbrechen und Durchfall 6. Hier muß abermals eine Vermengung seyn, oder es müßte in den 30 Jahren von London gar keine Dysenterie allda gewesen seyn, welches doch nicht wahrscheinlich ist. Die gelbe Sucht ist kennbar, und kann fast nicht mit andern Krankheiten vermischt werden, gleichwol sind in London 50, hier aber nur 10, also fünfmal weniger, daran gestorben. Was muß davon die Ursache seyn? Dagegen sind hier an Blutstürzungen an 40, in London aber nur 4 am Blutfluß, bloody flux, worunter vomitus cruentus mit begriffen ist, gestorben. Was ist davon wieder die Ursache? Dies wird genug seyn, um zu beweisen, daß dieses Fach noch zu leer an Beobachtungen von mehrern Orten und Jahren sey, und daß sich noch keine sichere Vergleichung mit London anstellen lasse; daher lasse ich auch das Verzeichniß von Wien weg, weil die Namen der Krankheiten noch zu sehr differiren.

§. 524.

Dürfte ich in ein fremdes Amt greifen, so würde ich folgende Titel vorschlagen:

1) Würde

1) Würde ich die Kinderkrankheiten setzen, und zwar die Unzeitig- und Todtgeborne. Ob sie schon nicht eigentlich an einer Krankheit gestorben; so sind sie doch unter der Zahl der Todten befindlich. 2) Gestorbene an Convulsionen, 3) an Zähnen, 4) an den Pocken, 5) an den Masern und Rütteln, rougeoles. Diese beyden Krankheiten gehören eigentlich zu den Fiebern mit Ausschlag und Geschwüren, stehen aber hier bequemer. 6) An der rachitide, englischen Krankheit, 7) am Husten, 8) an Krankheiten des nicht zuwachsenden Kopfes, oder sonst übler Beschaffenheit der Hirnschale, 9) an Schwämmen, 10) an der Dörrsucht, atrophia, welche eigentlich die Kinder betrifft, 11) an den Würmern und Bauchweh, so die Engelländer gripes nennen. Die Kinder sterben auch an andern Krankheiten, diese aber sind ihre vornehmsten Feinde.

Denn würde ich die Krankheiten der Gebährerinnen folgen lassen, und zwar 1) in der Geburt selbst, 2) nach der Geburt in den Wochen, es mag seyn woran es will, 3) die von einer unzeitigen Geburt.

Ferner die Fieber, die gar leicht besonders bemerkt werden könnten, weil sie der gemeine Mann auch kennt, und zwar 1) gemeine hitzige Fieber, 2) Fleckfieber, 3) Petätschen oder Fieber mit großen schwarzen Flecken, 4) intermittirende und kalte Fieber, Tertian- und Quartanfieber. 5) Die Pleurisien, so der gemeine Mann Seitenstiche nennt, gehören ohnstreitig zu den hitzigen Brustfiebern, und diese weiß er noch zu unterscheiden. Hier könnte auch noch 6) die Braune zu stehen kommen, und es würde bemerkt werden müssen, wenn sie epidemisch und gangränös sey, wie auch 7) die Rose am Kopf und andern Theilen.

Als-

Alsdann würden die Krankheiten vom Auswurf und Fluß des Geblüts folgen können, und zwar 1) vom Blutspeien und Blutstürzungen, 2) von der güldenen Ader, und der Operation ihrer Fisteln, woran in grossen Städten stets einige sterben, davon aber der Landmann nichts wissen wird; 3) von der Unordnung der weiblichen Reinigung, deren allzu starken Fluß oder Aussenbleiben, und deren Folgen; 4) vom Verbluten der Nase, aus einer wieder aufgesprungenen Ader oder Wunde. Die von Geschwüren kommen unter ihren eigenen Titel.

Die äusserlichen Schäden und Geschwüre, apostemata, abscesse, würden ein eigenes Hauptstück ausmachen, wozu die aufgeschwollene Drüsen mit gehören; jedoch könnten sie abgetheilt werden 1) in die Geschwüre und Operationen der Drüsen am Halse, 2) in die Krebsschäden im Gesicht und an den Brüsten der Frauen, 3) in die sphacelösen Schäden, so wir den kalten Brand, die Engelländer aber Mortificationen nennen, 4) in allerley andere Arten von Geschwüren. Diesen würde nun auch 5) die Krätze, den Aussatz, und 6) den Scorbut und die sogenannten Salzflüsse, und endlich 7) das mal de Naple, french pox, oder die Franzosen, zugesellen können, die alle aus einem verderbten Geblüt kommen.

Die Krankheiten der Gedärme scheinen auch eine besondere Classe zu machen, und würden dabey können bemerkt werden, 1) die eigentlichen Coliken von Blähungen, oder die inflammatorischen vom Geblüt, 3) die Coliken, so sich in das Miserere, oder Darmjammer endigen, 3) die Diarrhöen und Dysenterien, die oft im Sommer von schleuniger Abwechselung der Hitze und Kälte epidemisch werden, 4) vom starken Erbrechen, so aber vom Jammer unterschieden ist. Alle diese Arten der Coliken weiß der gemeine Mann zu unterscheiden, er kennt aber nicht, was Verstopfung des Magens ist. 5) Von Verstopfung oder gänzlicher Verschliessung des Leibes, die aber zum Miserere pflegt auszuschlagen, und also dahin kommt.

Endlich würde ich aus denen Krankheiten, die mehr abgesondert zu seyn scheinen, eine besondere Classe machen, und zu dieser würden gezählt werden müssen 1) die großen und tödtlichen Kopfschmerzen, migraine, so die Engelländer head-ach und meagrom nennen; so aber selten sind, indem unter 100000 Todten nur 3 daran gestorben. 2) Die im Kopf Verrückte, lunatici, sind schon häufiger; unter 1000 sind 3, oder 1 unter 333 Todten. 3) Die apoplexie, Schlagfluß, zu der man auch wol ganz füglich die lethargie, oder tödtliche Schlafsucht setzen mag, tödtet noch mehrere, indem in London 9 unter Tausend, von beyden 93 unter 10000, also beynahe einer unter 100 Todten gewesen. Sehr viele andere Krankheiten endigen sich zugleich durch einen Schlagfluß, daher sind ohnstreitig so viele in der berlinischen Liste durch der gemeinen Leute Unwissenheit, und der Nachläßigkeit, die den Tod und dessen Ursachen aufzeichnen, unter der Rubrik von Gestorbenen am Schlagflusse. Hiezu gehören auch die, so die Engelländer unter der falling siknefs bemerken. Die an der epilepsie Verstorbenen befinden sich unter den Convulsionen, daher selbige auch in der englischen Liste keinen besondern Titel haben. Dann würden 4) die an der Consumtion, Auszehrung, Sterbende folgen müssen, wozu die Hectic und atrophie, oder Dörrsucht, gehören. Desgleichen sterben auch einige an einer gänzlichen Entkräftung, welche die Aerzte von einer Verstopfung der Nerven herleiten, dabey alle inwendige Theile gesund sind. Hiemit sind 5) verwandt, die am asthmate, Engbrüstigkeit, sterben, wenn die Lunge ange-

wach-

wachsen, oder verstopft ist. Die Engelländer verbinden damit die Schwindsucht oder Fäulung der Lunge. Aus der grief oder Herzensangst machen sie eine besondere Rubrik. Da aber daran wenige, und nur 4 unter 10000 gestorben sind; so könnte diese Krankheit wol unter dem asthmate mit begriffen werden, wie auch die Erstickung im Fett. Ferner 6) die Paralysie, arthritis, Lähmung der Glieder. Sodann 7) die sciatic, Hüftweh, und 8) das Podagra. 9) Die Wassersucht nach allen ihren Arten, wozu auch das Schwellen mit gerechnet werden könnte; und würde ich auch den diabetes dazu ziehen, wo er nicht zur Paralysie zu setzen ist, da er aus einer Lähmung der Blase und Harnröhre herrühret. 10) Die gelbe und schwarze Sucht, icterus, jaundice. Die gelbe Sucht wird hier zu Lande für keine gefährliche Krankheit gehalten, die sogenannte schwarze aber für desto schlimmer. Der Unterschied der an der jaundice Gestorbenen in London und Berlin ist merkwürdig. 11) Der Stein in der Blase und in den Nieren. Es könnten die wol besonders bemerkt werden, die in der Operation gestorben sind. Gottlob! daß unter tausend Todten nur einer an dieser schmerzhaften Krankheit gestorben. Der Schmerz ist schrecklicher, als der Schade für das menschliche Geschlecht. Das schon vor Alters bekannte und von der Jungfer Stephens wieder bekannt gemachte und verbesserte Seifmittel hat wegen der fast unausstehlichen Pein die Belohnung wol verdienet. 12) Die Bruchschäden verdienen auch eine besondere Rubrik. 13) Die bedridden oder bettlägrige haben in dem englischen Verzeichniß eine besondere Rubrik. Unter 1000 sind nur 3. Ich sollte glauben, daß man nichts anders als einen auszehrenden languorem darunter verstehen, und sie also zu der Consumtion bringen könne. 14) Die Alters halber Gestorbene machen endlich 15) nebst denen durch Zufälle

fälle Verunglückten den Beschluß. Dieser letztern sind unter zehn Tausend in Berlin nur 55, in London aber 160, folglich dreymal so viel. Kein Wunder, da das Getümmel bey der Schiffahrt und Handlung dort so viel größer ist. Unterdessen ist es anmerkungswürdig, daß an beyden Orten die Proportion der Verunglückten stets gleich ist.

§. 525.

Da es nicht schaden kann, außer den vielen Krankheiten auch die mancherley Unglücksfälle, zur Warnung und zum Preise Gottes für die Abhaltung so vielerley Gefahr, näher kennen zu lernen; so will ich von den letzten 30 Jahren, nemlich von 1728 bis 1757 ein Verzeichniß der vornehmsten mittheilen.

Specification derer, so in 30 Jahren zu London durch Unglücksfälle umgekommen.

Im Wasser ertrunken — — —	3189
Todtgefundene — — — —	1191
Die sich zu Tode gesoffen — — —	954
Die sich selbst ermordet — — —	1371
Von der Obrigkeit hingerichtet — —	470
Umgekommen durch einen Fall und andre Weise	1640
Erdrückt und erstickt (Kinder) — —	1936
Ermordet — — — — —	217
Mit einem Dolch erstochen (stabbed) —	20
Getödtet in der Pillory — — —	3
Getödtet durch Gift — — —	34
Durch den Biß eines tollen Hundes —	29
Durch den Biß einer tollen Katze — —	2
Durch den Biß einer Otter — — —	1
Getödtet von einem Bär — — —	1
Getödtet von einem Ochsen — —	1
Getödtet von einem Pferdeschlag — —	1
Im Duell getödtet — — — —	3

An

An empfangenen Wunden gestorben —	5
Zufälliger Weise erschossen — — —	21
Vom Schießpulver aufgeflogen — —	1
Vom Bliß getödtet — —	2
Erstickt (vom Kohlendampf und sonst, suffocadet)	80
Erstickt im Essen — — — —	3
Erstickt im Fett — — — —	14
Erstickt an einer Kirsche — — —	1
Erstickt, erdrückt (smotherd) — —	70
Erwürgt (strangled) — — —	5
Zerquetscht, gerädert vom Wagen — —	112
Verbrannt — — — —	221
Verbrüht (scalded, echaudé) — —	94
An zerbrochenem Arm oder Bein — —	182
An zerbrochenem Schulterblatt — —	42
An zerbrochener Kinnlade — — —	10
An andern zerbrochenen Gliedern — —	23
An abgenommenen Arm oder Bein —	3
An abgenommener Brust, eine Frau, —	1
Am ausgezogenen Zahn — — —	1
Vom Hunger oder Kälte — — —	17
Von grossem Schrecken — — —	23
Totale —	11994
Summe aller Gestorbenen in 30 Jahren —	750322

Die durch Unglücksfälle zu Tode gekommene sind also zu der ganzen Summe wie 16 zu 1000, oder beynahe wie 1 zu $62\frac{1}{2}$, d. i. unter 62 ist ein durch einen Zufall Verunglückter.

§. 526.

Ich will einige wenige Anmerkungen hinzufügen.

1) Die im Wasser Ertrunkenen machen mehr als ein Viertel von allen Verunglückten aus, indem ihrer

3189 sind. Dieses kann anderswo nicht so häufig seyn, wie in London, wo die Schiffarth überhaupt nicht so groß ist, und wo besonders das Uebersetzen über die Themse in Kähnen wegfällt. Jährlich kommen meist 319 um, also geht fast kein Tag hin, daß nicht einer ersäuft. Man kann daraus auf die Menge derer schließen, die von der Schiffahrt leben. Und da dergleichen Leute, die stets auf dem Wasser sind, vorzüglich starke Getränke zu sich nehmen; so ist kein Wunder, daß der stete Taumel so viele ins Unglück bringt. Man sieht, wie viel hundert Menschen könnten erhalten werden, wenn London mehr Brücken über die Themse bauen könnte.

2) Ueber die Selbstmörder, die, so sich zu Tode gesoffen, über die overlaid oder von den Müttern und Ammen erdrückten und erstickten Kinder habe ich bereits meine Gedanken mitgetheilt (§. 269-274.)

3) Wer sollte es aber glauben, daß in London so viele vor Hunger und Kälte umkommen sollten? Diese werden verschiedentlich unter den Rubriken aufgeführet, dicr for wandt, von Hunger und Armuth gestorben, starved by hunger or cold, oder schlechtweg starved. Unter 10000 Todten sind zwar nicht mehr als 2, indessen gehören auch viele von denen Todtgefundenen hieher, deren Anzahl sehr groß ist (§. 269.). Es ist auch wirklich kein Jahr in den Verzeichnissen, da nicht einige von solchen vorhanden, die im Elend, von Hunger, Blöße oder Kälte umgekommen oder todt gefunden sind. Man schließe daraus auf die Zahl derer in London, die sich in solchen elenden und dürftigen Umständen befinden, daß jährlich etliche darin umkommen müssen. Das sind die Folgen grosser Städte, die vom Handel und Fabriken leben. Vielleicht sind dieser elenden eben so viele, oder noch mehrere, als derer, welche im größten

ten Ueberfluß und Schwelgerey leben. London hat wirklich sehr viele gute Anstalten für Arme. Außer den großen Hospitälern hat jedes Kirchspiel sein work-house oder Armenhaus, worin die Armen desselben erhalten werden, jedoch so, daß sie nach ihren Kräften etwas weniges arbeiten, und mit Spinnen, Verfertigung des Dochtgarns, mit Ausflicken der alten Schiffstaue und dergleichen etwas verdienen müssen. Dem allen ohnerachtet kann die Zahl der Armen und Elenden nicht getilget werden. Die Ursache ist, weil die Arbeiter bey den vielen Fabriken und andere gemeine Arbeitsleute, so lange sie sich noch rühren können, liederlich sind, daher sparen sie nichts auf den Fall der Noth, der Krankheit, der Theurung, oder auch wol des Mangels der Arbeit. Der geringste Miswachs und Theurung des Getreides ist eine schreckenvolle Erschütterung dieser Welt voll Armen, die viele in Hunger und Blöße verschüttet. In London wurden noch vor einigen Jahren sogar in Schriften über die Theurung, über die Kornjuden, über den Betrug der Müller, der Becker und der Art Leute Klagen geführet, durch deren Schuld so mancher Geringe umkommen müßte. Man sieht also, daß auch der Reichthum eines Londons, der nichts gleiches in Europa hat, nicht hinlänglich ist, zu hindern, daß nicht jährlich etliche vor Elend umkommen sollten. Die Charite und die besten Anstalten können die nicht erhalten, die durch ihre eigene Schuld und Liederlichkeit haufenweise sich in das Elend stürzen. Je größer, je volkreicher und je reicher die Städte sind, je größer ist allezeit die Zahl der schuldigen und unschuldigen Armen und Elenden.

4) Die mancherley Unglücksfälle sollen uns billig der Gefahr erinnern, worin wir uns überall und bey jedem Schritt und Tritt befinden. Sie sollen uns ermuntern, Gott für die Erhaltung zu preisen, wenn

wir 50 und mehr Jahre ohne Schaden hingebracht. Wie groß ist nicht die Zahl derer, die durch einen Fall und auf andere Art umgekommen, (killed by a fall and several other accidents), deren allein 1640 sind; die durch den Bruch eines Arms, Beins und anderer Gliedmassen verunglückt sind, die durch Wagenräder und heruntergefallene Lasten oder Steine zerquetschet und getödtet worden, die auch meist an 400 ausmachen? Es sind also über 2000 durch einen Fall oder Bruch umgekommen, also ohngefähr einer unter 3 bis 400. Die Zahl derer, so vom Biß eines tollen Hundes und Katze gestorben, ist 31, dagegen unter 750000 Todten nur 2 vom Blitz Getödtete, also einer unter 375000 Gestorbenen. Gleichwol fürchten sich die Menschen mehr vor dem Blitz, als vor tollen Hunden, da doch deren einer unter 24000 Sterbenden ist, folglich sind deren funfzehnmal mehr als derer, die vom Blitz umkommen. Wie leicht kann der Mensch einen unglücklichen Fall thun, auf ebenem Boden umknicken, und ein Bein zerbrechen und daran sterben? Vor dieser Gefahr fürchtet sich aber kein Mensch, da doch die Anzahl der auf diese Art verunglückten ungleich größer ist, als der vom Blitz erschlagenen. Vor dem Schrecken hat der Mensch zwölfmal mehr Ursache sich zu fürchten, als vor dem Blitz, indem davon 23, (frighted) vom Blitz nur 2 getödtet sind; das Verhältniß ist also wie 1 zu $11\frac{1}{2}$. Doch es ist noch gut, daß der Mensch alle die Arten der Gefährlichkeiten nicht kennet, und sich dafür nicht so wie vor dem Blitz fürchtet, sonst würde er, von steter Angst gefesselt, sein Leben elend zubringen müssen, und keiner Ruhe und Vergnügens fähig seyn.

§. 527.

Ohnerachtet ich schon oben einige Beobachtungen über die vornehmsten Krankheiten gemacht (§. 264. u. f.) welche eine grosse Zahl der Kinder wegraffen; so kann ich doch nicht umhin, zu dieser wichtigen Sache noch einige hinzuzuthun.

1) Es ist vorher durch das drey und siebenzigjährige Verzeichniß von Herrn Morris erwiesen (§. 519. 520.), daß die Convulsionen bey Kindern merklich zugenommen haben. Die Mittelzahl von 1680 verhält sich zu der von 1730 wie 139 zu 300. Es sterben also jetzt mehr als noch einmal so viel, als vor 60 bis 70 Jahren. Beym Graunt stehen die Gestorbenen in 20 Jahren, von 1629 - 1636, und 1647 — 1659; es waren in allem 212866, darunter waren an Convulsionen nicht mehr als 9073 oder unter tausend nur $42\frac{3}{5}$ gestorben. Welch ein erstaunlicher Unterschied von der letzten Zahl? Wenn ich auch statt 300 die letztere Mittelzahl (§. 519.), nemlich 245, nehme; so ist 43 gegen 245 wie 1 zu $5\frac{7}{10}$, meist 6. Also sterben jetzt an Convulsionen meist sechsmal so viel als vor 100 Jahren. Weil ich aber auf den Verdacht komme, daß man die Convulsionen und die Zähnkrankheiten als sehr verwandte und verbundene Zufälle nicht genug unterschieden haben möge; so will ich sie hier zusammen setzen. Unter 212866 waren nach dem Graunt 23309, so an Convulsionen und Zähnen zusammen gestorben, oder 109 unter 1000 Todten, etwa $\frac{1}{9}$ von allen. Nach der Mittelzahl der letzten 30 Jahre (§. 521.) waren zusammen 327 unter 1000 Todten. Also verhält sich die Grauntsche Anzahl zu der letztern wie 109 zu 327, gerade wie 1 zu 3. Folglich sterben jetzt dreymal mehr als vor 100 Jahren. Gegen diesen Beweis ist nun nichts einzuwenden.

Es ist demnach gewiß, daß die Convulsionen und die Dentition zusammen in London anjetzt dreymal mehr Kinder tödten als zu des Graunts Zeiten.

Ich will noch etwas von Berlin hinzufügen. Allhier waren in den 3 Jahren von 1722 bis 1724 gestorben 6771, worunter an Convulsionen 1822 und an Zähnen 345, zusammen 2167, also 320 unter Tausend gestorben, also so viel als in London in letztern Zeiten, woselbst 327 unter Tausend waren. Gleiche Wirkungen müssen demnach gleiche Ursachen haben.

2) Nach den letztern 3 Jahren von Berlin (§. 523.) waren an den Convulsionen und Zähnen zusammen 256 unter 1000, also 84 weniger als in den drey vorhergehenden Jahren gestorben. Da aber im Jahr 1757 die Pocken und Masern allhier epidemisch waren, und an 300 Kinder mehr, als gewöhnlich, weggenommen hatten; so ist es wol möglich, daß bey vielen die convulsivischen Zufälle zu den Pocken ausgeschlagen, daher also die Kinder unter diesen zu stehen gekommen sind.

3) In Breslau (Tab. 14.) waren in 3 Jahren von 1722 bis 1724 überhaupt unter den evangelischen gestorben 4578; darunter an den Convulsionen 216, an den Zähnen 233, zusammen 449, also waren beynahe 98 unter Tausend. Es kommt dieses nahe an das Grauntsche Verhältniß, da 109 unter 1000 waren. Die Ursachen mußten also in Breslau im Jahr 1724 denen in London von 100 Jahren meist gleich seyn.

Man sieht demnach aus der Vergleichung der londner ersten und der breslauer Verhältniß mit der londner letztern, und der berliner, daß es nicht nothwendig sey, daß überall und zu allen Zeiten gleich viel Kinder an den Convulsionen und Zähnen sterben. Das letztere Maaß, da mehr als $\frac{3}{10}$ aller Menschen daran sterben, ist in der Natur des menschlichen Cörpers nicht gegründet. Es ist $\frac{1}{10}$ genug, wie von Breslau und dem alten London erwiesen ist. Es müssen also nothwendig andere und zu der Natur nicht gehörige Ursachen hinzukommen, die das $\frac{1}{10}$ bis über $\frac{3}{10}$ vergrößert haben.

Welches sind nun diese nicht nothwendige und erst allmählich hinzugekommene Ursachen?

Herr

Herr D. Kundmann *) hat die Ursache überhaupt, daß so viele Kinder an Convulsionen sterben, in der Entblößung der Brüste der Mütter zur Schau und der Erkältung der Milch, in der Aussaugung des colostri, so doch zur Abführung des meconii dienen sollte, in der allzuvielen, zu alten und zu starken Milch, und in andern kleinen Ursachen gesucht. Ich zweifle nicht daran, daß sie nicht manches Kind umbringen sollten. Aber dergleichen Ursachen sind zu klein, auch zu allgemein, und lassen sich zum Theil weder in Städten noch auf dem Lande ändern.

Hier entsteht aber eine andere weit wichtigere Frage, woher es nemlich komme, daß diese Ursachen des Todes so vieler Kinder sich in London so sehr vermehret, und aufs dreyfache gestiegen sind, so daß statt eines unter 10 Todten jetzt 3 sind, folglich jetzt so viele Kinder mehr daran sterben als vormals?

Es kann nichts anders zur Antwort übrig bleiben, als was schon vorher (§. 520. Num. 3.) angeführet ist, nemlich, daß die Ursache blos in der moralischen Unordnung der Menschen zu suchen sey, und zwar in der frühzeitigen Entkräftung der Väter durch Debauchen im Trinken und in der Lustseuche. Geschwächte Eltern zeugen schwächere Kinder.

Daraus entsteht nun wieder eine andere Frage in der Politik, die von der größten Wichtigkeit und Einfluß in die Bevölkerung ist: ob nicht diesen Ursachen des Todes so vieler Kinder, vermöge derer $\frac{2}{3}$ mehr sterben als sonst, zu steuren? ob man dieser Pest so gleichgültig zusehen könne, und ob nicht dieses allein, wenn auch sonst keine Ursachen wären, die Regenten anhalten sollte, Ordnung und Tugend unter ihren Unterthanen zu erhalten, und das Laster auf alle mögliche Weise

 durch

*) in museo rar. nat. & artis, p. 1279.

durch dienliche Mittel und Strafen zu unterdrücken? Doch, wer nimmt den Schaden zu Herzen, und wie erfahren es die, so es vor allen andern wissen sollten?

§. 528.

Der Pocken habe ich auch schon oben (§. 267.) gedacht. Aus der Tabelle (§. 521.) erhellet, daß unter tausend Todten 80 sind, die an den Pocken gestorben, oder 8 unter 100, oder 1 unter $12\frac{1}{2}$. Der zwölfte Theil des menschlichen Geschlechts geht also dadurch wieder zu Grabe.

Da nun aus der Geschichte der Pocken bekannt ist, daß sie in Europa seit ohngefähr 1000 Jahren erst bekannt worden, daß sie also nicht so, wie andere Krankheiten, in der Natur des menschlichen Cörpers gegründet und folglich ein neues Gift sind; daß sie vermöge der vielen Proben durch die Einpfropfung fast ganz unschädlich gemacht werden können, daß kaum unter 300 Eingepfropften einer stibt, daß sie auch nicht wiederkommen, wie man ohne Grund eingewendet hat: sollte man nicht dieses grosse Hülfsmittel, so uns die Vorsehung in den letztern Zeiten erst hat bekannt werden lassen, mit allem Ernst, aus Erbarmung gegen die Kinder, aus Liebe gegen das menschliche Geschlecht, gegen sich selbst und gegen sein Land und Vaterland gebrauchen, und sollte ein Regent nicht aus Liebe gegen sein Volk und Land, und besonders auch aus dem Grunde der Bevölkerung und seines eigenen Vortheils, es in Ausübung zu bringen suchen, und keiner Mittel und Kosten schonen, um erst durch Belohnungen dieses vortrefliche Rettungsmittel unter dem gemeinen Mann bekannt zu machen, da denn die Vornehmen von selbst folgen würden?

Jetzt wendet man noch vor, es würde ein Eingriff in die Vorsehung seyn. Der Türke schließt auch so:

die

die Pest wird von Gott verhängt, es kann keiner ohne Gottes Willen sterben, der Tod ist ein wahres Gut für einen Islamiten oder Muselmann, d. i. den, der die rechte Lehre hat, glaubt und übet; folglich muß man sich der Pest nicht widersetzen, sondern ihr freyen Lauf lassen, weil man sonst einen Eingriff in die Vorsicht und den göttlichen Willen thun würde. Wie sorgfältig muß man nicht in solchen Schlüssen seyn, und wohl unterscheiden, was Gottes vollkommener und gnädiger, und was sein zulassender Wille ist, nach welchen er dergleichen Uebel geschehen läßt, dabey es aber dem Menschen nach der Pflicht der Selbsterhaltung freysteht, sich einem zugelassenen Uebel zu widersetzen, und die Hülfs- und Rettungsmittel gegen ein Uebel und Krankheit vernünftig und im Vertrauen auf seinen Segen zu gebrauchen. Ich habe wirklich Leute gekannt, die sonst vernünftig dachten, die aber aus diesem unrichtigen Schluß durchaus keinen Arzt oder Arzeneymittel brauchen wollten.

Man wendet gegen den Gebrauch dieses grossen Mittels ferner ein, daß es gleichwol mit Gefahr verknüpft wäre, daß man nicht das Recht und die Gewalt habe, sein Kind einer Lebensgefahr auszusetzen; daher Eltern sich das größte Gewissen machen und untröstlich seyn müßten, wenn ein solches Kind stürbe.

Hierauf dienet zur Antwort:

1) Ich will zugeben, daß Eltern ihre Kinder nicht in Gefahr setzen dürfen. Man wird mir aber dagegen zugeben müssen, daß Eltern aus zweyen Uebeln und Gefährlichkeiten das kleinste wählen müssen, wenn sie beyde unvermeidlich sind. Nun ist aber bey der Einpfropfung eine ungleich kleinere Gefahr, als wenn die Kinder die Pocken auf die natürliche Art bekommen; folglich ist klar, daß sie selbige vorziehen müssen, wenn sie anders als rechtschaffene und kluge Eltern handeln,

und ihre Liebe zu ihren Kindern vernünftig ausüben wollen. Daß aber die Einpfopfung eine ganz ungleich kleinere Gefahr mit sich verknüpft habe, ist aus dem vorhergehenden leicht zu erweisen. Es ist aus der Erfahrung gewiß, daß fast alle Menschen die Pocken bekommen, und ich glaube nicht, daß ihnen unter hundert Personen eine entgeht. Da nun unter 1000 Todten 80 sind, die an den Pocken gestorben, so folgt, daß von allen Menschen der zwölfte Theil an den Pocken stirbt. Da ferner alle Menschen, bis auf sehr wenige, die Pocken ausstehen müssen; so folgt, daß von allen, so die Pocken haben, welches fast alle Menschen sind, der zwölfte Theil stirbt. Nun ist aber durch die in Engelland und in dem englischen America gemachten Versuche hinlänglich dargethan worden, daß unter denen, so die eingepfropften Pocken ausgestanden haben, kaum einer von drey bis vier hundert, ja mehreren zufällig daran gestorben ist. Wir wollen nur 300 als das wenigste annehmen. So verhalten sich denn die an den gemeinen Pocken Gestorbene zu denen an den eingepfropften Gestorbenen, wie 12 zu 300 oder wie 1 zu 25. Es ist also die Gefahr bey denen eingepfropften fünf und zwanzigmal geringer, als bey den ordentlichen. Die Hoffnung, glücklich durch die Pocken zu kommen, ist fünf und zwanzigmal größer. Es sterben fünf und zwanzigmal weniger Kinder an den eingepfropften, als an den gemeinen Pocken. Und wenn man auch zugeben könnte, daß an den eingepfropften mehr stürben; so bleibt mein Satz allezeit erwiesen und gewiß, wenn auch nur 10, 12 oder funfzehnmal weniger an den eingepfropften stürben. Was soll nun ein Vater wählen, der sein Kind mit einer vernünftigen Zärtlichkeit liebet, und auf dessen Erhaltung bedacht ist? Ueberläßt er sein Kind der natürlichen Ansteckung; so muß er befürchten, daß es unter zwölf Kindern leicht hingerissen werden könne. Wird

es

es von den Pocken zu einer Zeit überfallen, da sie bösartig und epidemisch sind; so stirbt von sechs Kindern eins. Die Gefahr wird also noch einmal so groß, als wenn sie gutartig sind, und gegen die eingepfropften wird sie wie 1 zu funfzig, oder die Gefahr ist funfzigmal größer. Wenn man sie aber einpfropfen läßt; so ist die Hoffnung, das Kind zu retten, gegen die Hoffnung bey den gutartigen Pocken, wie 25 zu 1, und bey den bösartigen wie 50 zu 1, oder funfzigmal größer. Da man nun nicht wissen kann, ob ein Kind die Pocken zu einer guten oder epidemischen Zeit bekommen werde, bey der Einpfropfung aber die beste Jahreszeit und die beste Art von Pocken gewählt werden kann; so bleibt man allezeit der größten Gefahr ausgesetzt. Wenn wir aber auch nur bey der kleinsten bleiben; so ist sie doch allemal fünf und zwanzigmal größer, als bey der Einpfropfung. Da nun ferner die Pocken ein allgemeines Uebel sind; so frägt es sich nun, was soll Vernunft und Liebe der Eltern wählen? Soll und muß man nicht unter zweyen Uebeln das kleinste wählen? Ist es nicht sogar die allergrößte Pflicht, daß man das Leben seines Kindes erhalte, und die Gefahr seines Lebens durch gute Vorsorge so viel verringere, als es nur immer möglich ist? Folglich erhellet hieraus, daß es nicht in unserer Willkühr stehe, ob wir die Einpfropfung brauchen wollen oder nicht, sondern man ist dazu dergestalt verpflichtet, daß man nicht ein Mensch, nicht ein Vater, nicht ein Christ, nicht ein Patriot seyn kann; wenn man sie nicht zur Rettung seines Kindes, seines Nächsten und seiner Mitbürger gebraucht, befördert, und aus allen Kräften an der Gemeinmachung dieses Hülfsmittels arbeitet. Ein Mensch muß nach dem Bande der Liebe den andern aus der Gefahr zu retten, und das Leben seiner Mitbrüder zu erhalten suchen. Ein Vater hat noch eine nähere und stärkere Verbindlichkeit gegen sein Kind zu solcher

Pflicht auf sich. Ein Patriot wird durch die Betrachtung seiner besondern Pflichten gegen sein Vaterland und dessen Wohl, so in der Sicherheit, Macht und Glückseligkeit, welche von der Bevölkerung abhängen, bestehet, noch mehr dazu verpflichtet. Bey einem Christen werden alle diese Gründe verstärkt und beysammen vereinigt.

Man sucht noch eine Ausflucht. Es wäre doch möglich, heißt es, daß mein Kind unter den wenigen Auserwählten seyn könnte, welche die Pocken nicht bekommen. Aber das gilt nicht, weil man davon nicht gewiß seyn und werden kann; eben so wenig, als daß man in einer Lotterie unter hundert Loosen das beste bekommen werde. Bey der Ungewißheit bleibt allezeit die erwiesene Gefahr. In so wichtigen Dingen aber, als die Erhaltung des Lebens eines Kindes ist, muß man es nicht auf ein Gerathewohl ankommen lassen, sondern gewisse Tritte thun. Wenn man gethan hat, was man thun kan, denn kann das Gewissen ruhig seyn. Bey einer ungewissen Sache muß man das sicherste wählen, und sein Kind der größern Gefahr entreißen.

Aber, heißts weiter, wenn eins meiner Kinder oder gar mein einziges stürbe, so würde ich nicht nur untröstlich seyn, sondern mir auch zeitlebens die größten Vorwürfe machen müssen. Dieses ist die Sprache einer Zärtlichkeit ohne Vernunft. Wenn es aber an den natürlichen Pocken stirbt, wirst du dir sodann keinen Vorwurf machen dürfen? Wie? wenn es denn heißt: Wenn du dich dieses Hülfsmittels bedienet hättest, so hättest du fünf und zwanzig ja wol funfzigmal mehr Hoffnung gehabt, dein Kind zu retten; so wäre seine Rettung so vielmal wahrscheinlicher gewesen; du hättest also desselben Gefahr fünf und zwanzig ja wol funfzigmal

verrin-

verringert; so hättest du wenigstens alles mögliche gethan, was Vernunft und Pflicht von dir gefordert hätte, und so würde dich nun die Ausübung deiner Pflicht beruhigen können. Da du es aber durch eine vernünftige Furcht und Zärtlichkeit in der fünf und zwanzig bis funfzigmal größern Gefahr gelassen; so fällt die Schuld des Todes auf dich, weil du nicht das gewissere dem ungewissen vorgezogen hast.

Ich will noch ein paar Instanzen hinzufügen. Nach den gemachten Einwendungen müßten Eltern ihre, zumal einzige, Tochter nicht verheyrathen. Bey der Zeugung der Kinder findet sich Lebensgefahr. Es ist oben (§. 93.) erwiesen, daß unter 1000 Todten acht und oft mehr Frauen sind, die im Kindbette gestorben. (vergl. § 521.). Wenn wir nnn die Gestorbenen in das weibliche und männliche Geschlecht zur Hälfte theilen; so bleiben für Todte vom weiblichen Geschlecht 500 übrig. Wenn man von diesen die Mädchen und alten Frauen abzieht, so bleiben noch wenigere Frauen, die noch Kinder zeugen, mit denen die gestorbenen Wöchnerinnen in Vergleichung zu setzen sind. In Leipzig und Gera war von 60 bis 70 Frauen eine in den Wochen gestorben. (§. 93.). Die Gefahr bey einer Verheyrathung einer Frauensperson ist also wirklich nicht geringe. Sie ist größer als bey der Einpfropfung der Pocken, da nicht unter 300 einer stirbt. Sie ist mehr als dreymal größer. Soll man aber durch solche Betrachtung die Töchter vom Heyrathen abhalten, und es ihnen widerrathen? Was würde aus der Welt werden, wenn man sich durch die Gefahr, die mit einer Unternehmung verknüpft ist, davon wollte abhalten lassen? Man tröstet sich damit, daß vielleicht die Tochter, die man verheyrathet, nicht unter den unglücklichen Müttern seyn werde, denen das Leben eines Kindes den Tod kostet,

daß

daß man der Ordnung Gottes in der Natur folgen müsse, und daß das Heyrathen der Beruf des weiblichen Geschlechts sey. Warum tröstet man sich nicht hierbey auf eben die Weise, oder mit ähnlichen, nicht nur eben so starken, sondern noch stärkeren Gründen? daß man sich dieses Mittels um des allgemeinen Wohls willen bedienen müsse, aus Liebe zu dem menschlichen Geschlecht, zu seinem Vaterlande, dessen Bevölkerung dadurch ungemein gewinnen kann, aus Gehorsam gegen den göttlichen Willen, welcher will, daß der Menschen viele seyn sollen auf Erden (§. 1.).

Eine andere Instanz giebt die Handlung, und besonders die Schiffahrt. Würde sich wol jemand mit gutem Gewissen zu derselben begeben können, würde ein Vater wol sein Kind dazu bestimmen können, wenn man auf die Gefahr sehen wollte? Es ist ohnstreitig gewiß, daß die See viele Menschen raubt, sonderlich die weiten Fahrten nach Ostindien. Nicht nur die Gefahr zu ersaufen, sondern die vielen besondern Krankheiten, die durch einen langen Aufenthalt unter der Linie aus Mangel des Wassers und aus so vielen andern Ursachen entstehen, sollten die nicht davon abhalten können? Eine etwas lebhafte Betrachtung eines unglücklichen Schiffbruchs, wo ein Schiff mit der ganzen Mannschaft und Ladung, und oft erst nach vielem unbeschreiblichen Elend, untergeht, was sollte die nicht für Wirkungen haben? Sollte man daher nicht Gründe genug hernehmen können, die Seefahrten gänzlich zu verdammen? Würde man aber nicht damit allen Handel aufheben? Herr Struyck *) meldet, daß auf 73 Schiffen, die zwischen den Jahren 1734 und 1740 die Fahrt nach dem Cap der guten Hoffnung hin und her gethan haben, und die mit 15889 Menschen sind bemannt gewesen,

*) nader ontdekkingen, p. 164.

1733 gestorben sind, das sind also 11 von hundert. Auf 11 Schiffen, die von Batavia nach Holland zurückgekommen, und die mit 1203 Personen besetzt waren, sind 34 bis zum Cap, und von da bis Holland 46, also zusammen 80 gestorben, also $\frac{1}{15}$ oder Einer von funfzehn. So viele Menschen kommen also bey der Schiffahrt um. So viele werden ein Opfer, um andern Menschen Unterhalt und Verdienst zu verschaffen. Höret man aber wol, daß jemand, auch der strengste Moralist, darauf gescholten habe, da es doch hiebey an allerley scheinbaren Gründen gegen die Seefahrt nicht fehlen würde, zumal gegen die entfernte? Wenn von allen Ostindienfahrern der zehnte oder auch nur der funfzehnte stirbt; was ist das nicht für ein Schade für das menschliche Geschlecht? Man betrachte die Menge der Schiffe, die Engelland, Holland, Frankreich, Spanien, Portugall, Dännemark und auch Schweden jährlich dahin schicken. Ich habe es aus dem Munde des sel. Herrn Mißionarius Schulzen, der lange zu Madras gestanden, gehöret, daß allein jährlich nach Canton 70 bis 80 europäische Schiffe kämen, die wenigstens so viele hundert tausend Thaler in Silber dahin brächten, und dafür Lappen, Scherben und Kräuter zurück nähmen, deren Europa entbehren könnte, und dadurch es in der That ärmer werden würde, wenn nicht Spanien den Abgang durch das amerikanische Silber wieder ersetzte. Sollte die Gefahr also nicht Menschen zurückhalten, und sollte der Verlust der Menschen nicht Gründe genug darbieten, um solche Fahrten gänzlich zu verwerfen? Geschieht aber dieses wol? Gleichwol läßt man sich die Besorgnisse gegen das unschuldigste und sicherste Rettungsmittel so weit treiben, daß man die Einpfropfung als ein unerlaubtes, gefährliches und ein solches Mittel ausschreiet, das man mit gutem Gewissen nicht brauchen könne.

Und

Und was soll ich von den Kriegsdiensten sagen, wodurch so viele ihr Leben verlieren? Hier heißt es aber: Der Dienst des Vaterlandes erfordert es: es müssen Theile aufgeopfert werden, um das Ganze zu erhalten, die Vertheidigung sein selbst und der Seinigen macht den Kriegsdienst nothwendig; und man schließt hierin ganz richtig. Hier ist aber eben der Fall. Das Wohl des Vaterlandes, so in der Bevölkerung bestehet, macht die Einpfropfung nothwendig, weil dadurch so viele tausend Menschen erhalten werden. Die Menschenliebe fordert den Gebrauch dieses Rettungsmittels, weil funfzehn ja wol funfzigmal mehr Menschen dadurch beym Leben erhalten werden, und was dergleichen schon angeführte Gründe mehr sind.

Ich wünschte also, daß auch diese meine Vorstellung einigen Nutzen zur Ausbreitung und Beförderung dieses grossen Rettungsmittels haben möchte. Wer mehr von diesen Gründen, wie auch von der Geschichte und den Beweisthümern für dieses Hülfsmittel wissen will, den verweise ich, außer des Herrn Condamine bündigen und schönen Abhandlung, auch auf des Herrn Doctor Tyssot gründlichen Tractat unter dem Titel: l'inoculation justifiée, ou dissertation pratique & apologetique sur cette methode par Mr. Tyssot, à Lausanne, 1754 in 12.

Anmerk. Indem ich meine obstehende Gedanken von der Rechtmäßigkeit und Nothwendigkeit der Einpfropfung zur Presse abschicken will; so erhalte ich von dem gelehrten und fleißigen Herrn D. Moehsen, dem ich davon gesagt hatte, zwey hieher gehörige Tractätchen. Quæstiones sæpius motœ super methodo inoculandi variolas &c. orbi medico denuo propositæ ab Antonio de Haen, S. Cæs. Maj. Consil. aul. & Prof. Med. Vindobonæ, 1757. 8. Unter allen, die gegen die Inoculation geschrieben haben, verdienet diese Schrift wohl

wohl gelesen zu werden, indem sie von einem großen Schüler des noch größern Boerhave aufgesetzt ist. Man findet hier alle Gründe der Vertheidiger treulich in ihrer Stärke angeführt, nur wünschte ich, daß sie mit eben der Stärke wären widerlegt worden. Da aber dieses in der Unmöglichkeit beruhet; so kann es auch von dem geschicktesten Manne nicht geschehen. Der Leser wird daher noch mehr von der Vortrefflichkeit dieses großen Rettungsmittels überzeuget. Der Herr von Haen, der sich in der medicinischen Welt durch andere Verdienste große Hochachtung erworben, dienet hier zum Beweise, wie auch scharfsinnige Männer durch ein Vorurtheil können hingerissen werden, dasjenige zu bestreiten, was ein Boerhave, Mead, von Swieten, und so viele andere geschickte Aerzte bewähret gefunden und gebilliget haben. Er will, man sollte erst nicht indirecte, sondern directe erweisen, daß die Einpfropfung von Gott für erlaubt erklärt sey, so wie der Ehestand, die Arzeneywissenschaft, die Seefahrt, und dergleichen mit Gefahr des Lebens verknüpfte Dinge. Ist es aber nicht eine demonstratio directa, wenn man ex principiis veris per justam concatenationem ratiociniorum darthut, daß dieses Mittel zur Rettung des Lebens vieler tausend Menschen diene, daß man unter zweyen Uebeln das kleinste zu wählen verbunden sey, und daß die Einpfropfung eine 25, ja 50 und mehrmal geringere Gefahr mit sich verknüpft habe, als die natürliche Ansteckung von den Pocken? daher jene also dem wohlgefälligen Willen Gottes nothwendig gemäß seyn muß, folglich auch keiner ohne Versündigung dieses Arzeneymittel verwerfen kann, das uns Gott in Europa erst seit kurzem hat kund werden lassen ꝛc. So aufrichtig und bescheiden der Herr von Haen im Anfange ist; so sehr läßt er sich doch nachher von der so genannten Consequenzenmacherey hinreissen, die man fast nicht ohne Unwillen lesen kann. Es verdient diese Schrift wohl in das Deutsche übersetzt zu werden, mit einer Widerlegung, die leicht ist, wobey ich mich aber jetzt nicht weiter aufhalten kann. Zugleich empfing ich von dem Herrn D. Moehsen den Tractat des gelehrten Herrn D. Tralles in Breslau, de methodo medendi variolis hactenus cognita, sæpe insufficiente, magno pro inoculatione argumento, dissertatio epistolica ad cl. D. Sulzerum, archiatrum Gothanum, Wratislaviæ, 1761. 8. woraus ich ersehe, daß dieser gründliche Arzt sich auch für die Einpfropfung erkläret, so wie sie der Herr D. Sulzer in Gotha

Gotha zu üben geflissen ist. Ich sehe daraus, daß die erwehnte Schrift des Herrn D. Tyssot, der auch ein Schüler des Boerhave ist, durch des Herrn von Haen Widerlegung veranlaßt worden. Der Herr von Haen hat unter andern die Gefahr der natürlichen Pocken zu verringern gesucht, und beruft sich auf seine ehemalige glückliche Praxin im Haag, da ihm von etlichen Hunderten nur einige wenige gestorben, woraus er schließt, daß alles blos auf die Methode der Aerzte ankomme, und daß es daher ungegründet, daß die Gefahr so groß sey, und daß man also nicht zu der Einpfropfung seine Zuflucht nehmen dürfe. Der Herr D. Tralles meldet hingegen, daß er bey seiner dreyßigjährigen Praxi sich eines solchen Glücks nicht rühmen könne, zumal wenn die Pocken bösartig und zusammenfliessend gewesen. Er beweiset auch aus den Schriften des Boerhave, Sydenham und anderer, wie gefährlich sie die zusammenfliessenden gehalten, und fast alle Mittel der Arzeneykunst für unzulänglich erkläret; daher Boerhave hinzugesetzt habe: prophylaxis insitiva videtur satis certa tutaque. Doch ich muß es hiebey bewenden lassen.

§. 529.

Anhang von den Sterbenden nach den verschiedenen Monaten und Jahreszeiten.

Da man auch die Jahreszeit der Sterbenden in Betrachtung gezogen, so habe ich diese Beobachtungen nicht weglassen können, um hier alles vollständig beysammen zu bringen. Ich habe zu dem Ende einen zehnjährigen Auszug der in Berlin Gestorbenen gemacht, den ich zuerst hersetzen will.

Janua-

Januarius.	Wochen.	Von 1646 bis 1750.	1751 bis 1755.	Von 1746 bis 1755. 10 Jahr.
	1	253	390	643
	2	325	397	722
	3	350	419	769
	4	337	415	752
Vom 1 — 29. Januar.		1265	1621	2886
Februarius.	5	349	437	786
	6	371	372	743
	7	347	442	789
	8	341	401	742
bis 26sten Februar.		1408	1652	3060
Martius.	9	333	401	734
	10	341	391	732
	11	377	449	826
	12	402	407	809
	13	384	422	806
Vom 26. Febr. — 2. Apr.		1837	2070	3907
Aprilis.	14	424	420	844
	15	431	441	872
	16	382	367	749
	17	424	445	869
Vom 2ten — 30sten Apr.		1661	1673	3334
Majus.	18	408	442	850
	19	387	403	790
	20	391	426	817
	21	428	442	870
Vom 1 — 28sten May.		1614	1713	3327
Junius.	22	391	434	825
	23	331	461	792
	24	365	410	775
	25	302	395	697
	26	306	378	684
Vom 29sten May — 2 Jul.		1695	2078	3773

Julius.	Wochen.	Von 1746 bis 1750.	1750 bis 1755.	Von 1746 bis 1755. 10 Jahr.
	27	320	357	677
	28	310	399	709
	29	325	346	671
	30	331	360	691
Vom 2ten — 30sten Jul.		1286	1462	2748
Augustus.	31	300	342	642
	32	389	330	719
	33	392	352	744
	34	370	370	740
Vom 31. Jul. — 27. Aug.		1451	1394	2845
September.	35	381	366	747
	36	380	364	744
	37	404	361	765
	38	430	390	820
	39	365	327	692
Vom 27. Aug. — 30. Sept.		1960	1808	3768
October.	40	354	358	712
	41	351	343	694
	42	371	350	721
	43	338	348	686
Vom 1. — 29. October.		1414	1399	2813
November.	44	348	323	671
	45	331	342	673
	46	349	372	721
	47	337	325	662
Vom 29. Oct. — 26. Nov.		1365	1362	2727
December.	48	347	342	689
	49	331	339	670
	50	333	334	667
	51	329	314	643
	52	309	315	624
Vom 26. Nov. — 31. Dec.		1649	1644	3293

Nach

Nach den Vierteljahren sind gestorben

im Januar	—	2886	im Julius	—	2748
Februar	—	3060	August	—	2845
März	—	3907	Septbr.	—	3768
im 1sten Quartal	—	9853	im 3ten Quartal	—	9361
im April	—	3334	im October	—	2813
May	—	3327	Novbr.	—	2727
Junius	—	3773	Decbr.	—	3293
im 2ten Quartal	—	10434	im 4ten Quartal	—	8833
			Summe aller in 10 Jahren	—	38481

§. 530.

In Danzig sind gestorben in 10 Jahren, von 1739—1750, (s. Herrn Prof. Hanows Seltenheiten der Natur, Th. 1. S. 23.)

im Januar	—	1717	im Julius	—	1637
Februar	—	1634	August	—	1585
März	—	1676	Sept.	—	1585
im 1sten Vierteljahr	—	5027	im 3ten Vierteljahr	—	4807
im April	—	1973	im October	—	1711
May	—	1943	Novbr.	—	1759
Junius	—	1706	Decbr.	—	1678
im 2ten Vierteljahr	—	5622	im 4ten Vierteljahr	—	5148
			Totale	—	20604

 §. 531.

§. 531.

Zu London sind in 15 Jahren, von 1732—1747, gestorben, (s. Herrn D. Shorts new observations p. 176.)

		männl. G.		weibl. G.		Summe.
im Jan.	—	19366	—	19195	—	38561
Febr.	—	16559	—	17442	—	34001
März	—	17378	—	16643	—	34021
im 1sten Quartal	—	53303	—	53280	—	106583
im Apr.	—	15024	—	15022	—	30046
May	—	16944	—	16325	—	33269
Jun.	—	13850	—	14021	—	27871
im 2ten Quartal	—	45818	—	45368	—	91186
im Jul.	—	12689	—	12799	—	25488
Aug.	—	14934	—	14520	—	29454
Sept.	—	15562	—	15644	—	31206
im 3ten Quartal	—	43185	—	42963	—	86148
im Oct.	—	14825	—	15868	—	30693
Nov.	—	15345	—	16281	—	31626
Dec.	—	15312	—	16287	—	31599
im 4ten Quartal	—	45482	—	48436	—	93918
Totale	—	187788	—	190047	—	377835

§. 532.

§. 532.

In vielen kleinen Städten, Marktflecken und Dörfern in Engelland, worunter viele Oerter nicht nur von 30, 40, sondern auch 140 und mehr Jahren befindlich, sind gestorben, (s. Herrn D. Shorts observ. S. 142.)

	männl. G.	weibl. G.	Summe.
im Jan. —	8526 —	8406 —	16932
Febr. —	8168 —	7958 —	16126
März —	8895 —	8746 —	17641
im ersten Vierteljahr =	25589 —	25110 —	50699
im April —	8991 —	8679 —	17670
May —	8413 —	8205 —	16618
Jun. —	7119 —	6561 —	13680
im 2ten Vierteljahr =	24523 —	23445 —	47968
im Jul. —	6586 —	6448 —	13034
Aug. —	6550 —	6245 —	12795
Sept. —	6657 —	6342 —	12999
im 3ten Vierteljahr =	19793 —	19035 —	38828
im Oct. —	6935 —	6694 —	13629
Nov. —	7226 —	6848 —	14074
Dec. —	7990 —	7668 —	15658
im 4ten Vierteljahr	22151 —	21210 —	43361
Totale —	92056 —	88800 —	180856

 §. 533.

§. 533.

Von tausend Todten sind gestorben

im Monat	in 15 Jahren in London.	in kleinen Städten in Engeland.	in Danzig, in 10 Jahren.	in Berlin, in 10 Jahren.	Mittelverhältniß aus allen.
Januarius :	102	94	83	75	88½
Februarius :	90	89	79	80	84½
März : : :	90	97	82	101	92½
April : :	79	98	96	87	90
May : :	88	92	94	86	90
Junius : :	74	75	83	98	82½
Julius : :	67	72	79	71	72¼
August :	78	71	77	74	75
September :	83	72	77	98	82½
October :	81	75	83	73	78
November :	84	78	85	71	79½
December :	84	87	82	86	84¾
Totale : :	1000	1000	1000	1000	1000
im 1. Quartal	282	280	244	256	265½
— 2. —	241	265	273	271	262½
— 3. —	228	215	233	243	229¾
— 4. —	249	240	250	230	242¼

§. 534.

Auch hieraus erhellet

1) überhaupt eine schöne Ordnung in Ansehung der Jahrszeiten, darin die Menschen sterben. Man sehe die einzelnen Wochen von Berlin an (§. 529.); so wird man sich wundern, daß oft in vielen Wochen nach einander in der einen so viel als in der andern gestorben sind.

2) Sodann erhellet hieraus, daß das Frühjahr dem Leben das allergefährlichste sey. Der May, der schönste unter den Monaten, da alles wieder zu leben anfängt,

anfängt, ist der allerfürchterlichste, und rafft oft mehr als der März und April weg. Sobald aber mit dem Junius die Wärme beständig wird; so nehmen die Krankheiten und auch die Sterblichkeit ab, und von der Zeit an ist die Zahl der Todten viel geringer, als in den Frühjahrsmonaten.

In dem ersten halben Jahre, vom Januar bis zu Ende des Junius, sind unter tausend Todten mehr als im zweyten, von Johannis bis zu Ende des Jahres.

Unter tausend Todten sind gewesen

	im ersten halben Jahre.		im zweyten halben Jahre.
in London — — —	523	—	477
in kleinen Städten in Engelland	545	—	455
in Danzig — — —	517	—	483
in Berlin — — —	527	—	473
alle durch einander — —	528	—	472

Der Sommer und Herbst sind also der Gesundheit und dem Leben günstiger, als der Winter und insonderheit die Monate des Frühjahrs. Und ohnerachtet im Sommer und gegen den Herbst die Dysenterien oft vielen Schaden thun, die Pocken und Masern auch sich an keine Jahrszeit kehren, wie ich von den Masern ein Beyspiel von Berlin angeführt habe (§. 264.); so haben doch die Monate des Sommers und des Herbstes einen Vorzug vor den andern.

§. 535.

Was ist nun die Ursache davon, daß sonderlich das Frühjahr viel mehrere dahin nimmt? Da ich anfänglich Berlin nur allein vor mir hatte; so schloß ich, daß es von der größern Anfüllung der Gefäße mit Blut den Winter über herrühre, da die Einwohner großer Städte mehr essen, trinken und schlafen, keine Bewegung, und folglich nicht Ausdünstung genug haben. Allein es ist dieses den großen Städten nicht allein eigen, und es bewei-

beweiset die Shortische Tabelle von den kleinen Städten und Flecken in Engelland, daß der März, April und May für die Einwohner kleiner Oerter eben so schädlich sind. Es müssen daher noch andere und allgemeine Ursachen hinzukommen.

Der Herr D. Short *) hat selbige vornemlich in der Aufschließung der Erde und in dem Aufsteigen der Dünste gesucht, wie auch in der größern Ausdehnung des Geblüts und der Gefäße. Allein ich halte mich dabey nicht weiter auf, weil es für die Herren Aerzte gehöret. Mir ists genug, erwiesen zu haben, daß das Frühjahr dem Leben nachtheiliger, als die andern Jahreszeiten sey.

§. 536.

Es sey mir erlaubt, noch zum Beschluß dieser Abhandlung eines vortreflichen medicinischen Buchs zu erwähnen, so erst seit kurzem im Druck erschienen. Der gelehrte Herr D. Tyssot zu Lausanne, Mitglied der Gesellschaft der Wissenschaften zu London, wie auch der physikalischen zu Basel, hat drucken lassen: Avis au pleuple sur la santé par M. Tyssot, à Lausanne 1761 in 12, ein Alphabet stark. Dieser Unterricht ist eigentlich für das Volk, oder den gemeinen Mann, sonderlich für das Landvolk geschrieben. Er giebt ihnen einen kurzen Unterricht von der Beschaffenheit der vornehmsten Krankheiten, und zugleich eine Vorschrift von den besten und brauchbarsten Arzeneymitteln und dem Verhalten dabey, dergestalt, daß ein jeder, der nur etwas Verstand hat, die Arzeneymittel zubereiten und geben kann. Der Unterricht ist deutlich. Die Vorschriften sind einfach, und ein jeder Hausvater kann alles ohne einen Apotheker zubereiten. Dabey sucht er die Vorurtheile

*) New observations. p. 166.

urtheile und das ganz entgegengesetzte Verhalten der meisten gemeinen Leute nebst den nachtheiligen Hausmitteln sehr faßlich zur Warnung vor Augen zu legen, als wodurch sich in der That viele Menschen um das Leben bringen, weil sie ihre Krankheit dadurch verschlimmern. Er giebt noch in der Vorrede zu erkennen, daß er hiebey absonderlich auf die Prediger auf dem Lande, als Gelehrte, auf die Pächter, Edelleute und andere Besitzer von Landgütern sein Augenmerk gerichtet habe, als welche nicht nur verbunden sind, ihren armen Nächsten auf alle mögliche Weise mit Rath und That zu Hülfe zu kommen, sondern auch durch ihre eigenen Vortheile dazu sollten angetrieben werden, und die auch vor andern vermögend sind, den ertheilten Unterricht und Anweisung zur Ausübung zu bringen. Da ich vormals als Prediger auf dem Lande gestanden, so weiß ich aus Erfahrung, wie viel daran gelegen, wenn ein verständiger Mann dem armen unwissenden Landmann zu Hülfe zu kommen weiß. Es ist vergeblich, wenn man einwenden wollte, daß man den Bauer zum Arzt in die Stadt verweisen sollte. Er scheuet sich vor den Kosten, und in den mehresten Fällen ist er zu weit von einem geschickten Arzt in einer Stadt entfernt. Zu einem Apotheker in der nächsten Stadt oder zu einem Bader geht er noch wol, wo er für etliche Groschen ein Pferdemittel kaufen kann. Wem ists aber wol unbekannt, wie schlecht größtentheils die Apotheken samt den Apothekern in kleinen Städten beschaffen sind? Ich habe es in dem einen Jahre meines Aufenthalts in der Landpfarre erlebt, daß ein Bauer meiner Gemeine nach einer nahe gelegenen Stadt ging, und sich eine Abführung für zwey Groschen forderte und auch bekam, wodurch er sich in drey Tagen zu Tode purgirt hat. Ich erfuhr es erst nach seinem Tode, und der Mann war noch in guten Jahren. Ist das nicht ein Menschenmord? Ist dieser Unterthan nicht durch seinen oder des Apothekergesellen Unverstand den Staat auf eine unerlaubte Weise entzogen worden? Man rechne und schließe auf den schrecklichen Schaden in einem ganzen Lande, wenn dergleichen Fälle auch nur jährlich in 3 und mehreren Dörfern vorkommen, welches gewiß und unausbleiblich geschieht. Ich weiß es auch aus Erfahrung, wie viele Menschen durch geschickte Prediger und Herrschaften sind gerettet worden, welche sich blos des schönen Unterrichts des geschickten seligen D. Richters und der von ihm verfertigten so genannten hallischen Medicin bedient haben. Es ist warlich bisher ein Glück für unser Land gewesen, daß auf dem Lande dieses Buch und diese Medicin im Gebrauch gewesen. Weil man aber des Guten nicht zu viel haben kann, so entstand bey Durchlesung des Tyssotschen Unterrichts bey mir der Wunsch, daß diese Schrift in das deutsche übersetzt und gemein gemacht werden möchte. Ich habe es gelehrten Aerzten communicirt, die denn auch dieses mein Urtheil und Wunsch sehr gebilliget haben. Und würde ein Fürst nicht wohl thun, eine solche Uebersetzung auf seine Kosten drucken zu lassen, und an alle Prediger und Obrigkeiten des Landes zu verschenken, damit es desto geschwinder bekannt werden könne? Die Rettung des Lebens einiger wenigen Menschen würde alle Kosten ersetzen, und einem Fürsten Ehre machen, der sich also um die Menschlichkeit verdient gemacht hätte. (vergl. §. 262. 263.)

Fünf

Fünf und zwanzigstes Capitel.

Gebrauch der Listen zur Bestimmung der Lebendigen in verschiedenen großen Städten alter und neuerer Zeiten, nebst einem Anhange aus der politischen Arithmetik.

Inhalt.

§. 537. Gebrauch der Sterbelisten zur Berechnung der Lebenden.

§. 538. Aus einer gegebenen Zahl z. E. der Sterbenden oder einer andern, lassen sich leicht die andern Verhältnisse finden.

§. 539. Menge der Einwohner in einigen großen Städten: im alten Rom,

§. 540. in Ninive und Babylon.

§. 541. Pekins Größe, wie auch

§. 542. von Dely,

§. 543. Constantinopel, Aleppo.

§. 544. Große und mittlere Städte alter und neuerer Zeiten. London und Paris als zwey Rivalen.

§. 545. Tabelle der Einwohner in 66 großen und kleinen Städten in Europa.

§. 546. Die Unbeständigkeit und der Wechsel irdischer Dinge wird dadurch bewiesen.

§. 547. Thörichte Vergrösserungsbegierde seiner Vaterstadt. Es ist besser für ein Land, wenn es viele kleine Städte hat, als wenn sie in einem Paris beysammen wohnen.

§. 548. Des P. Reifenstuhls Beyspiel in Vergrösserung der Stadt Wien.

§. 549. Mallands Vergleichung der Stadt London mit alten und neuen Städten, und Beweis ihrer vorzüglichen Größe.

§. 550. Berechnung der Plätze, worauf London u. Paris stehen, worauf sich aber auf die Zahl der Einwohner nichts mit Gewißheit schließen läßt.

§. 551. Eben so kann man auch nicht aus der Anzahl der Häuser einer Stadt auf die Zahl der Einwohner schließen, wie mit Berlin, Amsterdam, Paris u. London, wie auch mit Bristol erwiesen wird.

§. 552. Zugabe aus der Political-arithmetik, und Auszug aus dem King u. Davenant.

§. 553. Erste Tabelle der Kings nebst deren Beurtheilung.

§. 554. Zweyte Tab. desselben.

§. 537.

In meiner ersten Ausgabe habe ich besonders nur den Gebrauch der Sterbelisten zur Bestimmung der Lebendigen zu zeigen gesucht, und ich habe die Zahl der Einwohner in allen königlichen Provinzen darnach berechnet. Da aber dieser Gebrauch in dieser Ausgabe schon an seinem Orte gezeigt worden; so kann solches hier wegbleiben. In den Tabellen von den preußischen Provinzen sind die Mittelzahlen zum Theil von 60 und mehr Jahren befindlich. Durch selbige kann man leicht die jetzige und vormalige Zahl der Einwohner, und deren allmähligen Wachsthum berechnen, wenn man sie durch 36 multiplicirt. Man kann auch die Verhältnisse der Menge der Einwohner in einer Provinz zu der andern daraus beurtheilen. In Städten kann man nicht nur die Zahl der Einwohner, sondern auch der verschiedenen Religionen und Nationen daraus beurtheilen, wenn man die besondern Listen der Gestorbenen weiß, und selbige nach Beschaffenheit der Städte mit 25, 28, oder in kleinen Städten mit 32 multiplicirt (§. 35.).

§. 538.

§. 538.

Es lassen sich auch aus einem gegebenen Satz oder Zahl gar leicht die übrigen alle finden. Z. E.

1) Aus der gegebenen Zahl der Gebornen in einer ganzen Provinz kann man die Zahl der Gestorbenen bestimmen, indem jene sich im Ganzen zu diesen verhalten, wie 13 zu 10. Doch giebts auch zuweilen Ausnahmen, wie bey Preußen zu sehen, da sie sich oft wie 15 zu 10 verhalten haben (§. 88.). Eben so kann man

2) die Zahl der Verheyratheten aus der Zahl der Gebornen und Gestorbenen finden (§. 71.). Und so kann man auch

3) aus einem der Sätze das Verhältniß der Söhne und der Töchter, die Sterbenden nach dem Alter und nach den Krankheiten finden, wie solches ein jeder aus dem, was davon an seinem Orte ist erwiesen worden, leicht selbst beurtheilen kann. Nur muß man es in allen solchen Rechnungen niemals ganz genau nehmen, da hin und wieder einige Abweichungen in den Theilen angemerkt sind. Je größer aber die Provinzen sind, je mehr Jahre man von selbigen hat, woraus man ein Mittel nimmt; je näher wird man allezeit den wahren Zahlen kommen.

So ist auch aus der Zahl der Kinder in Ninive die Zahl der Einwohner bestimmt worden, (§. 470.) imgleichen die Zahl des israelitischen Volks aus der Zahl der streitbaren Männer (§. 471.). Ferner ist bemerkt worden, daß man daraus, wenn die Zahl der Gebornen der Zahl der Sterbenden in einer ganzen Provinz gleich zu werden anfängt, den Schluß machen könne, daß ein Land das Maaß seiner Einwohner erhalten habe, die es fassen kann; so lange eben dieselbe Einrichtung

und

und Vertheilung der Aecker bestehet (§. 78.). In grossen Städten aber hat es eine andere Bewandniß, wie auch an seinem Ort erwiesen ist. Niemand wird also den vielfältigen Nutzen dieser Verhältnisse unbemerkt lassen.

§. 539.

Da ich auch vormals einen Versuch von der Zahl der Einwohner in einigen großen Städten hinzugefügt habe; so kann ich solchen um der mancherley Leser willen hier nicht weglassen, wie ich fast willens war, weil es nicht zu meinem eigentlichen Zweck gehöret. Welches ist denn die größte Stadt im Alterthum gewesen; und welche ist oder sind es zu unsern Zeiten? Vormals sind es ohnstreitig Rom und Carthago gewesen, und noch höher hinauf sind Babylon, Ninive, Theben in Egypten, und einige andere berühmt gewesen. Kein Wunder, da es die Sitze großer und blühender Staaten waren. In Norden, wo jetzt die größten in Europa sind, waren damals gar keine. Diese asiatischen aber liegen jetzt mehrentheils im Schutt begraben, und sind Beweisthümer der Unbeständigkeit aller Dinge auf dem Erdboden.

Niemand wird zweifeln, daß Rom ehemals alle Städte des Alterthums müsse übertroffen haben, nicht nur im Luxu, wie oben erwiesen (§. 332.), sondern auch in der Menge der Einwohner. Eine Stadt, die dem größten Theil von Europa, dem schönsten von Asia und von Afrika Gesetze gab, muß nothwendig einen großen Zusammenfluß von Menschen in ihrem Mittelpunct veranlaßt haben. Es ist wahrscheinlich, daß eine Million nicht zureichend gewesen. Daß es aber 10, und wohl gar 14 Millionen sollte gehabt haben, wie der gelehrte Isaac

Vossius *) aus einer übertriebenen Liebe des Alterthums vorgegeben, läßt sich weder beweisen noch auch begreifen. Nicht nur die Zufuhr der Lebensmittel zur Ernährung so vieler Menschen an einem Orte, sondern auch der Platz selbst, worauf Rom noch jetzt steht, machen die Sache durchaus unmöglich. Ich gestehe zu, daß Rom vormals in seiner Blüthe viel nahe daran liegende und fast damit zusammenhängende Reihen von Häusern gehabt, die man als Vorstädte ansehen kann, allein so viele Millionen kann es doch nicht in sich enthalten haben, da es auch in seinen eigenen Mauern so viele Palläste, Tempel, Amphitheatra, Bäder, und Plätze zum Rennen mit Pferden und Wagen enthalten hat. Jedermann weiß es, welches Gewühle die Zufuhr der Lebensmittel in Paris und London verursacht, ohnerachtet sie doch nur wenig über eine halbe Million Einwohner enthalten. Wie groß würde es nicht werden, und welche Beschwerlichkeiten würden damit verknüpft seyn, wenn jede dieser Städte nur viermal so viel, nemlich 2 Millionen haben sollte? Und was denn, wenn es zwanzigmal so viel, oder 10 Millionen seyn und werden sollten? Wie ungeheuer theuer würde nicht der Preis der geringsten Dinge werden müssen, wenn alles von einer proportionirlichen Entfernung müßte herbeygeschaffet werden? Je mehr eine Stadt an Einwohnern wächst, je weiter muß die Zufuhr, je theurer muß nothwendig alles werden. Es ist wahr, Rom lag nicht weit von der See, und Egypten war seine Kornkammer. Aber ist denn das Brodt allein genug? Braucht man nicht auch Wein oder Bier, Salz, Oehl, Fleisch

*) liber var. observ. womit Keyßlers gründliche Widerlegung zu verbinden. Siehe desselben Reisen, Theil 1, 47. Brief.

Fleisch und Gartengewächs? Dieses alles läßt sich aber ohne grössere Kosten so weit nicht herbeyschaffen. Wenn Rom auf etliche Meilen herum nichts als Gärten gehabt hätte; so würden doch nicht so viele Millionen genug gehabt haben. Braucht man nicht auch Tücher, Stoffe, Leinwand und Leder, und wie vieler Hausrath wird nicht erfordert? Mir scheinet daher die Rechnung des Vossius übertrieben zu seyn, ob ich schon $1\frac{1}{2}$ bis 2 Millionen zugestehen will; aber auch bey solcher Menge hätte ich nicht ædilis oder Policeymeister seyn, und für die Erhaltung der Ordnung eines so ungestalteten Cörpers sorgen mögen.

§. 540.

Ninive kann nach der gegebenen Rechnung (§. 470.) der Stadt Rom an Einwohnern wol gleich gekommen seyn. An der Ausdehnung und Raum hat es selbiges gewiß übertroffen, und dennoch können wir jetzt kaum ihre Stätte eben so wenig bestimmen, als von dem alten prächtigen Babel *).

§. 541.

Peking scheinet wol jetzt die größte und reichste Stadt zu seyn, weil es die Residenz eines Landes, das nicht nur bevölkert ist, darin alle Künste und Wissenschaften blühen, sondern das auch vielmal grösser ist, als Deutschland oder Frankreich (§. 398.). Die Grundfläche dieser Stadt soll $1\frac{1}{2}$ französische Quadratmeilen enthalten, und also $3\frac{1}{2}$mal so groß, als die von

*) Von Babylon und Ninive, ihrer Größe und der Menge ihrer Einwohner kann weiter nachgesehen werden die allgemeine Welthistorie, Th. 3. S. 726. Hasæi consideratio urbium maximarum veterum & recentiorum, bey dessen consideratione regni davidici p. 9. wie auch J. Vossii liber var. observ. p. 37.

von Paris seyn*), jedoch soll sie nicht so dichte bebauet seyn. Es ist also offenbar falsch, daß sie fünf und zwanzig deutsche Meilen im Umfange habe. Man siehet, daß es dieser Stadt so wie dem alten Rom, dem jetzigen Paris, London, Wien und andern Orten gehet, wo die Verwunderung oder Ruhmsucht alles vergrößert. Der gelehrte Jesuit und Mißionair, P. Gaubiel **), hat der englischen Academie im Jahr 1758 einen sehr genauen Grundriß übersandt. Sie besteht aus zwey ungleichen Vierecken, deren Umfang nach einem gemachten Ueberschlag 56 Ly beträgt, die Breite ist theils $13\frac{1}{3}$, die kleinste $11\frac{1}{3}$ Ly. Ein Ly hat jederzeit 1800 Fuß. Der hier gebrauchte Fuß verhält sich zum französischen wie 1000 zu 1016. Der Umfang würde also 102413 Fuß, oder höchstens 5 deutsche Meilen betragen. Die Zahl der Einwohner setzt der P. le Comte auf zwey Millionen.

§. 542.

Dely, die jetzige Hauptstadt des grossen mogulischen Reichs, nachdem Chajehan die alte Residenz Agra verlassen; muß auch eine ungemein grosse und volkreiche Stadt seyn. Der Jesuit und Mißionair P. Saignes ***) berichtet in einem Briefe aus Chandernagor im Jahr 1740, daß sie in ihren Equipages ohne Vergleichung viel prächtiger, viel weitläuftiger in ihrem Umfange und viel volkreicher sey, als unsere größten Städte in Europa; ein Heer von hundert tausend Soldaten könne aus ihr ins Feld rücken, ohne daß es

*) Observations faites à la Chine. Paris 1722 und Struycks inleid. p. 44, imgleichen die allgemeine Welthistorie, Th. 24. S. 347. f.

**) Transact. philos. Vol. 50. num. 96. p. 704. Allgemeine Welthistorie, Th. 23. S. 123. 340. f.

***) Lettres édif. & curieuses, XXV recueil. p. 441. 446.

zu merken wäre. In der grossen Verwirrung, welche Nadyr Schach daselbst angerichtet, sind $\frac{3}{4}$ im Rauch aufgegangen, und es wird die Zahl der durch Feuer und Schwerdt umgekommenen auf eine Million gerechnet. Aus der grossen Zahl der Könige, der Vizirs, der Omrahs, der Prinzen vom Geblüte, und anderer grossen Staatsbedienten, ihre grossen Kriegesheere, die sie nach Proportion ihres Gehaltes halten müssen, und die sich allda aufhalten, wie auch aus der ungeheuren Größe des indostanischen Reichs und seiner Reichthümer, läßt sich leicht auf die Menge seiner Einwohner, seinem Urtheil nach, ein Schluß machen. Es kann wol dagegen nichts gesagt werden, und man muß es dahin gestellt seyn lassen, ob es eben so volkreich als Pecking sey oder nicht.

§. 543.

Constantinopel ist auch die Residenz eines überaus grossen Reichs, und also läßt sich schon daher auf seine Größe schliessen. In der grossen Pest im Jahr 1751 sind in allein 140000 gestorben. Setzt man, daß die Pest $\frac{1}{4}$ weggenommen; so würde die Zahl auf 560000 hinansteigen. Wäre es gar $\frac{1}{3}$ gewesen; so würden nur 420000 Einwohner darin vorhanden seyn. (§. 178.). Der englische Gesandte, Herr Porter, berechnet die Zahl der Einwohner aus dem jährlich consumirten Getreide, und setzt sie auf 513000, also zwischen 500 bis 600 tausend *). Aleppo oder Haleb (Milch im arabischen), vormals Berroea, wird nebst Constantinopel und Cairo anjetzt für die volkreichste und größte Stadt gehalten. Sie ist die Hauptstadt in Syrien. Der Herr D. Russel **) giebt ihr 235000 Ein-

*) Transact. philos. Vol. 49. p. 1.

**) Russels natural history of Aleppo. 1756, London. In the monthly review for August, 1756. pag. 142.

Einwohner, nemlich 200000 Türken, 30000 Christen und 5000 Juden.

§. 544.

Ich lasse ein mehreres weg, was man von den grossen Städten, Ispahan, Tauris, Alexandrien, dem alten Carthago und andern in des schon gedachten Vossius Anmerkungen, beym Ricciolus, Lipsius, in des Herrn Maitlands Geschichte von London und andern aufgezeichnet findet, wobey auch vieles in dem Morery, Martiniere und andern geographischen Büchern steht. Die Prüfung der Nachrichten würde mich zu weit verleiten. Ohne Prüfung läßt sich auf nichts trauen, wo nicht zuverläßige Personen davon Meldung gethan haben.

Ich will also nur noch die in der ersten Ausgabe befindliche Tabelle von einigen grossen und kleinern Städten neuerer Zeiten, nebst einigen Zusätzen und Verbesserungen, hier mittheilen. Doch ist auch dabey zu bemerken, daß sie nicht alle von einerley Jahren sind. Die Städte sind grossen Veränderungen unterworfen, so daß sie bald ab- bald zunehmen.

London und Paris sind jetzt in Europa die beyden Rivalen in Ansehung der Menge Menschen. Ich habe schon (§. 111. Anm.) mein Urtheil darüber zu fällen gewaget, und ich muß erwarten, ob man meine Rechnung wird widerlegen können. Paris bleibt fast stets einerley. London aber ist gestiegen, und jetzt fällt die Zahl seiner Einwohner wieder sehr schnell, zum wahren Vortheil der Stadt und des menschlichen Geschlechts. Es ist kein böses Zeichen, sondern der Grund davon liegt nach den vom Herrn Morris angegebenen Ursachen darin, daß die Fabrikanten sich jetzt aus dem theuren London in die benachbarten kleinen Städte und Flecken zu begeben angefangen haben, nachdem die Landstrassen und Wege verbessert worden sind. Ich will daher het nur die Mittelzahlen der Gestorbenen von den letzten 30 Jahren hieher setzen *). Es sind in London gestorben:

					nach einem Mittel.
von	1728	—	1732	—	26582
von	1733	—	1737	—	26847
von	1738	—	1742	—	28344
von	1743	—	1747	—	24 50
von	1748	—	1752	—	22925
von	1753	—	1757	—	21214

Die Abnahme ist klar. Daraus folgt, daß London jetzt wirklich weniger Einwohner als Paris habe, indem 21214 mit 25 multiplicirt, nicht mehr als 530350 geben, dahingegen Paris 589000 Einwohner enthält (§. 111.). Herr Maitland hat, um London zu vergrößern, noch nachgewiesen, daß die Zahl der Gestorbenen, so nicht in die Listen der Kirchschreiber kommen, und die bey kleinen und Privatkapellen beerdiget werden, sich an 3000 belaufe. So würde die Mittelzahl der Sterbenden, wenn letztere nicht auch in eben der Proportion wie das Ganze abgenommen, doch nur auf 24000 kommen, die mit 25 multiplicirt 600000 Einwohner geben, da alsdann Paris und London sich jetzt einander gleich seyn würden. Es bleibt unterdessen in aller Absicht besser, wenn die Zahl der Einwohner durch die Zerstreuung der Fabrikanten in kleine Städte noch mehr abfallen wollte.

Bey den übrigen Zahlen der Einwohner in nachstehender Tabelle muß man es niemals zu genau nehmen. Ich gebe die Gründe und Beweisthümer so gut ich sie habe. Die verschiedenen Zeiten müssen auch in Betrachtung gezogen, und nach Maaßgebung derselben ein verschiedener Multiplicator zu den Gestorbenen erwählt werden.

§. 545.

*) Collection of the yearly bills of mortality. p. 145.

§. 545.

Tabelle, welche die wahrscheinlichste Zahl der Einwohner in verschiedenen grossen und mittleren Städten zeiget.

Jahre.		Mittelzahl der Gestorbenen.		Anzahl der Einwohner.
1. London. (Tab. 5 im ersten Theil.)				
1600	—	6000	—	150000
1650	—	12900	—	322500
1670	—	18200	—	455000
1700	—	24000	—	590000
1730	—	27500	—	687500
1745	—	25400	—	635000
1755	—	21214	—	530350
2. Paris. (§. 111)			—	589000
3. Constantinopel. (§. 543.)			—	513000
4. Miaco auf Japan i. J. 1774. (§. 419.)				405643
5. Amsterdam. (Tab. 17 ersten Theils.)				
1700	—	7200	—	180000
1750	—	8500	—	212000
6. Neapolis. (Tab. 18 ersten Theils.)				
1752.	—	10882	—	272050
7. Lissabon. a).			—	160000
8. Rom. (Tab. 4 ersten Theils.)				
1710	—		—	132000
1736	—		—	150000
9. Wien. (Tab. 9 ersten Theils.)				
1724	—	5524	—	138100
1734	—	7091	—	177275
1739	—	6570	—	164250
1750	—	5000	—	125000

a) So viel setzt Herr Maitland in der Geschichte von London. Es muß durch das Erdbeben von 1755 sehr verringert seyn.

Jahre.		Mittelzahl der Gestorbenen.		Anzahl der Einwohner.
10. Mayland. b).			—	123000
11. Venedig. c).				
1725	—	4703	—	131684
Der Multiplicator ist 28.				
12. Berlin. (Tab. 8 und Tab. 7 ersten Theils.)				
1700	—	1000	—	28000
1715	—	2000	—	56000
1730	—	3000	—	84000
1740	—	3500	—	98000
1750	—	4100	—	114800
1755	—	4200	—	117600
Hier ist der Multiplicator 28. (§. 35.)				
13. Hamburg. (Tab. 18 ersten Theils.) d).				
1703	—	3100	—	86800
1760	—	2000	—	56000

14. Ma=

b) Nach der anbefohlenen Zählung im Jahr 1726 waren 103000 über 7 Jahr, die darunter rechnet Herr Maitland auf 47000, also zusammen 150000. Herr Struyck berechnet die unter 7 Jahr nach der Halleyschen Tabelle auf 20000, also zusammen 123000. Dieser Rechnung ist mehr zu trauen. (§. 461.)

c) Im Jahr 1724 und 1725 starben zusammen 9406. Es muß vormals bey dem blühenden Handel und der grössern Macht weit volkreicher gewesen seyn.

d) Im Jahr 1702 und 1703 sind gestorben 6154. Um das Jahr 1714 sollen nach dem Herrn Maitland ,000 Todte gewesen seyn, nachher sollen die Listen nicht kund gemacht worden seyn, zur Vermeidung des Verdachts ansteckender Seuchen. Der sel. P. Neumeister setzt die Zahl der Einwohner auf 240000 Seelen, (s. desselben heilige Wochenarbeit, S. 331.) so aber Herr Struyck nicht zugestehen will, (Inleid. P. 2. p. 336.) weil sonst nur von 80 einer sterben müßte, so gegen alle Erfahrungen wäre. Die letztern Jahre sind aus den Zeitungen, und dann müßte die Zahl um ein ganzes Drittheil abge=

Jahre.		Mittelzahl der Gestorbenen.		Anzahl der Einwohner.
14. Madrit. e).			—	80000
15. Rouen. f).			—	80000
16. Stockholm. (Tab. 18 ersten Theils.)				
1755	—	2840	—	79520
17. Copenhagen. (Tab. 15 ersten Theils.)				
1730	—	2770	—	77560
1750 ohngefähr eben die Zahl.				
18. Dresden. (Tab. 10 ersten Theils.)				
1620	—	460	—	12880
1670	—	800	—	22400
1680	—	1000	—	28000
1710	—	1200	—	33600
1725	—	1700	—	47600
1750	—	2150	—	60200
19. Königsberg in Preußen. (Tab. 18 ersten Th.)				
1700	—	1450	—	40600
1735	—	1700	—	47600
1740	—	2000	—	56000
20. Leyden. (Tab. 17 ersten Theils.)				
1690	—	2200	—	61600
1720	—	1800	—	50400
1730	—	2000	—	56000
1740	—	1800	—	50400

 21. Dan=

abgenommen haben. Sollte diese Abnahme von der Nachbarbarschaft von Altona oder davon herrühren, daß auch andere benachbarte Städte sich gewisse Vortheile zu Nutze gemacht, welche diese Stadt sonst allein gehabt? Der Krieg kann auch mit Ursach seyn. Ueberdem sind auch die Juden und alle andere Religionsverwandte in den Listen nicht mit befindlich.

e) Nach der Angabe des Herrn Maitland in seiner Geschichte von London.

f) So viel setzt M. d'Auzout in Petty's essays in political arithmetic. p. 113.

Jahre.		Mittelzahl der Gestorbenen.		Anzahl der Einwohner.
21. Danzig. (Tab. 12 ersten Theils.)				
1620	—	2700	—	75600
1656	—	2600	—	72800
1675	—	1900	—	53200
1695	—	2300	—	64400
1705	—	1800	—	50400
1715	—	1700	—	47600
1725	—	1600	—	44800
1745	—	1700	—	47600
22. Breslau. (Tab. 14 ersten Theils.)				
1560	—	1200	—	33600
1630	—	1400	—	39200
1690	—	1250	—	35000
1720	—	1550	—	43400
1730	—	1600	—	44800
Nach der Zahl aller Getauften von der ganzen Stadt, evangelischer und catholischer, im Jahr 1757			—	84000
23. Harlem. (Tab. 17 ersten Theils.)				
1700	—	1840	—	51520
1720	—	1400	—	39200
1740	—	1400	—	39200
24. Straßburg. (Tab. 18 ersten Theils.)				
1750	—	1640	—	45920
25. Rotterdam. (Tab. 17 ersten Theils.)				
1725	—	1825	—	51100
1740	—	1620	—	45360
26. Nürnberg. (Tab. 18 ersten Theils.)				
1745	—	1400	—	39200
27. Leipzig. (Tab. 11 ersten Theils.)				
1620	—	530	—	14840
1690	—	700	—	19600
1730	—	1000	—	28000
1750	—	1300	—	36400

28. Haag.

Jahre.		Mittelzahl der Gestorbenen.		Anzahl der Einwohner.
28. Haag. (Tab. 17 ersten Theils.)				
1752	—	1300	—	36400
29. Frankf. am Mayn. (Tab. 18 ersten Theils.)				
1755	—	1124	—	31472
30. Augspurg. (Tab. 13 ersten Theils.)				
1500	—	1800	—	50400
1600	—	1600	—	44800
1640	—	700	—	19600
1700	—	920	—	25760
1740	—	1200	—	33600
1750	—	1300	—	36400
31. Braunschweig. (Tab. 18 ersten Theils.)				
1730	—	1180	—	33040
1750	—	950	—	26600
1760	—	900	—	25200
32. München. (Tab. 18 ersten Theils.)				
1760 ohne die Geistl.		916	—	25648
33. Halle im Magdeburgischen. (Tab. 16 ersten Theils.)				
1700	—	500	—	14000
1710	—	600	—	16800
1715	—	700	—	19600
1720	—	800	—	22400
1725	—	900	—	25200
1740	—	1000	—	28000
1750	—	1200	—	33600
1755	—	900	—	25200
34. Erfurt. (Tab. 18 ersten Theils.)				
1725	—	615	—	17220
35. Gouda. (Tab. 17 ersten Theils.)				
1710 bis 1740		600	—	16800
36. Dordrecht. (Tab. 17 ersten Theils.)				
1700	—	800	—	22400
1740	—	620	—	17360

37. Mag=

Jahre.		Mittelzahl der Gestorbenen.		Anzahl der Einwohner.
37. Magdeburg.				
1735	—	645	—	18060
38. Stuttgard. (Tab. 18 ersten Theils.)				
1740-60	—	600	—	16800
39. Hannover. (Tab. 18 ersten Theils.)				
1740-50	—	450	—	12600
40. Ulm. (Tab. 18 ersten Theils.)				
1745	—	450	—	12600
41. Freyberg in Sachsen. (Tab. 18 ersten Theils.)				
1620	—	500	—	14000
1670	—	220	—	6160
1690	—	280	—	7840
1717	—	310	—	8680
42. Zittau. (ib.)				
1755	—	500	—	14000
43. Bauzen. (ib.)				
1755	—	350	—	9800
44. Chemnitz. (ib. eod.)		320	—	8960
45. Gotha. (ib.)		350	—	9800
46. Zürch. (ib.)		306	—	8568
47. Brandenburg in der Mark. (vergl. §. 28. n. 4.)				
1736	—	270	—	7560
48. Wittenberg. (Tab. 18 ersten Theils.)				
1750	—	270	—	7560
49. Görlitz. (ib. eod.)		250	—	7000
50. Gera. (ib. eod.)		250	—	7000
51. Altenb. (ib. eod.)		250	—	7000
52. Eisenach. (ib. eod.)		250	—	7000
53. Weissenf. (ib. eod.)		215	—	6020
54. Langensalze (i. e.)		230	—	6440
55. Lauban. (ib. eod.)		200	—	5600
56. Soest. (Tab. 18 ersten Theils.)				
1735	—	410	—	11480
57. Wesel. (ib. eod.)		240	—	6720

58. Jül-

Jahre.	Mittelzahl der Gestorbenen.		Anzahl der Einwohner.
58. Züllichau. (ib eod.)	200	—	5600
59. Cleve. (ib. eod.)	180	—	5040
60. Landsberg an der Warte. (ib eod.) —	180	—	5040
61. Cottbus. (ib. eod.)	160	—	4480
62. Crossen. (ib. eod.)	180	—	5040
63. Emmerich. (ib. eod.)	150	—	4200
64 Lippstadt. (ib. eod.)	130	—	3640
65. Cüstrin. (ib. eod.)	130	—	3640
66. Hamm. (ib. eod.)	110	—	3080
67. Duisburg. (ib. eod.)	85	—	2380

Anmerk. Ich liefere, wovon ich mehrentheils zuverläßige Gründe habe. Die Mittelzahlen der großen Städte bis auf Berlin sind mit 25, von da an mit 28 multiplicirt, vermöge des §. 35. Ich hätte mir noch Listen von Moscau, Petersburg, Cracau, Warschau, Prag, Cölln am Rhein, Genua, Genf, Antwerpen, Brüssel, und einigen andern großen Städten mehr gewünscht, ich habe aber nichts erhalten können.

§. 546.

Der grosse und beständige Wechsel der Dinge dieser Erde, der Größe, des Reichthums, der äußerlichen Herrlichkeit, ist aus dem Steigen und Fallen dieser Städte deutlich zu ersehen. Krieg und Pest bringen manche Stadt so herunter, daß sie sich schwer und oft gar nicht wieder erholen, und zu der vorigen Größe erheben kann, wie an dem guten Augspurg deutlich zu sehen. Handlung und Fabriken sind bey den Städten wie ein Barometer, das bald steigt, bald fällt, es ist keine gewisse Rechnung darauf zu machen, und sie wandern von einem Ort zum andern. Wo ist die alte Herrlichkeit von Gent, Antwerpen, Brüssel und Lübeck, die allesamt blüheten, so lange der

der hanseatische Bund bestand? Sie ist zum Theil nach Amsterdam, Rotterdam, theils nach Engelland entwichen. Venedig, Ulm, Augspurg waren blühend, so lange der Handel aus der Levante über Venedig nach Deutschland gieng. Vormals hieß es im Sprichwort: Venediger Macht, Augspurger Pracht, Nürnberger Witz, Straßburger Geschütz, Ulmer Geld, behält den Preis in der ganzen Welt. Das findet jetzt nicht mehr statt. Der Venediger Macht kommt nicht mehr in sonderliche Betrachtung. Mit der Augspurger Pracht ist es vorbey. Die Vorfahren der jetzigen gräflichen Häuser von Fugger waren Fabrikanten in Wolle zu Augspurg *), jetzt wird es wol keiner so weit mehr bringen. Und was ist jetzt Rom gegen seinen alten Glanz, da es das Haupt der Welt genannt wurde? Was ist dagegen aus London in 150 Jahren geworden, in welcher Zeit es viermal volkreicher geworden? So verändert sich alles, so fällt es, so steigt es, so wandert es, und so leihet der grosse Regierer der Welt den Ländern und Städten Macht, Reichthum und Herrlichkeit, er nimmt sie aber auch wieder, und giebt sie andern nach seinem Rath. Er stürzet die Gewaltigen vom Thron, und er erhebet die Niedrigen, und macht dagegen auch die Reichen leer, und füllet andere mit Gütern. Der Grund von allem liegt ohnstreitig jederzeit in der Menschen Gebrauch und Verhalten.

§. 547.

Vielleicht ist es manchem ein Verdruß, wenn er die Stadt, worin er wohnet, in vorstehender Reihe der Städte in einem niedrigen Range erblicket. So ist die Thorheit und Eitelkeit sich selbst gelassener und unver-

*) Keyßlers Reisebeschr. Th. I. Br. 11.

verständiger Menschen. Jedermann will groß und angesehen seyn, wenn es ihm gleich an Verdiensten fehlet. Alles, womit er in Verbindung stehet, soll auch äußerlich glänzen. Man sucht daher seine Vaterstadt über andere zu erheben, und man will sie mit Gewalt größer machen, als sie ist. Ein Einwohner einer grossen Stadt dünkt sich wol gar mehr zu seyn, als andere, eben als wenn er durch sie wahrer Vorzüge theilhaftig gemacht würde. Eiteler und lasterhafter sind die meisten, aber nicht tugendhafter und besser, als die Einwohner kleiner Städte, die leider nur mehrentheils durch die ärgerlichen Beyspiele der Bürger aus reichen und grossen Städten um ihre natürliche Zucht und Ehrbarkeit gebracht werden. In der That aber ist es für ein Land kein Glück, wenn es ein Paris und London hat. Es sind Abgründe, die so viele andere verschlingen. Der Herr von Mirabeau hat seinem Menschenfreunde, wie auch der oft angeführte französische Patriot in seinen interèts de la France mal entendus das Unglück angezeiget, das Frankreich dadurch leidet, daß der größte Theil des Adels die Einkünfte von seinen Gütern in Paris verzehret, wodurch die entlegene Provinzen, Dörfer und Städte stets ärmer werden müssen. Die Größe von London hat zwar eine andere und und erträglichere Ursache, nemlich den unermeßlichen Handel, doch würde es auch besser seyn, wenn er mehr vertheilt wäre. Es wird überhaupt niemand in Abrede seyn, daß es besser sey, wenn ein Land viele Städte von mittlerer Größe, als eine oder ein paar allzugrosse hat. Es ist für die Oberlausitz besser, daß die Fabriken in vielen kleinen Städten, Bautzen, Görlitz, Zittau und andern vertheilt sind, als wenn sie in einer beysammen wären. Durch die Vertheilung werden die Einwohner der umliegenden Dörfer besser zum Fleiß gereizt, als wenn sie von selbigen digen weiter entfernt wären. Sie spinnen fleißiger, auch viel wohlfeiler. Das Land umher wird besser gebauet, und der Bauer mehr ermuntert, wenn der Absatz nahe ist. Fabriken, Handlung und Ackerbau profitiren in allen Absichten dabey. Und endlich hat das Verderben der Sitten nicht einen so schnellen Fortgang, als wenn eine so ungeheure Armee von Menschen in einem Orte beysammen ist, die nicht übersehen und regieret werden kann.

§. 584.

Die eitele Vergrößerungsbegierde kann leicht bis zum lächerlichen verleiten. Der P. Reifenstuhl *) kann zum Beyspiel dienen. Wien soll seiner Angabe nach 600000 Einwohner haben, ohnerachtet es nach voriger Tabelle zu der Zeit, da es am volkreichsten gewesen, noch nicht 180000, also noch nicht den dritten Theil gehabt hat. Das ist aber noch nicht genug. Er bemüht sich, den Vorzug desselben vor allen andern Städten der neuern und ältern Zeiten zu beweisen. Der Beweis ist dieser: Er gibt ihr 20830 Schritte im Umfang, nemlich in den Linien die vormals gegen die ungarischen Streifereyen um alle Vorstädte sind gezogen worden, indem man die Stadt selbst in $1\frac{1}{4}$ Stunden umgehen kann. Nun hatte zwar das alte Rom nach dem Lipsius 50000 Schritte im Umfang, das jetzige aber hat nur 22000, und nach dem Frölich, der nach dem Lipsius geschrieben, nur 20000, folglich ist Wien größer als Rom. Constantinopel ist nach dem Lipsius so groß als Rom, folglich kleiner als Wien. Venedig hat nur 8000 Schritte im Umfang, also ist Wien größer als alle Städte von Italien. Paris hat nach dem

*) in Vienna gloriosa, so 1703 in Folio herausgekommen.

dem Nicolosius, Maginus und Frölich 500000 Einwohner, Wien aber hat 600000, ist also volkreicher. Eben so verfährt er mit Lissabon, Goa, Cairo, dem alten Persepolis und Tauris. Nun aber war noch das alte Babylon übrig, diesem mußte er den Vorzug in der Größe zugestehen, weil es nach dem Kircher *) 365 Stadia oder 45625 Schritte im Umfang, und dabey höhere und kostbarere Gebäude gehabt, als Wien. Er hilft sich aber sehr witzig, oder vielmehr lächerlich. Wien hat unter dem Kaiser Ferdinand II. nur 80000 Einwohner gehabt, jetzt aber hat es fast achtmal mehr, nemlich 600000. Wenn es sich nun in den folgenden 70 Jahren in eben der Proportion vermehret; so wird es alsdann 3900000, meist 4 Millionen enthalten. Da es nun anjetzt nicht mehr, als es hat, logiren kann, so muß es auch in derselben Proportion erweitert und angebauet werden, und so wird der Umfang sodann $7\frac{1}{2}$ mal größer seyn, und also 136395 Schritt haben, und folglich größer werden als Babylon. Die 70 Jahre sind schon vorbey, und es sind darin nicht viel mehr Einwohner als damals. Ist das nicht eine verachtungswürdige Großsprecherey?

Das wundert mich aber, daß der Herr D. Kuchelbecker **) dieses Paters Rechnung hat folgen und so viel Einwohner annehmen können, vornehmlich aus dem Grunde, weil die einzige Vorstadt S. Ulrich ehemals und kurz vorher, ehe der Pater geschrieben, 45000 Seelen gehabt hat. Dagegen hätte er doch aber auch bedenken sollen, daß nach seiner eigenen Angabe die Stadt und die Bevestigungswerke derselben sich in $1\frac{1}{4}$ Stun-

*) in turri Babel. l. 2. sect. 2.

**) Allerneueste Nachricht vom kaiserlichen Hofe, nebst ausführlicher Beschreibung von Wien, 1732. in 8.

Stunde umgehen lassen, daß sie nur 1233 Feuerstätten habe, worunter 930 Bürger- und 248 Freyhäuser; überdem sind darin 29 Kirchen und 8 besondere Capellen, und die Plätze für die Kirchen und Klöster nehmen allein $\frac{1}{6}$ der Stadt ein. Ohnerachtet die Häuser allda hoch und von vielen Stockwerken sind, so läßt sich doch leicht schließen, daß in der Stadt selbst nicht sehr viel Menschen Platz haben können, vielleicht noch nicht 40000. Da es nun vormals über 170000 Einwohner in allem gehabt; so haben meist 140000 in den Vorstädten wohnen müssen. Dazu haben Häuser und Plätze seyn müssen. Und da in den Vorstädten sich die Palläste und Gärten der Magnaten befinden; so hat dazu noch mehr Raum gehöret. Herr Kuchelbecker schließt solches auch aus der Menge des Volks, so auf den Gassen wanket. Kann es aber wol anders seyn, da die Collegia und Canzelleyen sich in der Stadt befinden, wobey so viele Agenten zu thun und ihre Bedienten zu schicken haben? Die vornehmsten Kirchen sind auch in der Stadt, folglich muß das Volk aus den Vorstädten sich an den Festtagen und bey Processionen in einen kleinen Raum vereinigen. Man sieht daher einen Menschen an einem Tage mehrmal auf der Straße; und so wird alles wie durch ein Polyedron vervielfältiget. Herr Kuchelbecker hätte demnach bessere Gründe zum Beweis beybringen, und nicht so zeitig schliessen sollen, daß man die Zahl der Gestorbenen nicht zur Berechnung der Einwohner gebrauchen könne, welches doch auf so vielen Beobachtungen beruhet. Der Herr von Justi hat gleichfalls den Gebrauch dieser Regel bey Wien nicht zulassen wollen. Ich glaube aber berechtiget zu seyn, dabey zu bleiben, bis man wird darthun können, daß die Mittelzahlen der Gestorbenen mit der wirklich gezählten Summe aller Einwohner nicht harmoniren. Dann erst, und nicht eher,

eher, wird man eine Ausnahme machen, und auf die Ursache derselben denken müssen.

§. 549.

Ich muß noch etwas von London und Paris hinzuthun, da man so viel über deren Größe und Zahl der Einwohner gestritten hat. Graunt *) gab es zu seiner Zeit zu, wie es klar war, daß Paris damals volkreicher sey; und wie konnte es anders seyn, da damals Westmünster, Hackney, Newington, Islington und andere Theile noch nicht in den Todtenzetteln mit begriffen waren. Einige Zeit nachher, da die Vereinigung aller dieser Theile durch den Anbau erfolgte, konnte Petty gegen den d'Auzout mit Recht behaupten, daß London volkreicher sey. Nachher hat Herr Maitland ebenfalls die vorzügliche Menge der Einwohner in London erwiesen. Die Todtenliste läßt keinen Zweifel, daß er zu seiner Zeit Recht gehabt, nur ist es auch eben dieselbe, welche beweiset, daß die Zahl jetzt um den fünften Theil abgenommen, und London mit Paris in einer Gleichheit stehe, wo nicht letzteres gar etwas mehr hat. Nur wünschte ich, daß Herr Maitland **) nicht auf den Einfall gekommen wäre, der Stadt London den Vorzug vor allen Städten jetziger und älterer Zeiten zu geben, und durch Vergleichungen zu behaupten. Das alte Rom wird ihn gewiß behalten, wenn es gleich nicht so volkreich war, als es Vossius und andere angegeben haben. Das alte Babylon und Ninive wird ihn auch behalten, desgleichen Peking. Und ob man schon den alten Schriftstellern in den Zahlen nicht allezeit sicher trauen kann; so läßt sich doch auch nicht alles verwerfen.

*) Observ. p. 142. edit. 5.

**) in seiner history of London.

Nach selbigen würde sogar das alte Agrigent in Sicilien mehr Einwohner als London gehabt haben. Laertius *) giebt ihm zu Empedoclis Zeiten 800000 Seelen, da es jetzt kaum 30000 hat. Diodorus Siculus **) giebt ihm zwar nur 20 Miriaden, oder 200000, daher auch Bochartus ***) einen Fehler beym Laertius vermuthet; allein Empedocles lebte 400 Jahre vor dem Diodor. Wie sehr hat eine Stadt nicht durch die vielen in Sicilien geführten Kriege in einer so langen Zeit herunter kommen können? Wie ist es mit Rom gegangen? Der Herr D. Short ****) hat daher völlig Recht, wenn er urtheilet, daß er nicht einsehe, was ein solcher Beweis für Nutzen haben könne, und fügt hinzu: obgleich London in dem westlichen Theil als die größte Stadt könne zugestanden werden; so sey sie es doch nicht in Ansehung des ganzen Erdbodens, da Gowro, die Hauptstadt von Bengalen, 1 Million und 200000 Familien stark gerechnet wird, (zu 5 Seelen jede, wären es 6 Millionen, so ich für zu viel halte). Auch führet er Ninive dagegen an, u. s. w. Eben so wird auch Peking von dem P. le Comte *****) auf 2 Millionen geschätzt.

§. 550.

Die Eifersucht hat die Gelehrten gar so weit gebracht, daß sie den Flächeninhalt der Plätze berechnet haben, worauf Paris und London stehen. Herr de l'Isle hat bewiesen, daß Paris 3538647 Quadrattoisen enthalte, London aber nur 3370140, folglich wäre

*) Diog. Laërt. l. 8. segm. 63. p. 532. ed. Meibom.

**) lib. 13.

***) geogr. sacra. l. 4. c. 20.

****) new observ. p. 174.

*****) Observations faites à la Chine. p. 136.

wäre jenes $\frac{1}{40}$ größer. Dagegen hat Herr Davall ihm einen Fehler zeigen wollen, daß er sich um $\frac{1}{7}$ geirret, und es soll sich die bebaute Fläche von London zu der von Paris verhalten, wie 60 zu 56 *). Ist das aber nicht eine vergebliche Mühe, da sich aus der Größe des Platzes, worauf eine Stadt steht, nichts mit Gewißheit bestimmen, und noch weniger auf die Zahl der Einwohner sicher schließen läßt?

Die alten Städte in Deutschland und anderswo sind enge gebaut, die neuern geräumig. In einigen sind die Häuser hoch gebaut, in andern haben sie weniger Stockwerke, je nachdem Steine nahe und wohlfeil sind, oder es auch die Gewohnheit mit sich bringt. Berlin z. E. hat breite Straßen, und nur wenige Häuser sind über 3 Stockwerke hoch; wären jene enger und diese höher, so könnten zweymal so viel Menschen darin wohnen, zumal wenn sie es sich wieder abgewöhnen könnten, sehr räumlich und luxuriös zu wohnen.

§. 551.

Eben so läßt sichs auch nicht sicher aus der Zahl der Häuser auf die Menge der Menschen schließen. Z. E. Berlin hatte 1756 etwas über 6000 Häuser und 126000 Einwohner, also kamen auf jedes Haus 21 Seelen, oder ohngefähr 4 Familien, weil hier viele Häuser sind, worin 10, 20 und mehr Familien wohnen. In Amsterdam waren 26035 Häuser im Jahr 1732, und ohngefähr 200000 Einwohner (§. 29 n. 5.), also kamen $7\frac{1}{2}$ auf 1, oder 15 Personen auf 2 Häuser. Die Häuser sind zu einander, wie 1 zu 4 und drüber. Wären sie in Amsterdam so bewohnt, wie hier; so müßten allda über 500000 Seelen seyn. Aber

 die

*) Memoires de l'acad. roy. de sciences de 1735, und Transactions philos. Vol. 35. num. 402. art. 3.

die Häuser sind dort kostbar, zum Theil von einer sehr geringen Breite, und können wegen der starken Handlung nicht von so vielen Familien bewohnt seyn.

Herr d'Auzout rechnete im Jahr 1686, und zwar aus sichern Gründen, für Paris 23223 Häuser, jedes Haus zu 3½ Familien, in allem 8128 Familien, jede zu 6 Personen wegen der vielen Bedienten, und also die Zahl der Seelen auf 487680. In London war dagegen zu der Zeit die Zahl der Häuser 105315 *). Lassen sich hier die Einwohner nach den Häusern vergleichen? Alsdenn müßte London viermal mehr Einwohner gehabt haben, welches doch niemand behauptet.

Der Ritter Johann Browning **) hat vor kurzem eine Berechnung von Bristol gegeben. Es sind von 1741 1750 allda beerdiget worden in allem 17317, oder im Mittel jährlich 1731. Diese multiplicirt er mit 25, daß also die Zahl der Einwohner wäre 43275. Allein, obschon Bristol einen ansehnlichen Handel treibt, so halte ich diese Stadt doch nicht von so verderbten Sitten als London, daher würde ich die Todten, so wie in Berlin, mit 28 multipliciren, und so würden die Einwohner auf 48468 steigen. Häuser sind dort gewesen 7282. Folglich kommen hier noch nicht 7 Personen auf jedes Haus, da in Berlin 21, also dreymal so viel, auf eins kommen. Es läßt sich also auch hier nicht aus der Zahl der Häuser auf die Zahl der Menschen schließen. Das macht, weil der große Handel dieser Stadt nicht wohl verschiedene Familien in einem Hause leidet.

§. 552.

---

*) Petty's several essays. p. 104.
**) Philos. Trans. Vol. 48. p. 217.

§. 552.

Ich will noch von der von den Engelländern so benannten political arithmetic etwas hinzuthun, das ist, von dem Gebrauch der bisher erwiesenen Gesetze der Ordnung und deren Verhältnisse in Sachen, die zur Politik oder zum Staat und dessen kluger Regierung gehören. Es ist bisher schon von mir der Gebrauch dieser Betrachtungen in einem Staat bey allen Gelegenheiten gezeigt worden. Das Hauptaugenmerk einer wahren Staatswissenschaft muß jederzeit die Bevölkerung seyn und bleiben. Die Klugheit eines Staatsmannes muß demnach alle Mittel in Gebrauch setzen, um selbige zu befördern. Er muß alle Hindernisse derselben sorgfältigst aus dem Wege zu räumen suchen. Die traurigen Folgen des Krieges und dessen Schade für die Bevölkerung muß ihm stets vor Augen schweben, und er muß ihn so lange vermeiden, als es nur immer möglich ist. Wenn auch ein kriegführender Staat seine alten Besitzungen behält; so schwächet er doch mit dem Verlust eines jeden Soldaten seine Macht, Reichthum und Glückseligkeit. Wenn er auch durch Eroberungen seine Staaten vergrössert; so können sie ihm doch, blos vermöge des Werths eines jeden verlornen Menschen, leicht mehr kosten, als die Eroberung werth ist (§. 188.); andere Gründe hier nicht zu wiederholen. Ein kluger Staatsmann muß bey den Auflagen auf das Volk allemal sehr behutsam verfahren, damit er nicht den Leuten dadurch den Unterhalt schwerer mache, und die natürlichen Triebe zum Heyrathen hemme, indem jede gehinderte Ehe dem Staat eine Nachkommenschaft entziehet, und den Wachsthum der Macht und des Reichthums des Vaterlandes aufhält und hindert. Ein wahrer Staatsmann muß vor allen Dingen den Ackerbau, und dann die Fabriken, und auch wol beydes zugleich in gehörigem Verhältniß zu befördern suchen, und dagegen den Luxus, so viel es möglich, einzuschränken sich klüglich bemühen. Und endlich muß er die Gerechtigkeit, Freyheit und Tugend zu erhalten suchen, Sklaverey, Unsicherheit und Laster verbannen, weil das Laster einen Staat jederzeit unglücklich macht, ihm Menschen raubt, u. s. w. Alle diese zur Politik gehörige Stücke sind von mir erkläret und erwiesen worden.

Die Engelländer haben diese politische Rechenkunst noch weiter getrieben. Der Ritter William Petty war der erste, welcher allerley Versuche damit machte. Sein Bemühen ging vornehmlich dahin, Engellands Macht, Reichthum und Schiffahrt mit Frankreich zu messen, und zu zeigen, daß jenes sich vor diesem nicht fürchten dürfe, weil es diesem in allem die Waage halten könne. Es hat aber Davenant mit Unpartheilichkeit geurtheilet, daß zwar in des Petty Schriften viel blendendes, aber auch viel unrichtiges, und man kann hinzufügen, sehr vieles sey, das nach einer eitlen Prahlerey schmeckt. Petty konnte es auch nicht treffen, da es ihm an hinlänglichen Gründen fehlte, und er weiter auf nichts bauen konnte, als was Graunt entdeckt hatte. Ob also gleich des Petty Sätze auswärtig als wahr angesehen und auch wol gebraucht werden; so wird doch in Engelland keiner davon Gebrauch machen. Bald nach ihm suchte King die vom Graunt gemachten Entdeckungen in ein mehreres Licht zu setzen. Man siehet aus allem, und Davenant meldet es ausdrücklich, daß er sichere Hülfsmittel gehabt, und daß er sich der Register bedienet, worin die verschiedenen Auflagen und Taxen befindlich gewesen. Er selbst hat seine Rechnungen niemals herausgegeben, wol aber deren völligen Gebrauch dem Davenant überlassen, der denn auch über selbige Betrachtungen drucken lassen unter dem Titel: An essay upon the probable methods of making a peoa people gainers in the ballance of trade by the author of the essay on ways and means, London, 1699.*) d. i. Versuch, wie ein Volk das Uebergewicht im Gewinnst beym Handel erhalten kann. Hierin findet man alle vom King näher bestimmte Regeln des Graunts und Pettys. Da ich selbiger an ihrem Orte erwehnet, und sie zum Theil bestärket, zum Theil verbessert; so würde es unnöthig seyn, sie hier zu wiederholen. Da er aber in den angefertigten Entwürfen weiter gegangen, und noch andere Absichten zu erreichen gesucht hat, diese Schrift aber in Deutschland wenig bekannt ist; so schmeichle ich mir, daß ich manchem durch die Mittheilung seiner Tabellen keinen unangenehmen Dienst leisten werde. Er hat sich bemühet, einen Plan zu verfertigen, nach welchem die Auflagen auf das Volk vernünftig zu reguliren, dergestalt, daß das gemeine Volk dabey nicht zu sehr beschweret und zum Murren veranlaßt werden dürfe. Engelland ist eine Republik, wo das Ministerium oder auch das Unterhaus nicht thun kann, wie es ihm gut dünkt, sondern wie es der Billigkeit gemäß ist, und wie es vor dem Volk verantwortet werden kann. Hier kostet es mehr Nachdenken, als in einer Monarchie.

§. 553.

King rechnet in Engelland im Jahr 1699, ohne Schottland und Irrland, $5\frac{1}{2}$ Millionen Seelen. Diese vertheilet er folgendergestalt, und berechnet zuerst die Zahl der Ehen, und der Kinder aus solchen Ehen:

*) Außerdem hat er auch noch essay on ways and means, imgleichen discourses on the publick revenues and on the trade of England, London, 1698, in zwey Theilen in 8. geschrieben, worin sehr artige und nützliche Betrachtungen enthalten sind.

Volk.		Es wird eine Ehe geschlossen unter		Summe aller jährlich geschlossenen Ehen.
530000	in London — — —	106	—	5000
870000	in andern Städten u. Flecken	128	—	6800
4100000	in Dörfern — — —	141	Pers.	29200
5500000		1—134		41000

Ferner

	giebt jede Ehe Kinder	Gegen eine Geburt kommen lebende Pers.	Also werden geboren in allem	Jährlich stirbt Einer von	Summe aller Gestorbenen.
in London	4	26 $\frac{1}{2}$	20000	24,1	22000
in St. u. Fleck.	4,5	28 $\frac{2}{3}$	30600	30,4	28600
in Dörfern	4,8	29 $\frac{2}{5}$	139400	34,4	119400
überhaupt	4,64	1 zu 28 $\frac{95}{100}$	190000	32,35	170000
oder	4, $\frac{3}{5}$.				

Anmerk. 1. King giebt hier in allem eher zu wenig, als zu viel. Aus dem, was ich von dem Verhältniß der Ehen gegen die Zahl des Volks erwiesen und geschlossen habe (§. 59. 61.), will ich mit Zuverlässigkeit festsetzen, daß jährlich in Engelland unter 110 bis 115 Personen, wo nicht wegen des Handels und der blühenden Manufacturen und Fabriken aus wenigern, eine Ehe entstehen müsse; also nicht eine unter 134 nach dem Kingschen Satze. Er fehlet auch darin, daß er unter den Landleuten weniger Ehen, als unter denen in London annimmt. Man sehe nach, was ich (§. 56.) von den Brandenburgischen Dörfern und von den Englischen (§. 59. 72.) erwiesen und bemerkt habe. Da der Luxus und das Laster in den Städten stets steigen, so folgt auch das andere Uebel daraus, daß nemlich die Einwohner in Städten weniger heyrathen, als die auf dem Lande (§. 62.). Wenn wir also unter 110 Personen überhaupt eine Ehe jährlich annehmen, so müssen unter 5500000 Einwohnern in Engelland nicht 41000, sondern 50000 Ehen geschlossen werden.

2. Sodann giebt King jeder Ehe in London 4, in den Dörfern meist 5, überhaupt 4$\frac{1}{2}$ Kinder, oder 2 Ehen 9 Kinder. Dies kann seyn, und es ist sehr möglich,

daß

daß in einem Lande, wo die Handlung so groß, und der Verdienst so vielfach ist, $4\frac{1}{2}$ bis 5 Kinder auf eine Ehe kommen können, wie unter andern aus der Preußischen Tabelle erhellet (§. 86. n. 4. und Tab. 21. ersten Theils). Nach diesem Satze, daß 2 Ehen 9 Kinder geben, werden also in Engelland 50000 Ehen 225000 Kinder bringen, folglich 35000 mehr, als Herr King rechnet. Wollte man nur 4 Kinder auf eine Ehe durch die Bank rechnen (§. 86. n. 1.); so würden doch 200000 Kinder aus 50000 Ehen und aus 5500000 Einwohnern jährlich geboren werden, also 10000 mehr, als nach dem King, der nur 190000 gerechnet hat.

3. Ferner rechnet er das Verhältniß der Sterbenden zu den Lebenden überhaupt wie 1 zu $32\frac{35}{100}$, oder $32\frac{1}{3}$. Für London und die kleinen Städte rechnet er richtig, nur fehlet er bey den Landleuten wovon unter 42 jährlich nur einer stirbt, woraus ich sodann im Ganzen die Regel hergeleitet habe, daß in einem ganzen Lande jährlich einer von 36 sterbe (§. 35.). Wenn wir also auch eben das Verhältniß für Engelland annehmen, wie es geschehen kann; so werden allda aus 5500000 Einwohnern nicht 170000 nach dem King, sondern nur 152777 jährlich sterben.

4. Die jährlich Sterbende werden sich also in Engelland zu den Gebornen verhalten wie 152000 zu 225000, oder wenigstens zu 200000, das ist, wie 10 zu $14\frac{4}{5}$, oder wenigstens wie 10 zu $13\frac{1}{6}$. So ist das Verhältniß auch in allen Preußischen Staaten zusammen. Man sehe Tab. 20. im ersten Theil, wo es ist 10 zu $13\frac{3}{10}$. Diese Uebereinstimmung bestätigt diese Rechnung.

5. Der jährliche Ueberschuß der Gebornen über die Gestorbenen ist demnach 73000, oder, wenn wir nur das wenigste rechnen, 48000, oder rund 50000. Diese 50000 sind in 5500000, als der Summe aller Einwohner, 110mal enthalten, oder sie sind von allen $\frac{1}{110}$. Folglich wird die Verdoppelung der Menschen in Engelland in $76\frac{1}{2}$ Jahren erfolgen (§. 152. 156.), also viel eher als nach der Rechnung des Kings, welcher zu der folgenden Verdoppelung 600 Jahre gesetzt hat. S. 17.

§. 554.

§. 554.

Herr King hat weiter die $5\frac{1}{2}$ Millionen Einwohner nach andern Eintheilungen und Absichten folgendermaßen berechnet.

Er setzt	das Verhältniß des männlichen Geschl. zum weibl.	folglich v. männlich. Geschlecht.	v. weiblich. Geschlecht.	Summe beyder.
in London	10 zu 13	230000	300000	530000
in andern Städten	8 zu 9	410000	460000	870000
in den Dörfern	100 zu 99	2060000	2040000	4100000
	27 zu 28	2700000	2800000	5500000

Ich halte mich hiebey nicht auf. Es ist wol möglich, das in Engelland das Verhältniß etwas anders ist, als in andern Ländern, weil die so sehr große Schiffahrt dort viele Mannspersonen wegnimmt und aufreibet.

Die Einwohner der Städte und Marktflecken zusammen sind zu den Landeinwohnern wie 14 zu 41, oder wie 1 zu $2\frac{13}{14}$, oder meist 1 zu 3, also sind der letztern fast dreymal so viele.

Oder von 100 Einwohnern eines Landes wohnen $74\frac{1}{2}$ auf dem Lande und in Dörfern, und $25\frac{1}{2}$ in Städten, oder $\frac{1}{4}$ wohnet in Städten, und $\frac{3}{4}$ auf dem Lande. Eben dieses findet sich in Pommern (§. 34.).

§. 555.

Aus den Quotisationsbüchern (assessment) hat King ferner nachstehende Eintheilung der 5500000 Einwohner in Engelland gemacht.

Es

Es sind		in der ganzen Summe.	worunter Männer.	Frauen.
Ehemänner und Ehefrauen ohngef.	$34\frac{1}{2}$ p. C.	1900000	950000	950000
Wittwer —	$1\frac{1}{2}$ p. C.	90000	90000	— —
Wittwen —	$4\frac{1}{2}$ p. C.	240000	— —	240000
Kinder —	45 p. C.	2500000	1300000	1200000
Knechte u. Diener	$10\frac{1}{2}$ p. C.	560000	260000	300000
einzelne Personen	4 p. C.	210000	100000	110000
	100	5500000	2700000	2800000

Wenn man diese Eintheilung mit der vom Herrn Struyck (§. 425.) vergleicht; so ist der Unterschied merklich. Es sind unter tausend Lebenden

	nach dem King.		nach dem Struyck.
Ehemänner u. Frauen	346	—	386
Wittwer — —	$16\frac{1}{3}$	—	33
Wittwen — —	$43\frac{2}{3}$	—	48
Kinder — —	454	—	477
Knechte u. Mägde —	$101\frac{4}{5}$	—	56
einzelne Personen —	$38\frac{1}{5}$		
Totale	1000	—	1000

Unter den Verhältnissen der Knechte und Mägde muß auch ein Unterschied seyn, weil in den holländischen Dörfern sich gar kein Ackerbau findet, der aber in Engelland ein ganz anderes Verhältniß machen muß. Sodann ist die Eintheilung vom King auf ein ganzes Land eingerichtet, worin viele Städte, und insonderheit ein London ist. Daher ist die Struycksche für Dörfer, und zwar für holländische, gut, die Kingsche aber für das Ganze nicht unbrauchbar, weil sie sich auf die Register gründet, in welchen die Auflagen auf das Volk enthalten sind.

King hat auch noch eine besondere Vertheilung obstehender Personen für London, für die andern Städ-

Städte und für die Dörfer hinzugefügt, die ich aber zur Vermeidung der Weitläuftigkeit weglasse. Durch selbige wird dieser Unterschied bestärkt, der sich in vielen Stücken finden muß. So rechnet er für Wittwen in London 7 pro C., auf dem Lande aber nur $4\frac{1}{2}$ p. C., für Kinder in London 33 p. C. und auf dem Lande 47 p. C., so auch die Bedienten in London 13 p. C. und die Knechte auf den Dörfern 10 p. C.

§. 556.

King giebt auch eine Eintheilung der $5\frac{1}{2}$ Millionen Einwohner nach dem Alter.

Unter 5500000 Einwohnern sind

	vom männlichen Geschlecht.	vom weiblichen Geschlecht.	Summe.
unter 1 Jahr alt	88500	81500	170000
— 5 — —	413300	406700	820000
— 10 — —	762900	757100	1520000
— 16 — —	1122000	1118000	2240000
über 16 Jahr alt	1578000	1682000	3260000
— 21 — —	1300000	1400000	2700000
— 25 — —	1152000	1248000	2400000
— 60 — —	270000	330000	600000

unter 16 Jahr alt überhaupt — 2240000
über 16 Jahr alt überhaupt — 3260000

Totale — 5500000

Man sieht leicht, daß diese Eintheilung mit vieler Beurtheilung gemacht ist. Es könnte selbige leicht mit der Tabelle (§. 461. Colunme D) verglichen werden, wenn man zur Zahl der Lebenden 1000 annehmen wollte. Allein ich überlasse dieses andern, da ich zu Ende eile, und die Presse mich treibt. Vielleicht hat sich King der Halleyschen Tabelle hiebey bedienet.

§. 557.

Nachstehende Tabelle ist curieus und zugleich von Wichtigkeit, indem sie einem Staatskundigen viele sehr nützliche Bemerkungen an die Hand giebt. Davenant lobt diese Rechnungen ungemein sehr, und versichert, daß er sie um so viel sicherer anpreisen könne, weil er sie selbst sorgfältig untersucht, und nach einigen Gründen, die er selbst in Händen hat, geprüft habe, auch hätte er sie mit den Entwürfen anderer, so diese Materie studiren, zusammen gehalten und richtig befunden. Bloß die Summe der $5\frac{1}{2}$ Millionen Einwohner giebt er nicht für ganz zuverläßig aus. Jedoch das thut in der Hauptsache nichts, wenn nur die Proportionen desto richtiger und zuverläßiger sind, indem alsdenn ein jeder dieselben brauchen, und nach der Zahl der Einwohner seines Landes proportioniren kann. Ich habe die englischen Geldsorten hier behalten, da 1 Pfund Sterling 20 Schilling, und 1 Schilling 12 Pences hat. Vormals galt allhier ein Pfund Sterling 5 Thlr. und 16 bis 20 Groschen.

Schema

Schema von der Einnahme und Ausgabe der verschie-

Anzahl der Familien.	Rang, Würden, Titel und Lebensart.	Köpfe in jeder Familie.	Zahl der Personen in allen diesen Familien.	Jährliches Einkommen jeder Familie.
				L. S.
160	weltliche Lords = =	40	6400	3200
26	geistliche Lords = =	20	520	1300
800	Baronets = = =	16	12800	880
600	Ritter, Knights =	13	7800	650
3000	Esquires = = =	10	30000	450
12000	Gentlemens = =	8	96000	280
5000	Person. in höhern Bedien.	8	40000	240
5000	= = in niedrig. Bedien.	6	30000	120
2000	ansehnliche Kaufleute, die zur See handeln =	8	16000	400
8000	geringere Kaufleute, die auch zur See handeln	6	48000	198
10000	Justitzbediente = =	7	70000	154
2000	ansehnliche Geistliche	6	12000	72
8000	geringere Geistliche	5	40000	50
40000	Lehnsleute von der bessern Sorte = = =	7	280000	91
120000	Freeholders von der niedrigen Classe = =	5½	660000	55
150000	Pächter = = =	5	750000	42½
15000	Gelehrte i. d. freyen Künst.	5	75000	60
50000	Krämer und Handelsleute	4½	225000	45
60000	Künstler und Handwerker	4	240000	38
5000	Seeofficiers = = =	4	20000	80
4000	Landofficiers bey den Reg.	4	16000	60
500586		5⅓	2675520	16—18
50000	gem. Seesoldat. u. Matros.	3	150000	20
364000	Arbeitsleute und Tagelöhner beym Ackerbau	3½	1275000	15
400000	Hauseinlieger (cottagers) und Arme = =	3¼	1300000	6—10
35000	gemeine Soldaten zu Lande	2	70000	14
849000		3¼	2795000	10—10
	Vagabonds, Ziegeuner, Diebe, Bettler = =		30000	
Totale 1349586		4$\frac{1}{13}$	5500520	32—5

nen Familien in Engelland, berechnet für das Jahr 1688.

Jährliche Einnahme überhaupt von allen Familien.	Jährliche Einnahme für einen jeden Kopf.	Jährliche Ausgabe für jede einzelne Person.	Jährlicher Zuwachs am Vermögen jeder einzelnen Person.	Jährlicher Zuwachs überhaupt und im Ganzen.
L. od. Pf. St.	L. Sh.	L. Sh. D.	L. Sh. D.	Pf. Sterl.
512000	80	70	10	64000
33800	65	45	20	10400
704000	55	49	6	76300
390000	50	45	5	39000
1200000	45	41	4	120000
2880000	35	32	3	288000
1200000	30	26	4	160000
600000	20	17	3	90000
800000	50.	37	13	208000
1600000	33	27	6	288000
1540000	22.	18	4	280000
144000	12	10	2	24000
400000	10	9— 4	0—16	32000
3640000	13	11—15	1— 5	350000
6600000	10	9—10	0—10	330000
6375000	8—10	8— 5	0— 5	187500
900000	12	11	1	75000
2250000	10	9	1	225000
2280000	9—10	9	0—10	120000
400000	20	18	2	40000
240000	15	14	1	16000
34488800	12—18	11—15— 4	1—2—8	3,023700
		mehr ausgegeben	u. Abnahme	
1000000	7	7—10	0—10	75000
5460000	4—10	4—12	0— 2	127000
2000000	2	2— 5	0— 5	325000
490000	7	7—10	0—10	35000
8950000	3— 5	3— 9	0— 4	562000
60000	2	4	2	60000
43491800	7—18	7—9—3	0—8—9	2,401700

Anmerk. 1. Freeholders sind solche, die ein Lehn besitzen, vermuthlich sind auch die kleinern Lehnleute darunter mit begriffen, von der Art als wir in Deutschland haben, dergleichen die Lehnschulzen und andere Freygüter sind, die auch von Bauern besessen werden. In Preußen sind die Cölmergüter, die das culmische Recht haben, und frey und oft von einem artigen Werth sind. Unter labouring people and oout-servants habe ich die Arbeitsleute und Arbeiter für Tagelohn, die nicht eigentliche Knechte sind, begriffen. Cottagers und paupers begreift die, so in solchen schlechten Häusern und Hütten wohnen, die nicht zur Landtaxe gezogen werden, wie auch die Armen, so von den Gemeinen erhalten werden, oder in Hospitälern sich befinden, Cottagers kann man im Deutschen mit Cossäten, Kothsassen übersetzen; jedoch haben diese in Deutschland mehrentheils etwas Land zu 3 oder 4 Scheffel Aussaat um das Haus, miethen auch wol den Acker von den Kirchen, Predigern, und andern. Die, so kein Land dabey haben, und blos ein Häuschen besitzen, heißen bey uns Büdner, Häusler, Hausinnen, Einlieger; in Schlesien heißen sie Gärtner oder Kräuter, weil sie nichts als ein Gärtchen bey dem Hause haben.

2. Man kann auch diejenigen besonders daraus bestimmen, die dem Staat dienen, und von ihren Pensionen größtentheils leben, als die Bedienten bey der Justitz, bey der Kirche, bey der Schule, wohin die Gelehrten der freyen Künste gehören, wie auch die Officiers und Soldaten zu Lande und zur See, die alle vom Staat leben.

3. King theilet das ganze Volk in zwey Classen ein. Die erste enthält solche, welche durch ihre Landgüter, Künste, Handwerker und Fleiß sich selbst erhalten, und dadurch jährlich etwas zur Vermehrung des Reichthums des Landes hinzufügen, und diesen im Ganzen vergrössern. Die andere Abtheilung enthält solche, deren ein Theil zwar sich durch Arbeit (wie die Häupter von den Familien von den Cottagers oder Kothsassen) erhalten, wovon aber der größte Theil, nemlich der Cottagers Weiber und Kinder, desgleichen die Unvermögende und Ungesunde, Bettler und Vagabonds, auf

Kosten

Kosten der andern ernähret werden, und die also dem Publico zur Last fallen, und einen Theil jährlich von dem verzehren, was sonst zur Vermehrung des jährlichen allgemeinen Reichthums würde hinzukommen. Zu den letztern rechnet er alle Soldaten, Matrosen, Arbeitsleute, Tagelöhner, Cossäten, Arme und Bettler.

Der erstern sind in allem 2675520
der letztern — 2825000

Daher wird der jährliche Anwachs des Vermögens der Nation, der über 3 Millionen betragen würde, wieder bis auf 2401700 Pfund Sterl. heruntergesetzt. In diese Begriffe des Kings kann ich mich nicht recht finden, weil ja noch außer diesen viele tausend Familien sind, nemlich alle Bedienten des Staats in allen Aemtern, welche von dem Beytrag der andern leben, und deren Unterhalt und Besoldung verursachet, daß einer, der von seinen Gütern und Fleiß lebet, nicht so viel als sonst erübrigen kann, weil er zur Pension derselben etwas beytragen muß. Sodann aber bleibt doch auch alles, was diese verzehren, im Lande, und man kann nicht sagen, daß der Reichthum der Nation dadurch verringert werde, außer was das Schiffsvolk und die Armee verzehren, wenn sie außer Landes sind.

4. Für jede Person durch die Bank werden jährlich 7 Pf. und 9 Schill. Ausgabe gerechnet, oder 42 Rthl. 8 Gr. Das ist viel; anderswo wird es so hoch nicht kommen. Man kann auch hieraus ohngefähr die Einkünfte der Schatzkammer eines Landes überschlagen, in welche davon ein ansehnlicher Theil kommt, $\frac{1}{12}$ oder noch mehr.

§. 558.

Man siehet hieraus ohngefähr die Abtheilung der göttlichen Weisheit unter den Menschen, nach dem verschiedenen Zustande. Gegen die erste Classe von Menschen, so den Adel und Bürgerstand nebst den Bedienten des Staats begreift, und die auf 500586 Familien geschätzt ist, kommen 849000 Familien von der zweyten

ten Classe, welche die Arbeitsleute und andere, zum Theil geringe und in schlechten Umständen befindliche Personen, wie auch die Soldaten und Seeleute enthält. Die von der ersten Classe sind zu der zweyten, wie 2675520 zu 2795000, oder wie 1 zu 1, 04 oder 100 zu 104. Es sind also der letztern mehr. Unter der zweyten Classe sind nicht mit eingerechnet (1) alle Bediente der ersten Classe, Mägde, Knechte, Laquaien, Kutscher und dergleichen Personen, wodurch die Familien der vornehmen und reichen größtentheils so zahlreich sind. Sollte man die von der ersten Classe abziehen, und zu der zweyten hinzuthun; so würde die erste sich zu der zweyten Classe wol meist verhalten wie 1 zu 2, oder unter 3 Personen kann man $\frac{1}{3}$ für die rechnen, so sich in äußerlichen guten Glücksumständen befinden, $\frac{2}{3}$ aber gehören zu denen, die von dem Dienst der andern leben, und es sich in der Arbeit sauer werden lassen müssen, um ihren Unterhalt zu schaffen. Sind aber diese $\frac{2}{3}$ unglücklich, oder auch nur unglücklicher, als das eine Drittel der ersten Classe? Wenn das wäre, so möchte es scheinen, als wenn die Vorsehung eine allzu ungleiche Theilung gemacht hätte. Ist aber ein arbeitsamer Bauersmann unglücklicher, als ein geschäftiger und reicher Bürger oder Kaufmann, dessen Kopf stets mit vielen Sorgen angefüllt ist? oder als ein reicher vornehmer Mann, deren die meisten es sich bey ihrem Luxus, Pracht und Wohlleben recht sauer werden lassen, um sich bald aus der Welt zu bringen, oder doch in die Arme der Krankheiten zu fallen? Wie wenige sind nicht unter den Großen und Reichen der Erden, die des wahren Glücks und Vergnügens fähig sind, wozu sie durch einen vernünftigen Gebrauch der Glücksgüter gelangen könnten, wenn sie selbige zu einem vernünftigen und tugendhaften Zweck anwenden wollten, durch Menschenliebe andere glücklich zu machen, und überhaupt auf eine

edle,

edle, ja göttliche Weise das Wohl ihrer Mitbürger zu befördern? Wird man daher nicht mit allen alten und neuen Weisen den größten Theil der Bauersleute und Arbeiter glücklicher preisen müssen, als den größten Theil der Vornehmen und der in äußerlichen bessern Umständen lebenden Einwohner der Städte? *) Sie sind mehrentheils würklich ruhiger, vergnügter, zufriedener, gesunder und wahrhaftig glückseliger. Ihr Geist genießet einer viel größern Freyheit. Sie sind freyer von Sorgen und Reitzungen zur Leidenschaft, entfernt in ihrer Einfalt von der Sclaverey der Moden, der Lüste, der Eitelkeiten, und sicherer vor den güldenen Fesseln, worin das Laster so viele Tausende der ersten Classe gefangen hält. Es ist ihnen überdem, wenn wir nach der Religion urtheilen, zwar nicht so viel anvertrauet, aber es wird auch nicht so viel von ihnen gefordert werden. Sie häufen nicht so viel Verschuldungen durch Unterlassung ihrer Pflichten und durch Uebertretung der Gesetze. Hat man also wol noch Ursache, das Glück der Großen und

*) Beatus ille, qui procul negotiis
(Ut priſca gens mortalium)
Paterna rura bubus exercet ſuis,
Solutus omni foenore;
Neque excitatur claſſico miles truci,
Neque horret iratum mare,
Forumque vitat & ſuperba civium
Potentiorum limina &c. *Horat.* I. epod. od. 2.

Man vergleiche auch das ausgemahltere Bild, welches Virgil georgic. I. 2. vom 458sten Verse bis zu Ende des Buches von dem Glück des Landmanns entwirft, und die *poëſies diverſes* in dem Briefe an die Königin von Schweden, und in dem an Mr. Darget,

Heureux ſont les mortels, qui loin de la grandeur
Réuniſſent en paix leur tranquille famille.
Satisfaits de leur ſort dans leurs obſcurités,
Le bonheur eſt le prix de leur ſimplicité.
Ils ne redoutent point la fortune bizarre &c.

und Reichen zu beneiden, und die Güte und Weisheit des Gebers alles Guten anzuklagen? Oder wird man sie nicht vielmehr verehren müssen, daß die meisten in niedrigen Hütten wohnen, und bey ihrer Arbeit gesunder, ruhiger und freyer leben, als die sich auf jähen und schlüpfrigen Höhen befinden?

Sodann erhellet (2) aus der Tabelle, daß noch überdem 30000 für Vagabonds, Zigeuner, Bettler, Diebe und dergleichen Personen gerechnet sind. Allein diese Personen sind mehrentheils durch eigene Schuld unglücklich, weil sie nicht arbeiten wollen, und ein müssiges und liederliches Leben der Ordnung und dem Fleisse vorziehen, auf deren Einschränkung und Verringerung billig die Gesetzgeber denken sollten.

§. 559.

Ich kann nicht umhin, von den Anmerkungen des Herrn Davenants über diese Tabelle des Kings einen kleinen Auszug mitzutheilen, weil sie viele von meinen vorher angestellten Betrachtungen erläutern oder bestätigen werden.

Die erste ist: „Das Volk oder die Unterthanen „eines Landes sind die erste Materie der Macht und auch „des Reichthums desselben, durch deren Arbeit und „Fleiß eine Nation in der politischen Wageschale das „Uebergewicht im Gewinst erhalten kann, daher derselben „Wachsthum oder Verringerung in einem jeden „Reiche sorgfältigst beobachtet werden muß, dessen Absicht „ist, reich zu werden und zu gewinnen. Ihr „Wachsthum muß auf alle Weise durch gute Anordnungen „und heilsame Gesetze befördert werden, und wenn „sie durch Krieg oder Zufälle abgenommen, so muß „man den Verlust, so bald als möglich, wieder zu ersetzen „suchen.“

Er berühret hierauf kürzlich die Mittel, den Wachsthum zu befördern, und rechnet dahin zuerst liberty und

und property (§. 277.). Die Einrichtung der römischen Regierungsform im Anfange scheint ihm nicht übel gewesen zu seyn, weil die königliche Gewalt durch Gesetze eingeschränkt war, und er urtheilet, daß die Freyheit des Volks dabey eben so gut, als in einer Republik, bestehen könne. Auf die Freyheit rechnet er fast alles, und meinet, daß sie es sey, welche die Zeugung der Kinder befördert, die eigenen Unterthanen erhält, und Fremde anlockt. Er meinet daher auch, daß alle Länder in der Welt mehr oder weniger Menschen haben, je nachdem liberty und property in guter oder schlechter Sicherheit sind. Ich bemerke aber hiebey, daß, so nöthig Freyheit, Sicherheit und also auch Gerechtigkeit in einem Staat und zur Bevölkerung sind, so sind sie doch nicht die ersten und allgemeinen Ursachen der Bevölkerung und Macht. Die römische Regierungsform war wol nicht so sehr Ursache an der schleunigen Vermehrung des Volks, als die kluge Vertheilung ihrer Aecker, ihr Fleiß, Frugalität und Tugend, wie ich Cap. 15. erwiesen habe. An der Sicherheit scheint auch fast mehr gelegen zu seyn, als an der Freyheit. Diese kann etwas leiden, und das Land kann doch bevölkert seyn. Es giebt zwar Könige, wie in Engelland, da das Volk oder die Stände mitzusprechen haben, aber es giebt auch Monarchien, da das Volk nicht Freyheit hat zu sprechen, die aber doch eben so volkreich seyn können und sind, als jene. Ja der Mensch ist so geartet, daß man aus ihm alles machen kann. Er küsset seine Ketten, und die Geschichte giebt Beyspiele, daß Völker solenne Dankfeste gefeyert, daß sie ihre Freyheit verloren, und aus einer republikanischen Regierungsform in eine monarchische und schlechterdings souveraine sind versetzt worden. Die Freyheit, dieses schätzbare Gut, kann auch leicht ausarten, und zum Ruin, zur Anzündung eines Kriegesfeuers und zu schrecklichen Rebellionen eine Ursache werden. Der fürchterliche Geist der Factionen kann sich nirgends eher als in Republiken hervorthun, und ein Messer in der Hand eines zwar freyen aber wüthenden Volks werden, womit es sich die Kehle abschneidet. Doch genug hievon, und ich habe dieses nur darum angemerkt, damit man den Begrif der Freyheit nicht zu weit ausdehne, und ihr mehr beylege als ihr gebühret. Freyheit und Sclaverey sind solche entgegengesetzte Dinge, dazwischen es mehr als Ein gewisses Mittel geben kann, bey welchem es wahr wird, daß die Mittelstraße die sicherste ist.

Davenant berührt darnach die Naturalisation und die Frage: Ob es anzurathen, fremde Truppen zu Hülfe in das Land einzulassen? Er widerräth es durch das Beyspiel von Carthago, wo fremde Hülfstruppen durch ihre Rebellion die Republik in die größte Gefahr setzten. Aber das beweiset nichts. Die Leute rebellirten, weil man ihnen den Sold in langer Zeit nicht gegeben hatte, daher sie ihn endlich erzwingen wollten. Man lasse seine eigenen Leute und Bedienten hungern, und sehe dann, was sie thun werden. Wenn aber ein Engelländer dagegen spricht, weil er besorgt, daß ein König sich einer fremden Armee zur Aenderung der jetzigen Verfassung bedienen möchte; so läßt es sich eher hören. Unterdessen ist ein Unterschied zwischen der Anwerbung fremder Soldaten, die mit den Nationaltruppen vermischt werden, und zwischen einer ganz fremden und in das Land erst gebrachten Armee zu machen. Wenn auch dieses nicht rathsam wäre, so kann doch ersteres gar wol statt finden.

Davenant erfordert sodann auch zum Wachsthum des Volks die Ermunterung zum Heyrathen nach Art der alten Römer, durch Belohnungen derer, die viel Kinder haben, daß man gewisse Bedienungen in der

Re-

Republik und Ehrenstellen den Unverheyratheten versage, u. s. w. (§. 234.). Hierzu ist zuerst Brodt und Unterhalt, und dann auch Freyheit nöthig.

Er meldet auch, daß die Hurerey anjetzt in Engelland zu wenig geachtet würde, und hält dafür, daß durch die darauf gesetzte Strafe und durch den Zwang, die geschwängerte Person zu heyrathen, der gemeine Mann insonderheit zum Heyrathen gebracht, und Engelland also mehr bevölkert werden würde.

Sodann zeigt er auch, daß ein Staat suchen müsse, das Volk zur Arbeit und Fleiß zu ermuntern, und alle mögliche Hände zu beschäftigen. Engelland hat eine bequeme Lage zur Handlung, gute Häfen, hat die ersten Bedürfnisse und Producte, so durch Fleiß können verarbeitet werden; das Volk hat Verstand und Lust zur Handlung; es hat überdem durch seine Lage eine viel größere Sicherheit für feindlichen Ueberfall, als Holland. Wenn es also zum Fleiß erwecket wird, so kann es zu einem vorzüglichen Reichthum und Macht gelangen, als welche aus dem Fleiß einer großen Menge Volks entstehen. Dieses giebt die innerliche und beste Stärke, und diese ist das sicherste Mittel gegen mächtige Nachbaren, und besser, als wenn man diese sogleich durch Krieg und Gewalt schwächen will, als wobey man leicht seines Zwecks verfehlen kann, wenn es an innerlicher Kraft und Stärke fehlet. Ich überlasse es anderer Beurtheilung, ob nicht Engelland bisher diesen Grundsätzen gefolget sey, und sich bemühet habe, den Ackerbau, Fabriken und die Handlung auf alle mögliche Weise zu befördern, wodurch die Bevölkerung, Macht und Reichthum so gewachsen, daß es jetzo solche mächtige Flotten und Kriegsheere unterhalten kann.

§. 560.

Davenant kommt hierauf auf die Betrachtung der verschiedenen Unterthanen nach ihrem Range und Stande, die in der Tabelle (§. 557.) enthalten.

Den ersten Gebrauch setzt er darin, daß diejenigen ihren Irrthum hieraus erkennen können, welche den Reichthum und Ueberfluß einer Nation blos aus dem beurtheilen, was sie in großen Städten sehen, und die daraus auf das Ganze einen Schluß machen, und glauben, daß die Auflagen auf ein Volk meistens vom Adel und Reichen entrichtet werden, da doch selbige nur einen kleinen Theil gegen den ganzen Körper des Volks ausmachen. Daher sind so viele Fehler in Engelland bey den Auflagen auf das Volk vorgefallen, daß dieses dergestalt beschwert worden ist, daß eine Aenderung hat gemacht werden müssen. Er setzt als eine allgemeine Regel, daß alle Auflagen auf die Consumtion mit dem größten Gewicht wo nicht unmittelbar, doch mittelbar auf den gemeinen Mann fallen, weil der größte Theil des Volks von dem Adel und den Reichen leben muß. Sind die Auflagen und Accise auf den Adel und die Vornehmen groß, so müssen sie ihre Familie und Ausgaben einschränken, daher denn alle, die von ihnen gelebt haben, ohne Bedienung und Unterhalt bleiben. Sodann kommen die Manufacturen, die vornehmsten Quellen des Reichthums in Engelland, in den größten Verfall. Die Auflagen auf das Getreide, Brodt, Holz, Kohlen, Salz, Leder und dergleichen verursachen, daß der Arbeitsmann einen höhern Lohn der Arbeit fordern muß, wenn er leben will. Der durch die Auflagen veursachte höhere Preis macht alsdenn, daß der Kaufmann seine Waaren im Preise steigern muß, wenn er selbst leben will. Dieses alles würde nichts auf sich haben, wenn der Handel blos innernerhalb des Landes verbliebe. So aber hat es in Ansehung des auswärtigen Handels die schädlichsten Folgen. Aller Reichthum von Engelland aber kommt von der Ausfuhr der eigenen Producte und Waaren. Hiemit müssen die auswärtigen Dinge, die Engelland selbst braucht, erhandelt werden, und es muß ein kleiner Ueberschuß zum Gewinst für die Nation übrig bleiben. Soll dieses geschehen, so müssen die Waaren um einen solchen Preis an Fremde verkauft werden können, daß sie von andern nicht unter dem Preise können gelassen werden. Holland hat zwar schwere Auflagen, das Volk aber lebt sparsam und frugal, daher können sie ihre Waaren auswärts wohlfeil geben. Da aber die Frugalität schwerlich in Engelland wird eingeführt werden können; so muß darauf gesehen werden, daß nicht der Preis durch die Auflagen auch gesteigert werde, sonst wird man die Waare nicht so wohlfeil, als andere Nationen, auswärts verkaufen können, und so geht der Handel zu Grunde. Der Schade würde am meisten die Wollmanufacturen betreffen. Der Preis der wollenen Waare entsteht nicht sowol vom Werth der ersten Materie, als vielmehr von der Handarbeit (§. 309.). Wird der Lohn der Arbeiter gesteigert, so werden die Nationen, wo Engelland die Waaren bisher abgesetzt, in kurzem genöthiget werden, selber Manufacturen anzulegen, und die erste Materie von andern kommen zu lassen. Hier bemerkt er, daß der größte Theil der aus Engelland ausgeführten wollenen Waaren nicht in Tüchern bestehe, die aus feiner Wolle gearbeitet worden, welche Engelland eigenthümlich hat, sondern aus Kirsey und andern groben Zeugen aus Yorkshire, dergleichen Wolle auch in andern Ländern zu haben ist. Daraus folgt denn, daß man auf den Fabrikanten und gemeinen Arbeitsman keine Lasten legen müsse, wo man nicht den ganzen Handel verderben,

ben, und durch einen gegenwärtigen Gewinn sich künftighin alles Gewinstes berauben will. Und da die wollene Waaren zwey Drittheile von allen Waaren, die Engelland ausführt, betragen, so verdient dieser Artikel die größte Sorgfalt des Staats.

Durch die erhöheten Auflagen wird auch das Schifsvolk gezwungen, einen höhern Lohn zu fordern, damit auch ihre Weiber und Kinder zu Hause leben können. Dieser höhere Lohn der Matrosen ist eine andere Last für den auswärtigen Handel, wodurch er verringert werden kann. Nicht zu gedenken, daß so viele arme Spinner und Kratzer der Wolle vor Hunger und Kälte umkommen müssen, wenn der Kaufmann ihnen wegen erhöheter Auflagen nicht so viel Lohn mehr geben kann oder will, u. s. w.

Er kommt sodann auch auf die ganz geringe Sorte von dürftigen Leuten auf dem Lande, die sich kümmerlich ihr Brod verdienen, und oft wol gar aus Mangel der Arbeit betteln müssen. Diese, nebst denen in den Armenhäusern und Hospitälern in Städten zusammen, setzt King auf 400000 Familien, die unter dem Titel von cottagers und paupers zusammen begriffen sind, ohne die 30000 muthwilligen Bettler und Vagabonds. Davenant sagt, daß die große Zahl solcher dürftigen Familien theils durch die Schuld des Staats, theils durch ihre eigene entstanden. Er hält es für die größte Pflicht, selbige in Arbeit zu setzen, und ihnen Verdienst zu verschaffen, für die Lahmen, Blinden, Abgelebte und Unvermögende könne leicht gesorgt werden, indem der wahren Armen nur ein kleiner Theil sey, nur müsse dafür gesorgt werden, daß keiner müßig sey, und bettle, und daß alles in Arbeit gesetzt werde. Wer arbeitet, leidet keinen Mangel. Wer also den dürftigen in Arbeit

beit setzt, der übet größere Liebe, und erlangt ein grösseres Verdienst, als wenn er Hospitäler bauet, welche oft nur Denkmale von übel erworbenem Reichthum sind, wovon die Reue noch zuletzt kommt. Wenn demnach diese 400000 Familien oder 1,300000 Arme in Arbeit und Verdienst gesetzt werden könnten; so würden sie nicht aus Mangel vernesen dürfen, und der Staat würde jährlich durch ihren Fleiß etliche Millionen gewinnen. An Gesetzen zum Besten der Armen fehlt es in Engelland nicht, aber deren Ausübung ist nur schlecht. Man muß demnach auf eine Einrichtung denken, die sich so zu sagen von selbst zur Ausübung bringt, wie die Gesetze, so die Einkünfte des Fürsten betreffen, als welcher will und muß bezahlet seyn. Da nun die meisten Menschen so verderbt sind, daß der eigene Vortheil einen größern Einfluß auf das Gemüth hat, als die Betrachtung des allgemeinen Besten und der Patriotismus; so muß man auf einen Entwurf zum Besten der Armen denken, zu dessen Ausführung die Unternehmer durch ihr eigenes Interesse getrieben werden. Er theilet zu dem Ende einen Entwurf mit, welcher dem Parlament vorgelegt worden ist, und den er unter vielen andern für den practicabelsten hält. Es würde zu weitläuftig seyn, ihn hier mitzutheilen. Der Vorschlag läuft auf ein allgemeines Armendirectorium oder eine Gesellschaft zur Versorgung der Armen im ganzen Lande hinaus. Die Glieder melden sich dazu freywillig, und bringen ein Capital von etlichen Tonnen Goldes zusammen, und alles zur Arbeit nöthige Geräthe, die Materialien und was sonst dazu gehörig, zu kaufen. Alle Armengelder werden aus allen Kirschspielen dazu eingesandt, die bisher zu ihrem Unterhalt verwandt worden, wobey sie aber alle arm geblieben, weil sie nicht auch zur Arbeit gebraucht und angehalten worden sind. Diese Gesellschaft muß alle unvermögende Arme ganz frey erhalten, und den andern

dern Arbeit verschaffen, die ihren Kräften gemäß ist, u. s. w. Die Sache scheint freylich weitläuftig, aber doch nicht unmöglich zu seyn. In London sind wirklich seit etwa 50 Jahren in jedem Kirchspiele sogenannte work-houses oder Arbeitshäuser errichtet worden, in welchen Arme und Abgelebte in jedem Kirchspiel erhalten werden, doch so, daß ein jeder nach seinen Kräften etwas arbeiten muß, wodurch es denn dahin gekommen, daß zwey in dergleichen Hospitälern für einen dritten die Kost und den Unterhalt verdienen. Die Leute bleiben also nicht müßig, nicht arm, weil sie ihre Versorgung haben, sie werden auch von der Liederlichkeit und Betteln abgehalten, u. s. w. Ich habe öfters gewünscht, daß dergleichen gute Einrichtung auch hier und in allen Städten möchte gemacht werden. Allein ich weiß selbst nicht, was für Besorgnisse es verursacht haben, daß bisher nicht Hand an ein solches Werk gelegt worden ist.

§. 561.

King ist hierauf weiter gegangen, und hat die Einkünfte des ganzen Landes berechnet. Davenant versichert, daß auch diese Rechnung so gründlich abgefaßt sey, daß sie in keinem wesentlichen Stück umgeworfen werden könne.

King rechnet für Engelland 39 Millionen Acker oder Morgen. (Boyer in seinem Wörterbuche, so ich jetzt nur nachschlagen kann, giebt einem solchen Morgen 720 Fuß königlich Maaß in die Länge, und 72 in die Breite.)

Sodann rechnet er	Morgen.	Werth eines Morgen. L. S. D.	Ertrag von allem L.
Ackerland	9000000	0 — 5 — 6	2480000
Weide und Wiesen	12000000	0 — 8 — 8	5200000
klein Gehölze und Hauholz	3000000	0 — 5	750000
Wälder, Thiergärten 2c.	3000000	0 — 3 — 8	570000
Strauch, Moor, unfruchtbar und bergigt Land	10000000	0 — 1 — 8	500000
Plätze, worauf Häuser, Kirchen, Gärten 2c. stehen	1000000	das Land d. Gebäude	450000 2000000
Flüsse, Fließe, Seen	500000	0 — 2	50000
Heerstraßen, Wege und wüstes Land	500000	—	—
in allem	39000000	ohngefähr 6 — 2	12000000

Er vergleicht hernach diese seine Rechnung mit der Landestaxe, und zeigt, wie viel dabey gefehlet sey; so ich aber weglasse, weil es Auswärtigen nichts nutzen kann.

Hier frägt sichs aber, ob diese Vertheilung des Landes von Engelland zum Muster anderer Länder und Provinzen dienen könne? In einzelnen und in Provinzen von mittlerer Größe würde die Eintheilung ganz unbrauchbar seyn, vielleicht aber gut für ganze große Reiche, worin $5\frac{1}{2}$ Millionen Einwohner Platz haben. Z. E. für das Herzogthum Magdeburg, Halberstadt, für Kursachsen, Schlesien, Thüringen und dergleichen Länder, ist die Proportion nicht applicabel, auch nicht für viele andere mir bekannte und cultivirte Provinzen. Engelland hat in der That viel bergigtes und unfruchtbares Land, sonderlich in der Grafschaft Wales, ich glaube aber auch, daß seit 1688 gar vieles ist urbar gemacht worden, da der Ackerbau so sehr gestiegen und verbessert ist.

Nach seiner Rechnung verhält sich das Ackerland zu der übrigen Fläche, (jedoch gilt das nur für Engelland) wie 9 zu 39, oder 1 zu $4\frac{1}{3}$. Es ist also nicht ein-

einmal der vierte Theil Ackerland. Nach dieser Proportion würde meine Rechnung (§. 374. n. 5.) einen großen Ausfall leiden, indem ich allda $\frac{2}{3}$ als tüchtig zum Ackerbau, und $\frac{1}{3}$ zum Holz, Seen, Flüssen, Wiesen und Wegen gerechnet, jedoch habe ich auch nachher (§. 374. n. 7. und §. 375.) von meiner darauf gegründeten Rechnung nachgelassen. Ich bin auch bereit, noch mehr nachzulassen, und werde doch meines dabey abgezielten Zwecks uud Beweises nicht verfehlen.

Die Wiesen und Hütung verhalten sich zur Fläche wie 12 zu 39, oder wie 1 zu $3\frac{1}{4}$. Dieses kann auch nur für Marschländer, die niedrig und an der See liegen, statt haben. In Holland, Geldern, Friesland, wo fast gar kein Ackerland ist, und fast alles als Wiesen genutzt wird, muß es noch mehr betragen. In Ländern, die höher und von der See und großen Strömen entfernt liegen, würde man sich oft gern mehr Wiesen und niedriges Land wünschen. Jedoch es liefern die niedrigen Länder den höheren die Pferde und das Hornvieh, auch Butter und andere Bedürfnisse; die höheren aber geben mehr Korn, Holz, und halten mehr Schaafe, welche die Wolle zu den Manufacturen geben. Und so kommt eins dem andern zu Hülfe, und die Bedürfnisse setzen die Völker in Verbindung und in Handel.

Für Wälder, Thiergärten und leicht Holz, das nach gewissen Jahren geschlagen wird, rechnet King zusammen 6 Millionen, die zu 39 sind, wie 1 zu $6\frac{1}{2}$, also siebenthalb des Ganzen. Auch dieses gilt nicht von allen Ländern.

Dagegen ists viel, was er für Brücher, Moorland, Berge und unfruchtbares Land rechnet. Es beträgt 10 Millionen, die mehr als $\frac{1}{4}$ des Ganzen ausmachen. Dieses kann nur in nicht cultivirten Ländern

dern statt haben, und hat vielleicht auch nur bis 1688 in Engelland statt gehabt, als seit welcher Zeit es ein Muster in dem Ackerbau geworden ist. Die großen Brücher lassen sich urbar machen, und in Wiesen verwandeln, wovon ich zwey merkwürdige Beyspiele in der Kurmark oben (§. 296.) angeführt habe. Sandberge und felsigte Gebirge lassen sich selten ändern und verbessern, wo sie nicht allenfalls mit Holz besäet, und so zum Theil brauchbar gemacht werden. Jedoch geben die Gebirge wieder die Metalle aus ihrem Schooß hervor, verschaffen vielen Menschen Unterhalt, und den Ländern Reichthümer.

Die Plätze, worauf Städte und Dörfer stehen, werden vom King zu $\frac{1}{39}$, die Flüsse und Seen zu $\frac{1}{78}$, und die Wege, Straßen und das veste Land auch so hoch angeschlagen. Meinem Bedünken nach ist das auch etwas zu viel. Doch lasse ich es dahin gestellet seyn.

Ob nun gleich diese Proportionen nicht überall applicabel sind; so könnten sie doch einem Staat Gelegenheit geben, sein Land auf die Weise aufnehmen zu lassen. Die Kosten würden durch mancherley nützliche Einsichten belohnet werden können. Es würde insonderheit klar werden, ob zu wenig oder zu viel Land für Waldungen vorbehalten sey? ob nicht der Ackerbau zu viel Abbruch leide? ob nicht noch zu viel Brücher vorhanden, die zum großen Vortheil verbessert werden könnten?

Einen Morgen Ackerland schlägt er zu 5 Schilling und 6 Pences in der Nutzung an, (das Pfund Sterling zu 5 Thlr. 20 Groschen gerechnet, oder zu 140 Groschen, so ist 1 Schilling oder $\frac{1}{20}$ gerade 7 Groschen), und also nach deutschem Gelde $38\frac{1}{2}$ Groschen, oder 1 Thlr. 14 Gr. 6 Pfennige. Dieser Anschlag ist

 mäs-

mässig, zumal da ein englischer Morgen größer ist, als unser Brandenburgischer. Im guten Lande, wo ein Scheffel, und wol noch etwas mehr, auf einen Morgen ausgesäet, und das sechste bis achte Korn gewonnen wird, trägts nach jetzigem Preise, da man einen hiesigen Scheffel zu 18 Groschen in Anschlag zu bringen pflegt, (das ist, eine Danziger Last zu 45 Thaler, als welche 60 Scheffel hält), viel mehr ein, wenn 4 Scheffel zum Ertrag oder zur Pacht kommen. Doch ists im mittleren und im Sandlande weniger. Eins in das andere gerechnet würde man wol so viel rechnen können.

Dagegen rechnet er den englischen Morgen Wiesewachs in der Nutzung zu 8⅔ Schilling, also mehr als Ackerland. Nach dem vorigen Satz unseres Geldes würde das 60⅔ Groschen, oder 2 Thlr. 12 Gr. und 8 Pfen. betragen. Ein kleiner Brandenburgischer Morgen zu 180 rheinländischen Quadratruthen wird bey der Verpachtung, wenn er zweymal gemähet wird, zu 1 Thlr. angeschlagen, die einmähigen zu 16 Groschen. Der englische ist aber größer. Man muß zwar bey dem allen betrachten, daß dieser Pachtanschlag nicht der wahre Ertrag sey, er kann aber nicht höher gerechnet werden, weil die Arbeitsleute und der Pächter auch davon leben wollen. Rechnet man für den Unterhalt einer Kuh das Gras von einem Morgen als hinlänglich, und man kann nach Beschaffenheit des Bodens und des Landes eine Kuh zu 5, 6, ja 10 Thlr. verpachten; so siehet man wol, daß das Land, so zu Wiesen genutzt werden kann, mehr als der Acker eintragen könne. Doch dergleichen Rechnungen sind auch nach den Zeiten und nach der Cultur und Bevölkerung eines Landes verschieden.

Den Acker oder englischen Morgen Gewässer, es sey ein Fluß oder See, rechnet er zu 2 Schilling, oder

14 hiesige Groschen Nutzung. Dieses kann ich nicht beurtheilen, und will mir etwas hoch scheinen; jedoch wenn man Karpenteiche rechnet, so trägt ein Morgen viel mehr.

Bey Waldungen rechnet er für den Morgen $3\frac{2}{3}$ Schilling, oder 1 Thlr. 1 Gr. 8 Pf. Doch auch hier kömmt es auf die besonderen Umstände an, ob ein Wald nahe bey einem Fluß liegt oder nicht. Es ist gemeiniglich in fruchtbaren Provinzen theuer, weil man mehr Vortheile vom Ackerlande, und also weniger Waldung hat.

§. 562.

King hat weiter das Product des Ackerlandes in mäßigen Jahren berechnet.

Auf den vorher gerechneten 9 Millionen Morgen Ackerland wachsen in einem mäßigen Jahre

	Buschels	das Buschel zu L. S. D.	Der ganze Werth. L.
Weitzen —	14000000	0—3—6	2450000
Roggen —	10000000	0—2—6	1250000
Gerste —	27000000	0—2—0	2700000
Hafer —	16000000	0—1—6	1200000
Erbsen —	7000000	0—2—6	875000
Bohnen —	4000000	0—2—6	500000
Linsen, Wicken	1000000	0—2—0	100000
in allem —	79000000	zu 2—$3\frac{4}{7}\frac{5}{9}$	9075000

Von diesem Ertrag ist das Saatkorn ausgeschlossen, so er überhaupt auf 11 Millionen Buschels rechnet, daß also der ganze Ertrag 90 Millionen ausmacht, die, zu 2 Schill. und $3\frac{4}{7}\frac{5}{9}$ Pences für das Buschel in gemei-

 nen

nen Jahren, ohngefähr 10 Millionen 338600 Pf. Sterling betragen.

Der Werth ist gerechnet, was es auf der Stelle kostet, wo es wächst. Durch das Verfahren bis an den letzten Ort steigt der Preis wenigstens um den vierten Theil.

Diese 79 Millionen Getreide wachsen auf 8 Millionen Morgen. Die 9te Million Morgen ist für Hanf, Flachs, Rüben, Hopfen und dergleichen gerechnet, deren Werth zusammen auch ohngefähr eine Million Pf. Sterling macht.

Da nach der vorigen Tabelle der Anschlag vom Kornlande zu 2,480000 Pfund gerechnet ist, das Product des Getreides aber 9 Millionen Pfund beträgt; so ist der Werth des letztern 3 bis 4 mal so groß, als der Nutzungsanschlag.

Er berechnet weiter die Producte von Wiesen, Vieh, Pferden, Holz u. s. w. auf folgende Weise:

Das Product von der Viehzucht, Butter, Käse und Milch mag ohngefähr seyn .	2500000
der Werth der jährlich geschornen Wolle	2000000
der Werth der jährlich aufgezogenen Pferde	250000
des jährlich aufgebrauchten Fleisches	3350000
vom Talg und Häuten	600000
vom Heu, so jährlich die Pferde verbrauchen	1300000
vom Heu, so das andere Vieh gebraucht	1000000
Zimmerholz zum Bauen, jährlich	500000
Holz zur Feurung und anderm Gebrauch	500000
in allem —	12000000

Sodann berechnet er auch das Vieh, wie folget.

Schä-

Schätzung alles Viehes.

	Jährliche Zucht und Zuwachs.	Der ganze Stamm und Zahl.	Werth eines jeden ohne die Haut. L. S. D.	Werth des ganzen Stammes.
Junges Hornvieh und Kälber	800000	4500000	2— 0—0	9000000
Schaafe und Lämmer	3600000	12000000	0— 7—4	4400000
Schweine und Ferkel	1300000	2000000	0—16—0	1600000
Hirsche und Rehe	20000	100000	2— 0—0	200000
Ziegen u. ihre Jungen	10000	50000	0—10—0	25000
Haasen und Junge	12000	24000	0— 1—6	1800
Caninichen *)	2000000	1000000	0— 0—5	20833
in allem —	7742000	19674000	———	15247633

*) Hier zu Lande weiß man nichts vom Gebrauch der Caninichen, und man isset sie nicht. In Engelland aber hat fast jeder Edelmann auf seinem Gute einen Caninichenberg, womit im Sommer die Bedienten gespeiset werden.

	Pf. Sterl.
Der ganze Stamm und Anzahl lebendigen Viehes zur Speisung ist also am Werth	15247633
Der Werth der jährlich aufgezogenen Pferde, die zu 100000 gerechnet werden, jedes durch die Bank 2½ Pf. Sterl. Werth des ganzen Stammes	3000000
Der Werth der Häute und Felle, außer der Wolle	2400000
Der Werth aller jährlich geschornen oder abgepflückten Wolle von 12 Millionen Fellen, das Fell zu 3 Schill. und 4 Pences gerechnet	2000000
Der Werth von allem Federvieh, Gänsen, Hühnern, Enten, Schwänen u. s. w.	460000
Vom wilden Federvieh	12000
in allem —	23119633 L.

§. 563.

Davenant macht über diese Rechnungen folgende Betrachtungen.

1) Die Eintheilung des Landes nach dem verschiedenen Gebrauch hält er für gegründet, weil sie mit den verschiedenen Bedürfnissen übereinkommt, wovon die Register der Accise eine übereinstimmende Nachweisung geben. Sodann stimmt diese Eintheilung auch mit den allgemeinen Einkünften von Engelland überein, wie man seit 100 Jahren aus den Producten der Land-

 taxen

taxen hat wahrnehmen können. Der Generalertrag vom ganzen Lande war im Jahr 1600 nicht über 6 Millionen Pfund jährlich; durch Hülfe des gestiegenen Reichthums, der vom auswärtigen Handel entstanden, ist dieser jährliche Ertrag in verschiedenen Perioden gewachsen von 6 bis 8, von 8 bis 10, und von 10 bis zu 14 Millionen. Daraus läßt sich schließen, daß im Jahr 1600 noch viel mehr unbebautes Land, mehr Waldungen, Holzungen und wüste Gegenden gewesen seyn müssen, daß das gebaute Land noch viele Verbesserungen nöthig gehabt habe, welches alles durch den Wachsthum des Reichthums hat bewerkstelliget werden können. Und wenn derselbe noch weiter steiget; so ist kein Zweifel, daß nicht noch künftig vieles Land, das jetzt noch wüste liegt, durch die Menge der Hände würde fruchtbar gemacht werden können. Nur muß der Handel nicht rückwärts gehen, weil der Handel und das Land zusammen steigen und fallen. Der Handel bringt mehr Geld. Wenn dieses wohl gebraucht wird, so verbessert er das Land, und bringt mehr Producte von allen Arten zur Ausfuhr. Die dafür zurückkommende Güter vermehren den Gewinnst und Reichthum eines Landes.

Dieses ist völlig gegründet. Ein armer Besitzer eines Landguts kann und wird nichts an die Verbesserung seines Grundes verwenden, er kann die Brücher nicht urbar machen und in Wiesen verwandeln, nicht das nöthige Zugvieh anschaffen und vermehren, folglich auch nicht den Dünger, und so bleibt der Acker selbst stets im schlechten Stande. Kommt ein Sterben unter das Hornvieh oder Schaafe, so fehlt es ihm am Gelde, solches gleich wieder anzuschaffen, und es gehen viele Jahre hin, bis es wieder allmählig zuwächst. Mittlerweile entgeht dem Acker der Dünger und zugleich die Fruchtbarkeit, die oft gar nicht wieder hergegestellet wird, wenn eine schlechte Wirthschaft dazu kommt. Ist der Edelmann dem Luxus ergeben, so hat er niemals etwas zur Verbesserung übrig, und es muß wohl gar das Stroh verkauft werden, so zum Dünger kommen sollte. Ich habe hierbey Landgüter, nahe und ferne von Berlin, vor Augen, die das alles klar beweisen. Wer Geld in ein Gut weislich hineinsteckt, der kann auch etwas herausnehmen. Ein Gut, nahe bey Berlin, hat durch die Verbesserung anjetzo statt 150 Fuder Heu 300, hält 70 Kühe statt 25, 1500 Schaafe statt 600, kann also mit dem Dünger in 3 Jahren herumkommen, welches sonst nicht in 6 Jahren geschehen konnte, gewinnet folglich noch einmal so viel Getreide, und der jetzige Gutsherr hat über 4000 Thlr. Einkünfte statt 1500, die es vor ihm getragen. Hier ist also in allen Stücken mehr als eine doppelte Verbesserung. Nur muß ich noch erinnern, daß dieses alles nicht sowohl und allein vom Handel abhängt, wiewohl er in der Generalität nicht auszuschließen ist, sondern hauptsächlich von der Klugheit, von dem Fleiße und wohl angelegten Gelde. Der Luxus aber kann das alles hindern, weil man dabey niemals etwas zur Verbesserung erübrigen kann, vielmehr oft wohl selbst verarmet, und das Gut zu Grunde gehen läßt.

2) Nach dem jetzigen Zustand des Landes kommen $7\frac{1}{11}$ englische Morgen auf einen Kopf, nach dem Verhältniß wie 55 zu 390. Davenant meinet, daß man aus vielen Gründen schließen könne, daß statt $5\frac{1}{2}$ ganz füglich 11 Millionen Menschen allda leben können, und daß sodann eben so viel Morgen als in Holland auf jeden Kopf kommen würden. Diese Vermehrung könne durch die natürliche Vermehrung oder noch geschwinder durch Anlockung Fremder geschehen, weil die erste Art zu langsam gehen würde. (Nicht so langsam, als Da-

venant mit dem King gerechnet, sondern in weniger als hundert Jahren, wenn nicht die Kriege und allzugroße Schiffahrt es hindern.) (§. 553. n. 5.) Und dann würde Engelland gegen alle Nachbaren völlig gesichert seyn. Und da die Menge der Unterthanen die sicherste Stärke und Reichthum eines Landes ausmacht; so sollte die Weisheit aller Staaten dahin beständig gerichtet seyn, so viele zu haben, als ein Land ernähren kann.

3) Jedoch müsse man auch zugleich sorgen, daß es dem Volk niemals an Getreide und Brodt fehle. Frankreich hat dadurch sehr gelitten, weil die Schiffahrt auf dessen Küsten der Noth in dem Innern des Landes nicht hinlänglich zu Hülfe kommen kann. Eine anhaltende Dürre kann ein Land mehr als ein zehnjähriger Krieg erschöpfen, weil sodann unermeßliche Summen für Korn aus dem Lande geführet werden müssen, wodurch eben Frankreich so großen Verlust erlitten hat. Es ist bekannt, heißt es, daß in Engelland es bisher an dieser so nöthigen Policey gefehlet, und daß die Vorsicht mehr gesorget hat, als ein nachläßiges Volk es verdienet. Unter Eduard III ist einst bey einem schrecklichen Mangel der gewöhnliche Preis des Getreides dreyzehnmal so hoch gestiegen. Ob nun schon wegen der verbesserten Landwirthschaft dieses nicht so leicht wieder geschehen könne, so sey es doch nicht unmöglich, daß die Unachtsamkeit in einer so wichtigen Sache, die des Volks Leben und Wohlfahrt betrift, noch ernstlicher könne bestraft werden. Durch Sachverständiger Nachweisung wisse man aus der Erfahrung, daß von einem fruchtbaren Jahre in Engelland nicht mehr als auf 5 Monate Vorrath für das folgende Jahr übrig bleibe, in einem gemeinen Jahre reiche derselbe nur auf 4 Monate zu. Dieses sey ein geringer Vorrath gegen einen Unglücksfall. Zur jetzigen Zeit steige zwar der Preis des

Getreides selten über das dreyfache, aber es würde dieses sehr nachtheilig seyn, wenn ein Miswachs anhalten und es nothwendig machen sollte, daß man von auswärts Getreide kommen lassen müßte. Es ist bemerkt, daß, wenn $\frac{1}{10}$ an der Erndte fehlet, der Preis $\frac{3}{10}$ steige. Wenn nur halb so viel Weitzen gewonnen worden, so hat man durch andere Getreidearten sich auszuhelfen suchen müssen. Dieses kann aber nicht über ein Jahr dauern, und würde von schlechten Folgen seyn, wenn der Miswachs 2 oder 3 Sommer dauern sollte, indem die Theurung eines einzigen Jahres schon verursacht, daß von dem ärmsten Theile viele aus Hunger umkommen.

Er setzt noch den Mangel der Erndte und den Preis in folgende Proportion:

$\frac{1}{10}$ Mangel in der Erndte steigert den Preis des Getreides über den gemeinen Preis um		—	3	Zehntel
2 Zehntel Mangel	—	—	8	—
3 — —	—	—	16	—
4 — —	—	—	28	—
5 Zehntel oder die Hälfte Mangel		—	45	oder $4\frac{5}{10}$

Wenn also der Preis des Getreides um $\frac{3}{10}$ über das gewöhnliche gestiegen ist; so läßt sich daraus schließen, daß die Erndte ein Zehntel Ausfall gehabt habe. Und wenn der Miswachs die Hälfte beträgt; so muß der Preis $4\frac{1}{2}$, oder meist fünfmal so hoch steigen.

Durch nichts kann demnach ein Land mehr verarmen, als durch das Unglück eines Miswachses. Und ob es schon ein göttlicher Unseegen ist; so sind doch unvorsichtige Staaten diesem Unglück mehr, als weise Nationen, unterworfen. Hiebey wird der Holländer Klugheit gelobt, die schon seit langer Zeit große Magazine haben, und die nicht nur für sich genug gegen die Theurung aufgeschüttet haben, sondern auch den Engelländern das ihnen abgekaufte wieder so hoch bey einem Mangel verkaufen, daß sie die Fracht, Zinsen und alle Kosten mit einem grossen Ueberschuß von Vortheil dadurch wieder erhalten, und es wird die Nachfolge angepriesen, damit es nicht in einem Jahre den Reichthum wieder verliere, den es durch einen vieljährigen Handel gewonnen hat.

§. 564.

4) Er bemerket noch weiter, daß es schiene, als wenn die Viehzucht für Engelland vortheilhafter sey, als der Kornbau. Es wird des Herrn Fortrey Zeugniß angeführt (aus dessen England's interest and inprovement, p. 15.), welcher behauptet, daß der Vortheil von einem Morgen Weide, vermöge des Fleisches, des Talgs und der Haut eines Ochsen, oder des Fleisches, der Wolle und des Talgs eines Schaafes oder auch durch ein Pferd, auswärts von einem weit größern Werth sey, als der Ertrag vom Korn: daher denn die Ausfuhr durch dergleichen Sachen wenigstens doppelt so groß seyn könnte, wenn sie recht eingerichtet würde. Die Alten wären darum schon vormals hierauf aufmerksam gewesen, insonderheit was die Pferdezucht anlangt. Und obschon einige in Ansehung der Ausfuhr der Pferde allerley Bedenklichkeiten geäußert haben; so hält er solches doch nicht von Erheblichkeit zu seyn; weil hiebey das meiste auf den Grund und Boden ankomme. Der Vortheil von Pferden, den King zu 250000 Pfund gerechnet, könnte also leicht verdoppelt werden u. s. w.

5) Die Bergwerke, deren Ertrag er auf 800000 Pfund schätzt, sollten auch besser betrieben werden; desgleichen die Fischerey. Wenigstens würde das alles mehreren Menschen Unterhalt geben, welches schon allezeit ein großer Artikel ist, u. s. w.

§. 565.

6) Davenant kommt hierauf auf die Wollmanufacturen in Engelland, sonderlich auf die irrländischen, und auf die Frage, ob die Ausfuhr der irrländischen Wollenwaaren in fremde Länder zu erlauben sey? Ich will auch hiervon das wesentlichste mittheilen.

King schätzt den jährlichen Werth der Wolle auf 2 Millionen. Durch die dazu kommende Handarbeit wird der Werth wenigstens viermal erhöhet, bis auf 8 Millionen (§. 309.). Die Ausfuhr der wollenen Waaren beträgt nach sichern Nachrichten jährlich 2 Millionen. Der geringste Stoß in der Ausfuhr dieser Waaren würde der ganzen Handlung großen Nachtheil verursachen. Aller Vortheil, sagt Davenant, von hier verarbeiteter fremden Materie, die wir auswärts wieder verkaufen, ist klarer Gewinn für Engelland. Er wird aber durch die Wolle noch größer, weil die Materie und die Manufacturarbeit unser eigen ist. Die 2 Millionen sind also reiner Gewinnst. Durch die Zurückbringung auswärtiger Güter, deren wir benöthigt sind, und die gegen wollene Waaren vertauscht werden, und dabey wir noch einigen Ueberschuß an Profit haben, ersparen wir das Geld, so wir sonst dafür hätten bezahlen müssen. Die Fabriken in feinem Tuch haben zwar jetzt nicht mehr einen so großen auswärtigen Absatz als vormals, die neuen Fabriken aber in Boy, Serge und Stoff haben einen Wachsthum gehabt, so daß in den letztern Zeiten ungleich mehr Materie zur Ausfuhr ist verarbeitet worden. Der Kaufmann hat sich hierin nach der Mode und dem Geschmack der Auswärtigen richten mussen, und hat gar keinen Schaden dabey gefunden. Und da unsere Wolle zu allen Arten der wollenen Waaren besser ist; so hat man

man keine Abnahme zu besorgen. Besser wäre es, wenn man auswärts nichts als feine Tücher verlangte, weil sodann Engelland ohne alle Nebenbuhler bleiben würde, indem Engelland und Irrland eine Art Turf haben, welcher diejenige Art Wolle giebt, woraus die feinen Tücher gemacht werden. (Es fehlet in der Kurmark Brandenburg, Neumark, Pommern, Schlesien und anderswo auch nicht an bequemer Nahrung und feiner Wolle, und sie könnte noch viel feiner geschafft werden, wenn man die Schaafzucht als eine Wissenschaft tractiren wollte, wenn das so schädliche Melken der Schaafe durch ein Landesedict abgeschafft würde, und wenn auf die Wahl der Böcke besser gesehen würde u. s. w.) Die spanische Wolle ist zwar die allerfeinste, die Tücher werden aber nur von den Reichen getragen, und es sind daher nur jährlich 9000 Stück Tuch ausgeführet worden.

Wegen dieser natürlichen Vortheile braucht Engelland sich vor andern Ländern nicht zu fürchten. Eine sehr große Frage aber entsteht hier, ob es sich nicht vor Nachbarn von anderer Art, nemlich vor Irrland, in diesem Stück zu fürchten die größte Ursache habe?

Dieses Land ist groß, liegt bequem zur Handlung, hat gute Häfen, ist großer Verbesserungen fähig, und kann dreymal so viel Einwohner ernähren, als es jetzt hat. Sein Boden und Grasung zur Schaafzucht ist eben so gut als in Engelland. Das alles giebt eine vernünftige Furcht, daß es ein Rival in unserer wichtigsten und Favoritmanufactur mit der Zeit werden könne. Daß es verbessert wird, daß die Moräste ausgetrocknet werden, und daß es einen größern Handel und Reichthum erlange; das alles kann Engelgelland nicht gefährlich werden, indem aller Reichthum zuletzt doch in dem Mittelpunkt der Mutter, nemlich in Engelland, zusammen kommt. Vor Rebellionen hat man sich auch nicht zu fürchten, da sie des Schutzes von Engelland genießen, in Freyheit, im Wohlstande, und nicht unterdrückt leben, woraus sonst am ersten die Neigung zur Veränderung entstehen könnte. Es ist daher nothwendig, sie zum Wachsthum und Anbau zu ermuntern, daß sie durch die Landwirthschaft und einigen Handel empor kommen, damit sie nicht nur in den Stand gesetzt, sondern auch durch den eigenen Nutzen zur Vertheidigung ihrer selbst gegen auswärtige Anfälle ermuntert werden. Und es ist zu erweisen, daß Engelland in Proportion der Aufnahme von Irrland gewonnen hat. Jedoch behauptet er, daß man Irrland nur in soweit alle mögliche Vortheile einräumen könne, als sie nicht mit der Wohlfahrt von Engelland, als der Mutter und dem Mittelpunkt der Macht, streiten. Da nun die wollene Manufactur der Hauptquell alles Reichthums und der Stärke ist, wodurch Engelland vermögend ist, sich und auch Irrland zu beschützen; so müsse solche nur in sofern erlaubt werden, daß nicht durch die der Tochter bewilligte Vortheile die Mutter um die ihrigen gebracht werde. Daher ist im Jahr 1698 die Frage im Unterhause auf das Tapet gekommen: Ob man nicht die Ausfuhr der irrländischen wollenen Manufacturwaaren in auswärtige Länder verbieten solle? Davenant sagt, daß, ob er schon sonst sehr wider alles Verbot sey, er doch endlich deren Meinung beygetreten sey, die dieses vorgeschlagene Verbot für nöthig gehalten. Er beweiset zuerst weitläuftig, daß Engelland dazu berechtiget sey, weil Irrland eine Colonie von ihm sey, so durch englisches Blut erobert, und bisher auch durch englisches

Geld

Geld und Hände erhalten und beschützt worden. Es habe aber die Oberherrschaft über das irrländische Parlament, und könne ihm Gesetze vorschreiben, welche den Grund des jetzigen großbrittanischen Reichs betreffen, und ohne welche weder die Mutter noch die Tochter bestehen könne. Doch ich kann hier diese Gründe nicht anführen. Er sucht aber nachher dieses Verbot damit zu rechtfertigen, und zu zeigen, daß die eigene Ausfuhr der irrländischen wollenen Waaren der Ruin von Engellands Handel seyn würde. Weil nemlich 1) Irrland noch ein halbmal so viel Land als Engelland hat, so kann es, da die Güte des Bodens zur Schaafzucht einerley ist, noch ein halbmal so viel Wolle gewinnen. Da nun diese Materie der Grund ist, worauf Engellands Handel beruhet; so kann es darin und folglich auch im auswärtigen Handel Engelland gleich kommen. Da 2) Irrland nicht so stark bevölkert ist, so kann es in der Viehzucht leichter als in andern Dingen fortkommen, weil es dazu nur weniger Hände benöthiget ist. Wo 3) ein Ueberfluß von der ersten Materie ist, die, wenn sie verarbeitet worden, in einem guten Preise stehe, da werden sich die Hände zur Verarbeitung leicht einfinden. Man wird aber 4) dieses desto stärker ergreifen, wo nicht nur die Materialien, sondern auch alle Nahrungsmittel wohlfeil sind, und sonderlich in Ländern, die noch nicht in Aufnahme sind, und wo ein jeder ein schnelles Glück zu machen hofft. Daraus folgt, daß Irrland in sehr kurzer Zeit nicht nur für eine Million wollene Waaren jährlich werde ausführen, sondern daß es auch auf auswärtigen Märkten seine Waaren wohlfeiler als Engelland werde geben können, als worauf hier vornehmlich alles ankommt. Und dieses ist leicht zu erweisen. Die Wolle ist dort nicht nur viel wohlfeiler, sondern die Spinnerey kostet auch nur halb so viel. Mit dem Weben hat

es

es eben die Bewandniß. Der Lohn des Webers richtet sich nach dem Preise der Lebensmittel. Eine gemeine Person allein in Irrland braucht jährlich nicht mehr zur Ausgabe als 52 Schilling, oder $15\frac{1}{8}$ Thlr. hiesiges Geld, das Pfund zu 5 Rthlr. 20 Gr. gerechnet. In Engelland braucht jede einzelne Person zum Unterhalt wenigstens 5 Pf. Sterl. meist 30 Thlr. also noch einmal so viel, weil nicht nur die größere Menge Menschen, sondern auch die Auflagen alles theurer machen. Wenn aber jemand seine Waaren unter dem gewohnten Preise anbietet, so ist dieses der Marktpreis, und es muß jedermann seine Waare dafür lassen, oder sie behalten.

Wenn also Irrland seine Waaren auswärts um $\frac{1}{3}$ wohlfeiler gäbe, so würde gleich wenigstens die Hälfte von unserer Ausfuhr aufhören. Hiervon würde weiter die Folge seyn, daß die Renten überall fallen müßten. Der Werth und Kauf der Ländereyen müßte auch niedriger werden und sinken. Die Armen bleiben denn ohne Verdienst und Arbeit, und fallen dem Publiko zur Last. Die Hälfte unsers auswärtigen Handels muß aufhören, und bey der andern Hälfte müssen wir in der Zukunft verlieren, weil jetzt das Uebergewicht blos durch die wollene Manufacturen auf unserer Seite ist. Ueberhaupt würde Engelland dadurch in solche Unordnung gestürzt werden, daß sie der verständigste Mann nicht so leicht beschreiben kann.

Kein weiser Staat aber wird, wenn er die Mittel besitzt, dem Unglück vorzubeugen, sich durch die anwachsende Macht eines andern Landes ruiniren lassen. Und wenn ein Krieg nicht nur für klug, sondern auch für gerecht gehalten wird, welcher in der Absicht unternommen wird, den schleunigen Wachsthum einer benachbarten Nation zu unterbrechen (ich glaube

glaube nicht, daß man diesen Satz so schlechterdings wird gelten lassen): wie vielmehr muß die Mutter unter den Königreichen gerechtfertiget werden, wenn sie ihr Ansehen in solchem Fall gegen ihre Töchter gebraucht, die von ihr das Daseyn und die Sicherheit haben, wenn es ihre eigene Sicherheit betrifft? Man könne dieses keine Strenge nennen, sondern es sey eine vernünftige Eifersucht und eine ernstliche Weisheit, welche eine Staatsverfassung in allen Entschließungen zeigen müsse. Um des allgemeinen Besten willen müßten sich also einige wenige Glieder diesen Ernst gefallen lassen. Und so müßte Irrland gehindert werden, mit Engelland in Absicht dieses wesentlichen Stücks des ganzen Handels in Collision zu kommen. Durch ein solches Gesetz würden dessen Einwohner angetrieben werden, ihre Absichten auf die Verbesserung anderer Stücke zu richten, deren ihr Grund und Boden fähig ist. Es könne sonst in keinem andern Grundstücke mit Engelland zusammen stoßen, als blos in allen Wollenmanufacturen, wo lucrum cessans und damnum emergens auf Engellands Seite ist, indem alle andere Sachen und Handlungen hiervon abhängen und darauf beruhen.

Aus eben den Gründen ist auch Davenant gegen die Leinwandsmanufacturen in Irrland und gegen deren Ausfuhr in fremde Länder. Engelland setzt seine wollene Waaren in Holland, Hamburg, Deutschland, in den Hanseestädten und andern Orten ab. Viele dieser Oerter können sie nicht kaufen, wenn Engelland nicht dagegen wieder die Leinewand ihnen abnimmt. Die Erfahrung hat es gelehret, daß, seitdem man durch den ostindischen Handel so viele Waaren, als Musselinen, Callicoes und Romals zu Schnupftüchern, eingeführt, nicht so viel wollene Waaren in die nördlichen Länder sind verführet worden,

den, weil ihre Leinwand nicht genommen worden ist. In dem Maaß, nach welchem Engelland diese nicht genommen, hat auch der Absatz seiner wollenen Waaren abgenommen. Und das ist nicht genug, sondern es sind diese Nationen auch gezwungen worden, eigene Wollfabriken anzulegen, und sich und ihre Nachbaren damit zu versorgen, welches sonst von den Engelländern geschehen.

Er überläßt es also reiferer Ueberlegung, ob es nicht rathsamer sey, und zwar zum Besten beyder Königreiche, statt der Erlaubniß dieser Manufacturen das Verbot aufzuheben, welches bisher auf dem irrländischen Vieh und Fleisch gelegen hat? Er glaubt, daß bey dem Verbot mehr der Privatnutzen, als das allgemeine Wohl des Staats in Betrachtung gezogen worden. Wenn das Vieh nach Engelland dürfte gebracht werden, so würde der Preis des Fleisches fallen, welches in einem Lande, das meist von den Manufacturen lebet, von großer Wichtigkeit ist. Zwar würden einige Gegenden, die von der Viehzucht leben, etwas leiden, aber es würden diese dadurch angetrieben werden, die noch wüste liegende Ländereyen zu verbessern und urbar zu machen, welches wieder der ganzen Nation vortheilhaft seyn würde. Die Irrländer würden auch durch solche Einfuhr von dem Verlangen nach auswärtigem Handel und von der Erweiterung ihrer Manufacturen abgezogen werden, welches Mittel allen andern vorzuziehen, welche den Anschein einer Unterdrückung haben könnten.

Davenant berühret zuletzt nochmals die wollenen Manufacturen in groben Zeugen. Diese haben die größte Ermunterung nöthig, da Engelland in Ansehung der derselben in größter Gefahr steht, von andern Nationen ausgestochen zu werden. Viele Länder sind nicht vermögend, unsere wollene Waaren blos wegen ihres hohen Preises zu kaufen, als Rußland, Pohlen, die Tartarey und dergleichen mehrere, daher sie solche aus Deutschland nehmen. Die deutschen Zeuge sind aber bey weitem nicht so gut, als sie Engelland machen kann. Man setze nun, daß nicht nur die 5 pro Cent Zoll, so von den ausgehenden schlechten Waaren gezahlt werden, aufhören müssen, sondern daß auch eine gewisse Zahl von Jahren hindurch 10 pro Cent für solche ausgehende Waaren vom Staat zur Ermunterung vergütet würden, und zwar für die Ausfuhr in solche Länder, mit denen wir in dieser Art Waaren vorher nicht gehandelt haben: so ist es höchst wahrscheinlich, daß die wollene Manufacturen in Engelland in wenigen Jahren wenigstens um ein Drittheil zunehmen würden.

§. 566.

Es ist klar, daß der Staat nachher auf diesen Zweck gearbeitet, und es ist Engelland durch den Commercientractat mit Rußland gelungen, daß es die Lieferung der wollenen Waaren allein erhalten, und dadurch Deutschland verdränget hat, welches die gröbern Zeuge und Tücher nicht nur eben so gut, sondern auch wohlfeiler zu liefern vermögend ist, wie leicht zu zeigen und einzusehen, da in Engelland alles theurer, und der Transport auch viel weiter als von den Küsten der Ostsee ist. Selbst die mittlere und gar nicht grobe Wolle ist in Pommern, in der Neumark und anderswo nicht so theuer, die Handarbeit aber, welche das meiste ausmacht, ist insonderheit bey weitem nicht so theuer, und wird dieses alles meist mit

Irr=

Irrland gleich seyn. Man siehet, was möglich ist, wenn der Kaufmann und Manufacturier durch den Staat, durch dessen Gesandten und Geld unterstützt wird, und wenn kluge Negotiateurs dazu gebraucht werden. Wenn nun aber nach Davenants Vermuthung die Wollmanufacturen in Engelland durch diesen Handlungstractat um ein Drittheil gestiegen, wie es leicht möglich ist; was würde denn geschehen, wenn er wieder aufhörte, und wenn Rußland seine eigenen Vortheile erkennen, und seine gröbern Tücher und Zeuge von seinen Nachbaren wieder nehmen wollte, die sie nicht nur eben so gut, wo nicht besser, sondern auch merklich wohlfeiler lassen könnten? Eben die Erschütterung, die Davenant besorgt, wenn Irrland seine wollene Waaren in auswärtige Länder verschiffen könnte. Es würden plötzlich so viele hundert tausend Familien ohne Brodt und Unterhalt, und so viele Hände müssig seyn, folglich in Armuth gerathen und dem Staat zur Last fallen. Eine so gefährliche Sache ist es mit den Manufacturen, wenn davon eines Staats Wohlfahrt, Reichthum und Macht vornehmlich abhängen. Der Gewinnst schmeckt süß, welcher aus diesen Quellen fließt, so lange er dauert; aber die Bitterkeit ist auch für den Staat und viele tausend Familien groß, und wohl gar durch Hunger und Armuth tödtlich, wenn solche plötzlich vertrocknen, so daß der arme Arbeitsmann nicht so geschwinde auf eine andere Art sein Brodt zu verdienen weiß. Wer kann aber die Garantie leisten, daß solche Quellen nicht allmählig vertrocknen, wenn andere Völker ihre eigenen Vortheile kennen lernen, oder daß sie nicht gar plötzlich durch einen Krieg, oder auf andere Weise verstopft werden? Auch Staaten, wenn sie reich werden wollen, wenn sie allzu reich werden wollen, wenn sie zu dem Ende andere mit Unrecht verdrängen, und wohl gar einen

Theil ihrer Kinder unterdrücken, fallen in Versuchung und Stricke, und setzen sich in die größte Gefahr. Ich verachte deshalb die Manufacturen nicht, ich lege ihnen einen großen Werth bey; es ist eine Pflicht, auf derselben Aufnahme zu sehen, wenn man nicht durch seine Nachläßigkeit verarmen will. Aber es ist dabey eine überaus große Klugheit und Mäßigung nöthig, daß man nicht durch den Reitz des Gewinnstes zur Uebereilung, und wohl gar zum Geitz und zur Ungerechtigkeit gegen andere verleitet werde, und alles allein haben wolle, insonderheit, daß man nicht dem Ackerbau die nöthigen Hände dadurch entziehe, als welcher doch allezeit das Hauptaugenmerk eines Staats und die Hauptursache der Bevölkerung, und folglich der Macht und des dauerhaftesten Reichthums bleibet (§. 318.). Frankreich hat durch eines Colberts kluge Veranstaltungen die Fabriken sehr empor gebracht, aber es hat auch dadurch dem Ackerbau Nachtheil verursacht, dergestalt, daß es stets in der Gefahr einer Hungersnoth stehet, wodurch es nach Davenants Anmerkung plötzlich mehr Geld aus dem Lande schicken muß, als es in vielen Jahren durch die Manufacturen gewinnen kann. Wenn Engelland Canada behalten sollte; so würden die Manufacturen in schlechten wollenen Zeugen plötzlich wieder vermehret, und viele tausend Hände und Familien dazu aufs neue angesetzt werden müssen, wenn es alle alte Ausfuhr behalten und nichts fahren lassen wollte, weil die vielen indianischen Nationen sich auch allmählig zu einer Bedeckung gewöhnen, und damit Staat treiben. Aber wie? wenn es solches nach funfzig Jahren wieder verlöre; so würde der Vorfall wieder mit den fürchterlichsten Folgen verknüpft seyn. Ich denke daher stets bey solchen Fällen an das Sprüchwort: Qui embrasse trop, perd tout. Es hat viel wahres und warnendes in sich. Man geht sicherer, wenn

wenn man nicht die Sachen zu weit treibt, und wenn man auf einem vesten Grunde bauet. Lieber etwas weniger, aber dauerhaften Gewinn und Reichthum, als solchen, dem zu viel Diebe nachtrachten, und den die vernünftige Eifersucht anderer Völker entziehen kann.

Ich lasse den Beweis des Herrn Davenants wegen Irrland anderer Beurtheilung über. Er hat viel scheinbares, aber ich weiß nicht, ob die Sache von allen Auswärtigen als gerecht werde gehalten werden, da in Engelland selbst sehr viele dagegen gewesen, von denen Davenant nur den Herrn Molyneux nennet. Es mag Irrland eine Eroberung, eine Colonie oder eine Tochter heißen; so ist es doch eine mit der Crone Engelland verbundene Provinz, und scheinet an das völlige Kindesrecht einen gegründeten Anspruch machen zu können, wo Engelland nicht eine Stiefmutter heißen will. Vielleicht bekommt es nun, nachdem Canada in Engellands Händen ist, von den Brosamen etwas ab, die von seiner Mutter Tische fallen, wenn diese nicht alles durch ihre rechte Kinder und Lieblinge bestreiten kann.

Meinem Vaterlande wünsche ich zum Beschluß einen zu aller möglichen Vollkommenheit getriebenen Ackerbau, eine gemäßigte, mit Sicherheit verbundene, und durch große Klugheit geordnete Aufnahme der Manufacturen und Fabriken, eine vornehmlich durch den Ackerbau beförderte Bevölkerung und davon abhängende Sicherheit, Macht und Reichthum, eine blühende Handlung, eine wohlgeordnete Freyheit, die mit Tugend und Gerechtigkeit verbunden ist, vor allen Dingen aber den Segen des allerhöchsten und gnädigen Regierers aller Welttheile, als an welchem wahrhaftig, troß allen thörichten Witzlingen unserer Zeit, alles gelegen ist, und ohne welchem alle gebrauchte Mittel des Zwecks verfehlen. Mit selbigem wünsche ich ihm Friede, Gesundheit und reiche Erndten. Gott lasse uns erkennen seine Wege und die mannigfaltigen Gerichte, damit wir ihn dadurch fürchten lernen, und auf die Weise uns seines Segens und Wohlthuns bis auf unsere spätesten Nachkommen würdig und fähig machen.

Anhang

Anhang
einiger
hieher gehörigen Betrachtungen.

Erster Anhang.

Gedanken des patriotischen und gelehrten Herrn D. Tyssot zu Lausanne, von den Ursachen der jetzigen Entvölkerung der Schweitz.

Es ist ein gemeines Vorurtheil jetziger Zeit, daß die Schweitz mit Menschen an- ja überfüllet sey. Hieraus sehen wir das Gegentheil, und sie findet sich in der Abnahme. Den Ueberfluß schließt man aus den Soldaten, welche die Schweitz beständig in den Sold anderer Mächte überläßt. Allein man siehet hieraus, daß dieser Schluß nicht richtig ist. Ich habe des Herrn D. Tyssot Betrachtung aus der Vorrede seines schönen Buchs, avis au peuple sur la santé, dessen ich schon (§. 536.) gedacht, hauptsächlich aus der Ursache mittheilen wollen, damit man dadurch von dem schädlichen Einfluß des Luxus in die Fruchtbarkeit der Ehen und in die Bevölkerung desto mehr überzeugt werde, wovon ich (§. 328.) gehandelt habe. Vielleicht glaubt man mir desto eher, je mehr unpartheyische und einsichtsvolle Männer mit mir einstimmig sind. Dieses Buch ist mir erst seit kurzem in die Hände gekommen, sonst würde ich an seinem Orte davon Gebrauch gemacht haben.

„Die Verringerung der Zahl der Einwohner in „diesem Lande, heißt es, beruhet in der Erfahrung, „welche jederman in Verwunderung setzt, und welche „durch die würkliche Zählung bewiesen wird. Diese „Entvölkerung hat mehrere Ursachen. Ich würde mich

„glücklich schätzen, wenn ich einer der vornehmsten ab-„helfen könnte, welche in der übeln Art bestehet, wie „man mit den Kranken auf dem Lande umgehet. Die-„ses ist mein einziger Gegenstand. Man wird mir aber „erlauben, die übrigen Ursachen anzuzeigen, die daran „auch Antheil haben. Man kann sie in zwey allgemeine „Classen zusammen fassen. Es gehen anjetzo mehr „Menschen als vormals aus dem Lande, und man be-„völkert es jetzt weniger.

„Es sind zwey Arten der Auswanderung. Man „geht aus dem Lande, entweder um in fremde Dienste „zu treten, welche Art man um des Nutzens willen „beybehält, dessen Betrachtung über die Inconvenien-„zen die Oberhand behält; oder um auswärts durch an-„derweitige Berufsgeschäfte ein Glück zu suchen, wel-„ches das Vaterland versagt. Man kann die erste Art „eine Auswanderung nennen, die um der Kriegsdienste „willen, die andere aber, die der Handlung wegen un-„ternommen wird *).

„Der auswärtige Kriegsdienst schadet der Bevöl-„kerung auf verschiedene Weise. Es kommen zuerst „nicht

*) Die erste, so der Staat veranlasset, ist ein offenbarer Fehler der Politik und des Mangels der Einsicht in den Werth eines Unterthanen. Hat die Schweiz vormals alle ihre Unterthanen nicht ernähren können, so war es Klugheit, sich eines Theils derselben auf die Art zu entledigen. Da aber dieses aufgehöret, und das Land nicht so viel Einwohner hat, als es ernähren kann; so muß dieser Bewegungsgrund nebst der Wirkung aufhören. Das Geld, so der Staat davon zieht, kann unmöglich dem Werth der Menschen gleich kommen, zu welchem ein Soldat nebst seiner Nachkommenschaft angeschlagen werden muß. Und was hilft solches Geld, wenn ein Staat dadurch seine Macht und innern Reichthum schwächt? Die Emigration um des Handels willen wird unter einem freyen Volk schwerlich gehindert werden können.

„nicht so viel Menschen wieder zurück, als weggehen, „weil die Gefahr und Strapazen der Kriege, die beson„dern Geschäfte, das Heimweh *) oder Landübel, die „ungesunde Luft verschiedener Garnisonen in Flan„dern, Holland und Italien eine große Anzahl „wegnehmen. Viele desertiren, und bleiben aus Furcht „der Folgen in ihrem Lande gänzlich weg. Andere, die „aus dem Dienst treten, lassen sich allda häuslich nieder, „wozu ihnen der Aufenthalt daselbst Gelegenheit gegeben.

„Wenn man aber auch zweytens setzen wollte, daß „sie alle wieder zurück kämen; so würde doch das Land „durch ihre Abwesenheit leiden, weil sie in der Zeit aus „dem Lande sind, in welcher sie zur Bevölkerung am ge„schicktesten sind. Das Alter, die Schwachheiten und „Ausschweifungen haben sie dazu außer Stand gesetzt. „Wenn sie sich auch verheyrathen; so sind doch die er„zeugten Kinder ein Opfer der unordentlichen Lüste ihrer „Väter, sie sind schwach und kränklich, und sterben ent„weder jung, oder bleiben ungeschickt zum Dienst der „bürgerlichen Gesellschaft (vergl. §. 238.). Viele Zu„rückkommende verheyrathen sich gar nicht, weil sie an „der

*) Herr D. Tyssot bedienet sich des deutschen Worts, und übersetzt es durch mal du païs, ich würde es lieber übersetzen: durch eine schmerzhafte Sehnsucht nach ihrem Vaterlande. Ich habe es nie gewußt, daß dieses Heimweh den Tod nach sich ziehen, und zu dessen Ursachen gerechnet werden könne, wie hier doch von einem Manne geschieht, der es wissen kann und muß. An den vielen Herren Schweitzern, die sich hier in Berlin und in guten Umständen befinden, habe ich es nie bemerkt, oder sie wollen es sich vielleicht nicht merken lassen, weil sie damit railliret werden, aber aus Unwissenheit, weil andern Nationen dergleichen Uebel unbekannt und unbegreiflich ist, daß eine solche Sehnsucht nach seiner Heimath Krankheiten und den Tod nach sich ziehen könne.

„der ausschweifenden Freyheit ihrer Lüste einen Ge„schmack bekommen haben.

„Ob nun aber gleich diese üble Folgen bekannt und „gegründet sind; so ist doch die Anzahl der als Solda„ten Auswandernden eingeschrankt, und eben nicht so „gar sehr beträchtlich in Absicht auf die Einwohner, die „das Land haben sollte; und da überdem diese Art der „Auswanderung vielleicht zu einer Zeit nöthig gewesen „ist, und es auch wieder werden könnte, wenn die übri„gen Ursachen der Entvölkerung aufhören sollten; so ist „sie ohne Zweifel die, so am wenigsten üble Folgen hat, „und würde daher die letzte seyn, welche eine Aufmerk„samkeit des Staats verdienen möchte. Die um der „Handlung willen Auswandernde sind eben der Gefahr, „wie die erstern, ausgesetzt. Diese Expatriation halte „ich für zahlreicher. Sie hat ihre besondern üblen Fol„gen, und es ist unglücklicher Weise eine epidemische „Seuche, deren Schade noch beständig steigt, und zwar „aus einer sehr einfachen Ursache. Der glückliche Er„folg eines einzigen treibt hundert andere an, es gleich„falls zu wagen, wovon es aber vielleicht 99 mißlingt. „Das Glück des einen rührt, das Unglück der andern „weiß man nicht. Ich setze, daß vor 10 Jahren 100 „Personen ausgewandert sind, um ihr Glück zu suchen. „Nach 6 Monaten waren sie vergessen, außer von ih„ihren Eltern. In diesem Jahr soll einer davon, und „zwar mit einigem Vermögen, das sein väterliches Er„be übertrifft, wieder zurückkommen; so erfährt solches „das ganze Land, und jederman spricht davon. Eine „Menge junger Leute wird dadurch verführt und zieht „aus, weil niemand erwägt, daß von den neun und „neunzigen, die mit jenem zugleich auswanderten, die „Hälfte umgekommen ist, daß ein Theil davon sich in „elenden Umständen befindet, und daß der übrige Theil

so

„so zurückgekommen ist, ohne etwas anders als das Un-„vermögen, sich in seinem Lande und ersten Beruf auf „eine nützliche Weise zu beschäftigen, erlangt zu haben. „Die kleine Zahl derer, denen es gelingt, wird kund; „die Menge derer, die da scheitern, bleibt in einer tie-„fen Vergessenheit. Das Uebel ist sehr groß und über-„aus wichtig. Was könnte dagegen für ein Mittel ge-„braucht werden? Vielleicht würde es leicht und genug „seyn, wenn man die Gefahr kennen lernte. Man dürf-„te nur jährlich ein genaues Verzeichniß von denen Aus-„wandernden verfertigen lassen, und nach acht oder zehn „Jahren die Liste davon nebst dem Erfolg ihrer Reise be-„kannt machen. Ich zweifle nicht, daß man nicht nach „einer gewissen Zeit von Jahren sollte wahrnehmen kön-„nen, daß die Zahl derer nicht mehr so groß seyn wür-„de, die ihr Vaterland verlassen, in welchem sie ein „glückseliges Leben führen könnten, wenn sie nur hätten „arbeiten wollen. Die vorgeschlagenen Listen würden „ihnen die Ungewißheit vor Augen legen, die mit dem „Auslaufen in fremde Länder verknüpft ist. Man wür-„de sodann nicht anders aus seinem Lande gehen, als „wenn man seiner Vortheile gewiß wäre. Es würden „also viel wenigere solches verlassen. Den wenigern „würde es auch leichter gelingen, wenn sie weniger „Landsleute auswärtig fänden. Sie würden auch öfter „wiederkommen. Und auf die Weise würden mehr im „Lande bleiben; es würden mehrere wiederkommen, und „sie würden auch mehr Geld zurückbringen; das Land „würde also bevölkerter, reicher und glücklicher seyn, „weil das Glück eines Volks, das einen fruchtbaren „Boden bewohnt, größtentheils von der Menge der „Einwohner und nur wenig von dem Reichthum im „Gelde abhängt.

„Es ist aber die Zahl der Auswandernden nicht „nur groß, und die Zahl derer, die das Land bevölkern

„kön-

„können, wird dadurch nicht nur verringert, sondern „die Zurückbleibenden tragen zu der Bevölkerung auch „weniger bey als vormals, wenn man nemlich gleiche „Zahlen annimmt. Unter gleichen Zahlen von Men„schen entstehen anjetzt weniger Ehen, und eben die Zahl „Ehen giebt jetzt weniger Kinder. Ich lasse mich in die „Beweisthümer nicht ein, da man nur um sich sehen „darf, um davon überzeugt zu werden. Was sind da„von die Ursachen? Die beyden Hauptursachen sind der „Luxus und die Debauche, welche der Bevölkerung auf „verschiedene Art nachtheilig sind.

„Pracht und Verschwendung treiben den Reichen, „welcher eine Figur machen will, und den, der zwar „nur mittelmäßige Einkünfte hat, dem ersten aber in „aller andern Absicht gleich ist, und der jenem nachah„men will, daß sie wegen einer zahlreichen Familie in „Sorge stehen, deren Erziehung die Einkünfte aufzeh„ren würde, welche sie dem Aufwande und Staat ge„widmet haben. Wenn sie ihr Vermögen unter mehre„re Kinder alsdenn theilen müßten, so würde alsdenn „ein jedes nur sehr wenig bekommen, und sie würden „also nicht im Stande seyn, den Staat des Vaters „fortzusetzen. Wenn das Verdienst nach dem äusserli„chen Aufwande abgemessen wird; so muß man ja su„chen, sich und seine Kinder in den Stand zu setzen und „zu lassen, damit solcher Aufwand könne unterhalten „werden. Aus dieser Art zu denken kommt es, daß, „wenn man nicht reich ist, so wenige heyrathen, und „daß so wenige Kinder kommen, wenn man auch ver„heyrathet ist.

„Der Luxus schadet auf eine andere Weise. Das „unordentliche Leben, so er verursacht, schwächt die Ge„sundheit, ruinirt das Temperament, und es muß sol„ches die Fortpflanzung empfinden. Die Generation, „die vergehet, zählet Familien von mehr als zwanzig „Kin-

„Kindern; die so jetzt lebt, zählet nicht mehr zwanzig „weibliche Geschwister, und die, so zukünftig ist, wird „nicht mehr die Brüder kennen.

„Eine dritte schlimme Folge des Luxus besteht dar„in, daß der Reiche sich vom Lande in die Stadt be„giebt, und daß er die Zahl seiner Bedienten vergrößert. „Diese Vermehrung der Bedienten ist der Bevölkerung „schädlich. Da diese Leute nicht allezeit genug beschäf„tiget sind, so gewinnen sie einen Geschmack am müßi„gen Leben, und werden ungeschickt, die Land- und „Feldarbeit, wozu sie geboren waren, wieder vorzu„nehmen. Da sie also dieses Unterhalts beraubt sind, „so heyrathen sie nicht, oder es geschiehet spät. Es „werden also weniger Bürger geboren. Der Müßig„gang schwächt sie schon an sich, und verleitet sie zur „Ausschweifung, die sie noch mehr der Kräfte beraubt. „Sie werden also niemals viele, und keine andere als „ungesunde Kinder haben, welche nicht vermögend sind, „mit ihren Armen das Land zu bauen. Die, so sich „noch am klügsten verhalten, die noch gute Zucht und „Sitten beybehalten und etwas ersparen, doch aber an „das Stadtleben sich gewöhnt haben, und sich vor dem „Landleben scheuen, worin sie keine Erfahrung haben, „suchen daher kleine Handelsleute abzugeben, und das „verursacht einen Verlust für die Bevölkerung, weil ei„ne gewisse Anzahl Bauersleute mehr Kinder zeuget, „als eine gleiche Anzahl Bürger; und das nicht allein, „sondern es sterben auch unter gleichen Anzahlen mehr „Kinder in der Stadt, als auf dem Lande.

„Eben diese üblen Folgen haben auch unter den „Domestiken vom weiblichen Geschlecht statt. Mägde, „die 10 oder 12 Jahre in Städten gedienet, können „nicht wieder zur Landarbeit zurückkehren, und die, so „es thun, liegen bald bei dieser Arbeit unter, wozu sie

„nicht

„nicht mehr geschickt sind. Wenn man eine solche „Bauerfrau ein Jahr nachher, da sie die Stadt verlas„sen, ansieht; so kann man leicht wahrnehmen, wie „sehr sie geältert. Oft sind die ersten Wochen, worin „sie nicht alle Pflege hat, welche ihre verwöhnte Zärt„lichkeit erfordert, die Klippe, woran ihre Gesundheit „scheitert, und sie bleibt nachher stets in einem schwäch„lichen Zustande, sie bekommt keine Kinder mehr, und „so bleiben solche Personen in Absicht der Bevölkerung „unnütze Werkzeuge.

„Die Abtreibung der Frucht, unzeitige Wochen, „unzeitige Kinder, die Unmöglichkeit einen Mann zu be„kommen, sind oftermals die Wirkungen ihrer Aus„schweifung und allzu freyen Lebensart.

„Es ist zu fürchten, daß diese Uebel zunehmen „werden, seitdem man, entweder aus Mangel der „Menschen, oder aus öconomischen Absichten angefan„gen hat, Kinder zu Domestiken zu nehmen, deren „Sitten und Herz noch nicht gebildet sind, und die sich „also mit gleichen Schritten in der Stadt durch Faul„heit, durch die bösen Beyspiele und lasterhafte Gesell„schaften ruiniren.

„Es ließe sich über diesen wichtigen Gegenstand „noch sehr vieles sagen, zur Vermeidung der Weitläuf„tigkeit und aus Mangel der Zeit muß ich mich ein„schränken. Das bisherige gehört aber zu meinem „Zweck, weil ich die Ursache habe anzeigen müssen, „wodurch die Menschen ihre Gesundheit zu Grunde rich„ten, da ich einen Unterricht für die Gesundheit mithei„len will.

„Ich will nur noch ein Wort hinzusetzen. Könnte „man nicht zur Dämpfung der Uebel, denen man „unmöglich vorbeugen kann, einen Canton im Lande „aussuchen, in welchem man durch Belohnungen „suchen könnte, 1) alle seine Einwohner im Lande

„zu

„zu erhalten, und 2) durch andere Belohnungen sie zu „einer größern Bevölkerung zu ermuntern. Alsdenn „würden sie nicht auswandern und sich allen den Uebeln „aussetzen, wovon ich gesprochen habe. Man würde „sich nicht an Fremde verheyrathen, durch welche die „Sitten zur Unordnung können gebracht werden. Und „so würde wahrscheinlicher Weise diese Gegend, nach „dem Verlauf gewisser Jahre, wiederum so volkreich „werden, daß sie an andere Colonisten würde ablassen „können.

„Ich komme endlich zur dritten Hauptursache der „Entvölkerung. Diese besteht in der Art, wie man „mit den Kranken auf dem Lande umgeht und sie wartet. „Ich bin dadurch öfters vom Schmerz durchdrungen „worden. Ich bin Zeuge gewesen, daß Krankheiten, „welche leicht zu heben gewesen seyn würden, durch die „Art, sie zu tractiren, tödtlich geworden sind, und ich „bin dadurch überzeugt worden, daß diese Ursache al„lein so viele Menschen raubet, als die vorhergehenden. „Sie verdient daher ohne Zweifel alle Aufmerksamkeit „der Aerzte, deren Beruf es erfordert, an der Erhal„tung des menschlichen Geschlechts zu arbeiten. Indem „wir unsre Sorgfalt dem vornehmern Theil der Men„schen in den Städten widmen, so kommt die zahlreich„ste Hälfte, die auch zugleich die allernützlichste ist, auf „dem Lande elendiglich, entweder durch besondere Krank„heiten, oder durch epidemische Seuchen, die man seit „vielen Jahren in verschiedenen Dörfern bemerkt, und „welche daselbst beträchtliche Verwüstungen anrichten, „um. Diese kränkende Verachtung hat mich schlüßig „gemacht, dieses kleine Werk heraus zu geben, welches „einzig für die bestimmt ist, deren Entfernung vom Arzt „sie in den Fall setzt, daß sie der Hülfe desselben beraubt „sind.“ —

Der Herr D. Tyssot macht bey dem Gebrauch seines Unterrichts vornemlich Rechnung auf diejenigen verständigen Männer und Menschenfreunde, welche auf dem Lande wohnen, und durch eine Art des Berufs von der Vorsehung bestimmt sind, mit ihrem Rath dem Volke zu Hülfe zu kommen, unter welchem sie wohnen. Seine Absicht ist zuerst auf die Geistlichen und Prediger* des Landes gerichtet, da kein Dorf oder Haus auf dem Lande ist, welches nicht ein Recht an die Wohlthätigkeit eines unter selbigen hätte, und er ist durch Erfahrung überzeugt, daß viele gewünscht, die Mittel zu kennen, um ihrer Heerde auch in ihren äußerlichen elenden Umständen Hülfe zu leisten. Die Liebe zu derselben, ihr Beruf zum öftern Besuch der Kranken, ihre Pflicht, die traurigen Vorurtheile und den Aberglauben zu zerstören, ihre Geschicklichkeit und Einsichten in die physicalischen Wahrheiten, vermöge welcher sie sehr leicht die in seinem Unterricht gegebene Anweisung fassen können, lassen ihn glauben und hoffen, daß sie alle möglichen Einfluß in die Reforme haben werden, welche in Absicht auf die Arzeneywissenschaft bey dem armen Volk auf dem Lande zu wünschen ist. Sodenn rechnet er auch auf die Besitzer der Landgüter, die auf selbigen wohnen, daß sie durch ihren Rath, gegen den die Eingepfarrten Ehrfurcht haben, besonders vermögend seyn würden, die schlechten Methoden abzuschaffen, und eine neue einzuführen, deren Vortheile sie leicht einsehen werden. Die dem Verfasser bekannten häufigen Exempel, da selbige dem Pfarrer in seinem Rettungsplan die Hand geboten, und sich recht angelegen seyn lassen, den armen Landleuten Hülfe zu verschaffen, die Gene-

(* Ich habe vorher (§. 262. und 536.) auch schon hierüber meine Gedanken geäußert, und wünsche, daß diese Gedanken und Vorschläge zur Ausübung gebracht werden mögen.

Generosität, die sie in Anschaffung der Hülfsmittel bewiesen, lassen ihn schließen, daß auch die, so er nicht kennet, die gegebene Anweisung ergreifen werden, um ihren und andern benachbarten Unterthanen Gutes zu erweisen. Die wahre Menschenliebe erkennet es, daß sie aus Mangel der Einsicht Schaden thun könnte, und das hält sie zurück, sie ergreift aber auch allen Schimmer, wodurch sie in dem Gebrauch der Mittel kann geleitet werden. Eben dieses Vertrauen hat er auch zu allen andern bemittelten und verständigen Personen, welche ihrer Bedienung oder liegende Gründe wegen sich auf dem Lande aufhalten. Diese drey Arten von Personen erfahren es gemeiniglich am ersten, wenn jemand auf dem Lande krank ist, weil jederman sich zuerst an sie wendet, um Brühen, Theriack, Wein, Zwieback und dergleichen für Kranke zu bekommen. Durch eine kleine Nachfrage oder Besuch werden sie bald die Art der Krankheit kennen lernen, und werden durch eine kluge Anweisung einer Menge übler Folgen vorbeugen können. Sie werden Salpeter statt des Theriacks, Gersten oder Wadecke statt der Fleischbrühen geben, und sie werden ein Clistir oder Fußbad statt des Weins verordnen. Nach einigen Jahren wird man von dem Guten überzeugt seyn, das aus einer so geringen Aufmerksamkeit und Sorgfalt entstehen wird. Man wird im Anfange etwas Mühe haben, alte und üble Gewohnheiten zu verändern; wenn sie aber abgeschaft sind, so wird die gute auch so stark wurzeln, daß hoffentlich sie niemand wieder wird abschaffen wollen. Er fügt noch hinzu, daß er hiebey noch mehr Hoffnung auf die Frauen und Gemahlinnen vorgemeldeter Personen als auf die Männer setze, weil ihre Menschenliebe nicht nur geschäftiger, sondern auch ihre Gedult grösser ist, selbige auch weniger vom Hause abwesend sind. Er sagt, daß er oft ihren Witz in genauer Untersuchung der verborgenen Ursachen der Zufälle, der dem besten Arzt Ehre machen würde, bewundert habe.

Er glaubt endlich auch noch, daß die Schulmeister und Küster auf den Dörfern hiezu nützlich würden gebraucht werden können. Da sie mehr Verstand und Kenntniß als der gemeine Landmann haben; so könnten sie leicht angeführt werden, daß sie nicht nur die Krankheit beurtheilen könnten, sondern auch die Anwendung der angewiesenen Hülfsmittel gebrauchen lernen. Er hat selbst viele gesehen, die nicht nur gut barbiren können, sondern auch die gut Ader zu lassen und Clistiere zu geben gewußt haben. Es würde also nicht übel seyn, den Gebrauch einzuführen, daß sie bey dem Examine beweisen müßten, daß sie dergleichen leicht zu erlernende Dinge verstünden. Die wenigen Stunden der Information würden sie daran nicht hindern, und sie würden sich damit bey ihren schlechten Einkünften eine Verbesserung verschaffen, weshalb leicht eine Taxe gesetzt werden könnte, damit sie nicht den Armen beschwerlich fielen. Endlich empfiehlt er auch diese so wichtige Sache und die Lesung seines Buchs den Landchirurgis und Hebammen.

Zwey.

Zweyter Anhang.

Prüfung der Gedanken des Herrn von Justi von dem Einfluß der Manufacturen in die Bevölkerung eines Landes, und ob selbige in solcher Absicht dem Ackerbau vorzuziehen?

Es hat der Herr von Justi eine vollständige Abhandlung von den Manufacturen und Fabriken herausgegeben, wovon der erste Theil im Jahr 1758, der zweyte 1761 in 8. herausgekommen. Kein Kenner dieser Sachen wird diesem schätzbaren Buch seinen Werth und Brauchbarkeit absprechen können; obwol der Herr Verfasser in der Vorrede selbst zugestehet, daß viele Abhandlungen einer Verbesserung benöthigt sind, die diesem Werke mit der Zeit können gegeben werden. In den ersten Werken dieser Art würde es die größte Unbilligkeit seyn, wenn man gleich im Anfange etwas vollkommenes fordern wollte, da solches die Vielheit der Materien nicht verstattet. Es ist genug, wenn der erste Grund gut gelegt wird, auf welchem nachher kann gebauet werden. Niemand kann dem Herrn Verfasser diese Ehre absprechen, und man muß ihm auch diese zugestehen, daß sehr viele Materien bereits eben so deutlich als gründlich sind abgehandelt worden.

Da mir dieses nützliche Werk erst im März dieses Jahres in die Hände gekommen, als meine Abhandlung von den Fabriken (Cap. 16.) bereits abgedruckt war; so habe ich davon nicht Gebrauch machen können,

nen, welches sonst gewiß an seinem Orte geschehen seyn würde. Da ich aber von dem Herrn von Justi in Ansehung der Bevölkerung durch den Ackerbau und durch die Fabriken sehr, wo nicht fast ganz abweiche; so habe ich nicht umhin gekonnt, seine Sätze mit meinen Anmerkungen darüber annoch mitzutheilen. Es könnten meine vorher gemachten Schlüsse und Beweise, sonderlich im 318ten Paragraph, als eine stillschweigende Widerlegung desselben nicht nur angesehen, sondern auch einem ungünstigen Urtheil unterworfen werden. Allein ich kann nach der Wahrheit versichern, daß ich damals seine Schrift weder gekannt, noch gehabt habe. Da wir gleichwol wirklich verschiedener und zum Theil entgegenstehender Meynung sind; so kann ich nicht umhin, meine Gedanken nochmals zu bevestigen, und anderweitiger Prüfung anheim zu geben. So wie ich hoffe, daß der geschickte Herr Schriftsteller mir dieses Unternehmen nicht verübeln werde; so bin ich auch bereit, meine Gedanken fahren zu lassen, wenn ich überzeugt werden kann, daß die Manufacturen mehr als der Ackerbau zur Bevölkerung, und zu der davon abhangenden Stärke, Sicherheit und Glückseligkeit eines Staats, beytragen.

Zu besserer Zusammenhaltung und Prüfung unser beyder Gedanken habe ich meine Anmerkungen unter seinen Originaltext gesetzt. Dieser lautet also:

„So vortheilhaft die auswärtigen Commercien „für einen Staat sind; so sind sie doch nicht schlech„terdings nothwendig. Ein Reich kann sehr mäch„tig, reich und blühend seyn, ohne einige Com„mercien mit auswärtigen Völkern zu haben, allein „niemals kann ein Staat diese Eigenschaften „haben, wenn seine Manufacturen und Fa-

„briken

„briken nicht blühend sind. a) Wenn ein Land „volkreich ist, wenn es in einer so glücklichen Himmels-

a) Hiebey kommt wol alles auf den Grad der Macht und des Reichthums an. Das alte Rom war bis nach der Eroberung von Carthago mächtig, stark und kriegerisch, führte nicht nur mit seinen Nachbaren stete Kriege, und machte Eroberungen, sondern konnte auch die drey harten punischen Kriege ausstehen, und überwand endlich auch seine mächtige und reiche Feindin, die Republik Carthago. Es war aber mächtig und unüberwindlich ohne Manufacturen, Fabriken und auch ohne auswärtiges Commercium, und zwar nicht sowol durch den Ackerbau an sich und dessen Vollkommenheit, als vielmehr durch die nachahmungswürdige Vertheilung seines wenigen Landes in kleine Portionen, (§. 288.) indem ein Ackerbürger zu Rom anfänglich nicht mehr als 2, nachher aber 7 römische Morgen haben durfte. Es ist bekannt genug, daß sie keinen Handel trieben, daß sie vielmehr dagegen sehr eingenommen waren, und ihn für ihre Tugend gefährlich hielten. Manufacturen hatten sie gleichfalls nicht, und es mußten die Sclaven und das Frauenzimmer in den Gynäceis dasjenige verfertigen, was ein jedes Haus und Familie brauchte. Wahr ist es aber auch, daß sie zwar mächtig und unüberwindlich, aber dabey doch arm waren. Sie waren reich genug, um die Kriege zu führen und auszuhalten, aber sie waren doch arm in Vergleichung mit dem commercirenden und reichen Carthago, dessen Handel bis in die insulas cassiterides oder bis nach Engelland ging, woher sie das Zinn holeten, dessen Handel sie ganz allein hatten, ohne des Handels zu gedenken, den sie auf der westlichen Seite von Africa und in die insulas fortunatas, und vielleicht bis in die große Insel Atlanticam trieben, die zwischen Africa und America soll gelegen haben. Die Tyrier überhaupt, von denen Carthago eine Tochter war, sind von Alters her wegen ihres großen Handels und dadurch erlangten Reichthums bekannt. So arm aber auch die Römer gegen die Carthanginenser waren; so waren sie doch so stark und so tapfer, daß sie sich nicht nur gegen ihre mächtige Nebenbuhlerin vertheidigen, sondern auch selbige vernichten konnten. Die Römer waren aber auch eben so frugal, mäßig und vergnügt, als sie arm waren und

„gegend liegt, daß die zur Nothdurft und Bequem„lichkeit des menschlichen Lebens erforderlichen Dinge „in

---

und als die Carthaginenser, Griechen und Asiater reich, aber auch wollüstig und weichlich waren. Man siehet hieraus, daß ein Staat zwar arm und auch von einer mittelmäßigen Größe, aber doch dabey stark, mächtig, tapfer und unüberwindlich seyn könne. Sobald dagegen Rom durch die Eroberung von Carthago, Griechenland und klein Asien anfing reich zu werden; so ward es auch wollüstig und weichlich. Seine Tugend und Tapferkeit verringerte sich allmählich, und endlich mußte dieses so mächtige Reich wieder ein Raub halbnackter Barbaren werden.

Ich führe dieses an, um daraus zu erkennen, wie behutsam man seyn müsse, wenn man fremde Staaten zum Beweise brauchen will. Es folgt aus dem Beyspiel von Rom, (1) daß ein Staat zwar arm, aber doch mächtig und stark seyn, sich vertheidigen, und eifersüchtige Nachbaren und Feinde abhalten, ja gar sich unterwerfen könne, wenn mit der Armuth zugleich Frugalität, Tapferkeit und Klugheit verbunden ist; (2) daß ein Staat ohne Manufacturen und ohne Handlung, niemals aber (3) ohne eine wohlgeordnete Vertheilung und Cultur der Aecker volkreich und mächtig seyn könne; daß es besser (4) arm, aber dabey frugal und tapfer, als reich, wollüstig, weichlich und von verderbten Sitten zu seyn. Jedoch muß der Begriff von der Armuth recht verstanden werden. Er wird hier nur vergleichungsweise genommen. Wer einen Thaler hat, ist gegen den arm, welcher tausend hat. Aber wer das wenige recht braucht, kann oft mehr ausrichten, als der Reiche. Rom war arm gegen Carthago, hatte aber doch seine Nothdurft in Friedens- und Kriegeszeiten. Es half sich in der Noth und im Kriege durch die Vermehrung des Werthes einer gewissen Messe Ertz und anderer Metalle.

Kann man aber daraus in allen Stücken einen gewissen Schluß auf die jetzigen Zeiten machen? Könnte man jetzt bey der römischen Armuth auswärtige Kriege führen? Soll man deshalb, weil Rom bey seiner Armuth so große Thaten gethan, die Manufacturen und den Handel verachten, und sich nach ihm modelliren? Man würde alsdenn große Fehler in der

„in demselben erzeugt werden können; so sind blü„hende Manufacturen und Fabriken, der innerliche „Verbrauch der Waaren, und der Handel aus einer „Provinz in die andere zureichend, denen Unterthanen „Beschäftigung und Nahrung, und dem Staate alle „Thätigkeit und Stärke zu geben, deren er fähig ist. b)

Mm 5 „Die

---

der Staatsklugheit begehen. Die Selbsterhaltung erfordert aber vor allen Dingen, daß man volkreich und mächtig sey, und hiezu ist der Ackerbau der vornehmste Grund. Daraus folgt sodann der Reichthum von selbst, wenn anders die Hände fleißig und klüglich angeführet werden. Ohne Klugheit kann in einem Staat nichts bestehen und geschehen.

b) Dieses alles muß mit vieler Einschränkung genommen und verstanden werden. Denn man setze den Fall, daß ein Land mit genugsamen Manufacturen angefüllet ist, weil doch ein jedes Land nur eine gewisse Masse von Waaren, von seidenen, wollenen und leinenen Zeugen, desgleichen von Fabrikwaren gebraucht; daß es in einem langen Frieden, wie Japan und China lebt; daß es von der Pest nichts weis, und daß folglich die Verdoppelung wenigstens alle hundert Jahre erfolgt, und es also in 300 Jahren achtmal so viel Einwohner bekommt: was soll es dann anfangen, wenn es kein auswärtiges Commercium hat, und dadurch den Absatz der Manufacturwaaren nicht schaffen kann? Wird nicht alsdann der Staat gezwungen werden, den Zuwachs aus Mangel des Unterhalts umkommen zu lassen, oder Colonien auszuschicken, oder sie ohne Zwang ausziehen zu lassen? Man muß also wol billig alles in seinem ganzen Zusammenhange umfassen, und jederzeit nach Beschaffenheit der Umstände beurtheilen. Es lassen sich hierin schwerlich Generalsätze machen. China ist ein Land von ungeheurer Größe, (§. 398.) und sein innerlicher Handel ist also eben so groß, als wenn Frankreich mit etwa 10 andern abgetheilten Ländern Handlung triebe, deren ein jedes ihm an Einwohnern gleich wäre. Folglich kann es schwerlich zum Beyspiel dienen. Japan ist erst seit etwas mehr als hundert Jahren, nemlich seit der gänzlichen Verbannung des Christenthums, ein geschlossen Land, und

„Dieses ist kein Satz, der bloß in der Theorie wahr„scheinlich ist. Japan ist ein solches Reich, das ohne „auswärtige Commercien von Einwohnern wimmelt, „die alle Nothdurft, Bequemlichkeit und Annehmlich„keit des Lebens genießen. Denn der sehr eingeschränkte „Handel, den die Holländer daselbst zu führen Erlaub„niß haben, ist in Betracht der Größe dieses Reichs „von so weniger Erheblichkeit, daß er kaum eine Er„wähnung verdienet. Sina und Indien würden „gleichfalls ohne alle auswärtige Commercien blühende „Reiche seyn können, wenn sie es nicht für vortheilhaf„ter erachteten, uns Europäern die Ausfuhr ihrer über„flüßigen Waaren zu gestatten, und unser gutes Silber „dafür anzunehmen.

„Es läßt sich leicht erweisen, daß ein Land, „welches keine Manufacturen und Fabriken hat, kaum „halb so stark bevölkert seyn kann, als ein anderer „Staat, der mit diesen Gewerben auf eine blühende „Art versehen ist. Ein Land, das nur Ackerbau „und Viehzucht hat, erfordert eine sehr mäßige „An-

des Christenthums, ein geschlossen Land, und ob es gleich seitdem einen nur geringen Paßivhandel hat, so hat es doch einen Activhandel durch seine eigene Schiffe in die Inseln, nach Cochinchina, Siam und Bengalen. Und wer weiß, ob es nicht bald wieder wird gezwungen werden, das Land zu öfnen, und allen Schiffen wieder zu seinen Häfen den Zugang zu gestatten, um den Ueberfluß seiner Manufacturwaaren durch eine größere auswärtige Handlung abzusetzen, wo es nicht den vermehrten Unterthanen an Brod und Verdienst fehlen soll? Es kann also ein Land wol eine Zeitlang, aber nicht immer ohne auswärtiges Commercium bestehen, oder es muß darauf denken, seine Unterthanen aus dem Lande zu schaffen. Was würde aus Engelland werden, wenn dessen auswärtiger Handel aufhören sollte? Die Antwort wird man in den vorangeführten Betrachtungen des Davenant finden.

„Anzahl Hände, um die Oberfläche der Erde zu die„sem Ende zu bearbeiten c). Man mag sich die Ein„theilung

c) Hier fangen eigentlich die Gedanken des Herrn von Justi an, über welche ich Anmerkungen zu machen mir vorgesetzt habe. Ich wünschte, daß es ihm beliebig gewesen wäre, von allen diesen verschiedenen Sätzen nur ein Beyspiel zum Beweise mitzutheilen, den er für so leicht hält. Ich bin mit dem Präsident Montesquiou völlig einstimmig, (1) daß ein Land, das blos von der Viehzucht lebt, unmöglich viele Einwohner haben und ernähren können. Dieses braucht keines Beweises. Ganz anders aber ist es (2) mit dem Ackerbau und mit einer damit proportionirten und nothwendig verbundenen Viehzucht. Hiebey kommt alles auf die Eintheilung des Ackers an. Es kann ein Land gut bevölkert seyn, oder nicht, je nachdem das Land klüglich vertheilet ist. Wenn dem Bauer viel Acker gegeben wird, so ist es schlechter bevölkert, als wenn er wenig und nur so viel hat, als er zu seiner Familie Unterhalt und zur Bestreitung der Abgaben braucht. Hat er mehr, so ist er faul, nachläßig, und läßt wol gar vieles unbestellt liegen, oder bestellet alles schlecht, daß es nicht die Hälfte Früchte bringet, wenn er das Gewonnene nicht verschiffen oder auswärts verkaufen kann, oder die Einwohner der Städte es nicht verbrauchen können. Wenn aber die Einrichtung des Staats so beschaffen ist, daß die Ackerhöfe bey erfolgter Vermehrung der Unterthanen können abgebauet werden, oder daß der Acker in 2, 3 und mehr Theile kann getheilet und an besondere Familien abgegeben werden; so folgt von selbst, daß sodann die Zahl der Familien dupliret, tripliret und noch mehr vervielfältiget werden kann. Das sollte billig nach der wahren Staatsklugheit geschehen. Und hiebey sollte man jederzeit mit der Vermehrung der Unterthanen den Anfang machen. Diese Bevölkerung wird auf einem sichern Grunde erbauet, und muß den Manufacturen vorgezogen werden (§. 318.). Diese sind mit Ungewißheit verknüpft, und großen Erschütterungen in Kriegeszeiten und der Eifersucht der Nachbaren ausgesetzt. Der Ackerbau ist aber eine unzerstörliche Quelle der Menschen und des Reichthums und die festeste Stütze der Macht und Erhaltung des Va-

„theilung des Eigenthums in einem solchen Lande vorstel„len, wie man immer will; so können höchstens „nur eben so viel Einwohner der Ländereyen, „Befehlshaber über diese arbeitsamen Hände, Soldaten „zu ihrer Vertheidigung, und andere Bediente der ober„sten Gewalt vorhanden seyn, als Leute zum Acker„bau u. der Viehzucht darinn befindlich sind. „Alles, was man annehmen kann, ist, daß noch eben „so viel Handwerker als ein dritter Theil der „Einwohner statt finden können, welche die unumgäng„lichen Nothwendigkeiten des Lebens für die vorher„gehen-

---

Vaterlandes. Wer seine Hände rühren kann, der findet bey einem mäßigen Platz Nahrung und Unterhalt, und lebt vergnügt, wenn er dazu von Jugend auf gewöhnet ist. Die größten Feldherren in Rom lebten von 7 Jugern, und ihr Patriotismus verlangte nicht mehr (§. 288.). Daß also ein Land mäßig oder überflüßig bevölkert ist, beruhet auf der Vertheilung der Aecker. Es wird daher (3) der Beweis des Herrn von Justi nicht so leicht seyn, und die Zahl der Menschen in einem Lande wird sich nicht so leicht mit dem Ackerbau und den Manufacturen in Vergleichung setzen lassen. Man muß erst das Maaß vom Ackerbau wissen, das hiebey zum Grunde gelegt werden soll, und es muß dieses Maaß nicht willkührlich, sondern allgemein seyn. Man muß wissen, ob eine Familie 7 oder 100 und mehr Jugern cultiviren soll. Sodann muß man die Lebensart der Bauren wissen, ob sie sich alle Geräthschaften größtentheils selbst machen, wie in einigen Gegenden geschieht, ob sie schon in einem gewissen Luxu leben oder nicht, ob sie sich ihre Kleidungsstücke selbst weben oder aus den Städten kaufen u. s. w. Darnach wird man sodann leicht bestimmen können, wie viele Bauerfamilien nöthig sind, um einen Handwerker in der Stadt zu unterhalten. Bey der sparsamen Vergnügsamkeit der alten Römer würde die Zahl der Manufacturisten gegen das Volk sehr klein ausfallen (§. 289. 2.), bey der jetzigen schlechten Vertheilung der Aecker und dem Luxu müssen mehrere seyn u. s. w.

„gehenden zwey Drittel Einwohner verfer„tigend). Da man nun die Hände berechnen kann, die „zur Bearbeitung einer gewissen Oberfläche der Erde erfor„dert werden; so werden die Einwohner eines solchen Lan„des allemal sehr mäßig seyn. Es wird einem solchen Lan„de nichts helfen, wenn sich seine Einwohner fruchtbar be„zeigen. Da die übrige Anzahl der Menschen keine Be„schäftigung und Unterhalt finden können; so werden sie „genöthiget werden, aus ihrem Vaterlande auszugehen, „und anderwärts ihre Nahrung zu suchen e).

„Man

---

d) Der Herr Verfasser theilet also hier die Einwohner eines Landes in drey Theile, wovon einer die Manufacturisten und Fabrikanten in sich begreift, und zwey Theile sollen die Bauern, die Eigenthümer der Güter, die Soldaten und Bediente des Staats ausmachen. Diese Eintheilung ist nicht der Erfahrung überall gemäß, noch auch nothwendig und beständig. In der Kurmark ists etwas mehr, weil Berlin darinnen liegt, in Pommern aber sind die Einwohner der Städte ¼ und die Landleute ¾ (§. 34). Nach Rings Rechnung hat es in Engelland eben diese Bewandniß, und es waren von 100 Personen 75 oder ¾ auf dem Lande, und 25 oder ¼ in Städten, ohnerachtet ein London darunter begriffen ist (§. 554.) Jedoch es muß solches nicht überall einerley seyn. Es kommt auf eine gute oeconomiam localem an. Wenn der größte Theil der Fabrikanten, sonderlich die Spinner auf dem Lande sind; so werden weniger Einwohner in den Städten seyn, und wenn eine Provinz einen großen auswärtigen Absatz von Waaren hat, so können von 100 leicht 40 in Städten und 60 auf dem Lande wohnen. Darinn kann ich aber dem Herrn von Justi nicht völlig beystimmen, daß die Städte ⅓ enthalten, wenn nur die unumgänglichsten Nothwendigkeiten des Lebens für die ⅔ Landleute sollen verfertiget werden. Wenn dieses ist, so nehme ich Pommern zur Regel an, ja es ist in Engelland also, ohnerachtet es einen so großen auswärtigen Vertrieb von Manufacturen hat, daß dort in Städten nur ¼ wohnet.

e) Ich gebe es zu, daß die Anzahl des Volks nicht wachsen könne, wenn alles bey dem alten verbleibt. Wenn ein Land so-

„Man siehet auch leicht, daß es zur Vermehrung „der Einwohner wenig beyträgt, der Boden des Lan„des

sowol bey dem Ackerbau als bey den Handwerkern in Städten das Maaß der Familien hat, welchen es Unterhalt geben kann; so muß der neue Zuwachs sodann emigriren, und anderswo sein Brod suchen. Will man aber für den Unterhalt mehrere Anstalt machen, so ist die Frage: wo soll man dazu den Anfang machen? Meiner Einsicht nach müßte es wol beym Ackerbau geschehen, daß man die großen Ackergüter zuerst halbirte, so würde leicht die Zahl der Familien verdoppelt werden. Dieses ist der leichteste, sicherste und vortheilhafteste Weg, der nicht trügen kann. Daraus würde sodann auch sogleich von selbst eine proportionirte Vermehrung der Einwohner in Städten entstehen, welche die Kleidungsstücke und andere Bedürfnisse für die Bauern verfertigen. Will man diesen Weg nicht einschlagen, so muß man zu den Manufacturen seine Zuflucht nehmen. Und da die gegenwärtige Anzahl der Landleute nicht mehr Manufacturisten braucht, als wirklich schon in Städten wohnen; so müssen Manufacturen angesetzt werden, wovon die Waaren in auswärtige Länder verschicket und verschiffet werden müssen. Läßt sich aber nun dieses wol so leicht und so sicher thun? Gehören dazu nicht viele Jahre? Und wenn ein Staat mitten im Lande liegt, nicht an der See und an schiffbaren Strömen, wenn seine Nachbaren an der See schon im Besitz der Manufacturen und des auswärtigen Handels sind: mit wie vielen Schwierigkeiten wird alsdenn die Unternehmung verknüpft seyn? dabey oft alle Kosten des Staats vergeblich seyn werden, wenn man es zumal nicht dahin bringen kann, daß man die Waaren wohlfeiler als diejenigen geben kann, die sich schon im Besitz befinden. Die Vertheilung der Aecker wird aber an den meisten Orten noch statt haben. Und diese ist leichter zu bewerkstelligen, das Land wird auch durch diese bessere Cultur mehr Getreide bringen. Jedoch es kann auch dieses nicht in das Unendliche gehen. Und wenn daher in einem Lande weder der Acker mehr kann vertheilet, noch die Manufacturen vermehret werden; so muß man es geschehen lassen, daß die Zuwachsende auswärts

„des mag fruchtbar seyn, oder nicht. Ist der Boden „des Landes fruchtbar, und das Land hat Ausfuhr seines „Getreides und seiner übrigen Früchte; so folget dar„aus weiter nichts, als daß die Eigenthümer der Lände„reyen etwas mehr Vortheil davon haben; und wahr„scheinlicher Weise wird dieses die Wirkung haben, daß „die wohlhabenden Eigenthümer der Ländereyen einige „unnütze Bediente blos zum Staat oder zur Pracht „mehr unterhalten. Diese Vermehrung der Einwoh„ner aber wird allemal nur sehr wenig betragen. Hat „aber das Land keine Ausfuhr des Getreides und ande„rer Landwirthschaftsproducte; so ist der fruchtbarste „Boden von gar keinem Nutzen. Die Eigenthümer „der Ländereyen wollen natürlicherweise keine unnütze „Arbeit unternehmen lassen. Sie richten sich also mit „dem Anbau des Landes nach dem aus der Erfahrung „befundenen Absatz ihrer Producte ein; und sie lassen „nichts mehr anbauen, als sie selbst verbrauchen und „wahrscheinlich verkaufen werden. Die übrigen Lände„reyen bleiben gänzlich unbebauet liegen. Statt dessen „also, daß ein fruchtbarer Boden die Einwohner ver„mehren sollte; so vermindert er sie in diesem Fall viel„mehr. Dieses, was aus der Natur der Sache fol„get, ist auch durch die Erfahrung genugsam bestätiget „worden. Man siehet in Ungarn den fruchtbarsten Bo„den unbebauet liegen; und dieses gesegnete Land hat „sehr

wärts der Nahrung nachgehen. Ich habe aber auch schon erwiesen, daß in dem Fall der natürliche Wachsthum und die Vermehrung sehr langsam gehen und fast ganz aufhören müsse, weil sodann die Leute sich später zu verheyrathen gezwungen werden, und einer auf des andern Tod warten muß. Daher werden weniger Kinder erzeuget, und es werden sodann, weil das Gesetz der Sterblichkeit gleich bleibt, die jährlich Gebornen den Gestorbenen meist gleich werden, und der Ueberschuß der ersten wird meist aufhören.“ (Cap. 4.)

„sehr wenig Einwohner, weil es demselben am auswär-„tigen Absatz seiner Producte fehlet. f)

„Man

f) Der Herr Verfasser hat völlig Recht, wenn man sich ein Reich wie Pohlen vorstellt, wo es gänzlich an aller Aufsicht des Staats auf den Zustand und auf die Zahl des Volks fehlet, wo der Ackerbau schlecht getrieben wird, wo es an Manufacturen fehlet, wo kein Mensch Lust hat, etwas zu unternehmen, weil es an liberty und property, an Gerechtigkeit, an der Cultur der Wissenschaft, wie auch an der Communication der Schiffbaren Ströme zur Ausfuhr des Getreides fehlet u. s. w. (§. 277. und 391.) Sonst aber kann dieses, was der Herr Verfasser hier setzt, nicht überhaupt statt finden, wo nur etwas Klugheit im Lande herrschet. Je fruchtbarer ein Land ist, desto volkreicher kann es seyn, wenn der Acker klüglich vertheilt wird, worin die alten Römer ein Muster gegeben haben. (Cap. 15.) Wo der Boden das sechste oder achte Korn trägt, da können zwey Familien von eben dem Platz subsistiren, als Eine, wo er nur das dritte oder vierte gibt. Die Sache ist klar, und es liegt nicht am Boden, sondern lediglich am Staat selbst, wenn er nicht eine der Fruchtbarkeit proportionirte Zahl Menschen hat. Warum gibt man einem Bauer so viel Land, daß er einen Theil davon liegen lassen kann, wenn es ihm an Gelegenheit fehlt, das gewonnene Korn zu versilbern? Wenn er nicht mehr hat, als was er zum Unterhalt seiner Familie und zur Bestreitung der nöthigsten Bedürfnisse und zu den Abgaben gebraucht; so wird er nichts unbestellt liegen lassen können, er wird nicht faul werden können, und der Unterhalt wird ihn zum Fleiß und Arbeit zwingen. Und so liegt lediglich alles an der Schuld der Menschen. Das fruchtbare Ungarn kann hier nicht füglich zum Beweise angeführt werden. Die Ursache seiner Entvölkerung liegt hauptsächlich in den öftern Verwüstungen von der Pest und von den Kriegen mit den Türken. (§. 392.) Wenn es ihm aber am auswärtigen Absatz seiner Producte fehlet; so folgt daraus um so viel mehr, daß man, wenn es wieder bevölkert werden soll, einer Familie nicht mehr Acker und Wiesen geben muß, als sie zu ihrem eigenen Unterhalt

und

„Man darf nur diejenigen Länder, die keine Ma„nufacturen und Fabriken haben, aufmerksam betrach„ten; so wird man von der Wahrheit aller dieser Sätze „genugsam überzeugt werden. Die Anzahl ihrer Ein„wohner wird allemal sehr mäßig seyn; und wenn man „die Größe derselben, die Beschaffenheit des Bodens, „die Art und Weise, die Landwirthschaft zu treiben, „kennet, und daraus die Anzahl der Menschen berechnet, „die zur Cultivirung des Bodens erfordert werden; so „darf man nur die Summe noch zweymal nehmen g); „so wird man die Anzahl aller Einwohner haben, die „bey einer wirklichen Zählung bis auf wenige tausend „zutreffen wird, wie ich bereits bey verschiedenen Staa„ten

---

und zu anderweitiger Nothdurft gebraucht. Wozu soll ihr mehr gegeben werden, da sie ihn wegen Mangel des Absatzes des überflüßigen Getreydes unbebauet liegen lassen würde? Wollte man aber auch so viel Land geben, daß ein Bauer $1\frac{1}{2}$ bis 2 oder 3 Winspel oder etwa jährlich eine Danziger Last, das ist, $2\frac{1}{2}$ Winspel oder 60 hiesige Scheffel aussäen könnte; so würde er nicht nur im Ueberfluß mit seiner Familie leben, sondern auch das übrige zur Pferdezucht und Mästung der Ochsen verbrauchen können, die er sodann auswärtig verkaufen könnte, indem, so viel ich weiß, nicht verboten ist, Pferde und Ochsen aus dem Lande zu führen.

g) Hier ist wohl ein kleiner Rechnungsfehler mit untergelaufen, indem der Herr Verfasser vorher (Note d) gesetzt, daß die Einwohner der Dörfer $\frac{2}{3}$ und die in den Städten $\frac{1}{3}$ betragen. Wenn man also die auf dem Lande wohnende gefunden hat; so muß man sodann nach seinem Satz hievon die Hälfte nehmen und sie zu der ersten Summe hinzuthun, um die Zahl aller Einwohner zu finden. Z. E. nach seinem Satz wohnen von 100 Personen $66\frac{2}{3}$ auf dem Lande und $33\frac{1}{3}$ in Städten. Wollte man aber nach diesem seinem letzten Satz die Summe der Landleute noch zweymal nehmen, um die Zahl aller Einwohner eines Landes zu finden; so würden 200 Einwohner kommen, welches doch wider seinen eigenen Satz laufen würde.

„ten den Ueberschlag gemacht, und hernach ziemlich richtig befunden habe. Ein solches Land wird wenig oder „gar keine Städte haben, die diesen Namen in der That „verdienen. Seine Landstädte werden mit Mauren „umgebene Dörfer seyn, worin man Landwirthschaft „treibt, und worin die unentbehrlichsten Handwerker „wohnen. Die Hauptstadt des Landes wird die einzige „blühende Stadt im Staate seyn, als woselbst der Aufenthalt des Hofes und der Vornehmen und der Zusammenfluß des Geldes aus dem Lande nothwendig „mehrere Gewerbe nach sich ziehen müssen. h).

„Eine ganz andere Beschaffenheit aber wird es mit „einem Lande haben, welches blühende Manufacturen „und Fabriken hat. Ein solches Land wird voller blühenden Städte seyn, und wenn es keine andere „Manufacturen und Fabriken hat, als nur „der innerliche Gebrauch erfordert; so wird „es noch einmal so viel Einwohner haben, „als das vorhergedachte Land; wenn aber „seine Manufacturwaaren starken auswärtigen Vertrieb finden; so kann es gar „leicht noch zweymal so viel Einwohner in „sich

h) Es ist eine von mir selbst erwiesene Wahrheit (§. 310.), daß blühende Manufacturen die Zahl der Einwohner eines Landes sehr vermehren können. Ein Staat muß also in Absicht derselben nicht gleichgültig oder gar müßig seyn. Die erste Sorge muß seyn, daß man in einem Lande alle Bedürfnisse, Zeuge zu Kleidern und auch das, was der Luxus braucht, selbst verfertige, um nicht zu verarmen, wenn man alles von Fremden kaufen muß. Wenn das geschehen; so muß man seinen Fleiß weiter treiben, um, wo möglich, allen Waaren eine vorzügliche Güte zu geben, und sie zu einem solchen Preise zu bringen, daß sie auch auswärtig Abnehmer finden können. Wenn sich aber der auswärtige Absatz nicht finden will; wenn es an Schiffahrt und an klugen Kauf-

„sich schliessen. Die große Vermehrung der Ein„wohner durch die Manufacturen und Fabriken ist leicht „einzusehen. Außer der großen Menge Menschen, die „dadurch Nahrung und Unterhalt finden, bedürfen diese „Arbeiter wiederum tausend andere Nothwendigkeiten „des Lebens, welches natürlicherweise eine Vermehrung „aller Handwerker und Gewerbe nach sich zieht; und „da diese Handwerker den Verbrauch der Manufactu„ren und aller anderer Nothwendigkeiten vermehren; so „geht die Vermehrung der Einwohner beständig fort. „Selbst die Landwirthschaft kommt dadurch in mehrere „Aufnahme, und das platte Land kann daher mehr Ein„wohner haben. Der gewisse Absatz der Landespro„ducte ermuntert die Landleute, den Boden des Lan„des immer mehr zu cultiviren. Die Städte des Lan„des werden alsdenn dasjenige, was sie ihrem End„zwecke nach seyn sollen, nemlich der Zusammenhang „aller Gewerbe in dem Staate, und die großen Puls„adern, wodurch das Geld, als das Blut des Staats, „circuliret, und dem ganzen Staatskörper Leben und „Thätigkeit giebt. Die Landleute versorgen die Ein„woh-

Kaufleuten, wie auch an einheimischen und vorzüglichen Producten, z. E. an feiner Wolle, fehlet, und die auswärtige feine schwer zu erlangen ist; wenn der übliche hohe Zins oder die Theurung der Lebensmittel für die Fabrikanten und der hohe Lohn der Arbeiter hindern, daß man auch die beste Waare nicht so wohlfeil als andere Nationen auswärts verkaufen kann: so muß man nur dahin sehen, daß man nicht gezwungen werde, die Waaren von Fremden zu nehmen, die man selbst eben so gut machen kann, weil dieses der Weg zur Verarmung des Staats ist. Das Maaß der Einwohner wird sodann dem Fleiß und der Klugheit bey dem Ackerbau und der innerlichen Bedürfniß der Manufacturwaaren proportionirt seyn. Damit muß man alsdenn zufrieden seyn, weil sich der auswärtige Absatz nicht erzwingen läßt. Aber eben alsdann wird man auf die Vertheilung der Aecker und auf die Verbesserung der Cultur des Landes sein Augenmerk desto mehr richten müssen.

„wohner der Städte mit allen Arten von natürlichen „Gütern, und holen alle künstliche Waaren zu ihrer „Nothdurft und Bequemlichkeit in denen Städten; „und beyde befinden sich wohl dabey i).

„Aber

i) Wider alle diese Sätze ist an sich nichts einzuwenden, nur scheinet die Rechnung allzugroß zu seyn. Blühende Manufacturen, wenn sie nur so viel verfertigen, als der innerliche Verbrauch erfordert, machen zwar den Staat nicht reicher, aber sie lassen ihn auch nicht ärmer werden, und erhalten den gegenwärtigen Reichthum desselben. Sie geben auch vielen andern Leuten wieder Unterhalt und erhalten das Geld in Circulation. Der Landmann wird auch dabey den Absatz seiner Producte finden. Wenn man sie verfallen läßt; so ist der Schade in Ansehung der Bevölkerung und des Reichthums in allen Stücken klar. Nach dem Maaß, als sich auswärtiger Absatz der fabricirten Waare findet und vermehret, wird auch die Bevölkerung und der Reichthum steigen. Das sind unleugbare Wahrheiten.

Wird aber die Rechnung des Herrn von Justi wohl bestehen können, nach welcher ein Land noch einmal so viel Einwohner, blos durch die Manufacturen zum innerlichen Verbrauch, haben soll, als das vorher von ihm gedachte Land? Dieses müßte aber alsdann ein Land seyn, wo gar keine Handwerker, keine Wollarbeiter, Leinweber und dergleichen Manufacturiers vorhanden wären, wo auch nicht einmal die schlechten Zeuge für den gemeinen Mann, der allezeit den größten Theil ausmacht, verfertigt würden, und wo alles auswärts gekauft werden müßte. Wird man aber wohl leicht ein so unglückliches Land in Europa finden? Alsdann würde auch nicht $\frac{1}{3}$ der Einwohner des Landes in Städten befindlich seyn können, vielleicht würde kaum $\frac{1}{10}$ darin wohnen und Nahrung haben können. Da aber der Herr Verfasser von solchen Ländern und Städten geredet, wo $\frac{1}{3}$ der Einwohner in Städten lebet; so weiß ich dieses nicht zusammen zu vereinigen. Eben so kann ich auch nicht der zweyten Rechnung beytreten, daß ein Land gar leicht noch zweymal so viel Einwohner in sich schließen könne, wenn desselben Manufacturen starken auswärtigen Vertrieb haben. Wird man wohl ein Land in der Welt zeigen kön-

„Aber dieses ist durch die Erfahrung allenthalben „bestätiget worden. Wenn man die Listen der Gestor= „benen und Gebornen, oder die Anzahl der Einwohner „selbst, wie sie von einigen Staaten bekannt sind, be=

---

können, wo dieses wirklich statt hat? An sich ist die Sache nicht unmöglich. Man setze Frankreich, das jetzt 16 oder 17 Millionen Einwohner hat (§. 380.). Wenn es blos durch die vermehrte Manufacturen für Auswärtige noch einmal so viel Einwohner bekommen sollte; so würden 16 Millionen blos davon leben müssen. Wenn man nun 5 bis 6 Personen für einen Weberstuhl rechnet (§. 308.); so würden über 2½ Millionen Stühle in Gang gebracht werden müssen. Wenn man aber überschlägt, wie viel Stücke Zeug jährlich auf einem Stuhl gemacht werden können, wozu ich (§. 308.) einen Anschlag gegeben; so würde Frankreich fast ganz Europa damit verlegen können. Würde aber dieses wohl von andern Staaten gelitten werden? Und woher Brodt für so viele Fabrikanten bey einem Miswachs? Es ist also in Absicht dieser und anderer Gründe ein unmöglicher Fall, der hier angenommen wird. Von einer einzigen Stadt oder kleinen Provinz möchte es wohl noch statt haben können, nicht aber bey Ländern von einigem Umfang. Engelland hat einen überaus großen auswärtigen Vertrieb mit seinen wollenen Waaren und auch mit seinen Fabrikwaaren in Stahl, Uhren und andern Maschinen, auch mit seinen Metallen; aber alle diese machen nicht die Hälfte der Einwohner aus, wie aus des Kings Tabelle zu ersehen (§. 554.). Holland hat auch viele Manufacturen und auswärtigen Absatz; aber es ist bekannt genug, daß seine große Schiffahrt, da es die Frachten der meisten Waaren in Europa und Ostindien bestreitet, seine Handlung besonders mit den Ostindischen Specereyen, sein Heringsfang, worin es sich noch gegen Engelland erhält, das meiste zu seinem Reichthum und zum Unterhalt seiner Einwohner beytragen. Und gesetzt, man könnte durch seine Manufacturen noch einmal so viel Einwohner erhalten, und es so weit treiben; sollte man es sich wohl wünschen, und sich zugleich der größten Gefahr der Hungersnoth bey einem Miswachs oder eines durch Krieg veranlaßten Stillstandes der Manufacturen aussetzen? Moderata durant.

„trachtet; so wird man allemal finden, daß in einem „Lande, wo nur mittelmäßige Manufactu„ren und Fabriken zum eigenen innerlichen „Gebrauch statt finden, die Städte, wo „nicht mehr, doch eben so viel Einwohner „in sich halten, als das platte Land. Wenn „aber die Manufacturen und Fabriken durch auswärti„gen Vertrieb sehr blühend sind; so werden sich die Ein„wohner der Städte gegen die Einwohner des platten „Landes allemal wie zwey gegen eins ver„halten. In Frankreich, Engelland und „den Niederlanden wird man allemal die„ses letztere Verhältniß wahrnehmen, so „wie in Sachsen, Brandenburg und andern „teutschen Staaten die erste Proportion „statt findet k). Wenn man allein auf die Bevöl„kerung

k) Hier hat der Herr von Justi viele Sätze gehäuft, und ich wünschte, daß es ihm gefallen hätte, auch nur einige durch Exempel zu beweisen. Mir sind gar keine bekannt, die auch nur einen einzigen Satz beweisen könnten, ohnerachtet ich mir doch alle Mühe in Sammlung der Listen gegeben habe, die irgendwo in Schriften, die bisher herausgekommen sind, vorhanden gewesen. Außer den Listen von ganz Dännemark und von den alten preußischen Staaten (Tab. 19. und 20. im ersten Theil) sind mir keine von ganzen Ländern bekannt, die hiebey gebraucht werden könnten. Und diese beweisen das gar nicht, was hier der Herr Verfasser behauptet. Von Frankreich, den Niederlanden, von Sachsen und andern Staaten habe ich dergleichen General-Listen gar nicht gesehen, worin die Einwohner der Städte und des Landes besonders bemerkt gewesen wären, weil dieses nothwendig erfordert wird, wenn man das Verhältniß der Einwohner in Städten und Dörfern daraus beweisen will. Ich hoffe, daß es mir nicht zu verübeln ist, wenn ich an deren Existenz gänzlich zweifle. Doch will ich meinen Zweifel gern fahren lassen, wenn es ihm beliebig seyn wird, zum Vortheil dieser Betrachtungen selbige dem Publiko mitzutheilen. Der

„kerung des Landes sieht; so muß man sogar behaupten, „daß die ausländischen Commercien bey weitem nicht so „viel dazu beytragen, als die Manufacturen und Fabri„ken. Diese letztern beschäftigen nemlich weit mehr Hände „als die Commercien, indem auf einem Schiffe, das eine „große Menge Waaren fortschaffet, öfters zehn und hun„dertmal weniger Leute erfordert werden, als diese Waa„ren zu verfertigen. Die Länder, die gleichsam mit „Städten besäet sind, haben auch diese Menge von „Städten nicht den auswärtigen Commercien, sondern „den Manufacturen und Fabriken zu danken. Es hat „vielleicht kein Land so viele Städte, als die Niederlande. „Allein alle diese Städte sind zur Zeit der Manufacturen „und Fabriken im dreyzehnten, vierzehnten und funf-

 „zehn-

Der Herr von Justi beruft sich auch auf die Listen von Engelland, und ich kann davon mit Gewißheit sagen, daß sie nicht vorhanden sind. Das Schema des Kings (§. 554.), so das einzige dieser Art ist, beweiset auch das gar nicht. Von einigen preußischen Provinzen, wo in den Listen der Unterschied unter den Einwohnern des Landes und der Städte bemerkt ist, wohnen in den Städten auch nicht eben so viel, noch weniger mehr Menschen, als auf dem Lande. Es ist (§. 33.) erwiesen, daß die Landleute zu den Einwohnern der Städte sich um das Jahr 1755 verhalten haben.

in der Kurmark, wie	412000 : 246000	oder	167	:	100
in Pommern, wie	272000 : 89000	—	305	:	100
in der Neumark, wie	159000 : 68000	—	232	:	100
in allen dreyen, wie	842000 : 404000	—	208	:	100

Gegen einen Bürger kommen also mehr als 2 Bauern in allen 3 Provinzen zusammen. In Pommern, welches doch auch nicht ohne alle Manufacturen ist, wovon die Waaren auswärts verführet werden, sind gar 3 Bauern gegen einen Bürger. Hier sind also in Städten nicht eben so viel Einwohner als auf dem Lande, wie Herr von Justi behauptet.

„zehnten Jahrhundert entstanden, da die Niederlande „noch wenig oder gar keine Schiffahrt trieben; und die „auswärtigen Commercien in den letzten Jahrhunderten „haben meines Wissens zur Entstehung keiner einzigen „neuen Stadt Gelegenheit gegeben l).

„Ich

l) Die niederländischen Städte, sonderlich Brüssel und Antwerpen, haben ihren ehemaligen Flor dem Commercio und den Manufacturen zugleich zu danken gehabt. Es bleibt zweifelhaft, welchem Theile ein Vorzug zu geben. Die Niederlande waren vormals, so lange der hanseatische Bund bestand, die Niederlage von allen Waaren aus ganz Norden, von der ganzen Küste der Ostsee von Lübeck an bis nach Liefland. Ganz Niedersachsen, die Mark Brandenburg, Mecklenburg, Pommern und ganz Preussen waren damals mit Tuchfabriken angefüllt, wie denn die einzige Stadt Stendal damals allein 1600 Tuchmachermeister gehabt, und deshalb berühmt gewesen ist. Dieses alles ward größtentheils nach den Niederlanden geschiffet, von da es nachher wieder nach Engelland, Frankreich und in andere Länder verschiffet ward, und ihre eigene Manufacturwaaren wurden zugleich mit fortgeschafft. Da nachher der Handel der hanseatischen Städte zerfiel, und da die Tuchfabrikanten wegen der Religionsverfolgung nach Engelland entwichen; so haben sich Engelland, Holland und auch Frankreich in diese Handlung und Manufacturen getheilet. Jedoch diese Entscheidung gehört nicht eigentlich zu meinem Zweck.

Wenn gleich durch die Schiffahrt und Handlung nicht neue Städte zur Existenz gebracht sind, so sind doch die alten dadurch ungemein volkreicher geworden. London, Amsterdam und Hamburg können zum Beweise dienen. Vielleicht hätte Petersburg nicht gebauet und zu der Größe gebracht werden können, wenn nicht ein kluger und schöpferischer Peter I. den Haupthandel und Schiffahrt von Rußland dahin vereinigt und angelegt hätte. Es ist aber gleich viel, ob ich neue Städte baue, oder die alten kleinen empor bringe, daher also der daher genommene Beweis des Herrn Verfassers seine ganze Stärke zu verlieren scheinet.

„Ich habe nicht nöthig hier weitläuftig auszufüh„ren, von was für Wichtigkeit die Bevölkerung für ei„nen Staat ist. Dieses gehöret unter die ersten Grund„sätze der Staatskunst, die von jedermann willig zuge„geben werden. Niemand leugnet, daß die Macht, „Stärke und Glückseligkeit eines Staats auf die Be„völkerung und den Reichthum einzig und allein ankom„men. Man kann aber aus diesen allgemeinen und be„kannten Grundsätzen auf einen Satz fortschließen, der „vielleicht nicht so bekannt ist, nemlich, je enger die „Menschen auf einer Oberfläche der Erde beysammen „wohnen, desto stärker und thätiger sind sie allemal, „sowohl in Ansehung ihrer innerlichen Verfassung, als „gegen auswärtige Feinde. Eine Million Menschen, „die in einer Oberfläche von zweyhundert Quadratmeilen „bey einander wohnen, sind vielmal stärker als eine an„dere Million Menschen, die in tausend Quadratmeilen „zerstreut wohnen. Es würde sich dieses ausführlich zeigen lassen, wenn es zu meinem gegenwärtigen Endzwecke nöthig wäre m).

„Es

m) Dieses hat alles seine Richtigkeit, und ich habe es auch (§. 205.) kürzlich erwiesen. Da aber der Herr Verfasser hier auch der Stärke der Einwohner gegen auswärtige Feinde erwähnet; so muß ich noch etwas hinzufügen. Ein Staat ist allerdings eher im Stande, sich gegen Angriffe zu vertheidigen, wenn eine Million Menschen auf einem kleinen Raum beysammen wohnet, als wenn selbige auf einem dreymal größern zerstreuet ist. Er kann sich mehr geschlossen halten, und hat nicht so viele Gränzplätze zu vertheidigen und sich zu vertheilen. Es gehöret aber auch zur Vertheidigung die rechte Art Menschen. Ohnstreitig schickt sich der Bauer am besten dazu (§. 318.). Wenn auch der Manufacturist die Kräfte dazu hat, so kann und darf man doch nicht viele derselben zu Kriegsdiensten nehmen, wenn nicht die Manufacturen selbst leiden sollen. Kann man alsdenn nicht an aus-

„Es ist hierbey nicht außer Acht zu lassen, daß „die Unterthanen durch die Manufacturen und Fabri„ken

---

auswärtige die gewohnte Menge Waaren liefern; so sucht der auswärtige Kaufmann die Waaren bey andern. Er findet sie auch wohl gar zu noch größerm Unglück in einem wohlfeilern Preise, und dann kommt er gar nicht wieder, und die Manufacturen leiden einen gewaltigen Stoß oder einen gänzlichen Verfall. Es ist daher gefährlich, wenn der größte Theil der Unterthanen aus Manufacturisten besteht. Es kann folglich ein Staat, der eine Million Unterthanen hat, wovon $\frac{3}{4}$ oder 750000 auf dem Lande wohnen, eben so stark seyn, als der, so über $1\frac{3}{5}$ Millionen hat, wovon die Hälfte, nemlich 800000, auf dem Lande und die andere in Städten wohnet, und sich mit den Manufacturen beschäftiget. Wenn es möglich wäre, daß sich die Bürger zu den Bauern wegen der blühenden Mannfacturen wie 2 zu 1 verhielten, wie von Engelland, Frankreich und den Niederlanden, aber ohne Beweis, vorher behauptet wurde; so würden von 3 Millionen nur 1 Million zur Vertheidigung können gebraucht werden, weil man die Manufacturen nicht stören darf. Wenn aber in einem andern Lande, wo der Ackerbau blühend, die Manufacturen in einem proportionirten Zustande, und gegen einen Bürger zwey Bauren sind; so werden von 3 Millionen 2 Millionen auf dem Lande und eine in der Stadt wohnen. Die Stärke der Vertheidigung von jenem wird also zu diesem seyn wie 1 zu 2, also nur halb so groß. Muß aber auf die Größe dieser Stärke zur Selbsterhaltung nicht vornehmlich auch gesehen werden? Was hilfts mich, wenn ich durch die Manufacturen noch so viele Reichthümer erwerbe, wenn alsdenn der letzte Staat, der mehr den Ackerbau als Manufacturen treibt, mich überfällt, und allen meinem Reichthum mit einemmale wegholt? So ging es vormals Griechenland und Klein-Asien, deren Schätze die Römer wegholeten, und dadurch in kurzem reicher wurden, als wenn sie noch so lange Manufacturen gehabt hätten. Ich führe dieses nicht an, um die Manufacturen zu verachten, sondern nur zu beweisen, daß man auf den Ackerbau zuerst, und sodann auf die Manufacturen denken solle. Alles in seiner Ordnung, dann wird es wohl im Staate stehen.

„ken auf eine nützliche Art beschäftiget werden. Wenn „es möglich wäre, daß ein Regent seinen Unterthanen „alle Nothdurft und Bequemlichkeit des Lebens verschaf„fen könnte, ohne daß sie zu arbeiten nöthig hätten; so „würde eine sehr wichtige Frage für den Regenten und „seine Minister entstehen, womit sie zu beschäftigen wä„ren, daß sie weder einander selbst, noch dem Staate „zur Last fallen möchten. Sparta fand sich gewisser„maßen in dieser Beschaffenheit, weil die Spartaner ein „unterwürfiges Volk, die Eloten, hatten, daß zu ih„rem Unterhalte arbeiten mußte. So wenig Weisheit ich „sonst in den Gesetzen des Lycurgus finde; so muß „ich doch gestehen, daß er die Nothwendigkeit, seine „Bürger zu beschäftigen, sehr wohl einsahe, und daher „rührten die Gesetze von denen gemeinschaftlichen Leibes„übungen und Ergötzlichkeiten, die er ihnen vorschrieb. „Der Punkt von der Beschäftigung der Unterthanen „verdient gewiß mehr Aufmerksamkeit, als die meisten „Regierungen darauf verwenden. Ein Land, das „keine Manufacturen und Fabriken hat, „wird auch allemal träge, schläfrige und „unthätige Unterthanen haben n). Sie wer„den

n) Rom, das alte, hatte keine Manufacturen und Fabriken, nichts als den Ackerbau, war aber deshalb nicht ein träges schläfriges und unthätiges Volk, sondern fleißig, arbeitsam, hart, klug und tapfer. Ein Staat muß nur darauf sehen, daß die Unterthanen zum Fleiß ermuntert und darin stets erhalten werden. Dieser Fleiß muß aber allezeit zuerst und vorzüglich auf den Ackerbau hingelenket werden. Die Manufacturen geben viel eher Gelegenheit zu einem wollüstigen, weichlichen und liederlichen Leben, wodurch der Fleiß gar leicht und sehr vermindert, und die Sitten verderbt werden können. Die Manufacturen geben eher und mehr Verdienst und auch wohl Reichthum. Aber der Mißbrauch desselben ist nur allzu leicht und zu gemein. Die

„den den Ackerbau, die Viehzucht und die unentbehrli„chen Handwerke nach dem alten Schlendrian so nach„läßig hintreiben, das platte Land und die Landstädte wer„den in Elend und Dürftigkeit, die Hauptstadt aber, „die alle Kräfte des Landes an sich zieht, wird in Uep„pigkeit und Verschwendung leben, und zum Guten „eben diese Trägheit an sich wahrnehmen lassen o): „Das

Die Erfahrung in Städten, wo Manufacturen sind, bestätiget es mehr als zu viel. Man wird viel liederliche und faule Fabrikanten finden, seltener aber einen liederlichen, versoffenen und faulen Bauer. Das bequemere Leben und die nicht so saure Arbeit bey den Spinnereyen und Manufacturen zieht daher viele Leute vom Lande in die Städte, wodurch der Ackerbau leidet, und wodurch wirklich die Summe des Fleißes in einem Lande verringert wird.

o) Der gewohnte Schlendrian und Faulheit bey manchen Landleuten rühret nicht so sehr von dem Mangel der Manufacturen her, als vielmehr von der Unwissenheit, von der väterlichen Gewohnheit, und hauptsächlich von der allzugroßen Portion Ackers her, so die meisten Bauern in Deutschland haben, zumal wenn es fruchtbares Land ist. Das ist schon vor Alters vom Columella und andern bemerkt, daß es besser sey, wenig und gut bestelltes Land als vieles zu haben. Jedermann ist geneigt zur Faulheit, wie wir es von den alten Deutschen wissen, die daher sich nicht mit dem Ackerbau abgeben wollten. Ein jeder wird lieber wenig als viel arbeiten. Viel Land aber macht faul, weniges hingegen fleißig und arbeitsam, weil man doch mit seiner Familie leben will und muß, daher man an das wenige desto mehr Arbeit und Nachdenken wendet, es wohl als Gartenland tractiret, gräbet und eher Bäume pflanzet u. s. w. Der Herr Verfasser scheint hier noch die Ueppigkeit und Verschwendung der großen Städte und zwar deshalb mit Recht zu tadeln, weil sie die Menschen zum Guten träge macht. Anderswo aber in seinen Schriften hält er sie zur Aufnahme der Manufacturen und zur Beförderung der Circulation des Geldes in einem Staat für nöthig. Sie bleibt aber jederzeit und in aller Absicht schädlich. Der

„Das ist das Bild von den meisten catholischen Staa-
„ten in Deutschland; p) und es ist nicht zu leugnen,
„daß dieses ein sehr betrübtes Bild ist. Eine solche Be-
„schaffenheit hat in alle Maaßregeln der Regierung und
„in die Stärke des Staats einen sehr nachtheiligen Ein-
„fluß; und verhindert alles Gute, was die oberste Ge-
„walt zu veranstalten im Begrif ist.

„Ob

Der vermeinte Vortheil und Gewinn ist stets viel geringer, als der daraus entspringende unendliche Schade. (Cap. 17.)

p) Die catholischen Länder sind zum Theil deshalb in einer großen Faulheit und in einem schlechten Zustande, weil sie so sehr viele Feyertage haben, oft zwey, drey hintereinander. Mehr als ⅕ des Jahres geht dadurch verlohren. Einige Ruhe ist nöthig, damit der arme Arbeitsmann sich nebst seinem Vieh etwas erhole und zu sich komme. Die Weisheit Gottes hat dieses selbst geordnet, und hat ⅐ des Jahres dazu ausgesetzt. Die öftere Folge mehrerer Feyertage gewöhnt zum Müßiggang, zum Wohlleben und zur Liederlichkeit. Hiezu kommt, daß die Geistlichen und ehelosen Landesherren sich um die Aufnahme des Fleißes in ihrem Lande gar nicht bekümmern, weil sie es an ihre Erben nicht überlassen können. Sie wenden also nichts daran, und verschwenden ihre Einkünfte in ungeistlichen Wollüsten zur Schande der christlichen Religion. Billig sollten daher alle geistliche Fürstenthümer secularisirt werden. Man sollte den Bischöfen im Pabstthum zu leben geben, das Land aber müßte durch eine unabhängige Regierung verwaltet werden; doch müßten auch keine Canonici in der Regierung seyn, weil sie als ehelose Personen ebenfalls nicht patriotisch denken, und auf das Aufnehmen des Fleißes in einem Staat nicht bedacht sind. Unterdessen hat es doch auch catholische-weltliche Staaten gegeben, wo die Manufacturen geblüht und noch blühen, als zu Genua und im Savoyschen die Sammt- und Seidenfabriken, vormals auch im Florentinischen zur Zeit der mediceischen Familie, und noch jetzt auch in vielen Gegenden von Frankreich. Es liegt also nicht so sehr an der Religion, als an den Fehlern des Staats.

„Ob ich zwar glaube, daß die Manufacturen und „Fabriken die erste und vorzüglichste q) Aufmerksamkeit „der Regierung noch vor den auswärtigen Commercien „verdienen, davon die Gründe in der vorhergehenden „Ausführung vor Augen liegen; so ist doch nicht zu leug„nen, daß die Commercien von überaus großem Nutzen „für den Staat sind. Allein es ist gar nicht möglich zu „blühenden und dauerhaften auswärtigen Commercien „zu gelangen, wenn nicht blühende Manufacturen und „Fabriken den Grund dazu abgeben. Diese Wahrheit „ist so wichtig, daß ich sie ausführlich erörtern muß. —

Dritter

q) Aus dem bisher in diesen Noten und vorher (§. 318.) erwiesenen bleibe ich noch der vesten Meynung, daß der Ackerbau die erste und vorzüglichste Aufmerksamkeit verdiene; dann folgen die Manufacturen, deren auswärtiger Absatz nicht ohne Handlung und eigene Schiffahrt recht in Schwung kommen kann. Der citoyen in seinen interêts de la France mal entendus ist mit mir einerley Meynung, und verdienet nachgelesen zu werden.

Dritter Anhang.

Kurze Anweisung, wie hinführo die Register der Getrauten, der Getauften und Gestorbenen am fruchtbarsten können eingerichtet und gehalten werden.

Es hat mir vor ein paar Wochen der Herr Pastor Fresenius aus Schlitz im Fuldaischen einen gedruckten Entwurf überschickt, wie auf Befehl des Herrn Reichsgrafen von Görtz, Excellenz, daselbst und in den benachbarten Riedeselschen Gütern die Kirchenregister nach denen von mir im ersten Theil bereits mitgetheilten Mustern sollen eingerichtet werden. Dieses giebt mir die Hofnung, daß hinführo mehrere Herrschaften und Prediger diesem Beyspiel folgen werden. Ich will daher hier kürzlich alles zusammenfassen, worauf dabey ein Augenmerk kann gerichtet werden.

1) Würde überhaupt ein Generalverzeichniß am Schluß eines jeden Jahres können verfertiget werden, welches blos die Summen

der getrauten Paare,

der getauften {Töchter / Söhne} und deren Summe,

der Gerstorbenen {vom männl. Geschl. / vom weibl. Geschl.} u. deren Summe enthielte.

Bey den Getauften könnte noch hinzugefüget werden:

1) Hierunter uneheliche Kinder, —

2) Zwillinge, Dreylinge und mehrere. —

Die Form der jährlichen Tabelle kann allenfalls nach den mitgetheilten Tabellen eingerichtet werden.

II) Die getrauten Paare könnten besonders nach dem Muster von Pommern (I Th. Tab. 24.) verzeichnet, und es könnten 1) die getrauten Jünglinge und unverheyrathete Mannspersonen mit Jungfern, 2) Wittwer und Wittwen, 3) Wittwer mit Jungfern, und 4) Wittwen mit Jünglingen bemerkt werden. Wer Lust hat, die Wittwer und Wittwen noch genauer nach den Jahren zu bemerken, wird sich leicht selbst rathen kōnen.

III) Die verstorbenen nach den Jahren verdienen eine besondere Aufmerksamkeit, deren Wichtigkeit ich gezeigt zu haben hoffe. Der Unterschied des Geschlechts kann hiebey leicht bemerkt werden.

Ich brauche hievon kein Schema mitzutheilen, da in den Tabellen dieses zweyten Theils verschiedene vorkommen.

Will man genau gehen; so rathe ich, die ersten fünf Jahre einzeln zu bemerken, nemlich die Gestorbenen

unter oder bis zum 1sten Jahre des Alters,
die, so 1 Jahr alt, oder bis zum 2ten Jahre,
— 2 Jahr alt, oder eigentlich vom 2ten bis zum 3ten Jahre,
— 3 Jahr,
— 4 Jahr, u. s. w.

Mehren-

Mehrentheils findet man hier eine kleine Abweichung, indem die von der Geburt bis zum ersten Jahr des Alters zu denen gezählt werden, die 1 Jahr alt sind. Z. E. ein sterbendes Kind von 1 Jahr, 11 Monaten und 29 Tagen stehet unter denen, so 1 Jahr alt sind. Man könnte aber dieses leicht ändern, wenn man die Rubriken so ordnete: 1) unter 1 Jahr, oder 0—1, 2) 1—2, d. i. über 1 Jahr oder im zweyten, 3) 2—3, oder im dritten, u. s. w.

In großen Städten und auch auf dem Lande ist man wegen der alten Leute öfters in Ungewißheit. Hier muß man sich mit der Wahrscheinlichkeit begnügen. Da aber die Sache allgemein ist; so können sich keine erhebliche Abweichungen finden.

Unter solcher Tabelle kann man denn auch einzeln und besonders diejenigen anmerken, die über 100 Jahr alt geworden sind, und wenn sich dabey merkwürdige Umstände hervorthun.

IV) Die Gestorbenen nach den Krankheiten verdienen auch besondere Verzeichnisse, wovon man in diesem zweyten Theil Muster findet.

V) Man kann auch, wenn man will, die Gestorbenen nach den Jahren, Krankheiten und dem Geschlecht zugleich in ein Verzeichniß bringen, wovon ich in der vorletzten Tabelle dieses zweyten Theils ein Beyspiel gegeben; nur ist dabey große Aufmerksamkeit nöthig.

VI. Endlich kann man auch, wie es in Breßlau und in den meisten kursächsischen Städten zu geschehen pflegt, jährlich ein Verzeichniß nach folgenden Rubriken verfertigen; nur wünschte ich

 hierin

hierin eine Gleichförmigkeit, um leichter und nützlicher Vergleichung willen, etwa nach diesen Titeln.

Gestorben:

Ehemänner — — —	Ehefrauen, u. zwar in der Geburt —	Summe.
	in den Wochen	
	außer den Wochen an Krankheiten --	
Wittwer — — —	Wittwen — — —	
Jünglinge über 15 Jahr —	Mädgen über 15 Jahr —	
Knaben bis zum 15ten J. —	Mädgen bis zum 15 J. —	
todtgeborne Knaben —	todtgeborne Mädgen —	
Summe —	—	
Summe aller — —		

VII) Es würde endlich von überaus nützlichem Gebrauch seyn, wie aus der ersten Tabelle des ersten Theils zu erkennen ist, wenn man ein Verzeichniß aller Seelen, die im Anfange eines Jahres, oder auch am Ende desselben an einem Orte befindlich gewesen sind, hinzufügte. Die Herren Prediger des Landes könnten dieses mit leichter Mühe bewerkstelligen. Wenn sodann die Herren Inspectores, Präpositi oder Superintendenten die Verzeichnisse von allen Dörfern ihrer Diöces, und die Herren Generalsuperintendenten oder Consistoria die Verzeichnisse vieler Diöcesen in eine Hauptsumme brächten; so würden sich die Verhältnisse in allen Stücken der Ordnung in kurzer Zeit mit einer völligen Gewißheit bevestigen lassen.

Ich

Ich wollte wol zu dem Ende nachstehendes Schema empfehlen.

In dem Dorfe N. oder in der Pfarre N. und dazu gehörigen 2 Dörfern sind im Anfange des Jahres 1762 gewesen

Ehemänner	— — —	Ehefrauen	— —
Wittwer	— — —	Wittwen	— —
unverheyrathete Jünglinge über 20 Jahr	— —	unverheyr. Jungfern über 20 Jahr	—
Jünglinge und Knaben bis zum 20 sten Jahr	—	Jungfern u. Mädgen bis zum 20. Jahr	—
Summe	— —		—

Summe — — —

Hat man Lust, so kann man noch hinzuthun:

Unter obstehender Summe aller Lebenden in N. sind gewesen

Familien, wozu Kinder und Dienstboten gehören, —

einzelne Personen, die für sich leben, und keine Familie haben, —

Hauswirthe, die eigne Bauergüter haben, —

Hauswirthe, die nur Kotsen oder Cossäten sind, und die nur eine Worthe oder Garten haben, —

Haus-

Hauswirthe, die als Tagelöhner dienen, —

Dienstboten, männlichen Geschlechts, —

Dienstboten, weiblichen Geschlechts, —

Kinder bis zum 10ten Jahre, bis dahin sie noch nicht dienen, Knaben, Mädgen, —

Bettler und Arme, so von der Gemeine unterhalten werden, —

Blinde, Gebrechliche und Elende. —

Berlin,
gedruckt bey Müller und Mylius.

Sammlung

der

zur Betrachtung der Ordnung Gottes

in den

Veränderungen des menschlichen Geschlechts

gehörigen

Tabellen,

und zwar

zum zweyten Theil

derselben.

Erste Tabelle.

Liste

der Gebornen nach dem Geslecht in den königlichen preußischen und kurbrandenburgischen Provinzen.

I Kurmark Brandenburg.

Jahre.	Töchter.	Söhne.	Verhältniß der gebornen Töchter zu den Söhnen wie 1000 zu
1751	10979	11350	1033
1752	11174	11971	1071
1753	11196	11864	1059
1754	11407	12331	1081
1755	11569	12225	1056
1756	11344	11872	1046
1757	9757	10223	1047
1758	8739	9555	1093
1759	10356	11034	1065
S. 9 Jahr.	96521	102425	1061

II. Preußen und Litthauen.

Jahre.	Töchter.	Söhne.	Verhältniß
1751	15007	15368	1024
1752	13584	14228	1047
1753	12944	13631	1053
1754	14020	14797	1055
1755	14427	14998	1039
1756	14173	15158	1069
1757	11198	11237	1003
S. 7 Jahr.	95353	99417	1042

III. Pommern.

Jahre.	Töchter.	Söhne.	Verhältn. der Töchter zu den Söhnen, wie 1000 zu
1751	6377	6692	1049
1752	6550	6871	1049
1753	6577	6795	1033
1754	6623	7022	1060
1755	6492	6833	1052
1756	5754	6040	1049
1757	5357	5836	1089
1758	4229	4406	1041
1759	5408	5934	1097
S. 9 Jahr.	53367	56429	1057

IV. Neumark.

Jahre.	Töchter.	Söhne.	Verhältn.
1751	3833	4013	1046
1752	3971	4047	1019
1753	3756	3987	1061
1754	3957	4190	1059
1755	3804	4241	NB. 1114
1756	3803	4154	1092
1757	3011	3302	1096
1758	2718	2946	1083
1759	3102	3303	1064
S. 9 Jahr.	31955	34183	1069

V. Herzogthum Magdeburg.

Jahre.	Töchter.	Söhne.	Verhältn.
1702	3391	3557	
1703	3371	3614	
1705	3351	3391	
1706	3495	3671	
1707	3493	3706	
1708	3356	3666	
1709	3418	3448	
1710	3412	3483	
1711	3432	3674	
1713	3481	3621	
S. 10 J.	34200	35831	1047

Jahre.	Töchter.	Söhne.	Verhältn. der Töchter zu den Söhnen, wie 1000 zu
1714	3727	3912	
1715	3460	3725	
1716	3481	3744	
1717	4255	4491	
1718	4079	4246	
1719	4080	4298	
1720	3750	3954	
1721	3495	3663	
S. 8 Jahr.	30327	32033	1056
1740	3846	3990	
1741	3835	3968	
1742	3841	4182	
1743	4256	4381	
1744	4099	4360	
1745	4149	4390	
1746	NB. 4191	4173	
.1747	4363	4449	
1748	NB. 4213	4209	
1749	4058	4424	
S. 10 Jahr.	40851	42526	1041
1750	3864	398[illegible]	
1751	4116	4244	
1752	4545	4744	
1753	3936	4289	
1754	4214	4641	
1755	4210	4455	
1756	4524	4693	
1757	3913	4082	
1758	3358	3522	
1759	3927	4184	
S. 10 Jahr.	40607	42834	1054
Totale von 38 Jahren.	145985	153224	1049 meist 20: 21

VI Fürstenthum Halberstadt.

Jahre.	Töchter.	Söhne.	Verhältn. der Töchter zu den Söhnen, wie 1000 zu
1723	1504	1439	
1731	1287	1373	
1732	1311	1416	
1733	1272	1360	
1734	1444	1542	
1737	1246	1331	
1738	1261	1357	
1739	1325	1243	
1740	1194	1350	
S. 9 Jahr.	11844	12511	1056
1751	1360	1406	
1752	1493	1507	
1753	1435	1556	
1754	1408	1460	
1755	1455	1496	
1756	1435	1492	
1757	1232	1248	
1758	1091	1102	
1759	1415	1435	
S. 9 Jahr.	12324	12702	1030
Totale von 18 Jahren	24168	25213	1043 oder 25 : 26

VII. Hohenstein.

Jahre.	Töchter.	Söhne.	Verhältn.
1751	333	350	
1752	360	388	
1753	313	393	
1754	355	358	
1755	334	310	
1756	349	374	
1757	279	304	
1758	245	280	
1759	294	320	
S. 9 Jahr.	2862	3077	1075

VIII. Minden und Ravensberg.

Jahre.	Töchter.	Söhne.	Verhältniß der gebornen Töchter zu den Söhnen, wie 1000 zu
1751	2217	2424	1093
1752	2516	2696	1071
1753	2417	2634	1089
1754	2295	2475	1078
1755	2455	2621	1068
1756	2540	2728	1074
1757	2275	2355	1035
1758	1984	2190	1103
1759	NB. 2515	2449	NB. 993
S. 9 Jahr.	21214	22622	1066 oder 50: 53

IX. Cleve.

Jahre.	Töchter.	Söhne.	Verhältniß
1751	5469	3665	1056
1752	3715	3731	1004
1753	3616	3806	1052
1754	3771	4043	1072
1755	3650	3789	1038
1756	3819	3957	1036
S. 6 Jahr.	22040	22991	1043

X. Geldern.

Jahre.	Töchter.	Söhne.	Verhältniß
1751	899	919	
1752	874	939	
1753	918	987	
1754	949	998	
1755	919	961	
1756	914	973	
S. 6 Jahr.	5473	5777	1055

XI. Moers.

Jahre.	Töchter.	Söhne.	Verhältniß der gebornen Töchter zu den Söhnen, wie 1000 zu
1751	27[illegible]	265	
1752	277	292	
1753	282	303	
1754	292	361	
1755	286	342	
1756	300	334	
S. 6 Jahr.	1708	1897	1110

XII. Ostfrießland.

Jahre.	Töchter.	Söhne.	Verhältniß
1751	1381	1493	1081
1752	1405	1551	1103
1753	1379	1511	1095
1754	1609	1649	1024
1755	1679	1826	1087
1756	1684	1705	1012
1757	1555	1690	1086
1758	1451	1523	1049
1759	1557	1593	1023
S. 9 Jahr.	13700	14541	1061

XIII. Lingen.

Jahre.	Töchter.	Söhne.	Verhältniß
1751	NB. 375	372	
1752	359	374	
1753	NB. 345	332	
1754	380	395	
1755	334	404	
1756	359	381	
1757	NB. 363	332	
1758	354	359	
1759	372	414	
S. 9 Jahr.	4241	3363	1037

XIV. Tecklenburg.

Jahre.	Töchter.	Söhne.	Verhältniß der gebornen Töchter zu den Söhnen, wie 1000 zu
1751	259	269	
1752	242	254	
1753	NB. 255	252	
1754	262	263	
1755	233	236	
1756	240	246	
1757	262	272	
1758	219	257	
1759	265	272	
S. 9 Jahr.	2217	2321	1046

XV. Schlesien.

Einige Jahre :	116768	122780	1051
Einige andere :	59936	62578	1044
Noch einige andere Jahre	78962	81025	1026
Summa	255666	266383	1041

In sämmtlichen preußischen Staaten.

Einige Jahre :	404289	425505	1052
Einige andere :	254783	266321	1045
Summa	659072	691826	1049 meist 1050 oder 20 : 21

Zweite Tabelle.

Liste

von Städten und Dörfern besonders.

In 15 Jahren, von 1732 bis 1746.

I. In Städten der Kurmark Brandenburg.

Oerter.	Töchter.	Söhne.	Verhältniß d. Töchter zu den Söhnen wie 1000 zu
In Berlin und Cölln, ohne die andern Theile	8713	9209	1056
In 12 kleinen Städten	7066	7255	1026
In 14 andern	7860	8260	1050
In 27 andern	14053	14783	1051
In 15 andern	5867	6068	1034
Summa von Städten	43559	45575	1046

II. In Dörfern.

Oerter.	Töchter.	Söhne.	Verhältniß
Von 10 Diöcesen	13879	14554	1048
Von 7 andern	12246	12583	1027
Von 8 andern	7937	8167	1028
Von 4 andern	10940	11367	1039
Von 7 andern	8596	9178	1067
Summa von Dörfern	53598	55849	1041
Totale von Städten und Dörfern	97157	101424	1043

Dritte Tabelle.

Liste

der getauften Söhne und Töchter in Berlin innerhalb 40 Jahren.

Jahre.	Töchter.	Söhne.	Verhältniß der gebornen Töchter zu den Söhnen, wie 1000 zu
1722	1323	1378	
1723	1310	1460	
1724	1325	1443	
1725	1412	1473	
1726	NB. 1399	1379	
1727	1471	1483	
1728	1332	1460	
1729	1498	1533	
1730	1406	1590	
1731	1502	1562	
S. 10 Jahr.	13978	14761	1056 oder 20: 21
1732	1561	1693	
1733	1652	1739	
1734	1832	1872	
1735	1718	1777	
1736	NB. 1884	1843	
1737	1571	1764	
1738	NB. 1623	1622	
1739	1660	1853	
1740	1646	1738	
1741	1428	1479	
S. 10 Jahr.	16575	17379	1048 meist 20: 21

Jahre.	Töchter.	Söhne.	Verhältniß der gebornen Töchter zu den Söhnen, wie 1000 zu
1742	1466	1539	
1743	1775	1893	
1744	1785	1910	
1745	1566	1690	
1746	1548	1655	
1747	1666	1846	
1748	1661	1784	
1749	1617	1658	
1750	1935	2056	
1751	2022	2127	
S. 10 J.	17041	18158	1065 oder 50: 53
1752	2068	2189	
1753	2241	2255	
1754	2181	2398	
1755	2253	2377	
1756	2123	2152	
1757	1784	1862	
1758	1403	1599	
1759	1783	1940	
1760	2033	2071	
1761	1968	2047	
S. 10 J.	19837	20890	1053
Totale von 40 Jahren	67431	71188	1055 oder 20: 21

Vierte Tabelle.

Liste

der getauften Söhne und Töchter in Wien, Dresden und andern Oertern.

1. Wien.

Jahre.	Töchter.	Söhne.	Verhältniß der gebornen Töchter zu den Söhnen, wie 1000 zu
1720	NB. 2116	2004	
1721	NB. 2123	1981	
1722	2201	2316	
1723	NB. 2507	1950	
1724	1422	3005	
1725	2300	2408	
1726	2090	3042	
1727	NB. 2821	2091	
1728	NB. 3102	2020	
1729	2021	2552	
S. 10 J.	22703	23369	1029
1730	NB. 2651	1823	
1731	2101	2905	
1732	2302	2439	
1733	NB. 3322	2529	
1734	NB. 3608	2012	
1735	NB. 3380	2496	
1736	2514	3120	
1737	2601	3103	
1738	NB. 3213	2409	
1739	2212	3952	
S. 10 J.	27904	26788	960

Jahre.	Töchter.	Söhne.	Verhältn. der Töchter zu den Söhnen, wie 1000 zu
1740	2527	2914	
1741	1303	2850	
1742	1940	2003	
1743	1891	2389	
1744	NB. 2500	1983	
1745	2022	2272	
1746	2103	2492	
S. 7 Jahr.	14286	16903	1183
Totale von 27 Jahren	64893	67060	1033

II. Dresden.

Jahre.	Töchter.	Söhne.	Verhältn.
1747	850	872	
1748	963	978	
1749	927	996	
1750	NB. 989	958	
1751	941	1047	
1752	864	914	
S. 6 Jahr.	5534	5765	1040 oder 25 : 26

III. Stuttgard.

Jahre.	Töchter.	Söhne.	Verhältn.
1740—49	3036	3184	
1750—59	3240	3254	
S. 20 J.	6276	6438	1025

IV. Gotha.

Jahre.	Töchter.	Söhne.	Verhältn.
von 1735 bis 1751, in 17 Jahren.	2682	2903	1082

Jahre.	Töchter.	Söhne.	Verhältniß der gebornen Töchter zu den Söhnen wie 1000 zu
V. Gera.			
1740—1748 9 Jahre	1055	1089	1032
VI. Wittenberg.			
1740—1750 11 Jahre	1172	1268	1081
VII. Rathenow.			
1686—1705 20 Jahre	915	850	
1706—1725 20 Jahre	922	1025	
1726—1745 20 Jahre	1257	1331	
S. 60 Jahr.	3094	3206	1036

Fünfte Tabelle.

Liste

von einigen Städten in Frankreich, Holland und Dännemark.

I. Paris.

Jahre.	Töchter.	Söhne.	Verhältn. der Töchter zu den Söhnen, wie
1748	8710	9197	1000 : 1055
1750	9324	9711	1000 : 1041
1751	9416	9905	1000 : 1051
1754	9402	9507	1000 : 1011
Sum. von 4 Jahren	36852	38320	1000 : 1039
4 andere Jahre	39629	41373	1000 : 1044 Diese stehen in den Samml. der schwed. Acad. Vol. 16. p. 255.
Sum. von 8 Jahren	76481	79693	1000 : 1042 oder 25 : 26
Kirchsp. S. Sulpice zu Paris in 30 Jahr.	34069	35531	1000 : 1042 oder 25 : 26 S. Deparcieux essai. pag. 102.

II. Amsterdam.

S. Struycks nadder Ontdekkinge, p. 126 und 161.

Jahre.	Töchter.	Söhne.	Verhältn.
Bey der Amstel-Kirche von			
1700—1719, 20 J.	2248	2488	1000 : 1106
1720—1739, 20 J.	2206	2359	1000 : 1069
Bey der alt. Kirche			
1700—1719, 20 J.	4179	4406	1000 : 1054
1720—1739, 20 J.	4300	4432	1000 : 1030
In diesen u. noch andern Kirchen zusammen : : :	13844	14655	1000 : 1058 oder 20 : 21

Jahre.	Töchter.	Söhne.	Verhältn. d. Töchter zu den Söhnen, wie
In 3 holländischen Dörfern in vielen Jahren —	3333	3528	1000: 1058
In 5 andern Dörfern — .	3561	3571	1000: 1002
Suma der Dörfer	6894	7099	1000: 1029
Totale der Städte und Dörfer —	20738	21754	1000: 1048 meist 20: 21
III. Leyden.			
S. Herrn Kerseebooms tweede Verhandeling, S. 31.			
In 50 Jahren 1. Bey der reformirten Gemeine.			
Hooglands. Kirche	18028	18305	1000: 1015
Peters Kirche	7979	8305	1000: 1040
Frauen Kirche ;	1753	1817	1000: 1036
Neue Kirche ;	4935	5268	1000: 1067
Loots Kirche ;	1888	2035	1000: 1077
Hochdeuts. Kirche	53	56	1000: 1056
2. Luther. Remonstr.	1591	1792	1000: 1126
3. Catholiken ;	8706	9195	1000: 1056
Summa ;	44933	46773	1000: 1040 oder 25: 26
IV. Copenhagen.			
1724	1183	1306	
1751	1370	1411	
1752	1278	1314	
1754	1346	1417	
1758	1203	1204	
Summa 5 Jahr	6380	6652	1000: 1042
Im Stifte Seeland 1758 ;	3533	3805	1000: 1076
Beyde zusammen	9913	10457	1000: 1054 oder 20: 21

Sechste Tabelle.

Liste

der getauften Mädgen und Knaben bey der Episcopalkirche in London, innerhalb 95 Jahren.

Sie ist genommen aus des Herrn *Morris* observations on the past growth of London, Tab. I. und aus der Collection of bills of mortality, die 1759 zu London herausgekommen.

Jahre.	Mädgen.	Knaben.	Verhältniß der getauften Mädgen zu den Knaben, wie
1664	5681	6041	
1665	4853	5114	
1666	4319	4678	
1667	5322	5616	
1668	5560	6073	
1669	5829	6506	
1670	5719	6278	
S. 7 Jahr.	37283	40306	1000 : 1081
1671	6061	6449	
1672	6120	6443	
1673	5822	6073	
1674	5738	6113	
1675	5717	6058	
1676	5847	6552	
1677	6203	6423	
1678	6033	6568	
1679	6041	6247	
1680	6199	6548	
S. 10 Jahr.	59781	63474	1000 : 1061

Jahre.	Mädgen.	Knaben.	Verhältniß der getauften Mädgen zu den Knaben, wie
1681	6533	6822	
1682	6744	6909	
1683	7158	7577	
1684	7127	7575	
1685	7246	7484	
1686	7119	7575	
1687	7214	7737	
1688	7101	7487	
1689	7167	7604	
1690	7302	7909	
S. 10 Jahr.	70711	74679	1000: 1056
1691	7392	7662	
1692	7316	7602	
1693	7483	7676	
1694	6647	6985	
1695	6713	7163	
1696	7229	7632	
1697	7767	8062	
1698	7626	8426	
1699	7452	7911	
1700	7061	7578	
S. 10 Jahr.	72686	76697	1000: 1055
1701	7514	8102	
1702	7656	8031	
1703	7683	7765	
1704	7742	8153	
1705	7779	8366	
1706	7417	7952	
1707	7687	8379	
1708	7623	8239	
1709	7380	7840	
1710	7288	7640	
S. 10 Jahr.	75769	80467	1000: 1062

Jahre.	Mädgen.	Knaben.	Verhältniß der getauften Mädgen zu den Knaben, wie
1711	7224	7482	
1712	7631	8029	
1713	7665	8262	
1714	8545	8950	
1715	8446	8788	
1716	8345	9076	
1717	8845	9630	
1718	8863	9444	
1719	8897	9516	
1720	8602	8877	
S. 10 Jahr.	83063	88054	1000: 1060
1721	8940	9430	
1722	9014	9325	
1723	9392	9811	
1724	9468	9902	
1725	9198	9661	
1726	9203	9605	
1727	9011	9241	
1728	8155	8497	
1729	8324	8736	
1730	8512	8606	
S. 10 Jahr.	89217	92814	1000: 1040
1731	8653	9177	
1732	8644	9144	
1733	8654	8811	
1734	8675	8955	
1735	8215	8658	
1736	8020	8471	
1737	8278	8482	
1738	7848	8212	
1739	7953	8228	
1740	7398	7833	
S. 10 Jahr.	82338	85971	1000: 1044

Jahre.	Mädgen.	Knaben.	Verhältniß der Mädgen zu den Knaben, wie
1741	7290	7667	
1742	6703	7048	
1743	7324	7726	
1744	6940	7321	
1745	6800	7278	
1746	7004	7573	
1747	7205	7737	
1748	6930	7223	
1749	6972	7288	
1750	7154	7394	
S. 10 Jahr.	70322	74255	1000: 1054
1751	7167	7524	
1752	7440	7868	
1753	7584	7860	
1754	7193	7754	
1755	7436	7773	
1756	7248	7591	
1757	6858	7195	
1758	6862	7347	
S. 8 Jahr.	57788	60912	1000: 1054
In größern Summen.			
von 1664 bis 1700, 37 J.	240461	255156	1000: 1061 oder 50: 53
von 1701 bis 1725, 25 J.	204844	216650	1000: 1057 oder 20: 21
von 1726 bis 1758, 25 J.	253653	265823	1000: 1047 oder 25: 26
Summa aller 95 Jahr	698958	737629	1000: 1055 oder 20: 21

Siebente

Besondere Listen der Gebornen und Gestorbenen nach dem
Short in his observations Tab. 2. and. 3. und zwar 1) von
ren, 2) von bloßen Dörfern in verschiedenen Gegenden.
an 100 Jahre, in welcher Zeit nicht nur mehrmals pestilen-
derungen vorgefallen, und die Handlung nebst der Schif-
im Ganzen die Regeln der Ordnung. (vergl. Th. I. Tab. III.)

1. Städte und Marktflecken.	Jahre.	Getaufte		
		Töchter.	Söhne.	Sume.
Cheltenham 180	1558 — 1647	1921	2083	4004
Jahre. —	1648 — 1737	1991	1936	3927
Hallifax 73 J.	1673 — 1745	9072	9475	18547
Bradford 80	1600 — 1639	3824	3813	7637
Jahre. —	1700 — 1739	2814	2946	5760
Craanbrook 79 J.	1560 — 1639	3551	3726	7277
Tiverton 80 J.	1560 — 1639	5903	6085	11988
	1640 — 1664	NB 2293	2169	4462
Scheffield 80 J.	1561 — 1640	5736	6094	11830
105 Jahre.	1641 — 1745	13892	14610	28502
Banbury 88 J.	1558 — 1645	2888	3077	5965
92 Jahre.	1646 — 1737	2949	2946	5895
Chesterfield 86 J.	1558 — 1643	3481	3617	7098
42 Jahre.	1691 — 1732	1794	1883	3677
Leeds 40 Jahre.	1572 — 1611	4279	4678	8957
12 Jahre.	1734 — 1745	3518	3653	7171
Tot. der Städte	Num. 1	21217	21950	43167
— —	— 2	35521	36767	72288
— —	— 3	23378	24763	48141
— —	— 4	51071	53489	104560
— —	— 5	9533	10371	19904
— —	— 6	16857	17528	34385
Summa		157577	164868	322445

Tabelle.

Geschlecht, in Engelland, gesammlet vom Herrn D.
kleinen Städten, Marktflecken und dazu gehörigen Landpfar-
Diese Auszüge aus den Kirchenregistern enthalten zum Theil
zialische Seuchen und Kriege, sondern auch Religions-Verän-
fahrt ungemein gestiegen ist: dem allen ohngeachtet zeigen sich

Gestorbene weiblichen Geschlechts.	Gestorbene männlichen Geschlechts.	Gestorbene Sume.	Getraute Paare.	Verhältniß der gebornen Töchter zu den Söhnen wie 1000 zu,
1275	1332	2607	839	
1934	1696	3630	631	
9744	9050	18794	8988	
2846	2504	5350	2208	
2505	2325	4830	3352	
2827	2928	5755	1918	
4919	4426	9345	3178	
1843	1678	3521	1183	
4978	5045	10023	3310	
14663	15733	30396	8388	
2451	2643	5094	1625	
2813	2791	5604	1656	
3231	2995	6226	1744	
1749	1641	3390	1332	
3718	3939	7657	2691	
— —	— —	6840	2292	
16346	15644	31990	10531	1034
33611	32883	66494	23944	1035
21008	21132	42140	11620	1059
51914	53530	105444	30269	1047
10154	9991	20145	5091	1087
13210	15408	18618	14258	1039
146243	148588	294831	95713	1046

2. Dörfer. S. Short S. 22	Jahre.	Getaufte Töchter.	Söhne.	Summe.
Per. I. num. 1		12139	12969	25108
— 2		15744	16978	32722
— 3		3811	4009	7820
— 4		5186	5493	10679
— 5		2421	2613	5034
Summa der Dörfer —		39301	42062	81363
Per. II. num. 1		16575	17339	33914
— 2		25301	26588	51889
— 3		4768	4934	970
— 4		6798	7290	14088
— 5		2840	2916	5756
— 6		8420	9115	17535
— 7		7768	8284	16052
— 8		9186	9591	18777
— 9		3298	3473	6771
Summa der Dörfer Per. II.		84954	89530	174484
— — Per. I.		39301	42062	81363
Summa von beyden —		124255	131592	255847
Summa der Städte —		157577	164868	322445
Summa von Städten und Dörfern		281832	296460	578292

Gestorbene			Getraute Paare.	Verhältniß der gebornen Töchter zu den Söhnen, wie 1000 zu
weiblichen Geschlechts.	männlichen Geschlechts.	Sume.		
7789	8133	15922	5810	1068
11991	12399	24390	8186	1078
3083	3179	6262	1937	1051
4608	4589	9197	2897	1059
2649	2687	5336	1561	1079
30102	30987	61107	20391	1070
13317	13767	27084	8595	1046
20258	20783	41041	10668	1050
4070	4035	8105	2470	1034
6708	6470	13118	3318	1072
2861	3036	5897	1612	1026
5911	6332	12243	3389	1082
6671	6675	13346	3834	1066
8295	8464	16759	4113	1044
3569	3379	6948	2335	1053
71660	72941	144601	40334	1053
30120	30987	61107	20391	oder 20: 21
101780	103928	205708	60725	1059 oder 20: 21
146243	148588	294831	95713	1046 oder 25: 26
248023	252516	500539	156438	1052 oder 20: 21

Achte Tabelle.

Liste

der gestorbenen nach dem Geschlecht in einigen Provinzen und volkreichen Städten.

Jahre und Oerter.	weibl. Geschl.	männl. Geschl.	Verhältniß des weiblichen Geschl. zu dem männlichen, wie	
Mark Brandenburg, 9 Jahre, von 1751 bis 1759 —	93397	95732	1000 :	1025
Königreich Preußen, 7 Jahre, von 1751 bis 1757 —	69656	71750	1000 :	1030
Herzogth. Pommern 9 Jahre, von 1751 bis 1759 —	53052	52447		988
Neumark, 9 Jahre, von 1751 bis 1759	30696	30717	1000 :	1000
Magdeburg, 9 Jahre von 1751 bis 1759	39201	39167		999
Herzogthum Cleve, 6 Jahre, von 1751 bis 1756 —	17997	18472	1000 :	1026
Geldern, eben die Jahre —	4198	4622		1101
In ganz Schlesien, einige Jahre vor dem Kriege —	87576	88037	1000 :	1005
in einigen andern vermischten Jahren,	223152	221762		993
In sämtlichen preussischen Staaten einige Jahre vor dem Kriege —	308630	315613	1006 :	1022
in einigen andern vermischten Jahren.	277364	275678		993

Jahre und Oerter.	weibl. Geschl.	männl. Geschl.	Verhältniß des weibl. Geschl. zu dem männl. wie
In brandenburgischen Städten in 15 Jahren vor dem Kriege —	40428	40747	1007
In brandenb. Dörfen in eben der Zeit —	40781	43112	1000 : 1057
In beyden zusammen	81209	83859	1032
London, 1671 bis 1700, 30 Jahre —	300304	322190	1000 : 1072
1701—1720, 20 Jahr.	227283	226423	
1721—1740, 20 Jahr.	271146	268701	
1741—1757, 17 Jahr.	203691	197415	
In allen 87 Jahren	1002424	1014729	1000 : 1002
Paris, zu S. Sulpice, 30 Jahre —	24467	24073	1000 : 984
in der ganzen Stadt von 1748 bis 1752, 5 Jahre —	43015	50331	1000 : 1169
Wien, von 1720 bis 1746, 27 Jahre	79756	89758	1000 : 1125
Berlin, von 1722 bis 1746, 25 Jahre	38860	43694	1000 : 1124

Ich hätte noch mehr Städte und Provinzen hinzufügen können, wenn ich es für nöthig gehalten hätte. Ordentlicher Weise müssen mehr vom männlichen Geschlechte sterben, weil ihrer mehr geboren werden. Geschiehts nicht, so müssen die Ursachen im Kriege, Handlung, Fabriken, Schiffahrt, im Luxu oder auch in der Auswanderung gesucht werden, die bey der Untersuchung eines jeden Orts leicht zu finden sind, daher auch die Bemerkung des Unterschiedes der Sterbenden nach dem Geschlecht nützlich beybehalten werden kann. Siehe §. 422.

Neunte Tabelle.

Liste

der gestorbenen Kinder nach dem Geschlecht.

Jahre und Oerter.	Töchter.	Söhne.	Verhältniß der gestorbenen Töchter zu den Söhnen, wie
In ganz Pommern bis zum 7ten Jahre des Alters			
1748	1418	1625	
1749	1300	1524	
1750	1526	1623	
1751	2693	2885	
1752	2799	2878	
1753	1963	2125	
1754	1662	1738	
1755	1645	1912	
1756	1633	1714	
Summa 9 Jahre	16639	18024	1000: 1083
Mittelzahl —	1848	2002	oder 25: 27
Vom 7ten bis zum 14ten Jahre			
1748	202	238	
1749	217	196	
1750	183	201	
1751	308	339	
1752	437	397	
1753	274	251	
1754	202	211	
1755	218	249	
1756	225	267	
Summe 9 Jahre	2266	2349	1000: 1036
Mittelzahl —	251	261	meist 25: 26
Tot. bis zum 14 Jahr	18905	20373	1000: 1077
Mittelzahl —	2100	2263	meist 25: 27

Jahre und Oerter.	Söhne.	Töchter.	Verhältniß der gestorbenen Töchter zu den Söhnen, wie
Wien 1720	1425	1684	
1721	1437	1677	
1722	1430	1551	
1723	1632	1758	
1724	1698	1905	
1725	1660	1865	
1726	1733	1951	
1727	1788	2001	
1728	1869	2085	
1729	1855	2042	
Summe, 10 Jahre.	16427	18519	1000: 1127
1730	2075	2189	
1731	1802	1942	
1732	2368	2510	
1733	1851	2010	
1734	1578	1775	
1735	1600	1770	
1736	2113	1290	
1737	1936	2167	
1738	2192	2339	
1739	1651	1776	
Summe, 10 Jahre.	19166	19768	1000: 1138
1740	1712	1888	
1741	1730	1851	
1742	1585	1599	
1743	1325	1558	
1744	1052	1235	
1745	1116	1240	
1746	1391	1486	
Summe, 7 Jahre.	9911	10857	1000: 1095
Tot. von 27 Jahren.	45504	49144	1000: 1080 oder 25: 27

Jahre und Oerter.	Töchter.	Söhne.	Verhältniß der gestorbenen Töchter zu den Söhnen, wie
Fortsetzung.			
1748	1181	1238	
1750	1226	1329	
1751	912	1019	
1752	1062	1156	
Summe, 4 Jahre.	4381	4742	1000: 1082 oder 25: 27
Paris.			
Bey S. Sulpice in 30 Jahren, in einem Alter			
von 0 bis 1 Jahr	4615	5718	
von 1 bis 5 Jahren	6093	5925	
von 5 bis 10 Jahren	1536	1597	
von 10 bis 20 Jahren	702	786	
Summe — —	12946	14026	1000: 1083 oder 25: 27
Dresden.			
1747	568	691	
1748	576	692	
1749	570	665	
1750	591	709	
1751	547	619	
1752	521	564	
Summe, 6 Jahre.	3373	3940	1000: 1168
Todtgeborne in 6 Jahren — —	295	422	
Wittenberg.			
1740 bis 1750	591	675	1000: 1142
Todgeborne — —	37	66	

Anmerkung. Ich füge nicht mehr Beyspiele hinzu, da in dem Folgenden noch einige Listen von den Sterbenden nach dem Alter vorkommen werden, wo das Geschlecht bey den gestorbenen Kindern bemerkt ist.

Zehnte Tabelle.

Liste der in London Gestorbenen nach den Jahren, und zwar in 30 Jahren, vom Jahr 1728 bis 1757.

v. a, Collection of the yearly Bills of mortality from 1657 to 1758 inclus. London. 1759. 4. p. 141.

Alter der Gestorbenen.	von 1728 bis 1732.	von 1733 bis 1737.	von 1738 bis 1742.	von 1743 bis 1747.	von 1748 bis 1752.	von 1753 bis 1757.	Summa aller 30 Jahre.
Unter 2 Jahr	50363	52796	49538	41948	39887	38371	272903
2 bis 5 Jahr	10984	12521	12540	9939	9069	9692	63745
5—10	4834	4941	4970	4292	3652	3223	25912
10—20	4267	3975	4546	3787	3374	2942	22891
20—30	10216	9560	11162	9920	9724	7892	58474
30—40	12271	12031	13729	11678	11816	9977	71502
40—50	12077	11912	14297	12659	12130	10163	73238
50—60	9754	9939	11914	9704	9543	8928	59782
60—70	8659	7850	8516	7661	7692	7091	47269
70—80	5553	5131	6793	6134	5043	5025	33679
80—90	3464	2986	3150	2598	2343	2407	16948
90 und drüber	671	595	565	433	352	363	2979
	132913	134237	141720	120753	114625	106074	750322

Unter jeden Tausend Gestorbener sind also gewesen

Alter.	in d. 1ten 5. Jahr.	in d. 2ten 5 Jahr.	in d. 3ten 5 Jahr.	in d. 4ten 5 Jahr.	in d. 5ten 5 Jahr.	in d. 6ten 5 Jahr.	General Verhält.
Unter 2 Jahr	379	393	350	347	348	362	364
2—5	83	93	88	82	79	91	86
5—10	36	37	35	36	32	31	34
10—20	32	30	32	31	30	28	30
20—30	77	71	79	82	85	74	78
30—40	92	90	97	97	103	94	95
40—50	91	89	101	105	106	96	98
50—60	73	75	84	80	83	84	80
60—70	64	58	60	63	67	67	63
70—80	42	38	48	51	44	47	45
80—90	26	22	22	22	20	23	23
90 und drüber	5	4	4	4	3	3	4
	1000	1000	1000	1000	1000	1000	1000

Eilfte Tabelle.

Liste der Gestorbenen nach dem Alter von Wien und Paris.

I. Wien.

Alter.	A 4 Jahre 1728, 1732 1738, 1739	B 4 Jahre 1749, 1751 1752, 1753	C Summa aller 8 Jahre	C Unter 1000 Todten sind	B Unter 1000 Todten sind
bis 1 Jahr.	11232	5983	17215	366	313
- 2	1726	962	2688	57	50
0 — 2	12958	6945	19903	423	363
3	961	551	1512	32	29
4	780	454	1234	26	24
5	521	270	791	17	14
3 — 5	2262	1275	3537	75	67
6	412	282	694	15	14
7	226	251	477	10	13
8	125	150	275	6	8
9	122	128	250	5	7
10	135	115	250	5	6
6 — 10	1020	926	1946	41	48
11 — 15	292	335	627	13	17
16 — 20	477	394	871	18	21
21 — 25	750	518	1268	27	27
26 — 30	953	551	1504	32	29
31 — 35	873	496	1369	29	26
36 — 40	1217	798	2015	43	42
41 — 45	913	665	1578	34	35
46 — 50	1151	929	2080	44	48
51 — 55	763	878	1641	35	46
56 — 60	1015	989	2004	43	52
61 — 65	706	850	1556	33	44
66 — 70	921	894	1815	39	47
71 — 75	542	572	1114	24	30
76 — 80	584	577	1161	25	30
81 — 85	219	258	477	10	13
86 — 90	194	194	388	8	10
91 — 95	57	53	110	2	3
96 —100	62	41	103	2	2
100 u. drüb.	14	10	24	$\frac{1}{2}$	$\frac{1}{2}$
11 —100	1703	10002	21705	461	522
Tot. a. Gest.	27943	19148	47091	1000	1000

II. Paris.

Alter.	Von einigen Kirchspielen in d. Stadt selbst	V. 12 Kirchspielen auf d. Lande nahe bey Paris	Sume von d. Kirchspielen d. Stadt u. d. Dörfer.	Unter 1000 Todten sind
bis 1 Jahr.	2716	3738	6454	269
2	1415	963	2378	99
0 — 2	4131	4701	8832	368
3	635	350	985	41
4	444	256	700	29
5	331	178	509	21
3 — 5	1410	784	2194	91
6	252	154	406	17
7	200	107	307	13
8	141	99	240	10
9	92	62	154	6
10	55	59	114	5
6 — 10	740	481	1221	51
11 — 15	223	194	417	17
16 — 20	284	278	562	23
21 — 25	326	382	708	30
26 — 30	367	386	753	31
31 — 35	391	401	792	33
36 — 40	494	496	990	41
41 — 45	472	352	824	34
46 — 50	490	394	884	37
51 — 55	451	271	722	30
56 — 60	611	454	1065	44
61 — 65	550	252	802	33
66 — 70	757	344	1101	46
71 — 75	620	294	914	38
76 — 80	488	199	687	29
81 — 85	241	90	331	14
86 — 90	120	40	160	7
91 — 95	41	7	48	2
96 — 100	16	5	21	1
11 — 100	6942	4839	11781	490
Tot. a. Gest.	13223	10805	24028	1000

Anmerkungen.

1. Die Listen von Wien sind aus denen daselbst alljährig gedruckten Zetteln genommen. Von mehr als 8 Jahren habe ich die Listen bey Anfertigung dieser Tabelle nicht bey der Hand gehabt. Weil aber die ersten 4 Jahre sehr epidemisch gewesen, so ist eine besondere Reduction der 4 letztern guten Jahre auf Tausend Col. B beygefügt worden. Vielleicht erhalten wir einmal von einem Gelehrten in Wien eine vollständige Berechnung aller Listen von 20 oder 30 Jahren nach dem Muster der londonschen.

2. Die von Paris enthält einen Auszug aus den Büchern der Kirchen von S. Andreas, Hippolytus und Nicolai. Sie stehet nebst der von den 12 Kirchspielen nahe bey Paris in des Herrn Büffons Naturgeschichte des königlichen Cabinets. Da so viele Kinder von den Parisern an Ammen auf das Land gegeben werden, wo auch ihrer viele sterben; so wird man wohl die Liste in der Kindheit von Paris nicht wohl zur Bestimmung einer Regel brauchen können. Da aber hingegen aus eben der Ursache in den 12 Kirchspielen um und bey Paris so viel Kinder mehr sterben müssen; so scheint es, daß der Mangel der ersten hiedurch könne ersetzt werden, und daß daher die von beyden zusammen geworfene Summe brauchbarer sey. Man kann den Mangel der pariser Liste für die Kindheit auch aus der gleich folgenden Tabelle des Herrn Deparcieux vom Kirchspiel S. Sulpice erkennen.

Zwölfte Tabelle.

Liste

der Gestorbenen nach dem Alter, Geschlecht und Stande während 30 Jahren im Kirchspiel zu S. Sulpice in Paris. Sie steht in des Herrn *Déparcieux* essai sur les probabilites de la durée de la vie humaine p. 102.

Alter.	Knaben u. unverheyrathete Mannspersonen	Ehemänner.	Wittwer.	Summe aller vom mänlichen Geschlecht.	Mädgen u. unverheyrathete Frauenspersonen.	Ehefrauen.	Wittwen.	Summe aller vom weiblichen Geschlecht.	Summe beyder Geschlechter.
0 bis 1 Jahr.	5718	—	—	5718	4615	—	—	4615	10333
1 - 5	5925	—	—	5925	6093	—	—	6093	12018
5 - 10	1597	—	—	1597	1536	—	—	1536	3133
10 - 20	786	3	—	789	702	46	1	749	153[illegible]
20 - 30	1110	180	3	1293	609	695	33	1337	263[illegible]
30 - 45	975	1205	27	2207	419	1739	157	2315	4522
45 - 60	664	1851	111	2626	337	1471	634	2442	50[illegible]
60 - 70	410	983	375	1768	293	864	1020	2177	394[illegible]
70 - 80	267	651	535	1453	323	472	1257	2052	350[illegible]
80 - 90	120	198	330	648	177	117	731	1025	167[illegible]
91 - 95	3	6	19	28	8	7	58	73	101
96 - 100	1	2	16	19	6	2	45	53	72
	17576	5079	1416	24071	15118	5413	3936	24467	48538

Anmerkungen.

1. Es sind in denen 30 Jahren in selbigem Kirchspiel getauft

Knaben	—	35531
Mädgen	—	34069
Summe der Getauften	—	69600
— der Gestorbenen	—	48538
Weniger allda gestorben	—	21062

2. Daß hier so viel weniger gestorben, muß wol aus besondern Ursachen herrühren, da in großen Städten die Zahl der Todten größer ist, als der Gebornen, welches auch die Generaltabelle von Paris (Tab. 6. im ersten Theile) beweiset.

3. Es ließen sich aus diesen Abtheilungen des Verzeichnisses noch allerley andere Folgen herleiten, wenn diese Residenz nicht zu viel unähnliches mit andern Städten hätte, daher sie nicht zum Muster kann genommen werden.

Dreyzehnte Tabelle.

Verzeichniß der Gestorbenen nach dem Alter in Berlin von beyden Geschlechtern.

	Im Jahr 1752.			Im Jahr 1753.			Von d. 2 Jahren 1752 u. 1753.		
Alter.	mänl.	weibl.	Sum.	mänl.	weibl.	Sum.	mänl.	weibl.	Sum.
Todtgeb.	88	54	142	96	72	168	184	126	310
Unt. 1 Jahr	540	486	1026	483	408	891	1023	894	1917
Ueb. 1 Jahr	136	167	303	141	117	258	277	284	561
Sume bis zum Alter von 1 Jahr	764	707	1471	720	597	1317	1484	1304	2788
2 Jahr	67	66	133	49	45	94	116	111	227
3 —	71	74	145	55	43	98	126	117	243
4 —	33	40	73	36	35	71	69	75	144
5 —	10	18	28	27	13	40	37	31	68
S. 2 bis 5 J.	181	198	379	167	136	303	348	334	682
6—10	47	45	92	37	38	75	84	83	167
11—15	15	20	35	21	15	36	36	35	71
16—20	42	41	83	28	20	48	70	61	131
21—25	73	51	124	70	53	123	143	104	247
26—30	115	75	190	90	72	162	205	147	352
31—35	91	56	147	68	57	125	159	113	272
36—40	96	93	189	90	85	175	186	178	364
41—45	82	55	137	69	43	112	151	98	249
46—50	61	54	115	76	63	139	137	117	254
51—55	88	54	142	67	48	115	155	102	257
56—60	73	76	149	75	82	157	148	158	306
61—65	52	57	109	62	57	119	114	114	228
66—70	46	63	109	53	66	119	99	129	228
71—75	39	52	91	45	51	96	84	103	187
76—80	39	46	85	31	41	72	70	87	157
81—85	14	24	38	16	20	36	30	44	74
86—90	5	11	16	9	16	25	14	27	41
91—95	—	5	5	4	9	13	4	14	18
96—100	2	3	5	2	8	10	4	11	15
100—105	1	—	1	—	2	2	1	2	3
Summe	981	881	1862	913	846	1759	1894	1727	3621
Totale —	1926	1786	3712	1800	1579	3379	3726	3365	091

	Im Jahr 1754.			Im Jahr 1755.			Von d. 2 Jahren 1754 und 1755.		
Alter.	mäñl.	weibl.	Sum̃.	mäñl.	weibl.	Sum̃	mäñl.	weibl.	Sum̃.
Todtgeb.	80	64	144	96	63	159	176	127	303
Unt. 1 Jahr	521	402	923	556	448	1004	1077	850	1927
Ueb. 1 Jahr	191	177	368	190	165	355	381	342	723
Sum̃e bis zum Alter von 1 Jahr.	792	643	1435	842	676	1518	1634	1319	2953
2 Jahr	67	91	158	66	63	129	133	154	287
3 —	101	100	201	84	93	177	185	193	378
4 —	63	69	132	50	46	96	113	115	228
5 —	41	26	67	23	25	48	64	51	115
S. 2 bis 5 J.	272	286	558	223	227	450	495	513	1008
6— 10	71	84	155	56	48	104	127	132	259
11— 15	21	27	48	16	19	35	37	46	83
16— 20	26	40	66	27	23	50	53	63	116
21— 25	77	55	132	71	64	135	148	119	267
26— 30	115	58	173	98	65	163	213	123	336
31— 35	75	56	131	94	65	159	169	121	290
36— 40	107	80	187	104	90	194	211	170	381
41— 45	78	59	137	98	57	155	176	116	292
46— 50	85	61	146	103	53	156	188	114	302
51— 55	102	59	161	90	73	163	192	132	324
56— 60	101	65	166	102	58	160	203	123	336
61— 65	55	66	121	62	56	118	117	122	239
66— 70	58	79	137	55	62	117	113	141	254
71— 75	51	49	100	49	75	124	100	124	224
76— 80	41	56	97	42	47	89	83	103	186
81— 85	17	27	44	25	25	50	42	52	94
86— 90	10	14	24	18	23	41	28	37	65
91— 95	3	5	8	4	10	14	7	15	22
96—100	3	6	9	2	5	7	5	11	16
101—105	—	—	—	—	2	2	—	2	2
Summe	1096	946	2042	1116	920	2036	2212	1866	4078
Totale —	2160	1875	4035	2181	1823	4004	4341	3698	8039

Hauptsumme von allen 4 Jahren.

Alter.	Männl. Geschl.	Weibl. Geschl.	Sume v. beyde	Unt. 1000 Todten sind männl.	weibl.	Sum.
Todtgebohrne	360	253	613	23	17	40
Unter 1 Jahr	2106	1744	3844	139	115	254
Ueber 1 Jahr	658	626	1284	44	41	85
Sum. bis zum Alter Eines J.	3118	2623	5741	206	173	379
2 Jahr	249	265	514	16	18	34
3 —	311	310	621	21	20	41
4 —	182	190	372	12	13	25
5 —	101	82	183	7	5	12
S. 2 bis 5 J.	843	847	1690	56	56	112
6 — 10	211	215	426	14	14	28
11 — 15	73	81	154	5	5	10
16 — 20	123	124	247	8	8	16
21 — 25	291	223	514	19	15	34
26 — 30	418	270	688	28	18	46
31 — 35	328	234	562	22	15	37
36 — 40	397	348	745	26	23	49
41 — 45	327	214	541	22	14	36
46 — 50	325	231	556	22	15	37
51 — 55	347	234	581	23	15	38
56 — 60	351	281	632	23	19	42
61 — 65	231	236	467	15	16	31
66 — 70	212	270	482	14	18	32
71 — 75	184	227	411	12	15	27
76 — 80	153	190	343	10	13	23
81 — 85	72	96	168	5	6	11
86 — 90	42	64	106	3	4	7
91 — 95	11	29	40	1	2	3
96 — 100	9	22	31	1	1	2
101 — 105	1	4	5	—	—	—
Summe —	4106	3593	7699	273	236	509
Totale —	8067	7063	15130	535	465	1000

Vierzehnte Tabelle.

Liste der Gestorbenen in Berlin, Braunschweig und Breslau.

1) In der Parochie zu S. Petri in Berlin in 24 Jahren.						Unter 1000 Todten sind
Alter.	6 Jahre 1727 = 1732.	6 Jahre 1733 = 1738.	6 Jahre 1739 = 1744.	6 Jahre 1745 = 1750.	S. 24 J. 1727 = 1750.	
Todtgeb.	62	61	65	77	265	45
Unt. 1 Jahr	—	—	—	—	—	—
Ueb. 1 Jahr	358	379	380	505	1622	275
1 Jahr	420	440	445	582	1887	320
2 —	128	106	128	137	499	85
0—2 Jahr	548	546	573	719	2386	405
3	62	53	66	69	50	42
4	31	56	39	35	161	27
5	25	17	29	20	91	16
3 — 5	118	126	134	124	502	85
6	12	15	25	13	65	11
7	10	8	6	9	33	5
8	9	22	12	9	52	9
9	7	8	7	6	28	5
10	7	4	4	3	18	3
6 — 10	45	57	54	40	196	33
11— 15	20	9	10	12	51	9
16— 20	33	25	35	31	124	21
21— 25	45	31	36	39	151	26
26— 30	61	61	59	54	235	40
31— 35	50	50	43	51	194	33
36— 40	77	73	57	55	262	44
41— 45	52	55	51	51	209	35
46— 50	71	84	52	57	264	45
51— 55	52	45	52	40	189	32
56— 60	54	74	64	65	257	44
61— 65	48	47	52	46	193	33
66— 70	71	64	47	58	240	43
71— 75	38	49	40	39	166	28
76— 80	34	38	35	33	140	24
81— 85	11	17	19	22	69	12
86— 90	9	11	13	7	40	7
91— 95	3	1	5	3	12	3
96—100	3	2	2	—	7	—
100 u. drüb.	—	2	1	—	3	—
11—100	732	738	673	663	2806	477
Tot. d. Gest	1443	1467	1434	1546	5890	1000
Getaufte	1225	1341	1531	1780	5877	

Alter.	2) Braunschweig.				3) Breßlau.	
	2 Jahre 1746, 1747.	2 Jahre 1748, 1749.	Summa 4 Jahre 1746 — 1749.	Unter 1000 Todten sind	3 Jahr. 1722, 1723, 1724.	Unter 1000 Todten sind
Todtgeb.	60	56	116	38		
0 bis 1 J.	447	395	832	272	1733	379
2	125	51	176	57	247	54
0 — 2 J.	632	502	1134	367	1980	433
3	77	31	108	35	186	41
4	65	35	100	32	149	33
5	36	22	58	19	120	26
3 — 5	178	88	266	86	455	100
6	13	11	24	8	80	17
7	12	7	19	6	65	14
8	8	6	14	5	43	9
9	12	5	17	5	49	11
10	11	3	14	5	23	5
6—10	56	32	88	29	260	56
11— 15	23	19	42	14	45	10
16— 20	29	32	61	20	46	10
21— 25	49	52	101	33	78	17
26— 30	62	68	130	42	129	28
31— 35	44	51	95	31	116	25
36— 40	61	70	131	42	147	32
41— 45	46	60	106	34	129	28
46— 50	69	88	157	51	154	34
51— 55	52	70	122	39	160	35
56— 60	71	76	147	47	179	39
61— 65	53	68	121	39	170	37
66— 70	54	75	129	42	199	43
71— 75	40	51	91	29	151	33
76— 80	37	41	78	25	109	24
81— 85	23	26	49	16	35	8
86— 90	12	17	29	9	23	5
91— 95	5	8	13	4	7	2
96—100	4	—	4	1	6	1
über 100	1	—	1	$\frac{1}{3}$	—	—
11—100	735	872	1607	518	1883	411
Tot. d. G.	1601	1494	3095	1000	4578	1000

Anmerkungen.

1. Das Kirchspiel zu St. Petri enthält die lutherischen Einwohner von Cölln, und besteht größtentheils aus guten wohlhabenden Bürgern, ob es gleich in den kleinern abgelegenen Gassen auch Einwohner von ganz geringem Vermögen begreift. Von der Garnison sind wenige darunter. Die in der Liste enthaltene Jahre sind auch nicht lauter gesunde, sondern sie sind mit einigen epidemischen vermischt. Das Jahr 1750 war dem kindlichen Alter durch die Pocken nachtheilig.

2. In der braunschweigischen Liste sind nicht die Gestorbenen von der ganzen Stadt enthalten, sondern es sind die bey der Garnison und bey dem grauen Hofe weggelassen. Die beyden erstern Jahre 1746 und 1747 zeigen eine größere Sterblichkeit, als die beyden letztern. Durch des Herrn Abt Jerusalems gütige Vorsorge habe ich noch von ein paar Jahren ein Verzeichniß erhalten, wofür ergebenst danke. Da aber selbige auch epidemisch gewesen, so habe ich sie weglassen müssen, um nicht zu viel solcher ungesunden Jahre in einer mäßigen Summe zu häufen.

3. Die Liste von Breslau stehet in des D. Kundmanns museo rariorum naturae et artis.

Funfzehnte Tabelle.

Liste der Gestorbenen in Berlin nach den Jahren und dem Geschlecht zugleich.

Bey der französischen Colonie in Berlin in 10 Jahren von 1745 bis 1754.				Unter 1000 Todte sind	In der Stadt Berlin vom Jahr 1746.		
Alter.	mänl.	weibl.	Summ		mänl.	weibl.	Summ
Jahr 1	327	303	630	205	489	395	884
2	127	115	242	79	150	167	317
0 — 2	454	418	872	284	639	562	1201
3	69	76	145	47	98	90	188
4	58	64	122	40	59	85	144
5	33	27	66	20	43	37	80
3 — 5	160	167	333	107	200	212	412
6	32	26	58	19	21	20	41
7	18	17	35	11	23	20	43
8	12	9	21	7	16	15	31
9	11	7	18	6	16	15	31
10	9	6	15	5	12	18	30
6 — 10	82	65	147	48	88	88	176
11 — 15	20	29	49	16	24	36	60
16 — 20	22	21	43	14	40	26	66
21 — 25	27	32	59	19	86	47	133
26 — 30	34	47	81	26	92	52	144
31 — 35	41	42	83	27	78	40	118
36 — 40	52	66	118	39	76	58	134
41 — 45	67	63	130	42	66	53	119
46 — 50	71	51	122	40	62	48	110
51 — 55	68	76	144	47	72	63	135
56 — 60	57	48	105	34	55	54	109
61 — 65	62	69	131	43	71	74	145
66 — 70	54	72	126	41	49	38	87
71 — 75	69	78	147	48	58	50	108
76 — 80	55	77	132	43	42	32	74
81 — 85	60	82	142	46	17	40	57
86 — 90	20	50	70	23	12	18	30
91 — 95	6	18	24	8	2	10	12
96 — 100	2	7	7	3	1	2	3
100 u. drüb.	2	5	9	2	—	1	1
11 — 100	789	933	1722	561	903	742	1645
Tot. d. Gest.	1485	1583	3068	1000	1830	1604	3434

Sechszehnte Tabelle.

Zwanzigjährige Liste der Gestorbenen nach den Jahren und Geschlecht zu Wusterhausen an der Dosse.

Perioden des Alters.	Zehn Jahre, 1736 bis 1745. Männlichen Geschlechts.	Weiblichen Geschlechts.	Summe von beyden.	Zehn Jahre, 1746 bis 1755. Männlichen Geschlechts.	Weiblichen Geschlechts.	Summe von beyden	Zwanz. Jahre, 1736 bis 1755. Männlichen Geschlechts.	Weiblichen Geschlechts.	Summe von beyden	Unter 1000 Gestorb. würden seyn
Todtgeb.	2	1	3	—	—	—	2	1	3	2$\frac{3}{5}$
bis 1 Jahr	51	49	100	52	53	105	103	102	205	182
2 Jahr	31	14	45	30	32	62	61	46	107	94
2 — 5 —	53	38	91	40	32	72	93	70	163	144
0 — 5	137	102	239	122	117	239	259	219	478	422
6 — 10	21	24	45	15	14	29	36	38	74	66
11 — 15	8	4	12	1	6	7	9	10	19	17
16 — 20	6	6	12	4	2	6	10	8	18	16
21 — 25	7	7	14	4	7	11	11	14	25	22
26 — 30	1	9	10	2	5	7	3	14	17	15
31 — 35	8	11	19	8	5	13	16	16	32	28
36 — 40	9	15	24	11	12	23	20	27	47	42
41 — 45	8	9	17	11	11	22	19	20	39	35
46 — 50	9	7	16	7	11	18	16	18	34	30
51 — 55	20	35	55	11	18	29	31	53	84	74
56 — 60	8	10	18	9	14	23	17	24	41	36
61 — 65	12	13	25	13	10	23	25	23	48	43
66 — 70	12	15	27	15	17	32	27	32	59	52
71 — 75	9	18	27	17	8	25	26	26	52	46
76 — 80	7	10	17	7	1	8	14	11	25	22
81 — 85	8	6	14	6	4	10	14	10	24	21
86 — 90	7	5	12	—	2	2	7	7	14	12
91 — 95	—	—	—	—	—	—	—	—	—	—
96 — 100	—	1	1	1	—	1	1	1	2	1$\frac{7}{10}$
100 u. drüb.	—	—	—	—	—	—	—	—	—	—
Tot. d. Gest.	297	307	604	264	264	528	561	571	1132	1000
Getaufte	305	263	568	327	354	681	632	617	1249	

Siebenzehnte Tabelle.

Neun und zwanzigjährige Liste der Gestorbenen nach den Jahren zu Fürstenwalde, einer mittelmäßigen Stadt in der Kurmark Brandenburg.

Alter.	5 Jahre, 1732 = 1736.	5 Jahre, 1737 = 1741.	10 Jahre, 1732 = 1741.	5 Jahre, 1742 = 1746.	5 Jahre, 1747 = 1751.	10 Jahre, 1742 = 1751.	5 Jahre, 1752 = 1756.	4 Jahre, 1757 = 1760.	9 Jahre, 1752 = 1760.	Summe von 29 Jahren.	Unter 1000 Gestorb. sind gewesen
Todtgebor.	22	23	45	14	16	30	24	7	31	106	38
Unt. 1 Jahr	90	83	173	98	96	194	106	50	156	523	187
2 bis 3 Jahr	74	58	132	51	60	111	62	64	126	369	132
4 bis 5 Jahr	23	28	51	30	18	48	22	33	55	154	55
0 – 5 J.	209	192	401	193	190	383	214	154	368	1152	412
6 – 10	17	22	39	22	22	44	40	27	67	150	54
11 – 15	5	13	18	3	11	14	13	8	21	53	19
16 – 20	7	13	20	5	11	16	7	3	10	46	16
21 – 25	7	13	20	4	9	13	8	4	12	45	16
26 – 30	16	17	33	11	13	24	10	14	24	81	29
31 – 35	21	15	36	9	5	14	13	6	19	69	25
36 – 40	17	22	39	13	20	33	22	24	46	118	42
41 – 45	14	18	32	17	12	29	14	13	27	88	31
46 – 50	22	28	50	19	27	46	22	20	42	138	49
51 – 55	21	35	56	17	17	34	16	19	35	125	45
56 – 60	21	37	58	23	45	68	27	51	78	204	73
61 – 65	16	24	40	18	24	42	19	27	46	128	46
66 – 70	15	23	38	17	33	50	32	25	57	145	52
71 – 75	11	16	27	9	13	22	18	19	37	86	31
76 – 80	8	19	27	5	19	24	25	20	45	96	34
81 – 85	5	9	14	4	11	15	5	6	11	40	14
86 – 90	3	5	8	4	8	12	2	2	4	24	8
91 – 95	3	3	6	1	1	2	—	—	—	8	3
96 – 100	1	—	1	—	—	—	1	—	1	2	1
100 u. drüb.	—	—	—	—	*1	1	—	**1	1	2	
Tot. d. Gest.	439	524	963	394	492	886	508	443	951	2800	1000

* Eine Person von 109 Jahren.

** Eine Person von 101 Jahr.

1) Ich habe die letzten epidemischen Jahre mit in die Summe gezogen; ohne solche würde nach den ersten 20 oder 25 Jahren das Verhältniß etwas anders ausgefallen seyn.

2) Die Pocken sind an diesem Orte oftmals epidemisch gewesen.

Achtzehnte Tabelle.

Liste der Gestorbenen nach den Jahren in dem Kirchspiel zu Meßow und dazu gehörigen Dörfern.

Alter.	10 Jahre, v. 1710–1719.	10 Jahre, v. 1720–1729.	10 Jahre, v. 1730–1739.	10 Jahre, v. 1740–1749.	S. aller 40 Jahre, von 1710–1749.	Unter 1000 Todten sind gewesen.	10 epidemische Jahre, 1750–1759.
Todtgebor.	25	12	13	14	64	60	17
Unt. 1 Jahr	64	49	45	50	208	194	52
v. 1— 2 J.	10	14	13	16	53	49	33
3— 5	14	16	18	17	65	61	50
6— 10	15	10	12	19	56	52	43
11— 15	10	4	11	9	34	32	10
16— 20	5	5	5	7	22	21	9
21— 25	4	8	8	8	28	26	12
26— 30	6	2	2	3	13	12	10
31— 35	5	7	5	10	27	25	9
36— 40	9	9	6	8	32	30	13
41— 45	6	4	7	11	28	26	12
46— 50	4	10	5	16	35	33	13
51— 55	9	7	8	13	37	35	23
56— 60	11	13	17	21	62	58	17
61— 65	20	13	18	19	70	65	17
66— 70	16	18	14	21	69	64	19
71— 75	9	20	21	26	76	71	35
76— 80	8	9	16	15	48	45	27
81— 85	9	4	9	8	30	28	13
86— 90	1	4	1	2	8	7	7
91— 95	1	1	—	1	3	3	1
96—100	—	2	1	1	4	3	—
S. d. Todt.	261	241	255	315	1072	1000	452
Getaufte	348	351	344	395	1437		444

Anmerk. Die letzten 10 Jahre von 1750 bis 1759 habe ich mit gutem Bedacht von den übrigen 40 Jahren abgesondert, weil in den wenigen Jahren etliche Jahre lang nicht nur epidemische Seuchen mit außerordentlicher Heftigkeit unter Alten und Jungen gewüthet, sondern auch der letzte viele Jahre durch fortgesetzte Krieg dazu gekommen ist, ja es hat eine neue und sonst unbekannte Seuche, so man den bösen Hals nennet, viele weggenommen. (§. 265.) Die andern 40 Jahre enthalten zwar auch epidemische Seuchen, aber nicht von besonderer Größe und Wuth, wie aus der Vergleichung der 40 Jahre sowohl unter sich, als mit den letzten zehn Jahren zu ersehen.

Neunzehnte Tabelle.

Liste von 6 Dörfern in der Kurmark in vielen Jahren.

Alter.	Bamme.	Gräningen.	Summe von beyden	Hagen.	Prediko.	Summe von beyden.	Totale aller 4 Dörfer.	Tremmen.	Schönebeck.	Summe.	Totale aller 6 Dörfer. Wirkliche Zahl.	Unter 1000 Gest. sind gew.
Todtgeb.	16	4	20	10	10	20	40	9	11	20		
0— 5	76	51	127	—	—	—	127	80	32	112		
1— 2	32	7	39	24	10	34	73	12	7	19		
3— 5	42	9	51	21	10	31	82	22	10	32		
0— 5	166	71	237	55	30	85	322	123	60	183	505	370
6— 10	24	5	29	29	10	39	68	12	6	18	86	63
11— 15	6	2	8	21	9	30	38	0	1	1	39	29
16— 20	3	6	9	26	10	36	45	5	0	5	50	37
21— 25	16	7	23	10	11	21	44	8	0	8	52	38
26— 30	9	5	14	10	13	23	37	15	3	18	55	40
31— 35	6	1	7	10	10	20	27	7	2	9	36	27
36— 40	11	5	16	10	8	18	34	16	1	17	51	37
41— 45	10	3	13	10	16	26	39	7	7	14	53	39
46— 50	7	6	13	10	10	20	33	6	3	9	42	31
51— 55	17	15	32	10	10	20	52	9	6	15	67	49
56— 60	8	7	15	10	10	20	35	12	4	16	51	37
61— 65	20	5	25	9	9	18	43	10	3	13	56	41
66— 70	25	10	35	10	10	20	55	11	8	19	74	54
71— 75	22	3	25	13	10	23	48	13	4	17	65	48
76— 80	7	7	14	4	7	11	25	7	1	8	33	24
81— 85	6	1	7	6	4	10	17	7	2	9	26	19
86— 90	2	2	4	1	3	4	8	1	2	3	11	8
91— 95	3	—	3	—	—	—	3	2	—	2	5	4
96—100	4	1	5	—	1	1	6	—	—	—	6	4
100 u. dr.	1	—	1	—	—	—	1	—	—	—	1	¾
S. Gestorb.	373	162	535	254	191	445	980	271	113	384	1364	1000
Getaufte	591	288										

Zwanzigste Tabelle.

Alter.	Liste v. Seglenz, Rohrlack und Bichel, im ersten von 25, in beyden letzten von 15 Jahren.			Liste v. Blankenfelde, Mahlo u. Diedersdorf von 35 Jahren.			Liste von Lichtenrade u. Bukow von 80 und 78 Jahren.		
	Männlichen Geschlechts.	Weiblichen Geschlechts.	Summe.	Männlichen Geschlechts.	Weiblichen Geschlechts.	Summe von beyden.	Männlichen Geschlechts.	Weiblichen Geschlechts.	Summe von beyden.
Todtgeb.	5	4	9	3	2	5	3	—	3
0 bis 1 Jahr	40	38	78	43	45	88	43	29	72
1 — 2 —	18	12	30	17	12	29	4	7	11
3 — 5 —	12	10	22	14	11	25	10	7	17
0 — 5	75	64	139	77	70	147	60	43	103
6 — 10	9	12	21	9	11	20	10	5	15
11 — 15	7	1	8	3	2	5	3	7	10
16 — 20	3	3	6	6	3	9	2	2	4
21 — 25	7	3	10	6	6	12	11	5	16
26 — 30	4	5	9	6	3	9	4	8	12
31 — 35	4	5	9	3	3	6	5	4	9
36 — 40	7	8	15	6	1	7	2	6	8
41 — 45	4	2	6	8	3	11	3	4	7
46 — 50	8	4	12	4	3	7	8	2	10
51 — 55	5	3	8	2	1	3	5	5	10
56 — 60	10	15	25	5	10	15	8	12	20
61 — 65	8	12	20	14	10	24	13	8	21
66 — 70	5	8	13	9	5	14	13	18	31
71 — 75	5	9	14	17	20	37	10	14	24
76 — 80	2	4	6	3	3	6	9	6	15
81 — 85	—	1	1	5	2	7	1	—	1
86 — 90	1	1	2	2	1	3	5	2	7
91 — 95	1	2	3	—	—	—	—	1	1
96 — 100	1	—	1	—	—	—	—	—	—
100 u. drüb.	—	—	—	—	—	—	—	—	—
S. d. Gest.	165	163	328	185	157	342	172	152	324
Getaufte	—	—		—	—	499			

Hierunter ist ein Mann von 100 Jahren gewesen.

Ein und zwanzigste Tabelle.

Liste von einigen andern Dörfern in der Kurmark.

	Liste der Gestorbenen im Dorf Vehlefanz, in 30 Jahren, von 1727 bis 1756.				Liste von Marwitz und Veltheim von 40, und von Jünsdorf von 50 Jahren.		
Alter.	Männlichen Geschlechts.	Weiblichen Geschlechts.	Summe von beyden.	Unter 1000 Gestorbenen sind gewesen	Männlichen Geschlechts.	Weiblichen Geschlechts.	Summe von beyden.
Todtgeborne	3	3	6	15	1	3	4
v. 0 bis 1 Jahr	41	41	82	201	27	28	55
1—2 —	15	22	37	90	11	8	19
3—5 —	13	22	35	86	11	7	18
v. 0 — 5	72	88	160	392	50	46	96
6 — 10	9	19	28	69	14	6	20
11 — 15	4	2	6	15	6	2	8
16 — 20	4	6	10	25	5	3	8
21 — 25	4	3	7	17	8	4	12
26 — 30	5	2	7	17	3	6	9
31 — 35	1	5	6	15	5	9	14
36 — 40	3	4	7	17	8	8	16
41 — 45	5	3	8	19	7	5	12
46 — 50	11	11	22	54	12	9	21
51 — 55	11	11	22	54	5	6	11
56 — 60	13	10	23	56	28	12	40
61 — 65	19	16	35	86	15	9	24
66 — 70	10	6	16	39	15	10	25
71 — 75	8	8	16	39	7	8	15
76 — 80	6	5	11	27	4	11	15
81 — 85	8	7	15	37	3	6	9
86 — 90	4	2	6	15	4	1	5
91 — 95	1	1	2	$4\frac{9}{10}$	2	0	2
96 — 100	—	—	—	—	—	—	—
100 u. drüber	*1	—	1	$2\frac{2}{5}$	3	1	4
Sum. d. Gest.	199	209	408	1000	204	162	366
Getaufte —					544	459	1003

* Johann Rosenwald ist 114 Jahr alt gewesen.

Hierunter vier Personen über 100 Jahr, von 101, 102, 106 und 112 Jahren.

Zwey und zwanzigste Tabelle.

Liste
von einigen andern Dörfern nahe bey Berlin.

Alter.	Buch und Carow, 15 Jahre.	Schwanebeck, 24 Jahre.	Zepernick, 9 Jahre	Summe von allen.	Unter 1000 Gestorbenen sind gewesen
Todtgeborne	10	7	2	19	58
bis 1 Jahr	33	28	17	78	237
1 — 2 —	9	6	3	18	54
3 — 5 —	11	7	6	24	73
0 — 5 J	63	48	28	139	422
6 — 10	10	4	3	17	52
11 — 15	2	3	1	6	18
16 — 20	3	2	3	8	24
21 — 25	4	2	3	9	27
26 — 30	3	3	2	8	24
31 — 35	4	6	2	12	37
36 — 40	10	2	—	12	37
41 — 45	7	2	3	12	37
46 — 50	1	—	3	4	12
51 — 55	9	1	2	12	37
56 — 60	4	2	4	10	30
61 — 65	7	2	2	11	33
66 — 70	8	4	9	21	64
71 — 75	14	8	4	26	79
76 — 80	4	6	3	13	40
81 — 85	1	3	3	7	21
86 — 90	—	1	—	1	3
91 — 95	1	—	—	1	3
96 —100	—	—	—	—	—
100 und drüber	—	—	—	—	—
Summe d. Gest.	155	99	75	329	1000

Drey und zwanzigste Tabelle.

Generalliste von allen vorstehenden Dörfern von Tab. 18. bis 22, welche zusammen in 10 Kirchspielen 31 Dörfer in der Mark Brandenburg enthalten.

Alter.	Wirkliche Zahl aller Gestorbenen.	Unter 1000 Gestorb. sind gewesen
Todtgeborne	170	38
von 0 bis 1 Jahr	920	203
2	269	59
von 0 — 2	1359	300
3 — 5	320	70
0 — 5	1679	370
6 — 10	263	58
11 — 15	116	26
16 — 20	117	26
von 6 — 20	496	110
von 0 — 20	2175	480
21 — 25	146	32
26 — 30	122	27
31 — 35	119	26
36 — 40	148	33
41 — 45	137	30
46 — 50	153	34
51 — 55	170	38
56 — 60	246	54
von 21 — 60	1241	274
61 — 65	261	58
66 — 70	263	58
71 — 75	273	60
76 — 80	147	33
81 — 85	96	21
86 — 90	43	9
91 — 95	17	4
96 — 100	11	2
101 und drüber	6	1
von 61 — 100	1117	246
Totale —	4533	1000

Vier und zwanzigste Tabelle.

Verzeichniß der Gestorbenen in 7 Kirchspielen, nach dem Geschlecht und Alter zugleich.

Alter.	Männl. Geschl.	Weibl. Geschl.	Summe.	Unter 1000 Todten sind gewesen männl.	weibl.
Todtgeborne	30	27	57	15	13
bis 1 J.	226	202	428	112	100
— 2	65	62	127	32	31
2 — 5	86	66	152	43	33
0 — 5	407	357	764	202	177
6 — 10	69	57	126	34	28
11 — 15	24	15	39	12	8
16 — 20	20	26	46	10	13
6 — 20	113	98	211	56	49
21 — 25	37	22	59	18	11
26 — 30	31	30	61	15	15
31 — 35	24	30	54	12	15
36 — 40	34	41	75	17	20
41 — 45	37	27	64	18	13
46 — 50	44	30	74	22	15
21 — 50	207	180	387	102	89
51 — 55	37	27	64	18	13
56 — 60	64	63	127	32	31
61 — 65	62	53	115	31	26
66 — 70	54	52	106	27	26
71 — 75	49	65	114	24	32
76 — 80	28	30	58	14	15
81 — 85	18	14	32	9	7
86 — 90	17	11	28	8	5
91 — 95	4	4	8	2	2
96 — 100	1	1	2	½	½
101 und drüber	1	1	4	1	½
51 — 100	337	321	658	167	158
Totale —	1064	956	2020	527	473

Fünf und zwanzigste Tabelle.

Liste

der Gestorbenen nach den Jahren, in Leipzig in 5 Jahren.

Alter.	Im Jahr 1749.	Im Jahr 1755.	Im Jahr 1753.	Im Jahr 1755.	Im Jahr 1756.	Sum. 5 Jahr	Unter 1000 Todt. sind gewes.
Todtgebor	63	62	53	67	47	292	47
Unter 1 J.	311	319	306	312	319	1567	252
v. 1 bis 10	223	308	265	178	308	1277	205
10 — 20	56	34	38	26	31	185	30
20 — 30	98	68	61	69	70	366	59
30 — 40	100	65	60	61	83	369	59
40 — 50	99	79	70	87	82	417	67
50 — 60	133	82	102	95	93	505	81
60 — 70	140	109	102	117	123	591	95
70 — 80	111	94	80	106	101	492	79
80 — 90	34	36	25	32	29	156	25
90 — 100	1	—	3	3	—	7	1
100 — 110	1	1	—	—	—	2	$\frac{1}{3}$
Summe	1370	1252	1165	1153	1286	6226	1000

Anmerkungen.

Man sieht gleich viel Ordnung und Uebereinstimmung in dieser Tabelle. Ich wünschte, daß man die Todten, so wie in London, auch von 5 zu 5 Jahren, bemerkt hätte, oder künftig die Einrichtung dazu machen wollte; so würde diese Stadt auch zum Beweise gezogen werden können. Es könnte auch leicht das Geschlecht der Sterbenden bemerkt werden, um etwas allgemein brauchbares zu machen. Die gestorbenen Kinder unter 1 Jahr sind besonders sehr übereinstimmend und merkwürdig.

Auch sind in Leipzig gestorben in 10 Jahren von 1740 bis 1756, wo zwischen mir einige Jahreslisten fehlen,

Männer	1999	—	1294	Eheweiber
	—	—	149	Wöchnerinnen
	—	—	1346	Wittwen
Junggesellen	955	—	733	Jungfern
Knäblein	— 3012	—	2556	Töchterlein
Todtgeb. Knäblein	342	—	257	Todtgeb. Töcht.
Summe	— 6308	—	6335	

Auch hier wünschte ich eine mehrere Genauigkeit, daß 1) die sterbenden Wittwer von den wirklichen Ehemännern unterschieden würden; imgleichen, 2) daß die Wöchnerinnen unterschieden würden von denen, so in der Geburt, und denen, so nachher in den Wochen an Krankheiten gestorben. Desgleichen könnten 3) die durch Unglücksfälle umgekommene Manns- und Frauensleute bemerkt werden, und endlich 4) diejenigen, so sich selbst ums Leben gebracht, von Manns- und Frauenspersonen, dergleichen man bey den Listen von London findet.

Sechs und zwanzigste Tabelle.

Vollständige Liste der wahrscheinlichen und mittlern Dauer des Lebens in London, Breßlau und Paris.

Jahre.	H. Hogdsons von London. Sterbende jeden Jahrs. A	Lebende in jedem Jahre	Mittlere Dauer des Lebens Jahre.	Monate	Halley von Breßlau. Sterbende jeden Jahrs. B	Lebende in jedem Jahre.	Mittlere Dauer des Lebens. Jahre.	Monate.	Deparcieux von Paris. Sterbende jeden Jahrs. C	Lebende in jedem Jahre.	Mittlere Dauer des Lebens Jahre.	Monate.	Mittlere Dauer des Lebens nach meiner Tabelle. D Jahre.	Monate.
0	290	1000	8	-	—	—	—		—	—	—		19	-
1	96	710	36	½	145	1000	33	6	—	—	—		40	-
2	50	614	37	-	57	855	38	-	—	—	—		45	-
3	25	564	38	-	38	798	39	9	30	1000	47	8	47	-
4	13	539	39	9	28	760	40	9	22	970	48	1	47	4
5	10	526	39	6	22	732	41	3	18	948	48	3	47	2
6	8	516	39	-	18	710			15	930	48	2	46	10
7	7	508	38	-	12	692			13	915	48	-	46	5
8	6	501	37	6	10	680			12	902	47	8	46	-
9	5	495	37	-	9	670			10	890	47	4	45	5
10	4	490	36	-	8	661	40	5	8	880	46	10	44	10
11	4	486	35	-	7	653			6	872	46	3	44	-
12	3	482	34	6	6	646			6	866	45	8	43	4
13	2	479	34	-	6	640			6	860	44	11	42	6
14	2	477	33	-	6	634			6	854	44	2	41	10
15	2	475	32	-	6	628	37	6	6	848	43	6	41	-
16	2	473	31	-	6	622			7	842	42	10	40	2
17	3	471	30	-	6	616			7	835	42	2	39	5
18	4	468	29	-	6	610			7	828	41	6	38	7
19	5	464	28	-	6	604			7	821	40	10	37	10
20	6	459	27	8	6	598	34	2	8	814	40	3	37	-
21	6	453	27	4	6	592			8	806	39	7	36	4
22	7	447	27	-	6	586			8	798	39	-	35	8
23	7	440	26	-	6	580			8	790	38	5	34	11
24	7	433	25	6	7	574			8	782	37	9	34	2
25	8	426	25	-	7	567	30	11	8	774	37	2	33	5
26	8	418	24	6	7	560			8	766	36	7	32	9
27	8	410	24	-	7	553			8	758	35	11	32	-
28	8	402	23	6	7	546			8	750	35	4	31	3
29	9	394	23	-	8	539			8	742	34	8	30	7
30	9	385	22	6	8	531	27	11	8	734	34	1	30	-

Jahre.	H. Hodgsons v. London. Sterbende jeden Jahrs. A	Lebende in jedem Jahr.	Mittlere Dauer des Lebens. Jahre.	Monat.	Halley von Breßlau. Sterbende jeden Jahrs. B	Lebende in jedem Jahr.	Mittlere Dauer des Lebens. Jahre.	Monate.	Deparcieux von Paris. Sterbende. jeden Jahrs. C	Lebende in jedem Jahr.	Mittlere Dauer des Lebens. Jahre.	Monate.	Mittlere Dauer des Lebens nach meiner Tabelle D Jahre.	Monate.
31	9	376	22	-	8	523			8	786	33	5	29	3
32	9	367	21	8	8	515			8	718	32	10	28	7
33	9	358	21	4	8	507			8	710	32	2	28	-
34	9	349	21	-	9	499			8	702	31	6	27	3
35	9	340	20	-	9	490	15	-	8	694	30	11	26	7
36	9	331			9	481			8	686	30	3	26	-
37	9	322			9	472			7	678	27	7	25	5
38	9	313			9	463			7	671	28	11	24	9
39	10	304			9	454			7	664	28	2	24	2
40	10	294	17	6	9	445	22	4	7	657	27	6	23	6
41	10	284			9	436			7	650	26	9	22	10
42	10	274			10	427			7	643	26	1	22	2
43	9	264			10	417			7	636	25	4	21	6
44	9	255			10	407			7	629	24	7	20	10
45	9	246	16	-	10	397	19	8	7	622	23	11	20	3
46	9	237			10	387			8	615	23	2	19	7
47	8	228			10	377			8	607	22	5	19	-
48	8	220			10	367			9	599	21	9	18	5
49	8	212			11	357			9	590	21	1	17	9
50	8	204	14	-	11	346	17	3	10	581	20	5	17	3
51	8	196			11	335			11	571	19	9	16	8
52	8	188			11	324			11	560	19	1	16	1
53	8	180			11	313			11	549	18	6	15	6
54	7	172			10	302			12	538	17	10	15	-
55	7	165	13	-	10	292	14	10	12	526	17	3	14	6
56	7	158			10	282			12	514	16	8	13	10
57	7	151			10	272			13	502	16	-	13	4
58	7	144			10	262			13	489	15	5	12	9
59	7	137			10	252			13	476	14	10	12	3
60	7	130	11	-	10	242	12	5	13	463	14	3	11	9
61	6	123			10	232			13	450	13	8	11	3
62	6	117			10	222			14	437	13	-	10	9
63	6	111			10	212			14	423	12	5	10	4
64	6	105			10	202			14	409	11	10	9	10
65	6	99	9	-	10	192	9	11	15	395	11	3	9	6

Jahre	H. Hogdsons von London.				Halley von Breßlau.				Deparcieux von Paris.					
	Sterbende jeden Jahrs. A	Lebende in jedem Jahre	Mittlere Dauer des Lebens		Sterbende jeden Jahrs. B	Lebende in jedem Jahre.	Mittlere Dauer des Lebens.		Sterbende jeden Jahrs. C	Lebende in jedem Jahre.	Mittlere Dauer des Lebens		Mittlere Dauer des Lebens nach meiner Tabelle. D	
			Jahre.	Monate			Jahre.	Monate.			Jahre.	Monate.	Jahre.	Monate.
66	6	93			10	182			16	380	10	8	9	1
67	6	87			10	172			17	364	10	1	8	9
68	6	81			10	162			18	347	9	7	8	5
69	6	75			10	152			19	329	9	1	8	2
70	5	69	8	—	10	142	7	7	19	310	8	8	7	10
71	5	64			11	131			20	291	8	2	7	7
72	5	59			11	120			20	271	7	9	7	4
73	5	54			11	109			20	251	7	4	7	1
74	4	49			11	98			20	231	6	11	6	9
75	4	45	7	—	10	88	5	7	19	211	6	6	6	6
76	3	41			10	78			19	192	6	1	6	3
77	3	38			10	68			19	173	5	9	6	1
78	3	35			10	58			18	154	5	4	5	10
79	3	32			9	49			18	136	5	—	5	7
80	3	29	5	—	8	41	4	6	17	118	4	8	5	6
81	3	26			7	34			16	101	4	5	5	4
82	3	23			6	28			14	85	4	1	5	—
83	3	20			5	23			12	71	3	10	5	—
84	3	17			3	20	3	6	11	59	3	6	5	—
85	2	14	3	6					10	48	3	2	4	9
86	2	12							9	38	2	11	4	6
87	2	10							7	29	2	8	4	—
88	2	8							6	22	2	4	4	—
89	1	6							5	16	2	—	4	—
90	1	5	2	—					4	11	1	9	4	—
91	1	4							3	7	1	6	3	6
92	1	3							2	4	1	3	3	—
93	1	2							1	2	1	—	2	6
94	1	1							1	1	—	6	2	—
95	0	0							0	0			1	—
96														
97														
98														
99														
100														

Anmerkungen.

1. Da ich (§. 475.) die Tabellen des Herrn Deparcieux und Halley nur verkürzt mitgetheilet, mancher aber sie ganz zu sehen wünschen wird; so habe ich sie hier ganz hergesetzt.

Da Herr Deparcieux die vom Herrn Smart etwas in der Kindheit veränderte Tabelle des Herrn Simpsons auf seiner 13ten Tabelle mit abdrucken lassen, so habe ich an deren Stelle die neueste Tabelle von London, so der Herr Hogdson ausgearbeitet, hieher gesetzt. Außer der Kindheit stimmt die mittlere Dauer des Lebens völlig überein. Es kann auch nicht anders seyn, da sich beyde auf die Liste von London gründen. und es hat der Herr Hogdson die 10 Jahre von 1728 bis 1737 berechnet. Und da die Tabelle (Tab. 10.) in den Quinquenniis von London die größte Uebereinstimmung zeigt: so kann keine andere Ordnung der Sterblichkeit von London entstehen, wenn man auch gleich andere Jahre zum Grunde legen wollte.

Diesem allen habe ich die mittlere Dauer des Lebens nach meiner Generaltabelle hinzugefügt, um mit einem Blick alles desto besser zu übersehen. Sie steht vollständig §. 474.

2. Es ist daraus zu ersehen, daß die mittlere Dauer des Lebens in London am kürzesten ist, dann folgt Breßlau, und unter den Conventen in Paris ist sie am größten, welcher die meinige am nächsten kommt.

Da nun die mittlere Dauer der Bestimmungsgrund der Leibrente ist; so folgt, daß die Käufer der Renten oder Rentenirers in London mehr als in Paris bekommen, wenn die Zinsen des angelegten Capitals gleich und etwa zu 5 proCent gerechnet werden. Z. E. wenn einer 25 Jahr alt ist, so hat ein Einwohner in London noch 25, in Breslau 30, in Paris 37 Jahr wahrscheinlich zu leben. Folglich muß das Capital und Zinsen am ersten Orte in 25, am letzten in 37 Jahren wieder abtragen werden. Es müssen also die jährlichen Portionen an Capital und Zinsen in London ansehnlich größer seyn. Ein gesunder Pariser profitirt also, wenn er in London Renten kauft, ein Londoner verliert aber, wenn er es in Paris thut, weil er nicht so lange lebt als der Pariser. Jedoch ist dieses alles, was vom längern oder kürzern Leben gesagt wird, von dem großen Haufen zu verstehen. Ein gesunder und ordentlich lebender Engelländer lebt eben so lange, als einer in andern Ländern. Die Aehnlichkeit der Umstände muß also bey solchen Urtheilen nicht aus der Acht gelassen werden. Die jetzigen Schlüsse vom Ganzen werden nachher durch die Tabelle von Renten selbst erwiesen werden.

Sieben und zwanzigste Tabelle.

Diese Tabelle zeigt, wie sich 100 Livres nach einer gewissen Zahl von Jahren vermehrt haben, wenn man den Zins und den Zins vom Zins, oder das interusurium darin mit einbegreift. Der Zins ist hiebey zu 5 von hundert gerechnet. Diese Tabelle ist die erste bey dem Herrn Deparcieux.

Jahre.	Livres.	Sous.	Deniers.
1	105	0	0
2	110	5	0
3	115	15	1
4	121	11	0
5	127	12	0
6	134	0	3
7	140	14	2
8	147	14	11
9	155	2	9
10	162	17	8
11	171	0	8
12	179	11	9
13	188	11	3
14	197	19	10
15	207	17	10
16	218	5	8
17	229	4	0
18	240	13	0
19	252	13	9
20	265	6	6
21	278	12	4
22	292	11	0
23	307	0	0
24	322	10	0
25	338	12	8
26	355	12	5
27	373	7	0
28	392	0	3
29	411	12	3
30	432	4	0

Jahre.	Livres.	Sous.	Deniers.
31	453	16	1
32	476	10	0
33	500	6	5
34	525	6	8
35	551	12	0
36	579	3	8
37	608	2	10
38	638	12	0
39	670	9	6
40	704	0	0
41	739	4	0
42	776	3	2
43	814	19	4
44	855	14	4
45	898	10	1
46	943	8	7
47	990	12	0
48	1040	2	7
49	1092	2	9
50	1146	14	1

Anmerkungen. 1) Diese Tabelle ist um des folgenden willen nöthig, daher ich sie nicht weglassen wollen. Ich habe die französischen Geldsorten beybehalten, weil ein jeder selbige leicht reduciren kann. Vor einigen Jahren machten 80 Livres netto 21 hiesige Thaler. 1 Livre hat 20 Sous, und 1 Sous 12 Deniers.

2) Wenn man diese Vermehrung weiter als auf 50 Jahre wissen will; so findet man sie auf die Weise. Will man z. E. wissen, wie hoch sich diese 100 französische Pfund nach 73 Jahren belaufen werden; so nimmt man aus der Colummne zwey Zahlen, so 73 Jahre ausmachen, z. E. 40 und 33, die dazu gehörigen Summen sind 704 Livres und 500 Livres 6 Sous 5 Deniers, diese multiplicirt man mit einander, und dividirt das Product durch 100: der Quotient 3522 Livres 5 S. 2 D. ist die Summe, zu welcher 100 L. in 73 Jahren erwachsen.

3) Durch die Regel der Proportion kann man von jedem andern Capital leicht finden, wie hoch es sich nach einer gegebenen Zahl von Jahren belaufen werde. Z. E. 100 L. machen nach 40 Jahren 704 L. wie hoch werden sich nach solcher Zeit 550 L. belaufen? Facit 3872 L.

Acht und zwanzigste Tabelle.

Nachweisung des Capitals, so man geben muß, um nach dem Verlauf einer gegebenen Zahl von Jahren, die nicht über 100 steigt, ein hundert Livres zu empfangen. Es ist die zweyte beym Deparcieux.

Jahre	Livres	Sous	Deniers.	Jahre	Livres	Sous	Deniers.
1	95	4	9	31	22	0	8
2	90	14	1	32	20	19	9
3	86	7	8	33	19	19	9
4	82	5	5	34	19	0	8
5	78	7	1	35	18	2	7
6	74	12	5	36	17	5	4
7	71	1	4	37	16	8	10
8	67	13	8	38	15	13	2
9	64	9	3	39	14	18	3
10	61	7	0	40	14	4	1
11	58	9	4	41	13	10	6
12	55	13	8	42	12	17	8
13	50	0	8	43	12	5	5
14	53	10	2	44	11	13	3
15	48	2	0	45	11	2	7
16	45	16	3	46	10	12	0
17	43	12	7	47	10	1	11
18	41	11	0	48	9	12	3
19	39	11	6	49	9	3	1
20	37	13	9	50	8	14	5
21	35	17	10	51	8	6	1
22	34	3	8	52	7	18	3
23	32	11	2	53	7	10	8
24	31	0	2	54	7	3	6
25	29	10	7	55	6	16	8
26	28	2	6	56	6	10	2
27	26	15	8	57	6	3	11
28	25	10	2	58	5	18	0
29	24	5	11	59	5	12	5
30	23	2	9	60	5	7	1

Jahre	Livres	Sous	Deniers.	Jahre	Livres	Sous	Deniers.
61	5	2	0	81	1	18	5
62	4	17	1	82	1	16	7
63	4	12	6	83	1	14	10
64	4	8	1	84	1	13	2
65	4	3	10	85	1	12	8
66	3	19	11	86	1	10	1
67	3	16	1	87	1	8	8
68	3	12	6	88	1	7	4
69	3	9	0	89	1	6	0
70	3	5	9	90	1	4	9
71	3	2	7	91	1	3	7
72	2	19	8	92	1	2	6
73	2	16	9	93	1	1	5
74	2	14	1	94	1	0	5
75	2	11	6	95	0	19	5
76	2	9	0	96	0	18	6
77	2	6	9	97	0	17	7
78	2	4	6	98	0	16	9
79	2	2	4	99	0	16	0
80	2	0	4	100	0	15	3

Anmerkung.

Wenn ich also z. E. nach 14 Jahren 100 Livres heben will; so muß ich 50 Livres 10 Sous 2 Deniers geben oder leihen. Wenn ich 1 Livre und 5 Deniers leihe, so bekomme ich dafür nach 94 Jahren 100 Livres.

Neun und zwanzigste Tabelle.

Capital, so man geben oder leihen muß, um am Ende eines jeden Jahres, so lange als man will, jährlich 100 Livers zu empfangen. Die Zinsen sind zu 5 von hundert gerechnet. Es ist die dritte beym Deparcieux.

Jahre	Livres	Sous	Deniers.	Jahre	Livres	Sous	Deniers.
1	95	4	9	31	1559	5	3
2	185	18	10	32	1580	5	0
3	272	6	6	33	1606	4	8
4	354	11	11	34	1619	5	5
5	432	19	0	35	1637	7	11
6	507	11	5	36	1654	13	5
7	578	12	9	37	1671	2	1
8	646	6	5	38	1686	15	4
9	710	15	8	39	1701	13	7
10	772	3	5	40	1715	17	8
11	830	12	9	41	1729	8	2
12	886	9	5	42	1740	5	10
13	939	7	1	43	1754	11	3
14	989	17	2	44	1766	5	0
15	1037	19	3	45	1777	7	6
16	1083	15	5	46	1787	19	6
17	1127	8	0	47	1798	1	5
18	1168	19	0	48	1807	13	8
19	1208	10	6	49	1816	16	10
20	1246	4	3	50	1825	11	2
21	1282	2	1	51	1833	17	3
22	1316	5	10	52	1841	15	6
23	1348	16	11	53	1849	6	1
24	1379	17	0	54	1856	9	7
25	1409	7	8	55	1863	6	3
26	1417	10	1	56	1869	16	4
27	1464	5	9	57	1876	0	4
28	1489	15	11	58	1881	18	4
29	1514	1	10	59	1887	10	9
30	1537	4	6	60	1892	17	10

Jahre	Livres	Sous	Deniers.	Jahre	Livres	Sous	Deniers.
61	1897	19	9	81	1961	10	5
62	1902	16	10	82	1963	7	0
63	1907	9	4	83	1965	1	11
64	1911	17	5	84	1966	15	1
65	1916	1	4	85	1968	6	9
66	1920	1	3	86	1969	16	10
67	1923	7	4	87	1971	5	6
68	1927	9	9	88	1972	12	10
69	1930	18	9	89	1973	18	10
70	1934	4	6	90	1975	3	7
71	1937	7	1	91	1976	7	2
72	1940	6	9	92	1977	9	8
73	1943	3	6	93	1978	11	1
74	1945	17	7	94	1979	11	5
75	1948	9	1	95	1980	10	10
76	1950	18	1	96	1981	9	4
77	1953	4	10	97	1982	6	11
78	1955	9	4	98	1983	3	8
79	1957	11	8	99	1983	19	8
80	1959	12	0	100	1984	14	10

Anmerkungen.

Wenn man also z. E. 50 Jahre lang am Ende jeden Jahres 100 Livres heben will; so muß man gleich 1825 Livres 11 Sous 2 Deniers erlegen. Man bekommt also in 50 Jahren wirklich 5000 Livres, und bezahlt gleichwohl nur 1825, und also noch lange nicht die Hälfte. Davon liegt die Ursache in den Zinsen und in dem zugleich abgetragenen Capital. Wer 2 Jahre, jedes Jahr 100 Livres, heben will, muß jetzt 185 Livres 18 Sous 10 Deniers zahlen, u. s. w.

Dreyßigste Tabelle.

Werth einer bestimmten Rente, oder wie viel man jährlich bezahlen muß, wenn man 100 Livres, Capital und Zinsen, abtragen will, und zwar in so viel gleichen Zahlungen als man will. Z. E. wenn man 100 Livres, den Zins zu 5 pro Cent gerechnet, in 10 Jahren abtragen, und in jedem Jahre gleich viel abbezahlen will; so stehen bey dem 10ten Jahre 12 Livres 19 Sous. Wenn der Zins nur zu 2 und ein halb pro Cent gerechnet ist, so zahlet man jährlich 10 Jahr hindurch 11 Livres 8 Sous 6 Deniers.

Diese Tabelle ist von großer Wichtigkeit, und ist die vierte bey dem Herrn Deparcieux. Ich habe hier nur die vornehmsten Zinsrechnungen mitgetheilet.

Jahre.	Die Zinsen zum 40sten Pfenig, od. $2\frac{1}{2}$ pro Cent.			Die Zinsen zum 32sten Pfenig, od. $3\frac{1}{8}$ pro Cent.			Die Zinsen zum 24sten Pfenig, od. $4\frac{1}{6}$ pro Cent.			Die Zinsen zum 20sten Pfenig, o. 5 pro Cent.		
	Livr.	S.	D.	Livr.	S.	D.	Livr.	S.	D.	Livr.	S.	D.
1	102	10	0	103	2	6	104	3	4	105	0	0
2	51	17	8	52	7	1	53	2	11	53	15	7
3	35	0	3	35	8	9	36	3	0	36	14	5
4	26	11	7	26	19	9	27	13	2	28	4	4
5	21	10	6	21	18	4	22	11	4	23	2	0
6	18	3	1	18	10	9	19	3	7	19	14	0
7	15	14	0	16	2	6	16	15	3	17	5	7
8	13	18	11	14	6	6	14	19	1	15	9	5
9	12	10	8	12	18	4	13	11	0	14	1	4
10	11	8	6	11	16	0	12	8	8	12	19	0
11	10	10	2	10	7	3	11	10	4	12	0	9
12	9	14	11	12	2	5	10	15	2	11	5	8
13	9	2	1	9	9	7	10	2	4	10	12	11
14	8	11	1	8	18	7	9	11	6	10	2	0
15	8	1	6	8	9	0	9	2	0	9	12	8
16	7	13	3	8	0	9	8	13	9	9	4	6
17	7	5	11	7	13	5	8	6	6	8	17	5
18	6	19	4	7	6	11	8	0	2	8	11	1
19	6	13	7	7	1	2	7	14	5	8	5	6
20	6	8	4	6	16	0	7	9	4	8	0	6
21	6	3	10	6	11	6	7	4	9	7	16	0
22	5	19	5	6	7	2	7	0	7	7	11	11
23	5	15	4	6	3	2	6	16	10	7	8	3
24	5	10	0	5	19	9	6	13	5	7	4	11
25	5	8	10	5	16	8	6	10	6	7	2	0

Jahre.	Die Zinsen zum 40sten Pfennig, od. 2½ pro Cent.			Die Zinsen zum 32sten Pfennig, od. 3⅛ pro Cent.			Die Zinsen zum 24sten Pfennig, od. 4⅙ pro Cent.			Die Zinsen zum 20sten Pfennig, od. 5 pro Cent.		
	Liv.	S.	D.	Liv.	S.	D.	Liv.	S.	D.	Liv.	S.	D.
26	5	5	8	5	13	6	6	7	6	6	19	1
27	5	3	0	5	10	11	6	4	11	6	16	7
28	5	0	3	5	8	4	6	2	6	6	14	3
29	4	17	8	5	5	10	6	0	2	6	12	1
30	4	15	6	5	3	8	5	18	0	6	10	1
31	4	13	8	5	1	10	5	16	2	6	8	3
32	4	11	9	5	0	0	5	14	5	6	6	7
33	4	9	12	4	18	3	5	12	10	6	5	0
34	4	8	2	4	16	7	5	11	3	6	3	6
35	4	6	5	4	15	0	5	9	10	6	2	2
36	4	5	3	4	13	10	5	8	6	6	0	10
37	4	3	9	4	12	4	5	7	3	5	19	8
38	4	2	4	4	11	1	5	6	2	5	18	7
39	4	1	2	4	9	11	5	5	0	5	17	6
40	3	19	10	4	8	9	5	4	0	5	16	7
41	3	18	3	4	7	10	5	3	1	5	15	8
42	3	17	8	4	6	9	5	2	2	5	14	10
43	3	16	6	4	5	9	5	1	3	5	14	0
44	3	15	8	4	4	11	5	0	6	5	13	3
45	3	14	6	4	3	11	4	19	8	5	12	6
46	3	13	0	4	3	2	4	19	0	5	11	10
47	3	13	9	4	2	6	4	18	4	5	11	2
48	3	12	2	4	1	9	4	17	8	5	10	7
49	3	11	5	4	1	1	4	17	1	5	10	0
50	3	10	6	4	0	4	4	16	6	5	9	6
55	3	7	4	3	17	6	4	14	0	5	7	3
60	3	4	8	3	15	5	4	12	3	5	5	8
65	3	2	7	3	13	5	4	10	9	5	4	5
70	3	0	9	3	11	11	4	9	7	5	3	5
75	2	19	4	3	10	10	4	8	8	5	2	8
80	2	18	0	3	9	8	4	7	10	5	2	1
85	2	17	0	3	8	5	4	7	0	5	1	9
90	2	16	1	3	7	2	4	6	4	5	1	3
95	2	15	4	3	6	0	4	5	6	5	1	0
100	2	14	8	3	4	10	4	4	8	5	0	9

Fortsetzung dieser Tabelle.

Jahre.	Die Zinsen zum 16ten Pfennig, od. $6\frac{1}{4}$ pro Cent.			Die Zinsen zum 14ten Pfennig, od. $7\frac{1}{7}$ pro Cent.			Die Zinsen zum 12ten Pfennig, od. $8\frac{1}{3}$ pro Cent.			Die Zinsen zum 10ten Pfennig, od. 10 pro Cent.		
	Liv.	S.	D.	Liv.	S.	D.	Liv.	S.	D.	Liv.	S.	D.
1	106	5	0	107	2	10	108	6	8	110	0	0
2	54	14	8	55	8	4	56	6	8	57	12	4
3	37	11	8	38	4	1	39	0	9	40	4	2
4	29	0	6	29	12	4	30	8	4	31	10	11
5	23	18	0	24	9	7	25	5	3	26	7	7
6	20	9	11	21	1	5	21	17	0	22	19	2
7	18	1	6	18	12	11	19	8	6	20	10	10
8	16	5	3	16	16	9	17	12	6	18	14	10
9	14	17	3	15	8	10	16	4	7	17	7	3
10	13	15	0	14	6	7	15	2	7	16	5	6
11	12	16	10	13	8	7	14	4	8	15	7	11
12	12	1	10	12	13	8	13	10	0	14	13	6
13	11	9	3	12	1	3	12	17	9	14	1	7
14	10	18	6	11	10	8	12	7	4	13	11	6
15	10	9	4	11	1	6	11	18	2	13	2	8
16	10	1	3	10	13	9	11	10	10	12	15	8
17	9	14	4	10	6	10	11	4	2	12	9	4
18	9	8	2	10	0	10	10	18	4	12	3	10
19	9	2	8	9	15	7	10	13	4	11	19	1
20	8	17	11	9	10	10	10	8	8	11	14	11
21	8	13	7	9	6	8	10	4	8	11	11	3
22	8	9	8	9	2	11	10	1	2	11	8	0
23	8	6	1	8	19	7	9	18	1	11	5	2
24	8	2	11	8	16	6	9	15	3	11	2	7
25	8	0	2	8	13	10	9	12	10	11	0	4
26	7	17	5	8	11	3	9	10	6	10	18	4
27	7	15	1	8	9	1	9	8	6	10	16	6
28	7	12	11	8	7	0	9	6	7	10	14	11
29	7	11	0	8	5	2	9	4	11	10	13	5
30	7	9	2	8	3	6	9	3	5	10	12	2

Jahre.	Die Zinsen zum 16ten Pfennig, od. $6\frac{1}{4}$ pro Cent.			Die Zinsen zum 14ten Pfennig, od. $7\frac{1}{7}$ pro Cent.			Die Zinsen zum 12ten Pfennig, od. $8\frac{1}{3}$ pro Cent.			Die Zinsen zum 10ten Pfennig, od. 10 pro Cent.		
	Liv.	S.	D.	Liv.	S.	D.	Liv.	S.	D.	Liv.	S.	D.
31	7	7	5	8	8	11	9	2	0	10	11	0
32	7	5	11	8	0	7	9	0	10	10	9	11
33	7	4	6	7	19	2	8	19	7	10	9	0
34	7	3	2	7	18	0	8	18	6	10	8	2
35	7	2	0	7	16	10	8	17	5	10	7	5
36	7	0	9	7	15	10	8	16	7	10	6	8
37	6	19	9	7	14	11	8	15	9	10	6	1
38	6	18	9	7	14	0	8	15	0	10	5	6
39	6	17	10	7	13	3	8	14	5	10	5	0
40	6	17	1	7	12	6	8	13	10	10	4	6
41	6	16	4	7	11	10	8	13	3	10	4	1
42	6	15	8	7	11	2	8	12	9	10	3	8
43	6	15	0	7	10	7	8	12	3	10	3	4
44	6	14	4	7	10	0	8	11	9	10	3	0
45	6	13	9	7	9	6	8	11	4	10	2	9
46	6	13	2	7	9	0	8	10	11	10	2	6
47	6	12	8	7	8	7	8	10	7	10	2	3
48	6	12	2	7	8	2	8	10	3	10	2	1
49	6	11	9	7	7	10	8	10	0	10	1	11
50	6	11	5	7	7	6	8	9	9	10	1	9
55	6	9	7	7	6	2	8	8	10	10	1	1
60	6	8	4	7	5	2	8	8	2	10	0	8
65	6	7	6	7	4	6	8	7	8	10	0	5
70	6	6	10	7	4	0	8	7	4	10	0	4
75	6	6	4	7	3	8	8	7	2	10	0	3
80	6	6	0	7	3	5	8	7	0	10	0	2
85	6	5	9	7	3	3	8	6	11	10	0	2
90	6	5	6	7	3	2	8	6	10	10	0	1
95	6	5	5	7	3	1	8	6	10	10	0	1
100	6	5	4	7	3	0	8	6	9	10	0	1

Ein und dreyßigste Tabelle.

Wirklicher Werth einer Leibrente von 100 Livres für alle verschiedene Alter. Wer also z. E. 10 Jahr alt ist, und will sich eine Rente von 100 Livres auf die Zeit seines Lebens kaufen, der muß 1625 Livres dafür bezahlen, wenn der Zins zu 5 pro Cent gerechnet ist, oder 1365 zu 6¼ pro Cent. Dieses ist die vierzehnte Tabelle des Herrn Deparcieux.

Jahre.	Die Zinsen zum 20sten Pfenig, od. 5 p. Cent.	Die Zinsen zum 16ten Pfenig, od. 6¼ p. Cent.	Jahre.	Die Zinsen zum 20sten Pfenig, od. 5 p. Cent.	Die Zinsen zum 16ten Pfenig, od. 6¼ p. Cent.
	Livres.	Livres.		Livres.	Livres.
1	—	—	26	1516	1294
2	—	—	27	1502	1289
3	1557	1303	28	1500	1284
4	1582	1326	29	1492	1278
5	1600	1342	30	1484	1272
6	1613	1352	31	1475	1266
7	1620	1358	32	1464	1259
8	1624	1363	33	1451	1252
9	1627	1366	34	1442	1245
10	1625	1365	35	1431	1238
11	1622	1364	36	1419	1230
12	1617	1362	37	1407	1222
13	1610	1358	38	1394	1215
14	1602	1353	39	1379	1202
15	1594	1347	40	1362	1190
16	1586	1341	41	1344	1176
17	1578	1336	42	1324	1162
18	1571	1311	43	1304	1149
19	1565	1326	44	1284	1133
20	1558	1321	45	1264	1117
21	1551	1316	46	1243	1100
22	1544	1312	47	1222	1083
23	1537	1308	48	1201	1066
24	1530	1304	49	1180	1049
25	1523	1299	50	1158	1022

Jahre.	Die Zinsen zum 20sten Pfenig, od. 5 p. Cent.	Die Zinsen zum 16ten Pfenig, od. 6¼ p. Cent.	Jahre.	Die Zinsen zum 20sten Pfenig, od. 5 p. Cent.	Die Zinsen zum 16ten Pfenig, od. 6¼ p. Cent.
	Livres.	Livres		Livres.	Livres.
51	1136	1015	76	480	456
52	1114	997	77	455	433
53	1091	979	78	431	412
54	1068	961	79	408	392
55	1045	943	80	386	372
56	1022	925	81	365	350
57	999	906	82	345	331
58	975	887	83	324	312
59	950	867	84	301	291
60	924	845	85	278	268
61	898	822	86	256	247
62	871	798	87	234	226
63	843	773	88	210	204
64	814	747	89	184	179
65	784	721	90	158	154
66	752	696	91	132	130
67	722	671	92	105	104
68	693	646	93	71	70
69	664	621	94	47	46
70	636	597	95	0	0
71	610	573			
72	584	549			
73	558	525			
74	532	502			
75	506	479			

Zwey und dreyßigste Tabelle.

Leibrente, so man dem Käufer derselben oder Rentenier (engl. Annuitant) nach den verschiedenen Jahren des Lebens für 100 Pfund Kaufgelder geben muß. Ich habe hier die Bestimmung des Herrn Deparcieux für Paris, und die vom Herrn Hogdson für London zusammen vor Augen legen wollen, um den Unterschied desto deutlicher zu übersehen. In der Pariser Tabelle sind französische Pfund, in der Hogdsonschen englische Pfund Sterling zu verstehen, deren eines 20 Schilling, und 1 Schilling 12 Pences hat.

Jahre.	Nach dem Herrn Deparcieux für Paris.						Nach dem Herrn Hogdson für die Einwohner von London.								
	zum 16sten Pfenn. od. 6¼ p. Cent.			zum 20sten Pfenn. od. 5 p. Cent.			Zu 5 p. Cent.			Zu 4 p. Cent.			Zu 3 p. Cent.		
	Liv.	S	D	Liv.	S	D	L.	S	D.	L.	S	D.	L.	S.	D.
1	—	—	—	—	—	—	7	16	10	7	3	5	6	10	8
2	—	—	—	—	—	—	7	0	9	6	6	10	5	13	8
3	7	13	6	6	8	6	6	12	11	5	18	8	5	5	2
4	7	10	10	6	6	5	6	9	9	5	15	4	5	1	8
5	7	9	0	6	5	0	6	8	11	5	14	5	5	0	9
6	7	7	11	6	4	2	6	8	7	5	14	0	5	0	5
7	7	7	3	6	3	6	6	8	8	5	14	2	5	0	6
8	7	6	9	6	3	3	6	8	11	5	14	6	5	0	9
9	7	6	5	6	3	0	6	9	6	5	15	0	5	1	4
10	7	6	6	6	3	2	6	10	3	5	15	9	5	2	2
11	7	6	8	6	3	4	6	11	6	5	17	1	5	3	6
12	7	6	10	6	3	7	6	12	9	5	18	5	5	3	10
13	7	7	3	6	4	0	6	14	2	5	19	10	5	5	5
14	7	7	10	6	4	6	6	15	8	6	1	7	5	9	9
15	7	8	6	6	5	3	6	17	6	6	3	5	5	10	1
16	7	9	1	6	6	0	6	19	6	6	5	7	5	12	4
17	7	9	8	6	6	9	7	1	10	6	7	11	5	14	9
18	7	10	2	6	7	4	7	4	0	6	10	2	5	17	1
19	7	10	8	6	7	11	7	6	1	6	12	4	5	19	3
20	7	11	2	6	8	6	7	8	0	6	14	4	6	1	4
21	7	11	9	6	9	0	7	9	9	6	16	2	6	3	2
22	7	12	4	6	9	6	7	11	8	6	18	1	6	5	2
23	7	12	10	6	10	1	7	13	4	6	19	10	6	6	11
24	7	13	5	6	10	8	7	15	2	7	1	8	6	8	11
25	7	14	0	6	11	4	7	17	2	7	3	8	6	10	11

Jahre.	Nach dem Hrn. Deparcieux für Paris.						Nach dem Herrn Hogdson für die Einwohner zu London.								
	Zum 16ten Pfenn. od. 6¼ p. Cent.			Zum 20st. Pfenn. od. 5 p. Cent.			Zu 5 p. Cent.			Zu 4 p. Cent.			Zu 3 p. Cent.		
	Liv.	S	D	Liv.	S	D	L.	S	D.	L.	S	D.	L.	S.	D.
26	7	14	7	6	12	0	7	18	8	7	5	5	6	12	8
27	7	15	2	6	12	8	8	0	7	7	7	3	6	14	6
28	7	15	10	6	13	5	8	2	5	7	9	2	6	16	5
29	7	16	6	6	14	2	8	4	5	7	11	2	6	18	6
30	7	17	3	6	15	0	8	6	1	7	12	10	7	0	3
31	7	18	0	6	15	10	8	7	10	7	14	9	7	2	1
32	7	18	10	6	16	8	8	9	9	7	16	7	7	4	0
33	7	19	8	6	17	8	8	11	7	7	18	6	7	5	11
34	8	0	7	6	18	9	8	13	6	8	0	6	7	7	11
35	8	1	7	6	19	10	8	15	7	8	2	6	7	10	0
36	8	2	7	7	1	0	8	17	8	8	4	8	7	12	2
37	8	3	8	7	2	2	8	19	10	8	6	10	7	14	5
38	8	4	11	7	3	6	9	2	1	8	9	2	7	16	8
39	8	6	4	7	5	0	9	4	5	8	11	6	7	19	1
40	8	8	0	7	6	9	9	6	2	8	13	3	8	0	10
41	8	9	11	7	8	9	9	8	0	8	15	2	8	2	9
42	8	12	1	7	11	0	9	9	6	8	16	8	8	4	4
43	8	14	5	7	13	2	9	11	0	8	18	2	8	5	9
44	8	16	10	7	15	6	9	13	0	9	0	3	8	7	11
45	8	19	4	7	18	0	9	15	1	9	2	4	8	10	0
46	9	1	11	8	0	9	9	16	8	9	4	0	8	11	9
47	9	4	8	8	3	8	10	0	0	9	7	4	8	15	0
48	9	7	6	8	6	9	10	2	1	9	10	3	8	17	11
49	9	10	6	8	10	0	10	5	11	9	13	3	9	0	11
50	9	13	8	8	13	2	10	8	10	9	16	3	9	4	0
51	9	17	0	8	16	0	10	12	0	9	19	4	9	7	1
52	10	0	7	8	19	6	10	15	1	10	2	6	9	10	3
53	10	4	3	9	3	3	10	18	2	10	5	7	9	13	4
54	10	8	1	9	7	3	11	1	2	10	8	7	9	16	4
55	10	2	1	9	11	5	11	5	5	10	12	11	10	0	1
56	10	16	3	9	15	10	11	9	10	10	17	4	10	5	2
57	11	0	8	10	0	3	11	14	5	11	1	10	10	9	8
58	11	5	5	10	5	3	11	19	0	11	6	6	10	14	4
59	11	10	8	10	10	8	12	3	7	11	11	1	10	19	0
60	11	16	8	10	16	6	12	8	2	11	15	8	11	3	6

Jahre.	Nach dem Herrn Deparcieux für Paris.						Nach dem Herrn Hogdson für die Einwohner zu London.								
	Zum 16ten Pfenn. od. 6¼ p. Cent.			Zum 20sten Pfenn. od. 5 p. Cent.			Zu 5 p. Cent.			Zu. 4 p. Cent.			Zu 3 p. Cent.		
	Liv.	S	D	Liv.	S	D	L.	S	D.	L.	S	D	L.	S.	D.
61	12	3	4	11	2	10	12	12	8	12	0	2	11	8	0
62	12	10	8	11	9	8	12	19	1	12	6	9	11	14	7
63	12	19	0	11	17	3	13	6	0	12	13	7	12	1	6
64	13	8	0	12	5	8	13	13	2	13	0	9	12	8	10
65	13	17	5	12	15	2	14	0	5	13	8	0	12	15	11
66	14	7	4	13	5	10	14	7	10	13	15	5	13	3	4
67	14	18	1	13	17	0	14	15	3	14	2	9	13	10	7
68	15	9	7	14	8	7	15	2	2	14	9	9	13	16	8
69	16	2	1	15	1	2	15	8	8	14	16	3	14	4	1
70	16	15	3	15	14	6	15	14	0	15	1	7	14	8	2
71	17	9	0	16	7	10	16	13	2	15	10	9	14	10	7
72	18	4	4	17	2	6	16	11	11	15	19	6	15	7	3
73	19	1	0	17	18	5	16	19	7	16	7	2	15	14	11
74	19	18	5	18	16	0	17	5	4	16	12	11	16	0	9
75	20	17	6	19	15	3	17	17	2	16	19	6	16	12	5
76	21	18	4	20	16	8	18	8	2	17	15	8	17	3	4
77	23	1	10	21	19	6	19	9	2	18	16	8	18	4	4
78	24	5	5	23	4	0	20	12	8	20	0	1	19	7	7
79	25	10	2	24	10	2	21	19	6	21	6	9	20	14	2
80	26	17	8	25	18	2	23	9	7	22	16	10	22	4	3
81	28	11	5	27	8	0	25	3	6	25	10	7	23	17	9
82	30	4	2	28	19	9	27	0	6	26	7	6	25	14	6
83	32	1	0	30	17	3	28	19	2	28	6	0	27	12	11
84	34	7	3	33	4	6	30	15	2	30	1	11	29	8	7
85	37	6	3	35	19	6	31	19	2	31	6	4	30	12	2
86	40	9	9	39	1	3	35	8	9	34	15	0	34	1	5
87	44	5	0	42	14	10	39	5	10	38	11	10	37	17	10
88	49	0	5	47	12	5	43	2	10	42	8	1	41	13	9
89	55	17	4	54	7	0	48	8	9	47	10	6	46	15	5
90	64	18	8	61	5	10	54	16	1	54	0	9	53	5	6
91	76	18	6	75	15	2									
92	96	3	1	95	1	0									
93	242	17	2	140	17	0									
94	212	15	3	212	15	4									
95	0			0											

Anmerkungen.

Man siehet hieraus den großen Unterschied zwischen den Leibrenten in Engelland und Frankreich, wenn die Zinsen gleich gerechnet werden. Um es nur in einigen Beyspielen zu zeigen; so bekommt einer von hundert in

			Paris		London	
von 20	Jahren		6 $\frac{2}{5}$	—	7 $\frac{2}{5}$	pro Cent.
30	—	—	6 $\frac{3}{4}$	—	8 $\frac{3}{10}$	—
40	—	—	7 $\frac{3}{10}$	—	9 $\frac{3}{10}$	—
50	—	—	8 $\frac{4}{5}$	—	9 $\frac{3}{4}$	—
55	—	—	9 $\frac{3}{5}$	—	11 $\frac{1}{4}$	—
60	—	—	10 $\frac{4}{6}$	—	12 $\frac{2}{5}$	—
65	—	—	12 $\frac{3}{5}$	—	14 —	—
70	—	—	15 $\frac{7}{10}$	—	15 $\frac{7}{10}$	—

Die Ursache liegt, wie ich schon gemeldet, in der kürzern und längern Dauer des Lebens der Menschen. In London lebt man kürzer, und also bekommt man, wie billig, mehr, und es muß Capital und Zinsen eher abgetragen werden, als in Paris, wo ausgesuchte Personen länger leben. Hiebey entsteht noch ein Zweifel bey mir, den ich nicht kann unangezeigt lassen.

Herr Deparcieux hat seine Rechnung auf das Absterben von Tontiniten gegründet; das sind aber lauter ausgesuchte Personen. Keiner wird eine Rente kaufen, der nicht von seinem Kinde oder auch von sich selbst die Hofnung eines langen Lebens hat, und der sich nicht bewußt ist, daß er so lebe, daß er sich mit Grunde eine so viel möglich lange Dauer desselben versprechen könne. Kein Debauché, der sehr zum Grabe eilet, und der wohl schon die Vorboten davon bey sich wahrnimmt, wird sich im 30sten oder 40sten Jahre zum Einkauf entschließen.

Herr Hogdson gründet aber seine Rechnung auf das Absterben eines sehr gemischten Haufens, wobey sich der Matrose und das liederlichste Gesindel mit dem ehrbaren

E 5

Bürger und tugendhaften Leuten beysammen findet. Läßt sich aber dieses wohl zu einem so wichtigen Zweck, als die Bestimmung der Leibrenten ist, zusammen vereinigen? Müßte hier nicht billig eine Absonderung geschehen, und wird nicht derjenige in London, der sich eine Leibrente kaufen will, eben so, wie einer in Paris, denken? und wird nicht der ebenfalls von dem Einkauf in eine solche Gesellschaft entfernt bleiben, der auf dem Wege ist, sich zu ruiniren, oder der schon den Ruin empfindet? Werden aber nicht ordentliche und tugendhafte Personen in London, die sich dazu entschließen, eben so lange, als die in Paris, leben? Es ist ja genugsam erwiesen, daß die Dauer des Lebens unter ähnlichen Umständen überall gleich sey, daher kein merklicher Unterschied zwischen den Tontiniten, den Benedictinern in Paris und den Bauern in der Mark Brandenburg und in Schweden ist. Wenn demnach die Tontiniten und Annuitanten in London eben so lange als in Paris leben; so hätte man auch die Rechnung darnach machen sollen, nicht aber nach einem gar zu sehr gemischten Haufen. Da nun aber eben daher die mittlere Dauer des Lebens so kurz ist, und da wegen dieser Kürze die jährliche Auszahlung an Capital und Zinsen so viel größer ist; so ist klar, daß der Staat oder der Verkäufer der Leibrenten in London sehr dabey verlieren muß, wenn er in 30 Jahren das abträgt, was erst in 40 und mehr Jahren hätte geschehen sollen. Der Rentenier in London würde aber dabey sehr profitiren, wenn nach dieser Hogdsonschen Rechnung künftig die Renten sollten bestimmt werden. Bis 1745 hat man sich der Halleyschen Berechnung nach der Ordnung der in Breßlau Gestorbenen bedienet. Es ist dabey auch alles gemischt gewesen, aber die Dauer des Lebens ist doch um etliche Jahre größer gewesen, als in London, daher der Staat nicht so viel dabey hat verlieren können.

Drey und dreyßigste Tabelle.

Leibrente von 5 zu 5 Jahren, wenn der Einsatz oder die Actie 300 Livres ist. Es ist die sechszehnte Tabelle des Herrn Deparcieux.

Alter.	Die Zinsen zum 20sten Pfennig oder 5 pro Cent.			Die Zinsen zum 16ten Pfennig oder $6\frac{1}{4}$ p Cent.		
	Livr.	S.	D.	Livr,	S.	D.
von 0 — 5 Jahr	19	5	6	23	0	6
5 — 10	18	10	6	22	1	9
10 — 15	18	11	0	22	0	6
15 — 20	19	0	3	22	9	0
20 — 25	19	8	6	22	17	0
25 — 30	19	18	0	23	5	6
30 — 35	20	10	0	23	16	6
35 — 40	21	6	6	24	11	0
40 — 45	22	13	0	25	16	3
45 — 50	24	11	0	27	14	0
50 — 55	26	18	6	30	1	9
55 — 60	30	0	9	33	2	0
60 — 65	34	9	0	37	12	0
65 — 70	41	11	0	44	13	3
70 — 75	51	7	6	54	14	0

Vier und dreyßigste Tabelle.

Leibrenten in einer einfachen Tontine. Der Einsatz oder Preis der Actie sind 300 Livres. Es ist die siebenzehnte Tabelle des Herrn Deparcieux.

Alter.	Die Zeit, wie lange die ganze Rente von jeder Classe bezahlt wird.	Zum 20sten Pfennig, oder zu 5 pro Cent wird jede Actie bezahlt mit			Zum 16ten Pfennig, oder $6\frac{1}{4}$ pro Cent.		
		Livres	S.	D.	Livres	S.	D.
v. 0—5 J.	90	15	3	9	18	16	6
5—10	85	15	4	9	18	17	3
10—15	80	15	6	3	18	18	0
15—20	75	15	8	0	18	19	0
20—25	70	15	10	3	19	0	6
25—30	65	15	13	3	19	2	6
30—35	60	15	17	0	19	5	0
35—40	55	16	1	9	19	8	9
40—45	50	16	8	6	19	14	0
45—50	45	16	17	6	20	1	3
50—55	40	17	9	9	20	11	3
55—60	35	18	16	6	21	6	0
60—65	30	19	10	3	22	7	6
65—70	25	21	6	0	24	9	6
70—75	20	24	1	6	26	13	9

Fünf und dreyßigste Tabelle.

Leibrenten in einer zusammengesetzten Tontine, wovon die eine Hälfte mit dem Tode eines jeden Renteniers erlischt. Der Einsatz ist 300 Livres. Dieses ist die achtzehnte Tabelle beym Deparcieux:

Alter.	Die Zinsen zum 20sten Pfennig, oder 5 pro Cent.								
	Die Hälfte in bloßen Leibrenten muß bringen			Die Hälfte einer Actie in der einfachen Tontine muß geben			Totale, was eine Actie in der zusammenges. Tontine geben muß.		
	Liv.	S.	Den.	Liv.	S.	Den.	Liv.	S.	Den.
von 0— 5	9	12	9	7	11	10	17	4	8
5—10	9	5	3	7	12	4½	16	17	8
10—15	9	5	6	7	13	1½	16	18	8
15—20	9	10	1½	7	14	0	17	4	2
20—25	9	14	3	7	15	1½	17	9	5
25—30	9	19	0	7	16	7½	17	15	8
30—35	10	5	0	7	18	6	18	3	6
35—40	10	13	3	8	0	10½	18	14	2
40—45	11	6	6	8	4	3	19	10	9
45—50	12	5	6	8	8	9	20	14	3
50—55	13	9	3	8	14	10½	22	4	2
55—60	15	0	4½	9	3	3	24	3	8
60—65	17	4	6	9	15	1½	26	19	8
65—70	20	15	6	10	13	0	31	18	6
70—75	25	13	9	12	0	9	37	14	6

Alter.	Die Zinsen zum 16ten Pfennig, oder 6¼ pro Cent.								
	Die Hälfte in bloßen Leibrenten giebt.			Die Hälfte in der einfachen Tontine giebt			Das Totale von beyden.		
	Liv.	S.	Den.	Liv.	S.	Den.	Liv.	S.	Den.
von 0— 5	11	10	3	9	8	3	20	18	6
5—10	11	0	10½	9	8	7½	20	9	6
10—15	11	0	3	9	9	0	20	9	3
15—20	11	4	6	9	9	6	20	14	0
20—25	11	8	6	9	10	3	20	18	9
25—30	11	12	9	9	11	3	21	4	0
30—35	11	18	3	9	12	6	21	10	9
35—40	12	5	6	9	14	4½	21	19	11
40—45	12	18	1½	9	17	0	22	15	2
45—50	13	17	0	10	0	7½	23	17	8
50—55	15	0	10½	10	5	7½	25	6	6
55—60	16	11	0	10	13	0	27	4	0
60—65	18	16	0	11	3	9	29	19	9
65—70	22	7	1½	12	0	3	34	7	5
70—75	27	6	6	13	6	10	40	13	5

Sechs und dreyßigste Tabelle.

Leibrente in einer zusammengesetzten Tontine, wo ein Viertel mit dem Tode eines jeden erlischt.

Alter.	Die Zinsen zum 20sten Pfennig, oder 5 pro Cent.								
	Ein Viertel der bloßen Leibrente giebt			Drey Viertel der Actie in der componirten Actie geben			Das Totale einer solchen Actie.		
	Liv.	S.	Den.	Liv.	S.	Den.	Liv.	S.	Den.
von 0—5	4	16	4	11	7	9	16	4	2
5—10	4	12	7	11	8	6	16	1	2
10—15	4	12	9	11	9	8	16	2	5
15—20	4	15	0	11	11	0	16	6	1
20—25	4	17	1	11	12	8	16	9	10
25—30	4	19	6	11	14	11	16	14	3
30—35	5	2	6	11	17	9	17	0	3
35—40	5	6	7	12	1	3	17	7	11
40—45	5	13	3	12	6	4	17	19	8
45—50	6	2	9	12	13	1	18	15	11
50—55	6	7	7	13	2	3	19	16	11
55—60	7	1	1	13	14	10	21	5	1
60—65	8	3	3	14	12	8	23	5	0
65—70	10	9	9	15	19	6	26	7	3
70—75	12	10	10	18	1	1	30	18	0

Alter.	Die Zinsen zum 16ten Pfennig, oder 6¼ pro Cent.								
	Ein Viertel der Rente giebt			Drey Viertel der Tontine geben.			Das Totale von beyden.		
	Liv.	S.	Den.	Liv.	S.	Den.	Liv.	S.	Den.
von 0—5	5	15	1	14	2	4	19	17	6
5—10	5	10	5	14	2	11	19	13	5
10—15	5	10	1	14	3	6	19	13	8
15—20	5	12	3	14	4	3	19	16	6
20—25	5	14	3	14	5	4	19	19	8
25—30	5	16	4	14	6	10	20	3	3
30—35	5	19	1	14	8	9	20	7	11
35—40	6	2	9	14	11	0	20	14	4
40—45	6	9	0	14	15	6	21	4	7
45—50	6	18	6	15	0	11	21	19	5
50—55	7	10	5	15	8	5	22	18	11
55—60	8	5	6	15	19	6	24	5	0
60—65	9	8	0	16	15	7	26	3	8
65—70	11	3	6	18	0	4	29	3	11
70—75	13	13	3	20	0	3	33	13	7

Sieben und Dreyßigste Tabelle.

Die Zeit, welche die Rentenirer warten müssen, ohne einige Rente zu heben, um nach dem Verlauf solcher Jahre einer Leibrente auf Zeitlebens zu bekommen, welche dem Einsatz oder Kaufgelde gleich ist. Dieses ist die ein und zwanzigste Tabelle des Herrn Deparcieux.

Jahre	Die Zinsen zum 20sten Pfennig, oder 5 pro Cent.		Die Zinsen zum 16ten Pfennig, oder $6\frac{1}{4}$ p. Cent.	
	Jahre.	Monate.	Jahre.	Monate.
von 0 — 5 Jahr	43	3	35	9
5 — 10	42	9	35	6
10 — 15	41	3	34	9
15 — 20	39	3	33	9
20 — 25	37	3	32	2
25 — 30	35	0	30	9
30 — 35	32	9	29	0
35 — 40	30	3	27	0
40 — 45	27	6	24	9
45 — 50	24	6	22	3
50 — 55	21	3	19	6
55 — 60	18	3	17	0
60 — 65	15	6	14	6
65 — 70	12	6	11	9
70 — 75	9	9	9	3

Acht und Dreyßigste Tabelle.

Vertheilung eines Anlehns von 6 Millionen Livres, so aus 12000 Actien bestehet, um das Capital und Zinsen in 10 Jahren abzuführen, wenn man jährlich eine gleiche Summe abzahlet, um sowohl die Zinsen als eine gewisse Zahl der Actien zu tilgen.

Die Zinsen zum 20sten Pfennig oder zu 5 pro Cent gerechnet.					
Jahre.	Actien jedes Jahrs.	Zinsen, so man am Ende jeden Jahres schuldig.	Actien, so in jedem Jahr abgezahlet werden.	Werth der Actien, die jedes Jahr abgezahlt werden.	Totale jedes Jahrs.
		Livres.		Livres.	Livres
1	12000	300000	954	477000	777000
2	11046	276150	1002	501000	777150
3	10044	251100	1052	526000	777100
4	8992	224800	1104	552000	776800
5	7888	197200	1160	580000	777200
6	6728	168200	1218	609000	777200
7	5510	137750	1279	639500	777250
8	4231	105775	1342	671000	776775
9	2889	72225	1410	705000	777225
10	1479	36975	1479	739500	776475

Anmerkung.

Diese Tabelle gehöret zum 510ten Paragraph, und ist die fünfte bey dem Herrn Deparcieux, wo man auch die Vertheilung findet, wenn die Zinsen zum 18ten und zum 16ten Pfennig gerechnet werden. Ich habe aber diese weggelassen, weil ein jeder leicht alle andere nach diesem einzigen Muster berechnen kann.

Schema, wie die Tabellen dergestalt könn[...]

Krankheiten.	Unter und bis 1 Jahr. m.	w.	Im 2ten Jahr. m.	w.	Im 3ten Jahr. m.	w.	Im 4ten Jahr. m.	w.
Todtgeborne —	83	59						
Convulf. Epilepsie	245	208	35	27	16	2	2	7
An Zähnen —	63	38	36	56	8	0	2	3
An Pocken —	19	22	23	25	13	1	15	18
An Masern —	11	10	15	22	11	1	4	12
Schwindsucht, Hectik.	15	11	17	18	23	9	15	23
Dysenterie —	4	5	3	3	2	7	2	6
Schlagfluß —	21	13	6	1	3	3	3	2
Stickfluß —	17	17	6	2	1		1	2
Catharral-Fieber	5	7	5	5	12	2	3	6
Hitzige Fieber u. andre	2	3	2	5	3	1	4	4
Blutstürzung —								
Arthritis, Gicht					1		2	
Wassersucht —	1	2		1	3	3	6	1
Gelbe Sucht —								
Am Stein —								
Wnnden u. Geschwüre	3		2	1	1	1		
Im Kindbette —								
Alters halber —								
Unglücksfälle —				1	1			
Totale —	489	395	150	167	98	90	59	85
	884		317		188		144	

Neun und drei

...tet werden, daß man die Krankheit, das A

Berlin vom Jahr 1746, deren Krankheite

...	Von 11 bis 15 J.		Von 16 bis 20 J.		Von 21 bis 25 J.		Von 26 bis 30 J.		Von 31 bis 35 J.		Von 36 bis 40 J.	
...	m.	w.	m.	w.	m.	w.	m.	w.	m.	w.	m.	w.
5		3										1
7	1											
5	1						1					1
2	8	14	14	4	19	9	19	8	23	4	23	16
2	2		1		1	1	3		1	1	1	2
7	2	2	4	4	5	1	1	6	1	1	6	1
1				1	2			1	1	1		1
9	2	8	12	4	18	12	21	12	17	12	18	8
9	3		4	2	22	9	28	12	18	8	18	13
					1	1	2		1			
		2		1	1				1	1	1	1
7	2	7	2	3	4	4	3	2	5	2	1	6
	2							1				
2			2	4	11	2	12	2	7	4	6	1
				3		8		8		5		7
1	1		1		2		2		3	1	2	
3	24	36	40	26	86	47	92	52	78	40	76	58
	60		66		133		144		118		134	

ßigste Tabelle.

lter und das Geschlecht der Gestorbenen zugleich über
n angezeigt worden sind. (Vergl. Tab. 15.)

Von 41 bis 45 J. m.	w.	Von 46 bis 50 J. m.	w.	Von 51 bis 55 J. m.	w.	Von 56 bis 60 J. m.	w.	Von 61 bis 65 J. m.	w.	Von 66 bis 70 J. m.	w.	Von 71 bis 75 J. m.	w.
1													
12	17	16	4	19	13	17	22	18	16	9	10	10	13
1	1	3	3	1	3	2	2		3		2	2	
2	3	5	8	6	7	4	2	10	6	11	5	11	3
3	1	1			2			2	2		1		1
18	13	18	14	24	17	19	13	29	30	19	9	19	16
15	7	13	5	13	9	3	3	4	5	1	4	1	1
				1	2						1	1	
1	1	1	2					1	2	2	2	1	4
4	6	2	7	5	6	3	6	4	8	5	3	2	5
	1							1	1			1	
			1									1	
7	3	3	3	3	3	7	6	2	1	1		2	
										1	1	7	7
2			1		1								
66	53	62	48	72	63	55	54	71	74	49	38	58	50
119		110		135		109		145		87		108	

e. Diese enthält die Gestorbenen

81 J.	Von 86 bis 90 J.		Von 91 bis 95 J		Von 96 bis 100.		101 und drüber.		Summe.		Totale.
w.	m.	w.	m.	w.	m.	w.	m.	w.	männl.	weibl.	
									83	59	142
									312	269	581
									109	109	218
									88	98	186
									52	67	119
8	2	4		4	1				328	292	620
1									37	45	82
5		3		1		1			115	87	202
									36	36	72
10	3	6	1	3					296	226	522
1		1							167	105	272
									6	4	10
									16	16	32
2									62	82	144
									2	2	4
									4	2	6
									74	33	107
										31	31
13	7	4	1	2		1		1	29	35	64
									14	6	20
40	12	18	2	10	1	2		1	1830	1604	3434
	30		12		3		1				

www.ingramcontent.com/pod-product-compliance
Lightning Source LLC
LaVergne TN
LVHW092112300926
849161LV00002B/117